## 제16장 음식물을 소화시키는 약초약재

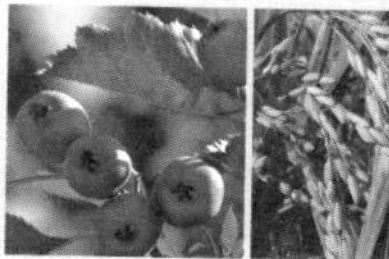



## 제17장 구충재로 쓰는 약초약재



## 제18장 피를 멈추게 하는 지열 약초약재

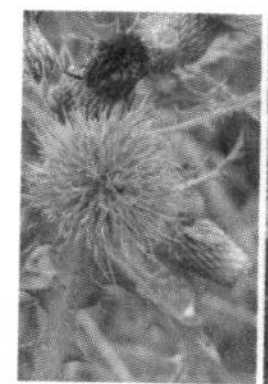
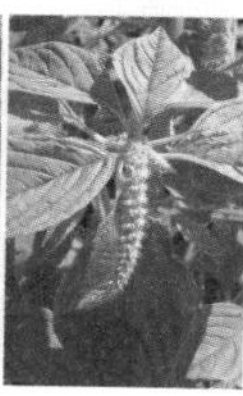



## 제19장 눈과 귀를 맑게 하는 약초약재

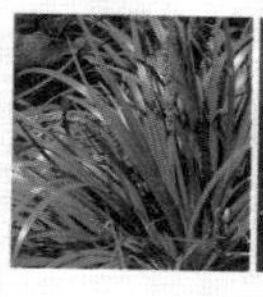
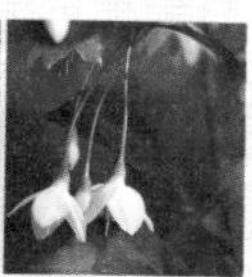

## 제20장 토하게 하는 약초약재



## 제21장 해독, 살충, 습을 말리고 가려움을 치료하는 약초약재

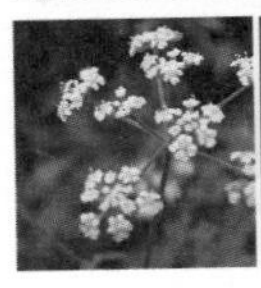
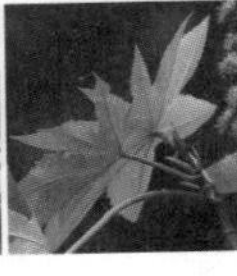



## 제22장 기타 약초약재

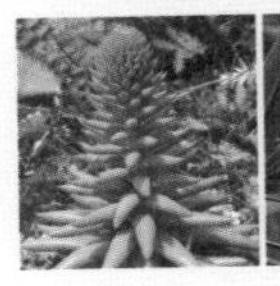
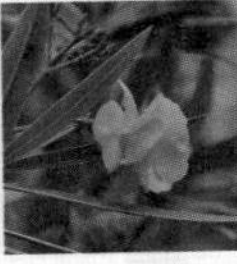

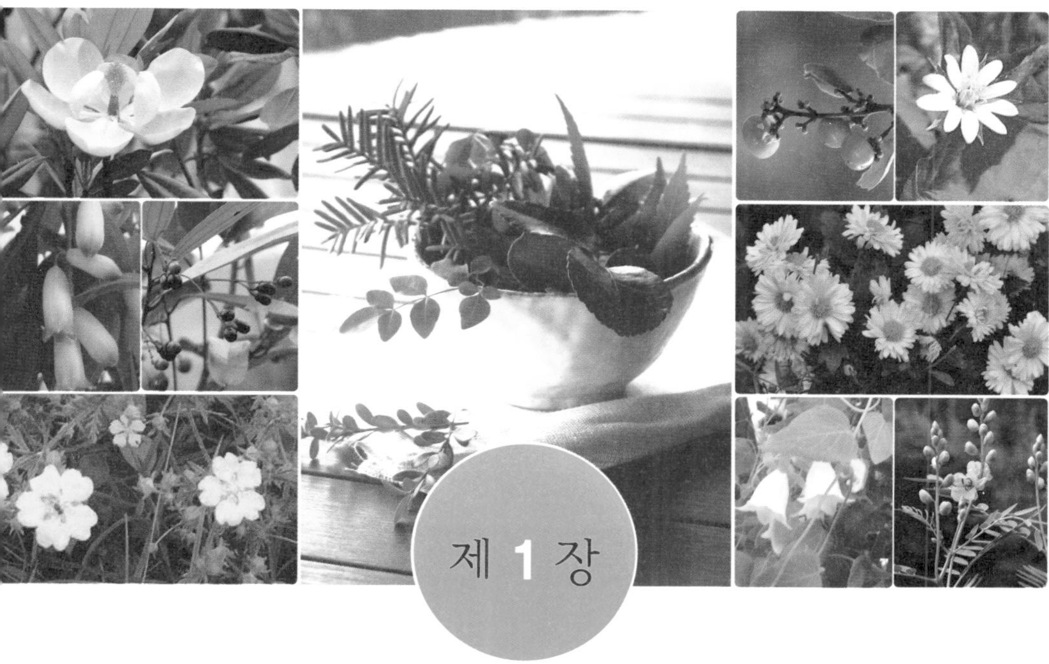

제 1 장

# 어혈을 풀어 혈액을
# 잘 돌게 하는 약초 약재

- 혈액을 잘 돌게 하여 통증을 그치게 하는 약초
- 혈액을 잘 돌게 하여 생리를 좋게 하는 약초
- 혈액을 잘 돌게 하여 상처를 치료 하는 약초
- 덩어리를 풀어주는 비교적 독한 약초
- 혈액을 보하는 약초

# 강황

학명: Curcuma aromatica, C. longa
이명: 황강, 편자강황, 모강황, Curcumae longae rhizoma

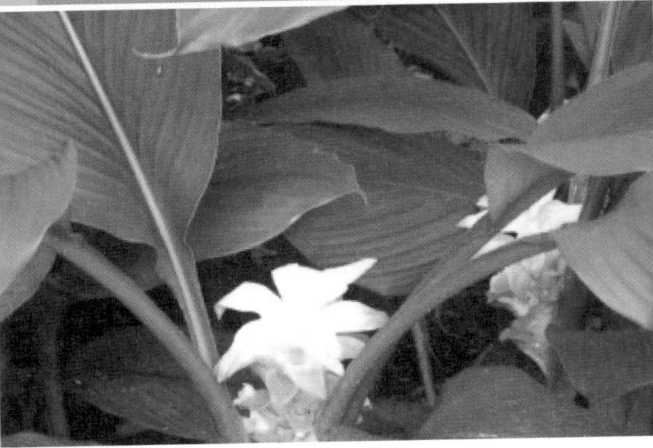
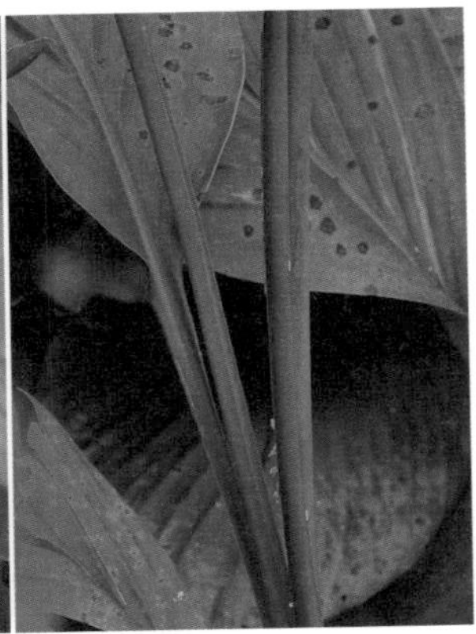

약초의 효능
어혈을 풀고 기를 잘 통하게 한다. 월경을 잘 하게 하고 통증을 제거한다. 주로 가슴 옆구리 찌르는 현상, 폐경, 종양(물혹), 어깨통증 등을 치료한다.

생태와 특징 다년생 초본 식물이고 높이는 1~1.5m이다. 뿌리줄기가 발달하며 향기가 있다. 뿌리는 굵고 잎은 기생엽이다. 개화기는 8월이다.

약용부위 뿌리 줄기



채취시기
12월 하순에 지하부분을 캐서 흙과 줄기를 제거하여 덩이뿌리를 채취한다. 물로 씻어 뜨거운 물에 데친 후에 햇볕에 말린다.

약초의 성질 맛은 맵고 쓰다. 따뜻한 성질이 있다. 비경과 간경에 속한다.

사용방법
말린 약제 3~10g에 물 800ml를 넣고 약한 불에서 반으로 줄 때까지 달여 하루 2~3회로 나누어 마신다.

월경이 나오지 않고 혈기로 그러쥐는 것같이 아픈 것을치료
**서금산** 강황 6g, 모란껍질(목단피), 봉출, 잇꽃(홍화), 당귀, 작약, 천궁, 현호색, 육계 각각 2.8g. 위의 약들을 썰어서 1첩으로 하여 물 1잔에 술 반잔과 함께 넣고 달여 먹는다[단심].
**흉통(가슴아픔)이 있을 때** 울금, 강황 각각 15~20g을 물에 달여 하루 2~3번에 나누어 먹는다.
**담낭염일 때** 보드랍게 가루 내어 한번에 2~6g씩 하루 3번 먹는다.

**Tips** 강황차 만들어 먹는방법

강황차
강황 3~9g을 물 600ml에 넣고 끓기 시작하면 약불로 줄어 30분 정도 달인 후 1일 2~3잔 기호에 따라 꿀이나 설탕을 가미해서 음용한다.

# 익모초

학명: Leonurus sibiricus
이명: 익명, 익모, 야고초, 곤초, 충초, 야천마, Leonuri herba



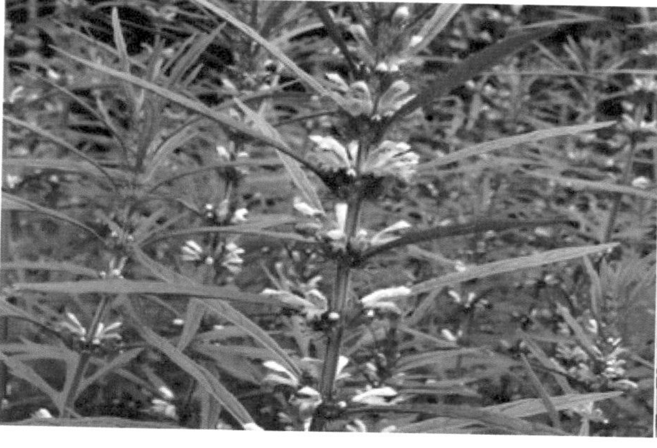

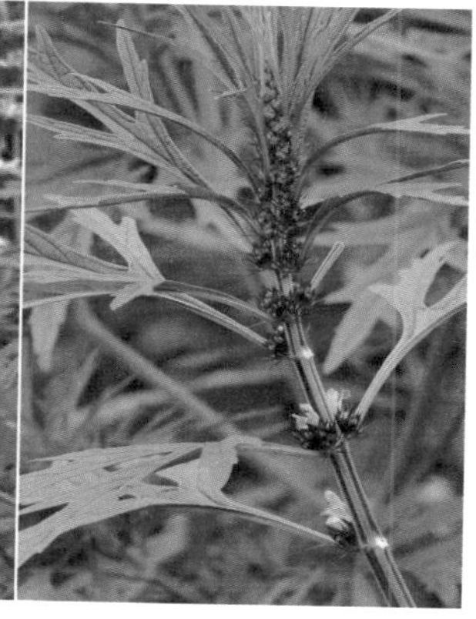

약초의 효능

피를 잘 통하게 하고 생리를 조절한다. 이뇨작용과 붓기를 빼준다. 주로 생리불순, 생리통, 폐경, 냉증, 수종, 급성 신장염 수종 등을 치료한다.

생태와 특징 일년생 혹은 이년생 초본 식물이고 높이는 60~100cm이다.

약용부위 지상부분

● 산전 산후의 여러 가지 병을 치료한다. 혈을 잘 돌게 하고 보혈한다. 익모초라고 한다. 익모초의 줄기와 잎을 뜯어서 짓찧어 즙을 내어 은그릇이나 돌그릇에 넣고 달여 고약을 만들어 술에 타 먹는다. 난산과 죽은 태아와 태반이 나오지 않는 것을 치료한다. 짓찧어 낸 익모초 즙을 작은 잔을 1잔과 술 1홉에 타서 따뜻하게 하여 먹는다.[본초]

**정창, 유옹, 여러 가지 독종을 치료한다.** 줄기와 잎을 짓찧어 즙을 내서 먹은 다음 찌꺼기를 붙이면 낫는다.[본초]

**고혈압일 때** 5~7월에 뜯은 버드나무 잎이나 가지 20g, 익모초 15g을 함께 넣어서 달인 후 식후 하루 2~3번에 나누어 복용하면 된다. 효능은 진정 및 혈압낮춤작용을 한다.

**구토가 날 때** 몹시 무더운 여름철에 더위를 먹고 토하면서 설사할 때는 익모초를 짓찧어 즙을 내서 한 번에 한두 숟가락씩 자주 먹는다. 6~7월에 신선한 익모초를 채취하여 깨끗하게 씻어서 말려 두었다가 써도 좋다.

**냉병으로 몸이 찰 때** 익모초를 물에 달여 찌꺼기를 짜버리고 다시 진하게 졸여 팥알 크기로 알약을 만들어 한번에 10알씩 하루 3번 끼니 사이에 먹는다.

채취시기 신선한 약제용은 봄 유묘기 부터 초여름 꽃이 피기 전에 채취한다. 건제용은 여름에 줄기와 잎이 무성하고 꽃피기 전이나 조금 피었을 때 채취하고 햇볕에 말린다.

약초의 성질 맛은 쓰고 맵다. 약간 차가운 성질이 있다. 간경, 신경, 심포경에 속한다.

사용방법 말린 약제 10~30g에 물 900ml를 넣고 약한 불에서 반으로 줄 때까지 달여 하루 2~3회로 나누어 마신다.



**Point** 약선요리

**입맛을 잃었을 때 특효인 익모초차**
익모초 60g, 물 300㎖, 흑설탕 50g
익모초를 차관에 넣고 물을 부어 약한 불로 은근히 끓여 국물만 따라낸다. 국물에 흑설탕을 타서 마시면 된다.

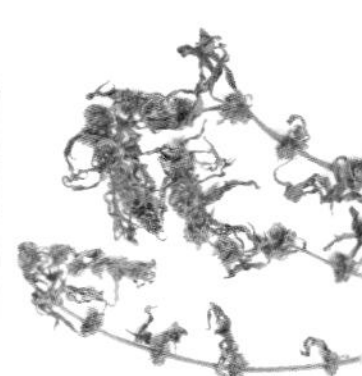

# 울금

학명: Curcuma longa
이명: 마술, 황울, Turmeric

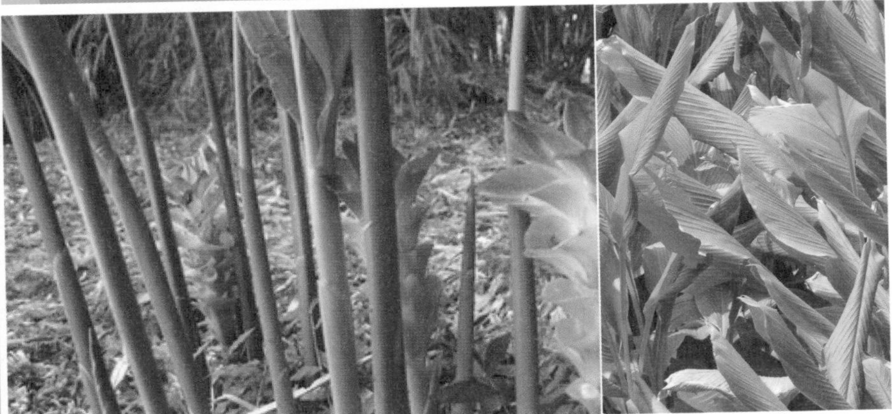

약초의 효능

혈액을 잘 통하게 하여 통증을 제거한다. 울체된 기를 잘 통하게 한다. 심장의 열을 내려 피를 차갑게 한다. 담을 다스려 황달을 제거한다. 주로 가슴, 배, 옆구리통증, 폐경, 생리통, 혹(또는 물혹), 열병혼미, 놀란 것, 광증, 토혈, 비출혈, 혈뇨, 황달 등을 치료한다.

생태와 특징 다년생 초본 식물이고 높이는 80~160cm이다. 원 뿌리는 팽이 모양이다. 잔뿌리는 가늘고 길다. 개화기는 4~6월이다. 양지의 산비탈 혹은 논밭에 자란다.

약용부위 덩이뿌리

채취시기

겨울에 줄기와 잎이 시든 후에 캔다.

약초의 성질

맛은 맵고 쓰다. 차가운 성질이 있다. 간경, 담경, 심경에 속한다.

사용방법

말린 약제 3~9g에 물 800ml를 넣고 약한 불에서 반으로 줄 때까지 달여 하루 2~3회로 나누어 마신다. 분말로는2~3g복용한다.

사림과 석림을 치료

**호박산**

호박, 활석 각각 8g, 목통, 당귀, 목향, 울금, 마디풀(편축) 각각 4g. 위의 약들을 가루내어 한번에 12g씩 갈대잎을 달인 물로 빈속에 먹는다. 만일 갈대잎이 없으면 대신 죽엽을 쓴다[단심].

**피를 토하는 것, 코피가 나오는 것을 멈추며 어혈을 푼다.** 가루를 내서 생강즙이나 좋은 술에 타먹는다. 가래에 피가 섞여 나오는 것을 치료할 때에는 가루를 내어 부추 즙에 타서 먹으면 저절로 없어진다.[단심].

**담석증일 때** 울금과 감초를 각각 10g, 백반 16g을 보드랍게 가루 내어 한번에 3~4g씩 하루 3번 먹는다.

**Tips** 울금차 만들어 먹는방법

울금 3~9g을 물 600ml에 넣고 끓기 시작하면 약불로 줄어 30분 정도 달인 후 1일 2~3잔 기호에 따라 꿀이나 설탕을 가미해서 음용한다.

# 마리근

생약명: 야학취

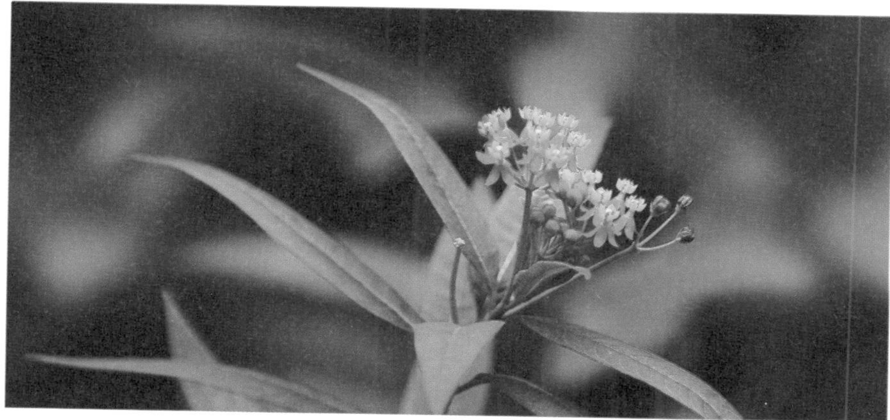

약초의 효능

해열 해독 작용이 있다. 혈액을 잘 통하게 하고 지혈 작용을 한다. 붓기를 내리고 통증을 가라앉게 한다. 주로 인후종통, 폐열기침, 임중 생리불순, 하혈, 대하, 종기 부스럼, 습진, 외상출혈 등을 치료한다.

생태와 특징

다년생 직립 관목 상 초본 식물. 높이60~100cm. 모든 부위에서 백색 유즙이 나온다. 잎은 마주나며, 잎 편은 막질이고 피침 형 모양에 끝이 뾰족하다. 꽃은 8~12송이가 뭉쳐 핀다. 결실기는 8~12월이다.

약용부위

전초

채취시기

연중 채취하여 햇볕에 말린다.

약초의 성질

맛은 쓰고, 성질은 차갑다. 독성이 있다.

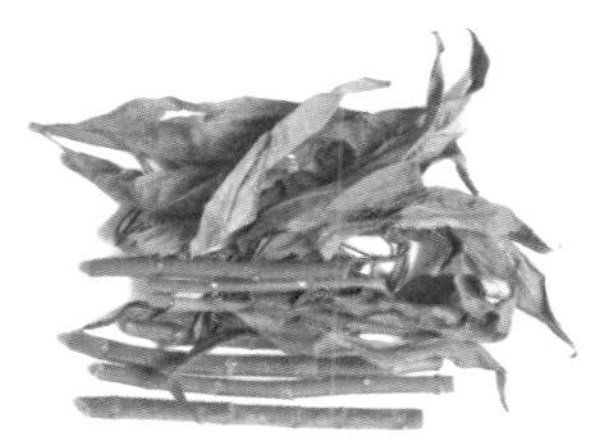

# 봉선화

학명: Impatiens balsamina
이명: 봉선, 봉선화, 금봉화, 지갑하, Garden balsam



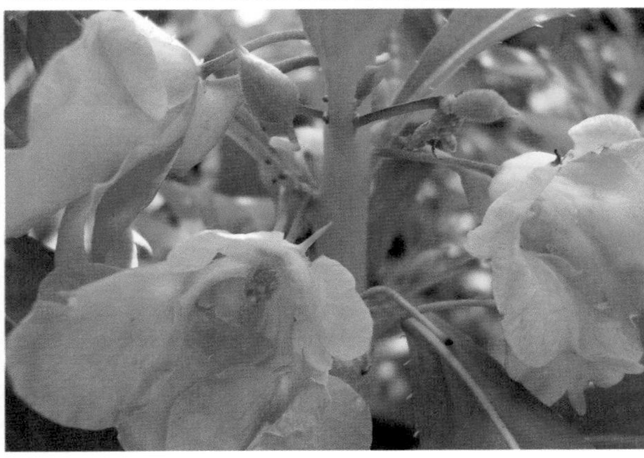
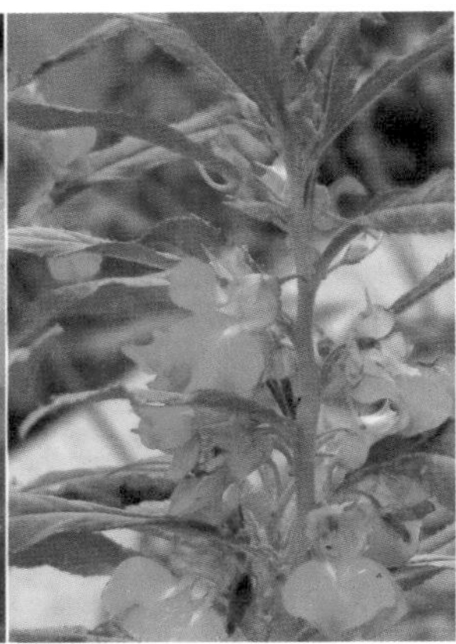

약초의 효능

어혈을 제거하고 굳은 것을 풀어준다. 쌓여있는 것을 풀어준다. 주로 혹(물혹 등)폐경, 목구멍이 막히는 증상 등을 치료한다.

생태와 특징

일년생 초본 식물이고 높이는 40~100cm이다. 줄기는 육질이고 잎은 대생엽이며 피침형이다.



약용부위

씨앗

채취시기

여름과 가을에 씨앗이 성숙될 때 채취하고 햇볕에 말린다. 껍질과 이물을 제거한다.

약초의 성질

맛은 약간 쓰고 맵다. 따뜻한 성질이 있으며 약간 독이 있다. 폐경과 간경에 속한다.

**● 옹저와 발배를 치료한다.**

뿌리, 잎을 통째로 짓찧어 먼저 쌀초로 헌데를 씻은 다음 붙인다. 날마다 한 번씩 갈아 붙이면 잘 낫는다.

**● 뇌졸중, 뇌출혈로 일어난 중풍일 때**

흰봉선화 반신불수에는 그늘에서 말린 흰봉선화 160g을 술 600g으로 끓여 꼭 짜서 조금씩 마신다.

**● 무월경일 때**

흰봉선화꽃과 줄기를 햇볕에 말려 가루낸 것을 한번에 3g씩 술에 타서 하루 3번 먹는다. 봉선화씨도 쓰인다.

**● 타박상을 입었을 때**

봉선화 뿌리째 짓찧어 붙이되 마르면 바꿔 붙인다.

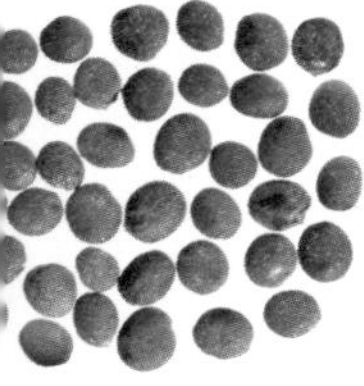

# 복숭아

학명: Prunus persica, P. davidiana
이명: 도인, 핵도인, 복숭아나무, 산복사, Persicae semen



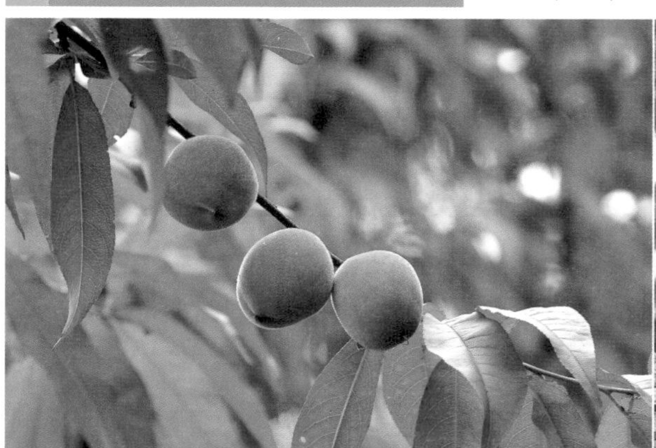

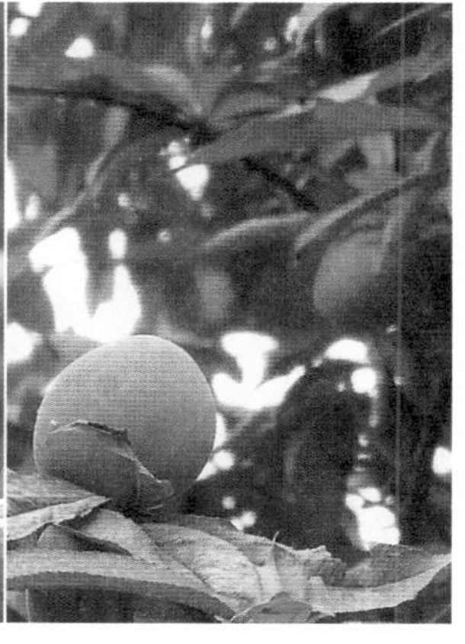

약초의 효능
피를 잘 통하게 하고 어혈을 제거한다. 장을 윤택하게 하여 변을 잘 통하게 한다. 주로 폐경, 생리통, 물혹(종양), 염좌, 장 건조성 변비 등을 치료한다.

생태와 특징 낙엽 작은 교목이고 높이는 3~8m이다. 잎은 대생엽이다. 개화기는 3~4월이고 결실기는 6~7월이다.

약용부위 씨앗

채취시기 과일이 성숙한 때 채취한다. 과실의 살과 씨앗껍질을 제거하여 씨앗을 채취하고 햇볕에 말린다.

약초의 성질 맛은 쓰고 달다. 약성은 평하다. 심경, 간경, 대장경에 속한다.

사용방법 말린 약제 6~10g에 물 800ml를 넣고 약한 불에서 반으로 줄 때까지 달여 하루 2~3회로 나누어 마신다.



가래에 피가 섞여 나오는 것을 치료 **가미소요산** 모란껍질(목단피), 백출 각각 6g, 당귀, 작약, 도인, 패모 각각 4g, 산치자, 황금 각각 3.2g, 길경 2.8g, 청피 2g, 감초 1.2g. 위의 약들을 썰어서 1첩으로 하여 물에 달여 먹는다[입문].

**기관지 천식일 때** 복숭아씨(도인), 살구씨(행인), 뽕나무뿌리껍질(상백피) 먼저 복숭아씨와 살구씨를 보드랍게 가루내고 뽕나무뿌리껍질은 꿀을 발라 구워서 쌀 씻은 물에 하룻밤 담가 두었다가 말려 가루낸 다음 각각 같은 양으로 섞어서 꿀로 알약을 만들어 한 번에 5~6g씩 하루 3번 식후에 먹는다.

**기관지 확장증일 때** 살구씨(행인), 복숭아씨(도인) 각각 같은 양을 보드랍게 가루 내어 밀가루 풀로 반죽해서 알약을 만들어 한번에 4~5g씩 하루 3번 끼니 뒤에 먹는다.

**기침(해수,해소)이 심할 때** 복숭아씨(도인) 2배 양의 술에다 1~2일 동안 담그었다가 건져내어 말린 다음 가루 내어 한번에 3g씩 하루 3번 먹는다.

### Tips 도인차 만들어 먹는방법

도인 3~9g을 물 600ml에 넣고 용기에 넣고 끓기 시작하면 약불로 줄여 30분 정도 달인 후 1일 2~3잔 음용한다. (끓는 물에 살짝 데쳐서 속껍질을 제거하고 사용)

### Point 약선요리

**갱년기장애에 도인죽**
복숭아씨(도인), 잣(해송자), 이스라치씨(욱리인): 각각 4g을 짓찧서 즙을 짠다. 여기에 쌀가루를 조금 넣고 죽을 쑤어 먹는다. 잣에는 좋은 기름이 많아 영양상태를 좋게 하며 동맥경화를 미리 막고, 복숭아씨, 이스라치씨들에는 아미그달린이라는 성분이 있어 기침도 멈추고 변비도 풀며 어혈도 풀어주는 작용을 한다.

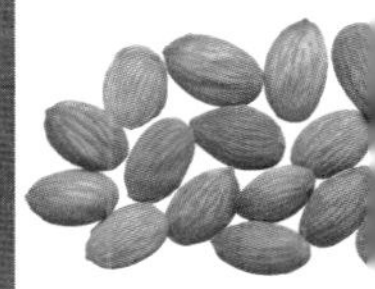

# 쇠무릎

학명: Acyranthes bidentata, A. japonica
이명: 회우슬, 쇠무릎지기, Achyranthis bidentatae radix





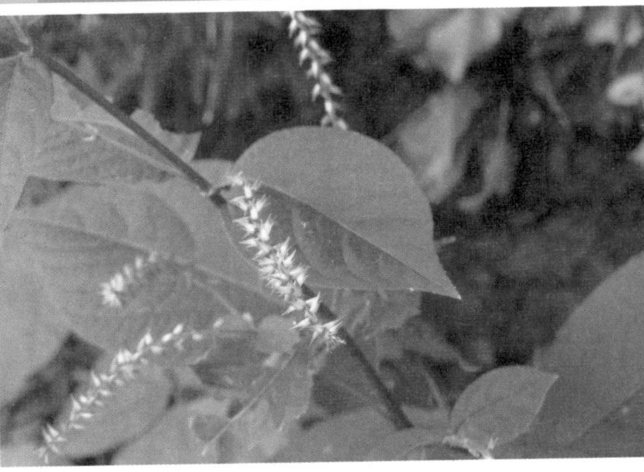

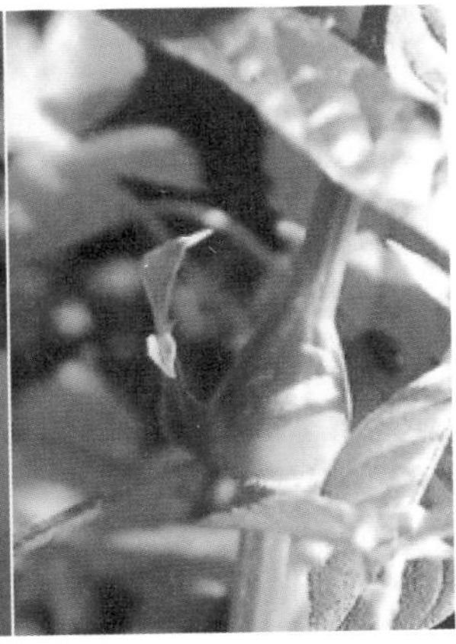

약초의 효능 간, 신장을 보하고, 근육과 뼈를 튼튼하게 한다. 피를 아래로 흐르게 한다. 주로 허리 무릎 통증, 근육과 뼈의 힘이 없을 때, 폐경과 물혹, 간기왕성으로 인한 어지러움 등을 치료한다.

생태와 특징 다년생 초본 식물이고 높이는 70~120cm이다. 가볍고 부드러운 털이 있다. 뿌리는 둥근 모양이며 황갈색이다. 줄기는 능이 있거나 사각형이다. 잎은 대생엽이다.

약용부위 뿌리

채취시기 겨울에 줄기와 잎이 시들었을 때에 캔다. 잔뿌리와 흙을 제거하고 작은 다발로 묶어 햇볕에 말린다.

약초의 성질 맛은 쓰고 시다. 약성은 평하다. 간경과 신경에 속한다.

사용방법 말린 약제 6~15g에 물 800ml를 넣고 약한 불에서 반으로 줄 때까지 달여 하루 2~3회로 나누어 마신다.

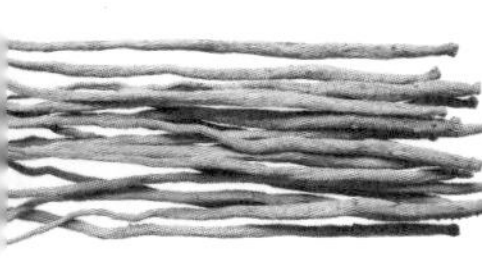

신과 명문이 허하고 차서 허리와 등골이 무겁고 아픈 것을 치료 ● **온신산**
숙지황 6g, 우슬, 육종용, 오미자, 파극, 맥문동, 감초(볶은 것) 각각 3.2g, 복신, 건강, 두충(볶은 것) 각각 2g. 위의 약들을 썰어서 1첩으로 하여 물에 달여 먹는다. 혹은 가루내어 한번에 8g씩 데운 술에 타서 먹기도 한다[단심].

● **허리가 아플 때(요통)** 쇠무릎(우슬) 가루내어 한번에 8~12g씩 술에 달여 하루 2~3번 끼니 뒤에 먹는다.

● **중풍(뇌졸중, 뇌출혈)** 참깨, 은조롱(백하수오), 쇠무릎(우슬) 각각 같은 양을 보드랍게 가루 내어 꿀로 반죽해서 알약을 만들어 한번에 6~8g씩 하루 3번 끼니 뒤에 먹는다.

● **혀궤양일 때** 쇠무릎풀(우슬) 40g을 물 80ml에 담그어 하룻동안 두었다가 짜서 찌꺼기는 버리고 그 물을 하루 2~3번 한 모금씩 물고 입가심을 한다. 또는 40g을 잘게 썰어서 술 100ml에 넣고 40ml씩 하루 3번 먹는다.

**Tips** 산나물 만들어 먹는방법

어린 순은 봄에 나물로 먹는다. 손바닥만큼 자랐을 때 채취하여 나물로 무쳐 먹거나 밥 위에 얹어 쪄서 먹는다.

# 월계화

생약명: 월계화

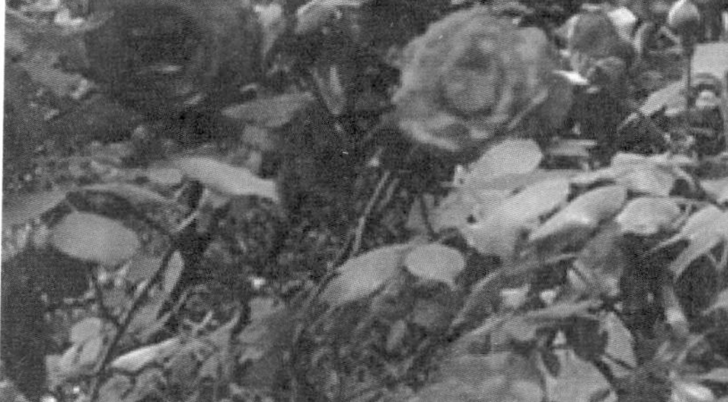

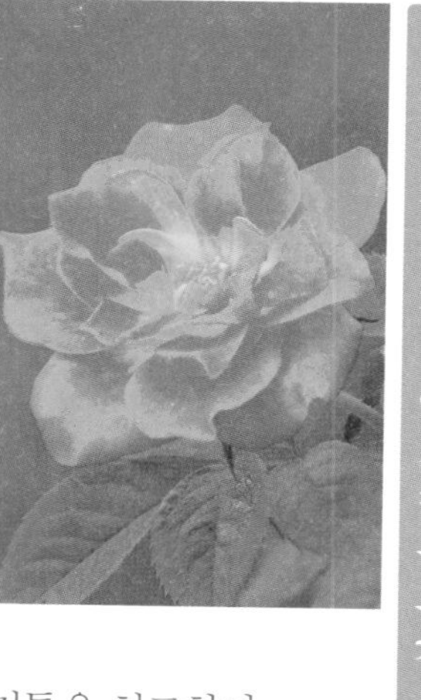

약초의 효능

혈을 잘 돌게 하며 생리통을 없앤다. 주로 생리불순과 생리통을 치료한다.

생태와 특징

작은 직립 관목이다. 작은 가지에 굵고 갈고리 모양의 가시가 있다. 또는 가시가 없는 것도 있다. 잎은 우상복엽이다. 개화기와 결실기는 모두 여름이다.

약용부위

꽃

채취시기

한 해에 모두 채취할 수 있다. 꽃이 조금 필 때 따서 그늘에 말리거나 혹은 저온에 말린다.

약초의 성질

맛은 달고 따뜻한 성질이 있다. 간경에 속한다.

사용방법

말린 약제 3~6g에 물 800ml를 넣고 약한 불에서 반으로 줄 때까지 달여 하루 2~3회로 나누어 마신다.

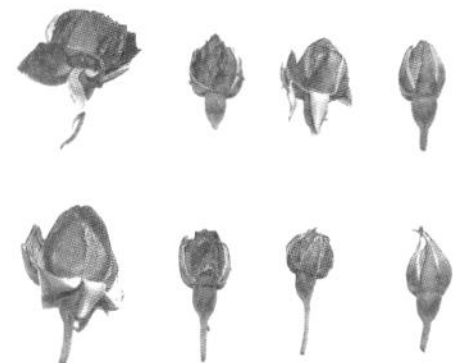

# 자형

생약명: 자형피



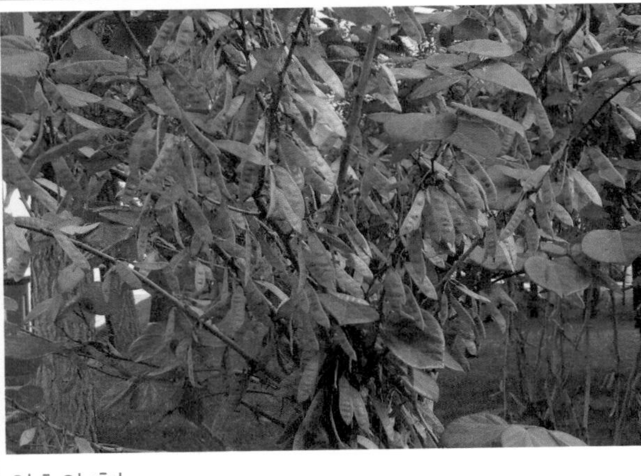

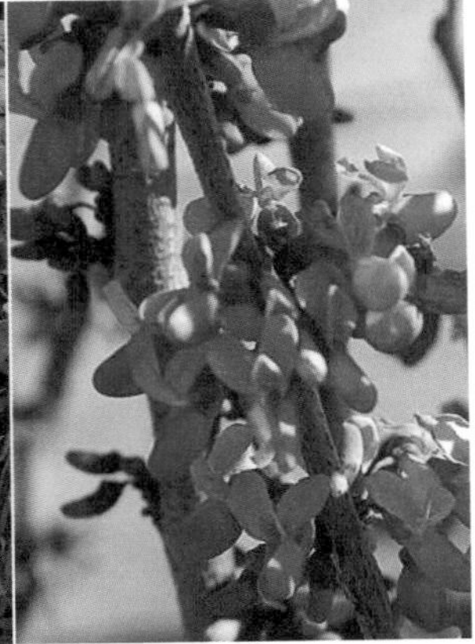

약초의 효능

혈액을 잘 돌게 하며 소변을 잘 보게 하고, 해독 작용을 한다. 주로 생리불순, 어혈 복통, 류머티즘, 소변 볼 때 통증, 목쉬었을 때, 용종, 개선, 염좌, 뱀이나 벌레에 물렸을 때 등을 치료한다.

생태와 특징

낙엽 소교목 또는 대관목. 높이15m. 수피는 어릴 땐 암흑색이며 광택이 있고, 오래되면 거칠고 갈라져있다. 어린 가지엔 털이 있다. 잎은 단엽으로 어긋나며 근원 형이고 잎 끝은 뾰족 하고, 잎 앞면은 털이 없고 뒷면 잎맥위에 가는 털이 나있다. 개화기는 4~5월이고 결실기는 5~7월이다.



약용부위

나무껍질

채취시기 7~8월에 채취하여 햇볕에 말린다.

약초의 성질

맛은 쓰고 성질은 평하다. 간경에 속한다.

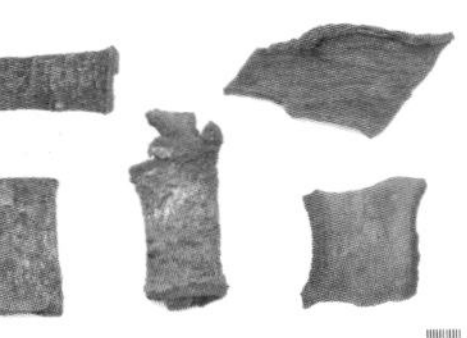

# 장구채

학명: Saponaria vaccaria, Melandryun firmum, M. firmum for. pubescens
이명: 왕불류행, 금궁화, 장구채, Vaccariae semen

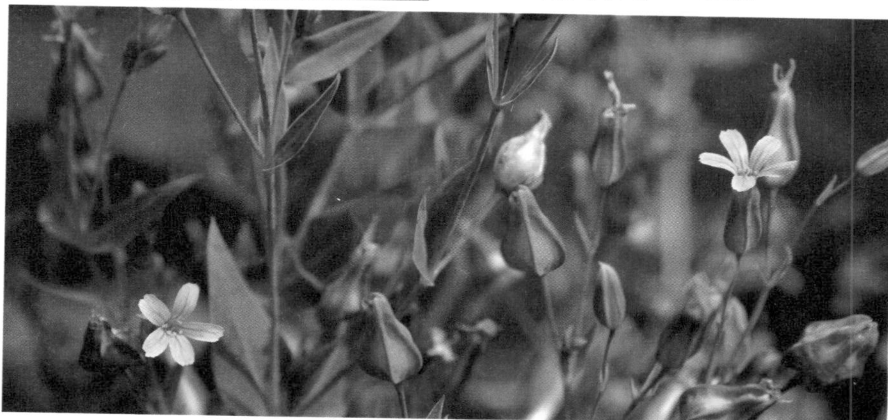

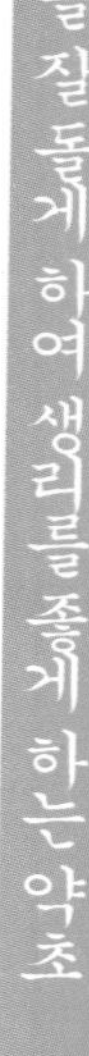


약초의 효능

혈액을 잘 통하게 하고 생리통을 없앤다. 젖을 잘 나오게 하고 종기를 없앤다. 주로 생리통, 폐경, 젖이 나오지 않을 때, 유방염증, 옹종 등을 치료한다.

생태와 특징 일년생 혹은 이년생 초본 식물이고 높이는 30~70cm이다. 털이 없고 줄기는 직립이다. 잎은 단엽이며 대생엽이다. 개화기는 4~6월이고 결실기는 5~7월이다. 산비탈, 길가 특히 보리밭에 많다.

약용부위 씨앗

채취시기 가을에 심고 다음 해의 4~5월에 채취한다. 씨앗이 대부분 황갈색이고 약간 검은색이 있을 때 지상부분을 채취하여 그늘에 말린다. 씨앗이 검은색으로 변하면 햇볕에 말린 후에 탈곡하고 이물을 제거하여 다시 햇볕에 말린다.

약초의 성질 맛은 쓰고 약성은 평하다. 간경과 위경에 속한다.

사용방법

말린 약제 6~10g에 물 800ml를 넣고 약한 불에서 반으로 줄 때까지 달여 하루 2~3회로 나누어 마신다.

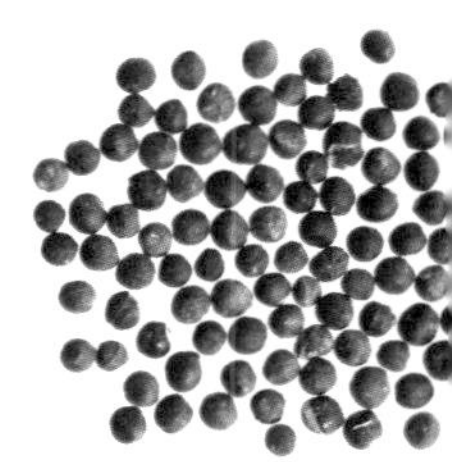

기림으로 아랫배가 불러 오르고 그득한 것을 치료 ● **침향산**
돌아욱씨(규자), 작약 각각 30g, 침향, 석위, 활석, 장구채, 당귀 각각 20g, 진피, 청피,목향, 감초 각각 10g. 위의 약들을 가루내어 한번에 8g씩 빈속에 보리(대맥)를 달인 물에 타서 먹는다[입문].

● **유즙부족(젖부족증)일 때** 장구채 씨를 보드랍게 가루 내어 한번에 3~4g씩 하루 3번 끼니 사이에 먹는다. 또는 풀을 하루에 8~16g씩 물에 달여 2~3번에 나누어 끼니 사이에 먹는다. 몸 푼 뒤에 젖이 잘 나오지 않을 때 쓰면 좋다.

● **인후두염(인두염, 후두염)일 때** 장구채 풀 8~15g을 물에 달여 하루 2~3번에 나누어 끼니 뒤에 먹는다.

### Tips 산나물 만들어 먹는방법

봄에 갓 자라나는 어린 싹을 캐어 끓는 물에 데쳐 찬물로 한 번 우려낸 다음 갖가지 양념으로 간을 맞추어 먹는다. 때로는 국거리로도 쓰인다. 쓴맛이 전혀 없으므로 장시간 우려낼 필요는 없다.

# 홍화

학명: Carthamus tinctorius
이명: 자홍화, 초홍화, 홍란, 잇꽃, Carthami flos



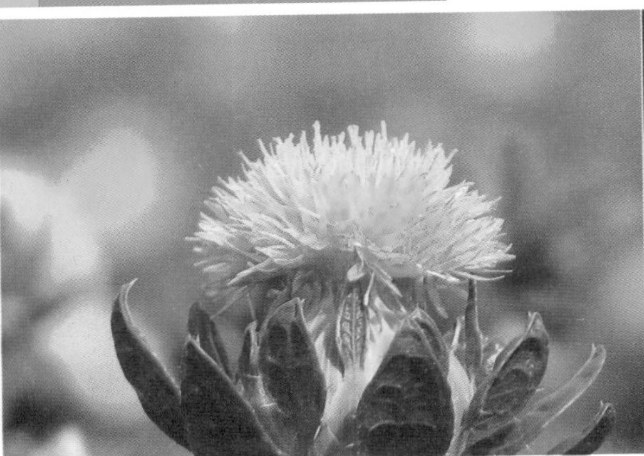

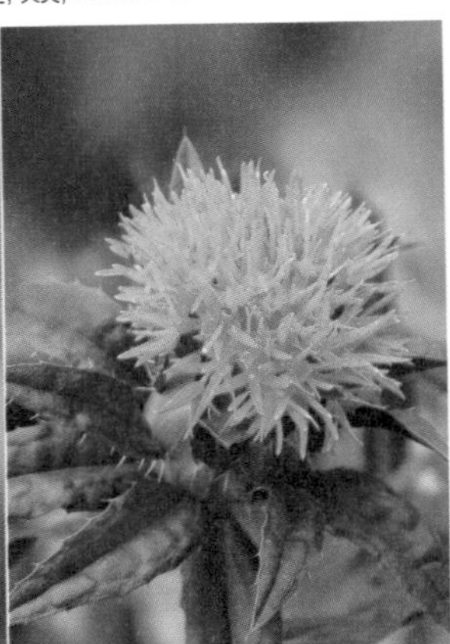

약초의 효능
혈액과 생리를 잘 통하게 한다. 어혈을 제거하고 통증을 없앤다. 주로 폐경, 생리통, 산후어혈복통, 가슴이 통증, 염좌, 관절통, 중풍 등을 치료한다.

생태와 특징 월동하는 초본 식물이고 높이는 50~100cm이다. 줄기는 직립하고 윗부분은 가지가 있다. 줄기는 흰색이며 털이 없다. 개화기와 결실기는 모두 5~8월이다.

약용부위 꽃

채취시기 꽃이 잘 필 때 채취한다. 맑은 날 아침에 6~8시에 채취한다. 그늘에 말리거나 40~60도의 저온에서 말린다.

약초의 성질맛은 맵고 따뜻한 성질이 있다. 심경과 간경에 속한다.

사용방법 말린 약제 3~9g에 물 900ml를 넣고 약한 불에서 반으로 줄 때까지 달여 하루 2~3회로 나누어 마신다.

**Point** 약선요리

홍화씨차/잇꽃씨차
홍화씨 10g을 물 1L에 넣고 끓기 시작하면 약불로 줄여 1시간 정도 달인 후 1일 2~3잔 음용한다.

혈조로 변비가 생긴 것을 치료 **당귀윤조탕**
일명 윤조탕이라고도 한다.
당귀, 대황, 숙지황, 도인, 삼씨(마자인), 감초 각각 4g, 생지황, 승마 각각 2.8g, 잇꽃(홍화) 0.8g. 위의 약들을 썰어서 도인와 삼씨는 내놓고 먼저 7가지를 1첩으로 하여 물이 절반이 되게 달인다. 다음 도인와 삼씨를 넣고 다시 절반이 되게 달여서 빈속에 먹는다[단심].

**반신불수가 되고 머리가 어지러우며 입과 눈이 비뚤어지고 혈압이 높지 않은 데는**
황기 50g, 당귀미 5g, 적작 15g, 지룡 15g, 천궁 10g, 도인 10g, 홍화 15g을 물로 달여서 하루에 2번 나누어 더운 것을 먹는다.
말려 보드랍게 가루낸 것을 한번에 5g씩 자기 전에 따뜻한 물에 타서 먹고 땀을 낸다. **다쳐서 가슴과 함께 늑간신경통이 심하게 아플 때 먹는다.**

**Tips** 홍화차 만들어 먹는방법

**부인의 강장, 냉증에 효과적인 홍화술**
홍화 50g, 소주 1000ml, 설탕 100g, 벌꿀 100g
홍화를 그대로 용기에 넣은 다음 25°짜리 소주를 붓는다. 그 다음 공기가 통하지 않게 밀봉하여 시원한 곳에 보관하면 된다. 10일 후에 마개를 열어 건더기를 천이나 여과지로 걸러낸다. 술은 다시 용기에 붓고 설탕과 벌꿀을 넣어 충분하게 녹인다. 여기에 생약찌꺼기 1/10을 다시 넣고 밀봉하여 시원한 곳에 보관한다. 1개월이 지나면 건더기를 천이나 여과지로 거른다.

# 아출

학명: Curcuma zedoaria
이명: 봉아출, 봉아무, 봉출, Zedoariae rhizoma

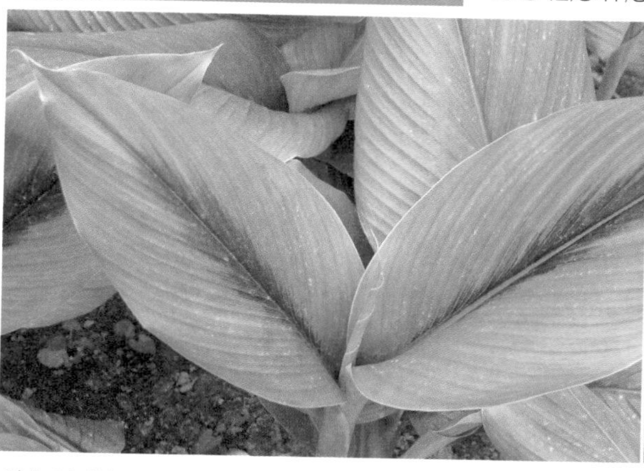
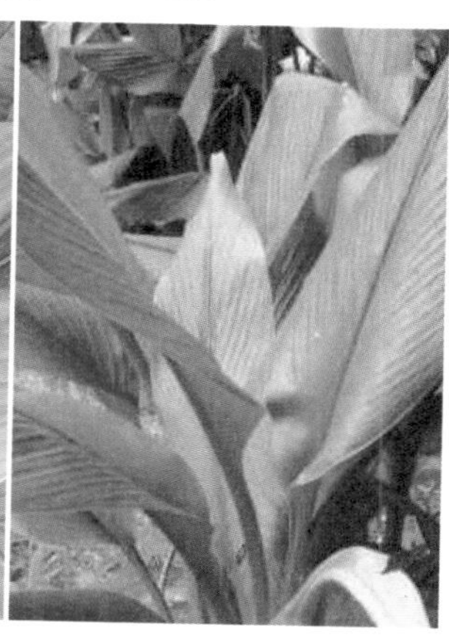





약초의 효능

기를 잘 흐르게 하고, 어혈을 없앤다. 쌓인 것을 풀어 진통작용을 한다. 주로 몸 안에 뭉쳐있는 나쁜 덩어리, 어혈성 폐경, 음식이 쌓여 배가 부르고 통증이 있는 것, 조기 자궁경부암 등을 치료한다.

생태와 특징 다년생초본 높이50~110cm 주 뿌리줄기는 난원형이고 측 뿌리줄기는 손가락 모양이다. 절단면은 흰색 또는 미황색이다.

약용부위 뿌리줄기

채취시기 12월중 하순, 지상부분 고사 후 채취하여 흙을 제거하고 깨끗이 한다음 솥에서 15분정도 찌거나 삶은 후 햇볕에 말린다.

약초의 성질 맛은 맵고 쓰다. 성질은 따뜻하다. 간경, 비경에 속한다.

사용방법 말린 약제 3~10g에 물 800ml를 넣고 약한 불에서 반으로 줄 때까지 달여 하루 2~3회로 나누어 마신다. 어혈을 제거하는 용도로 쓰는 것은 식초를 넣어 볶은 것을 사용한다.

- **갑상선이 부어오를 때(갑상선종)**
곤포, 해조, 하고초, 목향 각각 25g, 빈랑, 아출, 천남성, 반하, 모려(닦은 것) 각각 15g, 아조 10g을 물로 달여서 하루에 2번 먹는다. 도합 6첩을 달여서 먹는다.

**Tips** 아출주 만들어 먹는방법

**탈모증, 변비, 소화불량 등에 좋은 아출술**
준비할 재료 : 아출 150g, 소주 1000㎖, 설탕 150g, 과당 50g
가늘게 썬 아출을 용기에 넣고 25°짜리 소주를 붓는다. 그 다음 설탕과 과당을 넣고 밀봉하여 시원한 곳에 보관하면 된다. 침전을 막아주기 위해 5일 정도 1일 1회 정도 용기를 흔들어 줘야만 한다. 그런 후 1개월쯤 익히는데, 1개월이 지나면 마개를 열어 천으로 술을 걸러낸 후 찌꺼기는 버리고 술만 보관한다.

**Point** 약선요리

**봉출차/아출차 만드는 법**
봉출 3~10g을 물 600ml에 넣고 끓기 시작하면 약불로 줄여 30분 정도 달인 후 1일 2~3잔 기호에 따라 꿀이나 설탕을 가미해서 음용한다.

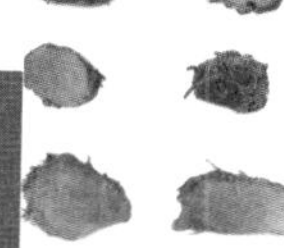

# 옻나무

학명: Rhus trichocarpa, R. verniciflua
이명: 건칠, 흑건칠, 마른옻, Lacca sinica exsiccata



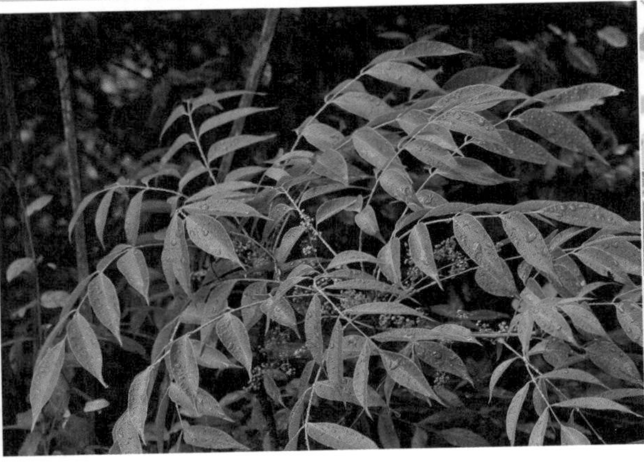

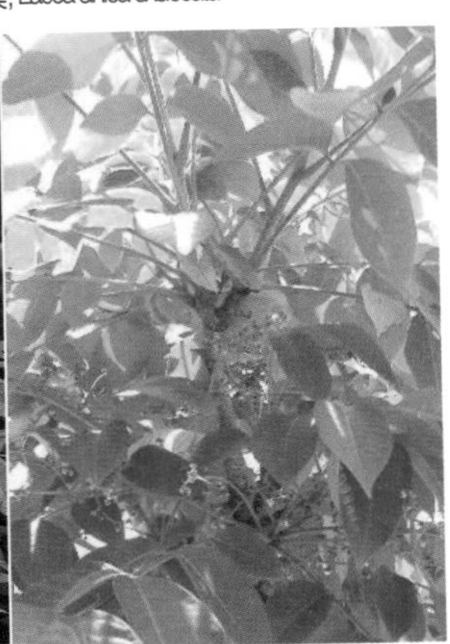

약초의 효능

어혈을 제거하고, 쌓인 것을 풀어주며, 살충작용을 한다. 주로 폐경, 어혈, 기생충성 복통 등을 치료한다.

생태와 특징

낙엽 교목이다. 껍질은 회백색이며 거칠거칠하다. 잎은 우상복엽이며 대생엽이다. 개화기는 5~6월이고 결실기는 7~10월이다. 양지의 산비탈에 자란다.



약용부위

나무진

채취시기

약초의 성질

맛은 맵고 따뜻한 성질이 있다. 독이 있다. 간경과 비경에 속한다.

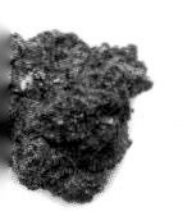

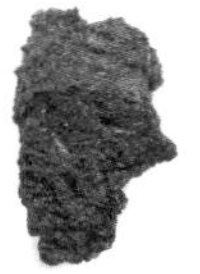

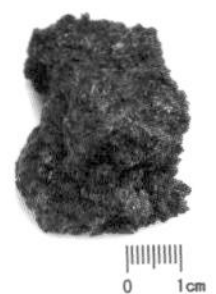


월경장애로 월경이 제대로 나오지 않으면서 아랫배 속에 뜬뜬한 덩어리가 생기고 아픈 것을 치료

● **증미사물탕**

사물탕 약재에 삼릉, 봉출(2가지가 다 식초에 축여 볶은 것), 마른 옻(건칠, 볶은 것), 육계 각각 4g을 넣는다. 위의 약들을 썰어서 물에 달여 먹는다[동원].

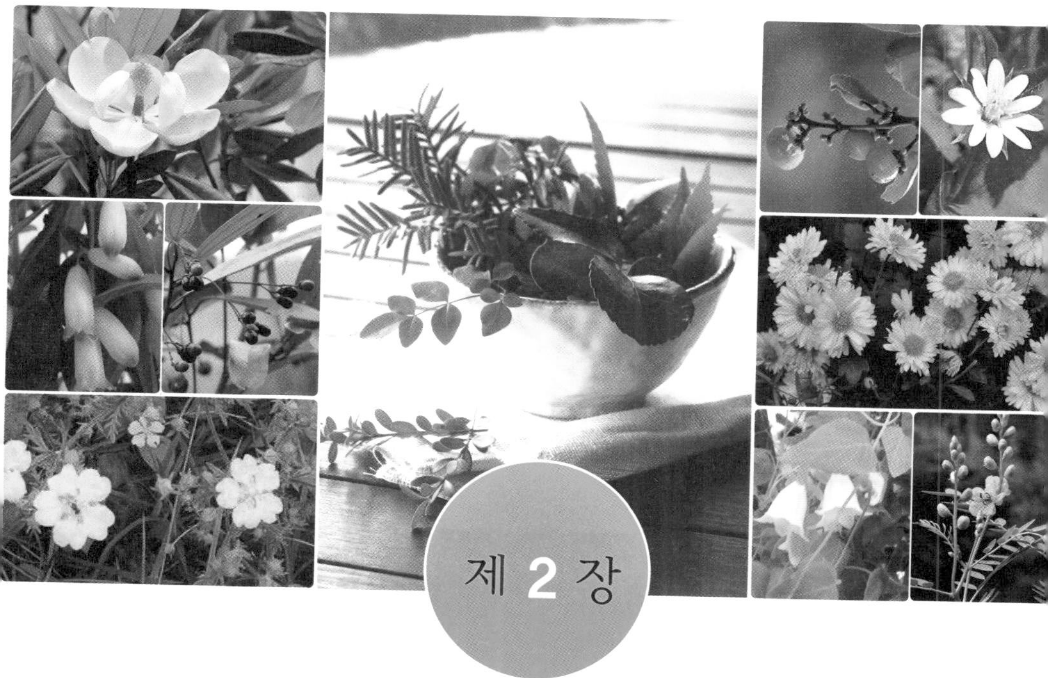

# 제 2 장

# 보약으로 사용하는 약초 약재

- 기를 보하는 약초
- 양기를 보하는 약초
- 혈액을 보하는 약초

# 감초

학명 Glycyrrhiza uralensis FISCH
이명 감초



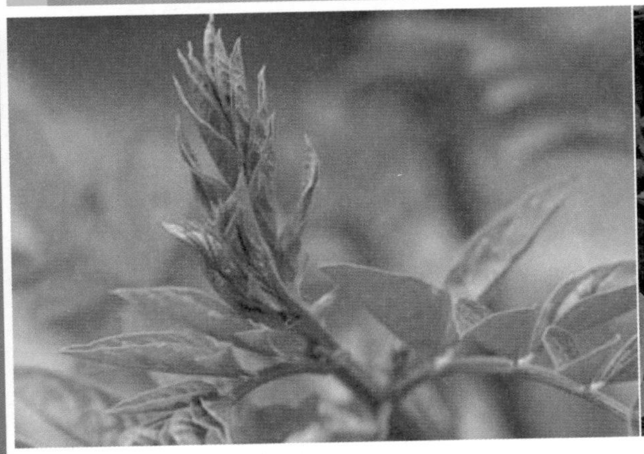

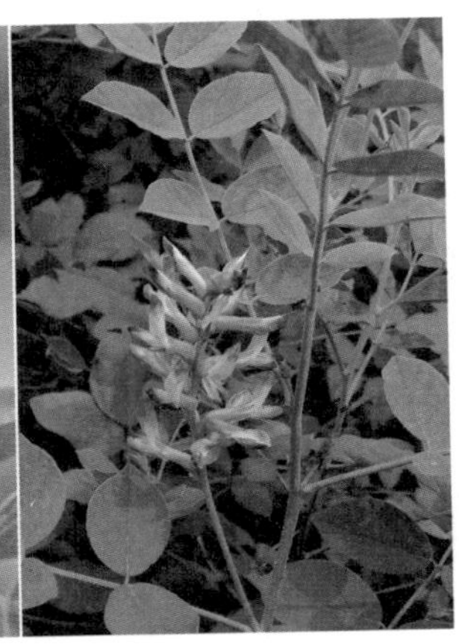

약초의 효능 비장을 보하고 기를 돕는다. 해열 해독을 한다. 거담작용으로 기침을 멎게 한다. 주로 비위허약, 피로권태, 심장이 뛰고 가슴이 두근거림, 가래기침, 상복부, 팔다리통증, 종기 등을 치료한다. 약물의 독성을 완화시키고 풀어주는 데 사용한다.

생태와 특징 다년생 초본 식물이다. 뿌리와 뿌리줄기는 굵고 껍질은 적갈색이다.

약용부위 뿌리와 뿌리줄기

채취시기 봄과 가을에 캐서 잔뿌리는 제거하여 햇볕에 말린다.

약초의 성질 맛은 달고 약성은 평하다. 심경, 폐경, 비경, 위경에 속한다.

사용방법 말린 약제 2~6g에 물 700ml를 넣고 약한 불에서 반으로 줄 때까지 달여 하루 2~3회로 나누어 마신다.

먼저 가래가 나온 다음 피가 나오는 것을 치료

● **청폐탕**

적복령, 진피, 당귀, 생지황, 작약, 천문동, 맥문동, 황금, 산치자, 개미취, 아교주, 상백피 각각 2.8g, 감초 1.2g. 위의 약들을 썰어서 1첩으로 하여 대추 2알, 오매 1개와 함께 물에 달여 먹는다[회춘].

**부인의 마음이 약해서 자주 놀라고 잠을 이루지 못하며 답답하고 불안해 할 경우에는,** 큰 대추 10개, 당감초 8g, 소맥 1사발 등을 7사발 정도의 물에 끓여 자주 마시면 좋다. 또는 큰 대추 10개를 태워 가루로 만든 다음, 10g 정도를 술에다 태워 마셔도 좋다.

**폐병, 심한 기침, 담혈 등에는** 도라지 40g(생것은 10뿌리)과 80g의 감초를 3되의 물에 삶아서, 물이 $\frac{1}{3}$ 정도로 줄면 식후에 한 번씩 복용한다. 차마시듯 계속해서 복용하면 효과가 있다.

● **천식에는** 차전초 2, 쑥 1의 비율로 배합하여 여기에 적당한 양의 감초를 넣어 달여서 차 대용으로 마시면 좋으며 임질에도 효과가 있다.

**Point** 약선요리

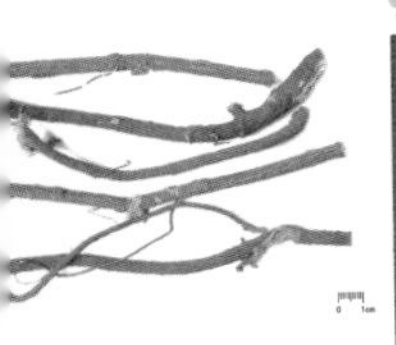

**맥이 약하고 다한증을 예방해주는 감초죽**

감초 5g, 인삼 10g, 백미 1/2컵

백미를 물에 넣어 충분하게 불려둔다. 질그릇냄비에 감초와 인삼에 넣어 물을 2사발 정도 붓고 30분가량 끓인다. 완성되면 약재 건더기를 건져내고 불린 백미를 넣어 센 불로 끓인다. 한소끔 끓어오르면 천천히 저어가면서 쑤면 완성된다.

**Tips** 약선차

**통증과 경련완화, 해독, 해열에 좋은 감초차**

감초 10g과 물 600㎖에 재료를 넣고 끓이는데, 물이 끓으면 불을 줄여 약한 불로 은은히 오랫동안 달이면 된다. 건더기는 체로 걸러내고 물만 따라서 기호에 따라 설탕이나 꿀을 타서 마신다.

# 인삼

이명 : 백삼, 홍삼, 야산삼, 별직삼, 귀개, 토정, 신초, 혈삼
학명 : *Panax schinseng NEES*



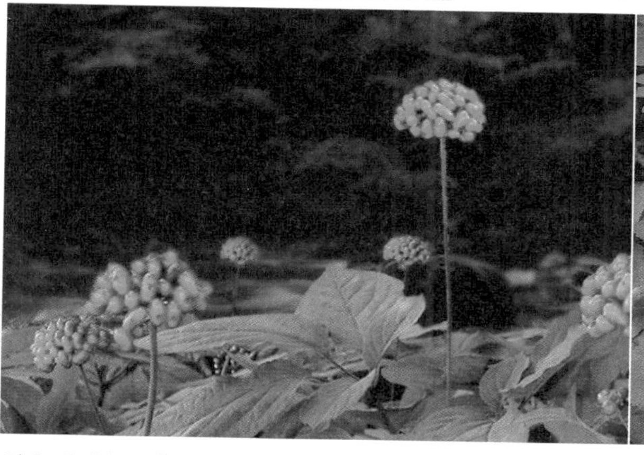

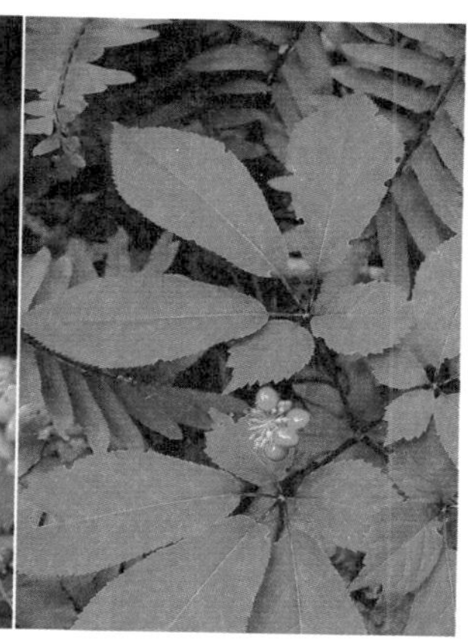

약초의 효능 기를 보하고 음을 생기게 한다. 열을 내려주고 진액을 생겨나게 한다. 주로 기가 허하고 음이 고갈되었을 때, 내열이 있을 때, 천식기침 할 때 가래에 피가 섞여 있을시, 허열, 갈증, 입과 목이 마를 때 등을 치료한다.

오랫동안 허하여 생긴 몽설을 치료 **녹각산**
녹각(가루낸 것), 녹용(졸인 젖을 발라 구운 것) 각각 40g, 백복령 30g, 인삼, 백복신, 상표초, 천궁, 당귀, 파고지, 용골, 구재(술에 하룻밤 담갔다가 약한 불기운에 말린 것) 각각 20g, 백자인, 감초 각각 10g. 위의 약들을 가루내어 한번에 20g씩 생강 5쪽, 대추 2개, 흰쌀 100알과 함께 물에 달여 빈속에 먹는다[직지].

**가래와 기침의 제거에는** 배와 생강의 즙에 배갈 3잔과 흰 꿀 2잔을 약그릇에 넣어 달이다가, 이것이 끈끈하게 되었을 무렵에 인삼 5g, 패모 12g, 백출 5g을 넣어 저은 다음, 고약처럼 개어서 병에 담아두고 1일 3회씩 끓인 물에 1숟갈 타서 복용하면 매우 좋은 효과를 얻는다.

**가래(담, 담음)가 있을 때** 오수유(끓는 물에 2~3번 넣었다 꺼낸 것) 200g, 인삼 120g을 거칠게 가루 내어 한번에 16~20g씩 생강 5쪽, 대추 3개와 함께 물에 달여 하루 2~3번 아무 때나 먹는다.

**Tips** 인삼차 만들어 먹는방법

인삼 12g, 귤피 3g, 자소엽 6g을 물 600㎖
차관에 물 400㎖ 을 붓고 인삼 3g 넣어서 물이 절반으로 줄어들 때까지 천천히 달인 후 체로 거른다. 1일 3회로 나눠 마시면 된다. 또 인삼 12g, 귤피 3g, 자소엽 6g을 물 600㎖ 로 달여 약즙을 짜낸다. 이 약즙을 걸러서 설탕을 쳐서 여러 차례 나누어 마시도 된다.

생태와 특징 다년생초본 식물, 높이25~30cm. 뿌리는 육질이고 방추형이며 때로는 가지가 있다. 손바닥 모양의 복엽이고 통상3~4개가 돌려나며, 잎자루는 납작하고, 소엽은 보통 5장이다.

약용부위 뿌리

채취시기 가을에 채취하여, 깨끗이 씻어 햇볕에 말린다.

약초의 성질 맛은 달고 약간 쓰다. 약간 차가운 성질이다. 심경, 폐경, 신경에 속한다.

사용방법 말린 약제3~6g에 물 700ml를 넣고 약한 불에서 반으로 줄 때까지 달여 하루 2~3회로 나누어 마신다.



**Point** 약선요리

인삼죽
인삼분말 3g, 백미 150g
인삼은 고미가 있어 설탕을 조금 넣기도 한다. 반드시 질그릇 냄비로 죽을 쑨다.

# 대추

이명 : 건조, 미조, 홍조, 양조, 대추나무, 대추
학명 : Zizyphus jujuba MILL. var. inermis REHDER

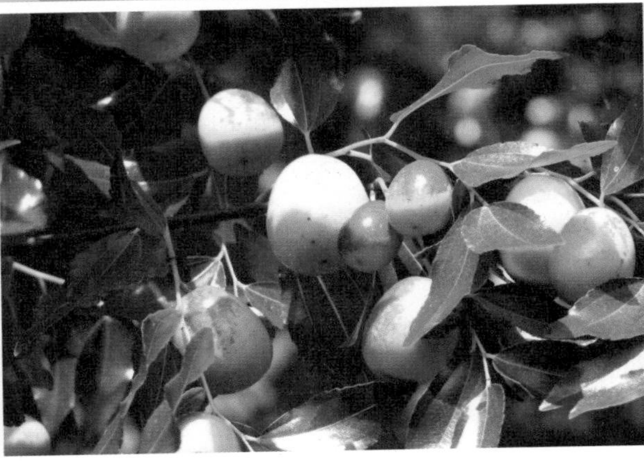
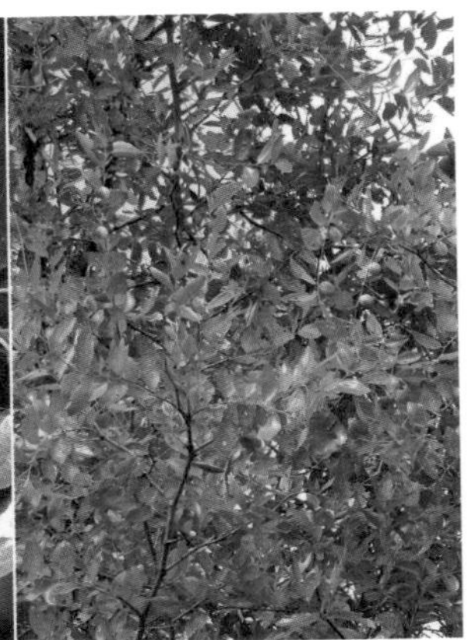

약초의 효능 소화기를 보하고 기를 돕는다. 피를 생기게 하고 신경을 안정시킨다. 주로 비장이 허해 잘 먹지 못하는 것, 변보기 힘들거나 변이 퍼져 나올 때, 히스테리 등을 치료한다.

생태와 특징
낙엽관목 혹은 작은 교목이다. 높이는 10m 까지 자란다. 긴 가지는 매끈하고 털이 없고, 어린 가지는 약간 구부러져있고 2개의 가시가 있다.

약용부위 열매
채취시기 가을에 열매가 성숙되었을 때 채취하고 햇볕에 말린다.
약초의 성질 맛은 달고 따뜻한 성질이 있다. 비경과 위경에 속한다.
사용방법 말린 약제10~20g에 물 800mml를 넣고 약한 불에서 반으로 줄 때까지 달여 하루 2~3회로 나누어 마신다.

기가 허하고 담이 성한 것을 치료 ● **육군자탕** 반하, 백출 각각 6g, 진피, 백복령, 인삼 각각 4g, 감초(볶은 것) 2g. 위의 약들을 썰어서 1첩으로 하여 생강 3쪽, 대추 2알과 함께 달여 먹는다[정전]. 어떤 처방은 6가지 약이 각각 4g으로 되어 있다.

● **갑자기 오한이나 더위로 인한 위복통이 일어났을 때,** 마른 도라지 40g(생것이면 10뿌리 정도)과 생강 5조각을 삶아 그 물을 자주 마시면 좋다.

● **고민으로 잠이 오지 않을 때는,** 3사발의 물에다 큰 대추 14개와 파 7뿌리에서 흰 부분을 잘라 넣고 끓여서, 물이 $\frac{1}{3}$정도 되면 마신다.

● **식욕 부진과 소화불량 시에는,** 씨를 제거한 대추를 세지 않은 불에 구워서 말린 다음, 가루로 만들어 매일 식후에 큰 숟갈에 하나씩 복용하되, 끓인 물로 장기간 계속함이 좋다. 대추를 구울 때는 절대로 태워서는 안 된다. 건강한 사람이 복용하면 혈기가 좋아진다.

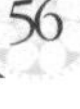


## Tips 대추차 만들어 먹는방법

**변비와 자양강장에 좋은 대추차**
대추 20개, 꿀 약간
대추를 깨끗이 씻어 찜통에 찐 후 말린다. 말린 대추를 찻주전자에 4컵의 물을 붓고 넣는다. 은근한 불에서 양이 반으로 줄 때까지 달인다. 따뜻한 찻잔에 부어 마시면 된다.

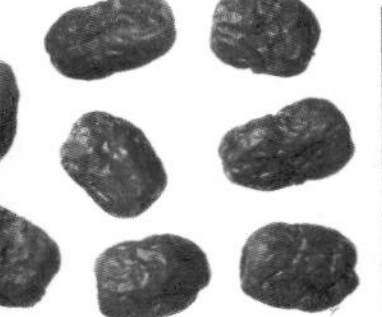

## Point 약선요리

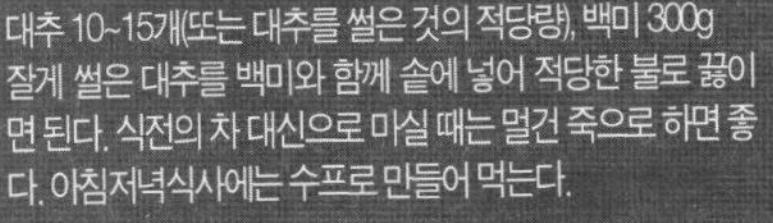

**긴장완화에 효과적인 대추죽**
대추 10~15개(또는 대추를 썰은 것의 적당량), 백미 300g
잘게 썰은 대추를 백미와 함께 솥에 넣어 적당한 불로 끓이면 된다. 식전의 차 대신으로 마실 때는 멀건 죽으로 하면 좋다. 아침저녁식사에는 수프로 만들어 먹는다.

# 마

이명 : 서여, 산우, 산여, 마, 옥연, 토저
학명 : Dioscorea tenuipes FR.et SAV.

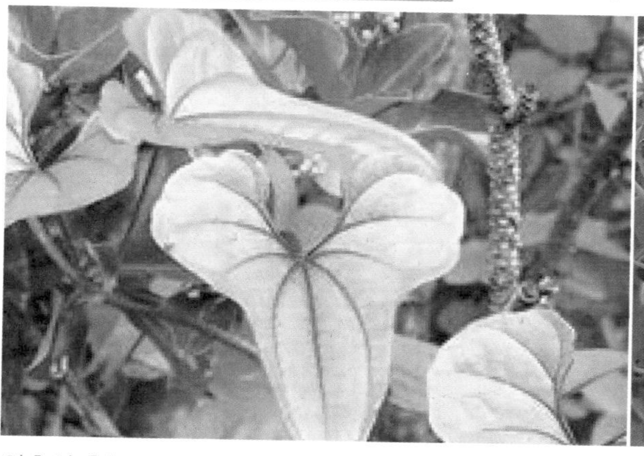

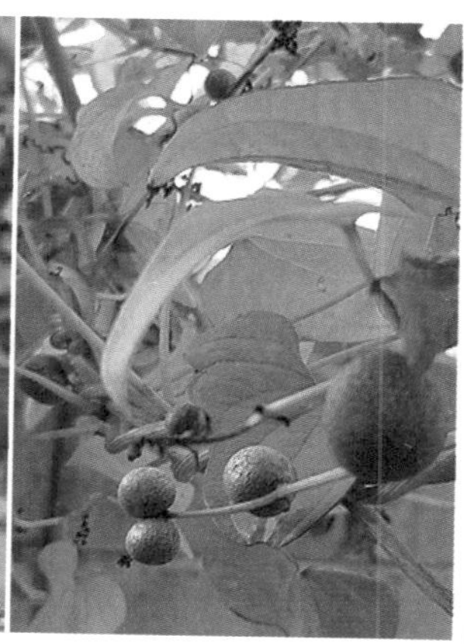





약초의 효능

비장과 위장을 보 한다. 진액을 나게 하며 폐를 보 한다. 신장을 보하여 정액을 고섭한다. 주로 비장이 허해 식사량이 적은 것, 만성 설사, 기침 천식, 유정, 대하, 뇨실금. 당뇨병 등을 치료한다.

생태와 특징 덩굴 식물이다. 덩이줄기는 둥근모양이며 길이는 1m이 된다. 줄기는 붉은 자주색이며 털이 없다. 잎은 단엽이다. 개화기는 6~9월이고 결실기는 7~11월이다.

약용부위 뿌리, 줄기

채취시기 겨울에 줄기와 잎이 시든 후에 캔다. 뿌리머리부분을 제거하여 깨끗이 씻어 껍질과 잔뿌리를 제거하고 건조시킨다.

약초의 성질 맛은 달고 약성은 평하다. 비경, 폐경, 신경에 속한다.

사용방법 말린 약제 10~30g에 물 800ml를 넣고 약한 불에서 반으로 줄 때까지 달여 하루 2~3회로 나누어 마신다.

열사를 치료 ● **만병사령산**
적복령, 백출, 저령, 택사, 창출(볶은 것), 산약, 백작약(볶은 것), 산치자(볶은 것), 진피 각각 4g, 감초(볶은 것) 2g. 위의 약들을 썰어서 1첩으로 하여 오매 1개, 등심초 2g과 함께 달여 먹는다[회춘].

● **마는 허로와 몸이 쇠약한 것을 보한다.**
오장을 튼튼히 하며 기력을 증강시키고 근육과 뼈를 강하게하며 정신을 편하게 한다. 2월 봄, 8월 가을에 뿌리를 캐어 긁어서 흰빛 나는 것이 좋으며 삶으면 식용으로 되나 많이 먹으면 기가 체한다. 마를 말리는 방법은 비대한 것을 골라서 누른 껍질을 긁어 버리고 물에 담근 후 백반을 조금 넣은 다음 하룻밤을 재워 두면 연한 액이 없어지는데 이것을 불에다 말려서 쓴다.

### Tips 산약차 만들어 먹는방법

**기침과 천식 및 식은땀에 좋은 산약차**
산약 60g(또는 참마 120g), 물 600㎖
생 참마는 즙을 내고, 산약차는 가루로 만들어 뜨거운 물에 타 마시는 방법이 있고 또 차관에 재료를 넣고 살짝 달여 복용하기도 합니다. 물 2ℓ 에 산약 60g과 계피 5g을 함께 넣어 15분정도 끓이면 맛있는 차가 된다.

### Point 약선요리

**만성설사에 즉효인 마죽**
생 참마 100~120g(건조된 산약으로 구입할 때는 45~60g), 백미 60~90g
생 참마를 물로 깨끗이 씻어 장만한 후에 백미와 함께 솥에 넣어 적당한 불로 끓이면 된다.조석으로 두 번 식용한다. 반드시 따뜻할 때 먹는다. 그래야 맛도 있고 또 영양이 유효하다.

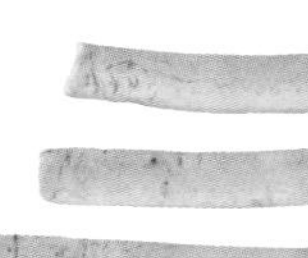

# 밤나무

생약명: 판율

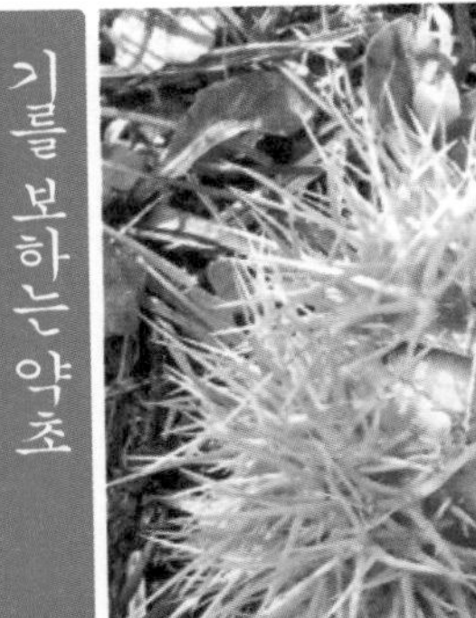

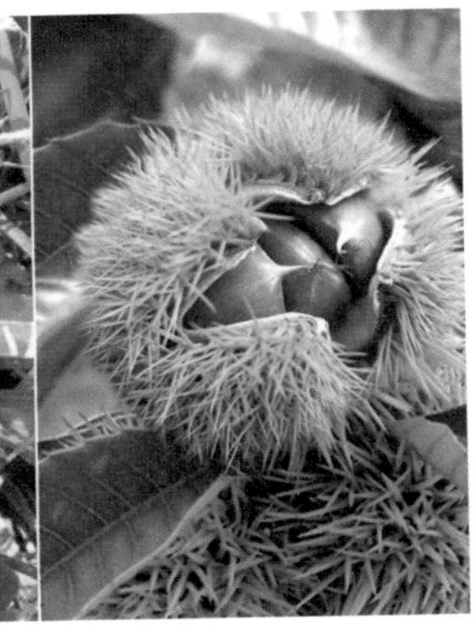

약초의 효능

기를 돕고 비장을 튼튼히 한다. 신장을 보하고 근육을 강화시킨다. 혈액을 잘 통하게 하고 붓기를 빼준다. 지혈 작용을 한다. 주로 비허설사, 위암구토, 다리 무릎이 신 데, 근육, 골절 등의 부종과 통증, 연주창, 토혈, 비출혈, 혈변 등을 치료한다.

생태와 특징

교목이며 높이는 15~20m이다. 껍질은 진회색이다. 잎은 단엽이며 대생엽이다. 개화기는 4~6월이고 결실기는 9~10월이다.

약용부위 껍질을 벗긴 밤

채취시기

밤송이가 청색에서 노란색으로 변하고 약간 벌어졌을 때 채취하고 그늘에 놓았다가. 10월 하순~11월에 지하실에 저장한다.

약초의 성질 맛은 달고 약간 짜다. 약성은 평하다. 비경과 신경에 속한다.

**각기병과 다리가 약해지고 힘이 없는 것**을 치료한다. 자루에 넣어서 바람에 말려 매일 열 알 씩 빈속에 먹는다.[본초]

**고기의 뼈가 목구멍에 걸려서 내려가지 않으면**, 밤의 안 껍질을 태워 연한 가루를 낸 다음, 볼펜대나 대나무 등으로 불어 넣으면 얼마 후에 통한다.

**하혈과 토혈**에는 밤의 겉껍질을 태워 잿가루로 만든 다음에, 밥물로 매일 3회 복용한다. 1회에 8g 정도씩 복용하되, 토혈은 식후, 하혈은 식전에 복용하도록 한다.

**신장이 약하고 허리와 다리가 힘이 없으면**, 10개의 생밤을 장기 복용하여 효과를 얻도록 한다.



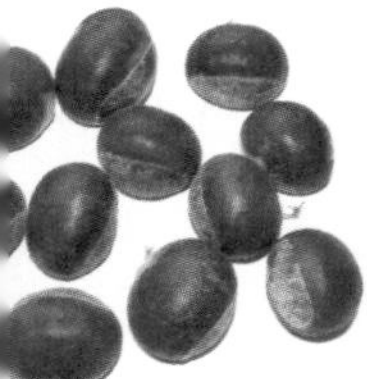

**Point** 약선요리

**근력강화와 정력보강에 효과적인 밤죽**

백미 1컵, 밤 200g, 물 10컵, 소금 1작은 술

백미를 충분히 불린 다음 건져내어 물기를 제거해준다. 밤은 껍데기를 깔끔히 벗긴 다음 잘게 썬다. 백미와 밤을 각각 믹서에 넣어 물을 붓고 간 다음 찌꺼기는 버린다. 질그릇냄비에 밤물과 백미 물을 붓고 불에 올린다.(눋지 않게 저어준다) 한소끔 끓으면 불을 줄여 죽이 퍼지도록 은근하게 끓인다. 완성되면 입맛에 맞게 소금으로 간을 하여 먹으면 된다.

# 백출

이명 : 산계, 출, 천계, 산강, 걸력가, 삽주, 흰삽주
학명 : Atractylodes macrocephala KOIDZ.



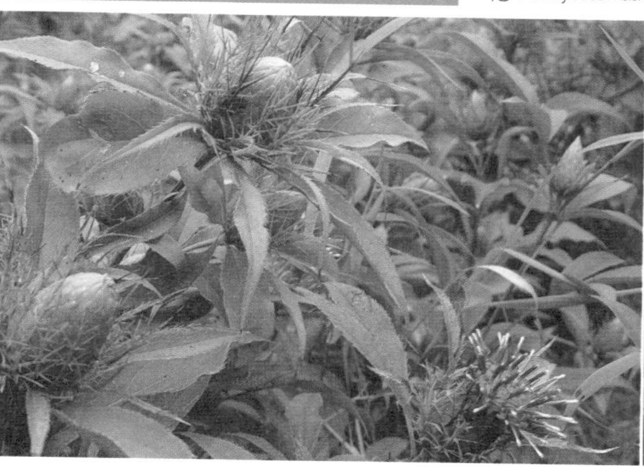
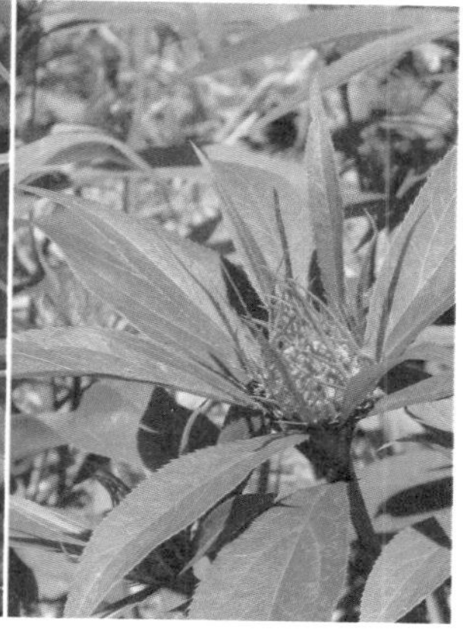

약초의 효능
비장을 튼튼하게 하고 기를 돕는다. 습을 말려주고 소변을 잘 보게 한다. 주로 배가 더부룩하고 설사할 때, 수종, 다한증, 태동이 편안하지 못할 때 등을 치료한다.
생태와 특징 다년생 초본 식물이다. 뿌리줄기는 다육이며 덩이모양이다. 줄기의 높이는 50~80cm이며 윗부분에는 가지를 친다.

약용부위 뿌리줄기
채취시기 겨울에 아랫부분의 잎이 시들고 윗부분의 잎이 말랐을 때 캔다. 흙을 제거하고 온돌에 말리거나 햇볕에 말린다. 그 다음에 다시 잔뿌리를 제거한다.
약초의 성질 맛은 쓰고 달다. 따뜻한 성질이 있다. 비경과 위경에 속한다.
사용방법 말린 약제 5~15g에 물 800ml를 넣고 약한 불에서 반으로 줄 때까지 달여 하루 2~3회로 나누어 마신다.

오랜 몽설로 기가 아래로 처진 것을 치료 **귀원산** 인삼, 백출, 백복령, 원지, 산조인(볶은 것), 맥문동, 황백(동변으로 축여 볶은 것), 지모(동변으로 축여 볶은 것), 계두실, 연화예, 구기자, 귤피, 천궁 각각 2g, 승마, 감초 각각 1g. 위의 약들을 썰어서 연실 3개, 대추 1개와 함께 물에 넣고 달여 따뜻하게 해 빈속에 먹는다[회춘].

**삽주차(백출)**
삽주뿌리 15~20g, 물 400ml
뿌리를 캐어 물이나 쌀뜨물에 하루정도 담가둔다. 이후 잘게 썰어서 햇볕에 말려준다. 잘 마른 삽주뿌리 20g을 물과 함께 넣고 달인다. 건더기는 건져내고 냉장보관 한다. 찻잔의 2/3분량을 1일 조석으로 2회 음용한다.

**Point** 약선요리

**이뇨작용, 혈당강하, 항암작용도 있는 삽주주**
말린 삽주뿌리 200g, 소주 2ℓ
재료를 깨끗하게 씻어서 물기를 닦아내고 잘게 썬다. 주둥이가 넓은 용기에 넣는다. 소주를 붓고 밀봉해 서늘한 곳에 둔다. 침전을 막기 위해 4일 동안 하루에 1번씩 용기를 흔들어준다. 6개월 후 건더기를 건져내면 완성된다.

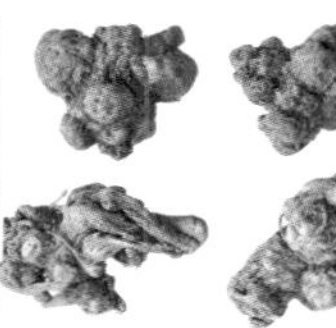

**Tips** 산나물 만들어 먹는방법
어린순은 나물로 해 먹는다. 쓴맛이 나므로 데쳐서 여러 번 물을 갈아가면서 잘 우려낸 후 조리한다. 산채 가운데서도 맛이 좋은 것으로 손꼽힌다. 때로는 생채로 먹기도 하는데 쓴맛이 입맛을 돋우어 준다.

# 토란

생약명: 우두

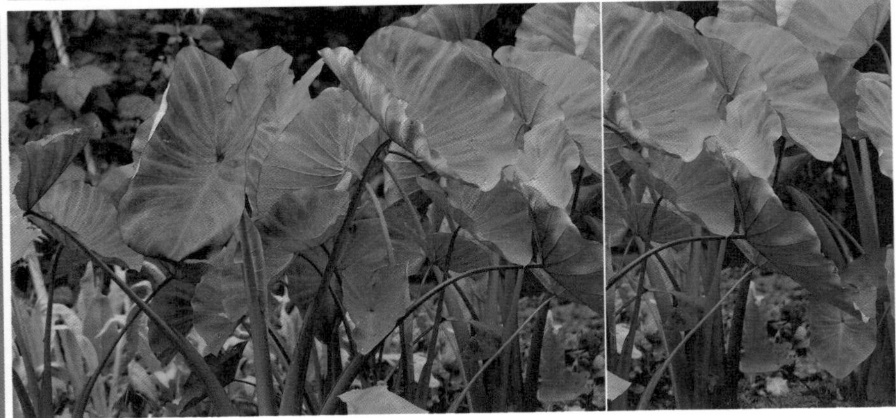

약초의 효능

비장을 튼튼히 한다. 맺혀있는 것을 풀어주고 해독작용을 한다. 주로 비위허약, 밥맛없을 때, 소갈증, 연주창, 배속의혹, 종기, 물 사마귀, 무좀, 화상 등을 치료한다.

생태와 특징

습생 초본 식물이다. 뿌리줄기는 타원형이며 작은 알뿌리가 많다. 갈색이며 털이 있다. 잎은 기생엽이다. 개화기는 2~8월이다.

약용부위

뿌리줄기

채취시기

가을에 캐서 잔뿌리와 지상부분을 제거하고 깨끗이 씻어. 신선하게 사용하거나 햇볕에 말린다.

약초의 성질

맛은 달고 맵다. 약성은 평하다. 위경에 속한다.

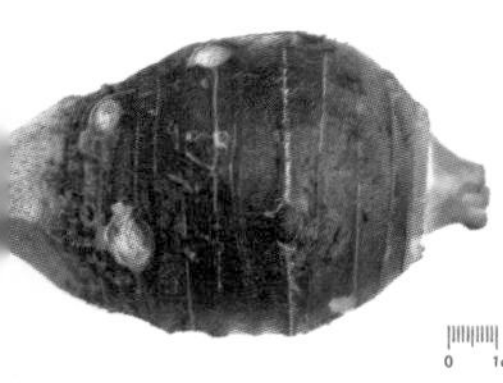


**위기를 잘 통하게 하고 장위를 편안하게 한다.** 늘 국을 끓여서 먹어야 좋다.[본초]

**벌에 쐬었을 경우에는** 생토란을 찧어서 바르되, 하루에 3회는 바꾸어 주어야 한다.

**대변시의 하혈은** 토란 즙과 술을 같은 양으로 섞어, 1회에 1잔씩 서너번 복용하면 효과가 있다.

**소변이 통하지 않으면,** 3~4개의 토란을 썰어 물에 뜨는 밀 40g과 같이 삶아서, 그 물을 많이 마시면 된다.

**어린이가 동전을 삼켰을 때의 구급으로는** 토란을 삶은 물을 실컷 마시게 해도 좋고, 생토란의 즙을 내어 후추 한두 알과 같이 먹으면 된다.

**어린이의 홍역에는** 토란과 당근을 편으로 썰어서 삶고, 그 물을 자주 먹이면 효과가 빠르다. 이 처방은 해열과 제독 및 이뇨에도 좋다.

**Tips 산나물 만들어 먹는방법**

근경을 식용하며, 줄기를 식용하는 수도 있다. 주로 국을 끓여 먹으며 부침 또는 가루를 이용한 송편을 만들기도 한다.

# 해아삼

생약명: 태자삼



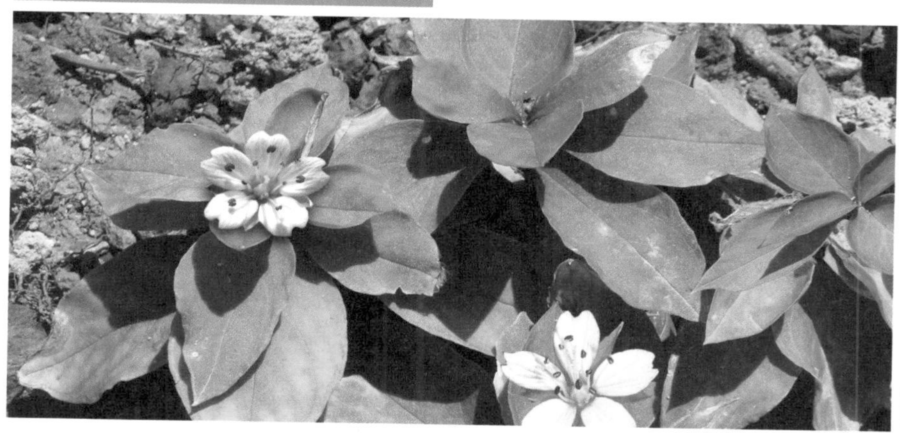

약초의 효능

기를 돕고 비장을 튼튼히 한다. 진액을 나게 하고 폐장을 윤택 하게 한다. 주로 비장이 허해 체력이 떨어진 때, 식욕부진, 큰 병 치레후 허약할 때, 기와 음이 부족할 때, 땀이 많고 갈증 날 때, 폐가건조한 건기침 등을 치료한다.

생태와 특징

다년생초본, 높이15~20cm. 지하에 육질의방추형 덩이뿌리, 덩이뿌리에 수염뿌리가 나 있다. 줄기는 하나이고, 하부에는 자색 빛이 있고 근방 형이다. 윗부분은 녹색이며, 둥글고 팽창 되어있는 마디가 있으며 매끄럽고 털이 없다. 잎은 단엽이고 마주난다. 줄기 밑 부분 잎이 제일 작고 위로 올라갈수록 점점 커진다. 개화기는 4월이고, 결실기는 5~6월이다.

약용부위 덩이뿌리

채취시기 여름에 줄기와 잎이 대부분 말랐을 때 채취하여, 깨끗이 씻고 수염뿌리를 정리하고 햇볕에 말린다.

약초의 성질

맛은 달고 약간 쓰다. 성질은 평하다. 비경, 폐경에 속한다.

사용방법

말린 약제10~30g에 물 800ml를 넣고 약한 불에서 반으로 줄 때까지 달여 하루 2~3회로 나누어 마신다.

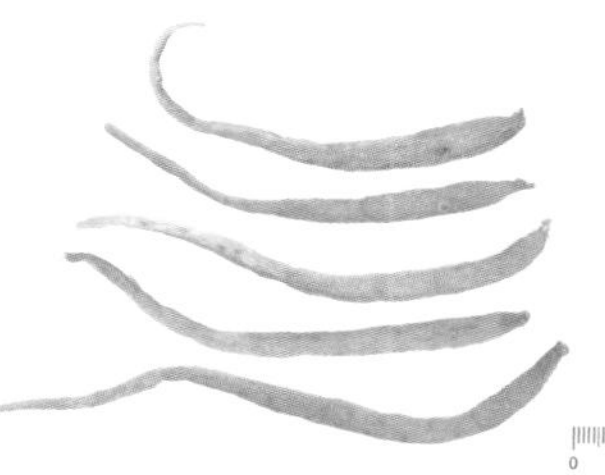

# 황기

이명 : 면황기, 황초, 대분, 대분, 촉태, 백본, 단너삼
학명 : Astragalus membranaceus BUNGE

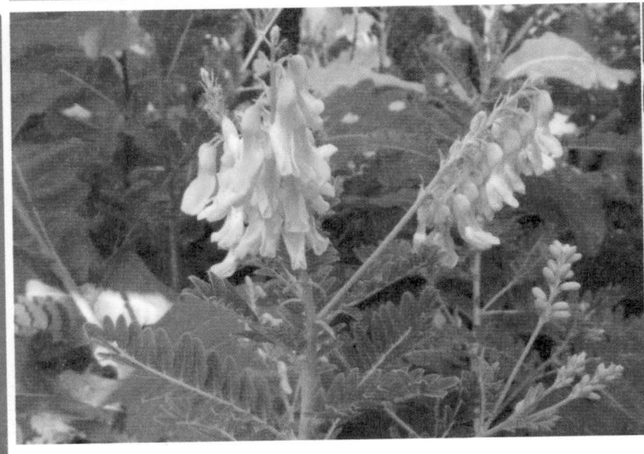

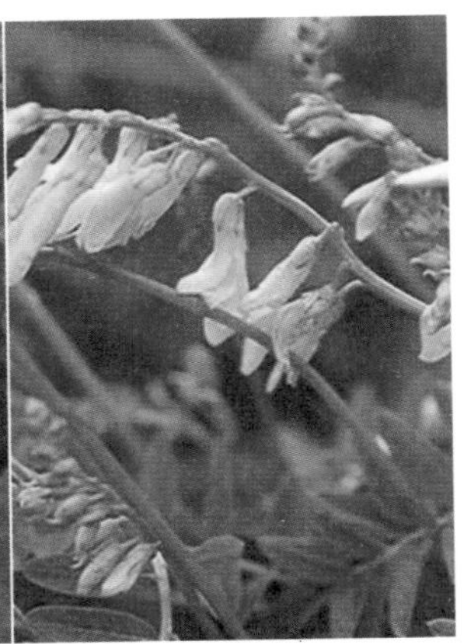

약초의 효능
기를 보하고 피부를 튼튼히 한다. 주로 기력이 약할 때, 적게 먹고 변이 풀어질 때, 소화기가 약할 때, 만성설사와 탈항(직장탈출), 혈변, 하혈, 다한증, 수종, 종기, 궤양, 빈혈, 내열성 갈증, 만성신장염, 단백뇨, 당뇨병 등을 치료한다.

생태와 특징 다년생 초본 식물이고 높이는 50~150cm이다. 원 뿌리는 다육이고 목질이다. 뿌리의 껍질은 황갈색이다.

약용부위 뿌리

채취시기 봄과 가을에 캐서 잔뿌리와 뿌리 윗부분을 제거하고 햇볕에 말린다.

약초의 성질 맛은 달고 따뜻한 성질이 있다. 폐경과 비경에 속한다.

사용방법 말린 약제 10~15g에 물 800ml를 넣고 약한 불에서 반으로 줄 때까지 달여 하루 2~3회로 나누어 마신다.

열을 내리고 기를 고르게 하며 마음을 진정
**황기탕**
황기 8g, 인삼, 감초 각각 4g, 당귀 2g, 오미자 9알. 위의 약들을 썰어서 달여 먹는다[활인심방].

● 살빛이 희고 기가 허한 사람은 황기를 많이 먹는 것이 좋다. 얼굴이 검푸르고 기가 실한 사람은 황기를 쓰지 말고 달여 먹으면 좋다고 하였다.
**식은땀이 날 때** (발한, 다한) 12g을 물에 달여 하루 3번에 나누어 끼니 뒤에 먹는다. 흰삽주 20g, 방풍, 단너삼 각각 10g을 물에 달여서 하루 3번에 나누어 먹는다.
**땀이 몹시 나는 데는** 옥죽 15g, 방풍 15g, 황기 15g, 사삼 15g을 물로 달여서 하루에 2번 먹는다.

**Point** 약선요리

**황기죽**
황기 5~15g, 진피 분말 1g, 백미 60g
황기를 끓인 물에 백미를 넣어서 죽을 만들고 나중에 진피 가루를 넣는다. 아침저녁 시간에 따뜻하게 하여 먹는다.

**Tips** 황기대추차 만들어 먹는방법

**황기 대추차**
황기 15g, 대추 5개
차관에 준비된 재료를 넣은 후에 적당하게 물을 부은 다음에 진하게 달여서 복용하면 된다. 쇠약해진 원기를 회복시켜주고 부종을 치료하는데 매우 효과적이다.

# 꿀

생약명: 꿀

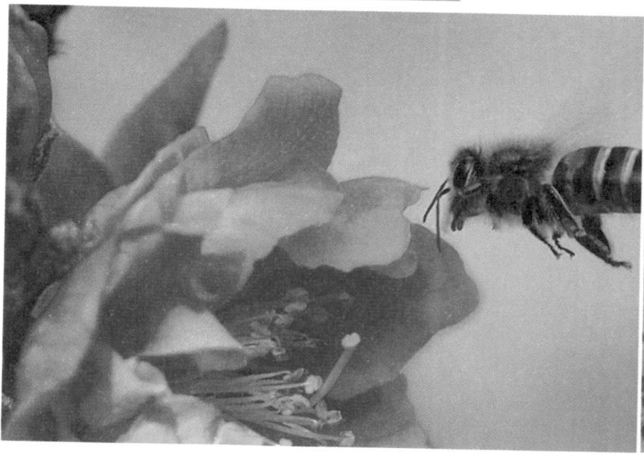
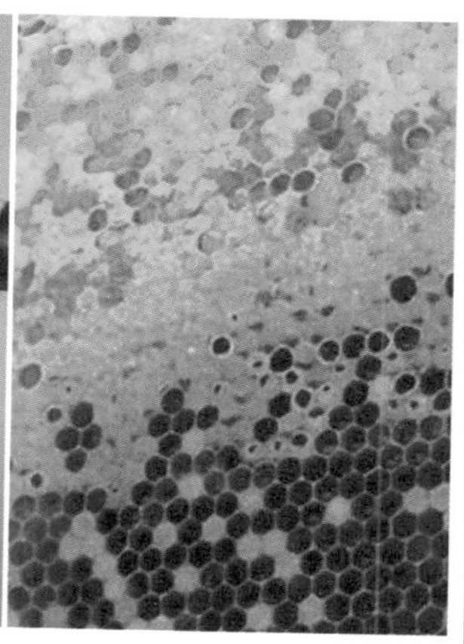



약초의 효능

비장 위장을 보한다. 진통작용, 폐를 윤택하게 하여 기침을 멎게 한다. 장을 윤택하게 하여 변을 잘 나오게 한다. 피부를 윤기 있게 하고 살을 생기게 한다. 해독작용을 한다. 주로 복부통증, 기침, 변비, 눈 충혈, 입 부스럼, 궤양, 풍진 가려움, 화상, 수족 갈라짐 등을 치료한다.

원동물 꿀벌(곤충).

놀라고 가슴이 두근거리는 것을 치료

● **익기안신탕**

당귀, 복신 각각 4g, 생지황, 맥문동, 산조인(볶은 것), 원지, 인삼, 황기(봉밀물에 축여 볶은 것), 우담남성, 죽엽 각각 3.2g, 감초, 황련 각각 1.6g. 위의 약들을 1첩으로 하여 생강 3쪽, 대추 2알과 함께 물에 달여 먹는다[회춘].

**입안이 헐고 잇몸이 부었을 경우**에는, 가지 껍질을 태워 그것을 꿀에 개어서 바르면 좋다.

**치질이 심해서 피고름이 나오고 아플 때**는, 겨자씨의 가루를 꿀로 개어서 바른다.

**배가 차고 속이 뭉칠 때는** 귤껍질 100g을 깨끗이 씻어 말린 것과, 껍질 벗긴 살구 씨 200g을 노랗게 구워 가루 내어서, 꿀에 개어 녹두알 크기의 환약을 만든다. 꿀이 없으면 밀가루 풀의 대용도 좋다. 이것을 매일 3차례 식전마다 30알정도 복용하면 좋다.

**5장을 편안하게 하고 기가 부족한 것을 보한다.** 죽에 타거나 약에 섞어서 오랫동안 먹으면 좋다.[본초]

약용부위 꿀

채취시기

봄, 여름, 가을에 채취한다.

약초의 성질

맛은 달고 약성은 평하다. 비경, 위경, 폐경, 대장경에 속한다.

사용방법

15~30g을 따뜻한 물에 타서 하루 2~3회로 나누어 마신다.



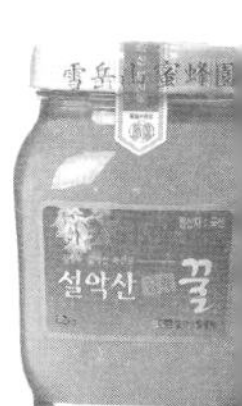


**Point** 약선요리

양기를 보하는 벌꿀차

꿀

따뜻한 물에 꿀을 넣고서 5분정도 끓이는 방법과, 팔팔 끓는 물에 꿀을 타고 그 위에 실백을 띄워 마시는 경우도 있다.

# 동충하초

생약명: 동충하초

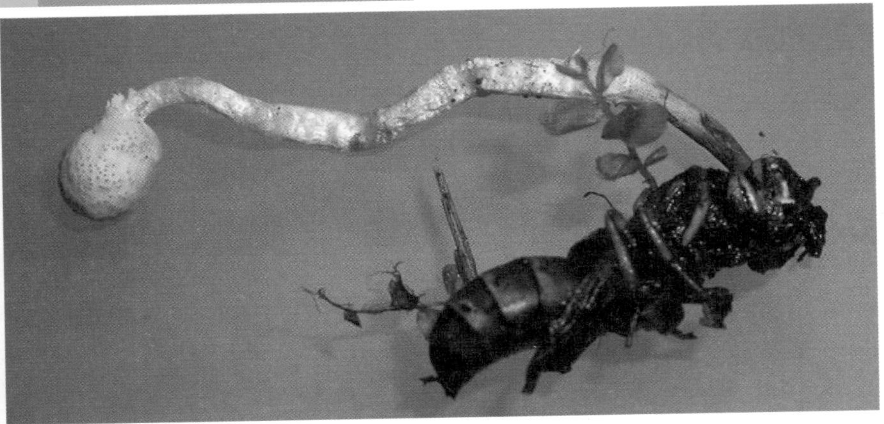

동충하초의 효능

폐와 신장을 보한다. 지혈작용을 한다. 가래를 풀어준다. 주로 오래된 기침과 허한 천식, 기침, 각혈, 발기부전, 유정, 허리 무릎 통증 등을 치료한다.

동충하초 효능은 뛰어나지만 부작용 또한 치명적이기 때문에 동충하초 복용할 땐 특별히 주의를 기울여야 한다.불로장생의 비약으로 알려져 있는 동충하초는 인삼, 녹용과 함께 3대 약재로 꼽히는데 이러한 동충하초 효능은 폐를 튼튼하게 하며 강장제 및 항암 작용이 뛰어난 것으로 널리 알려져 있다.



분포지역

전세계

서식장소 / 자생지

산림내 낙엽, 땅속에 묻힌 인시류의 번데기, 유충등에 기생

크기 자실체는 3~6㎝의 곤봉형

약용부위

전초

약초의 성질

맛은 달고 약성은 평하다. 폐경과 신경에 속한다.

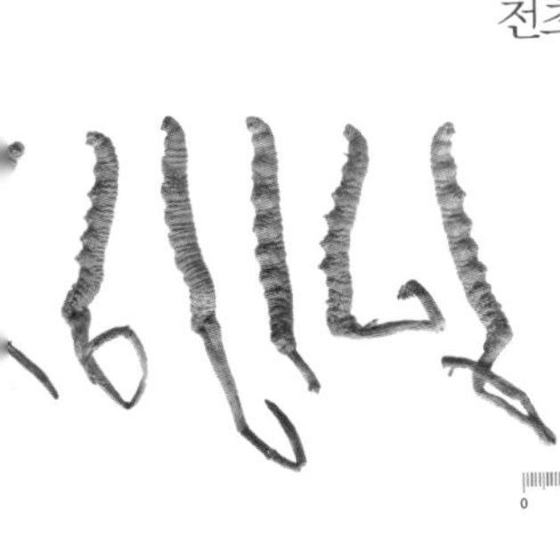

# 두충나무

이명 : 목면, 사선, 사중, 사선목, 석사선
학명 : Eucommia ulmoides OLIVER

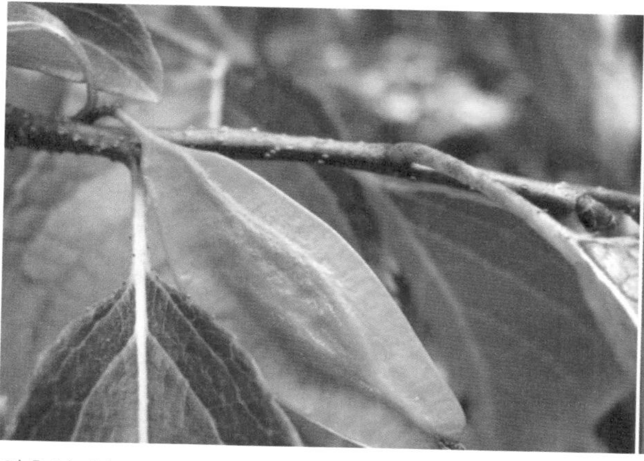

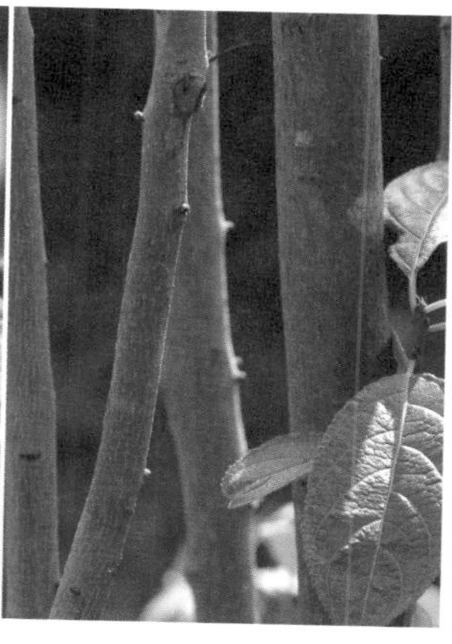

약초의 효능

간장 신장을 보한다. 근육과 뼈를 튼튼히 한다. 태기를 안정시킨다. 주로 신허 요통, 근골무력증, 임신출혈, 태동불안, 고혈압을 치료한다.

생태와 특징 낙엽교목이고 높이는 20m이다. 껍질은 회갈색이며 거칠다. 어린 가지는 황갈색 털이 있고, 나중에 털이 없어진다. 초봄에 꽃이 피고 가을에 열매가 성숙한다.

약용부위 껍질

채취시기 4~6월에 껍질을 까서 거친 것을 제거한다. 땀이 날 때까지 싼 다음에 햇볕에 말린다.

약초의 성질 맛은 달고 따뜻한 성질이 있다. 간경과 신경에 속한다.

사용방법 말린 약제 10~15g에 물 800ml를 넣고 약한 불에서 반으로 줄 때까지 달여 하루 2~3회로 나누어 마신다. (볶아 쓰면 더욱 좋다)

신이 허하여 목소리가 나오지 않는 것을 치료

● **인삼평보탕**

인삼, 천궁, 당귀, 숙지황, 백작약, 백복령, 토사자, 오미자, 두충, 파극, 귤홍, 반하국 각각 2.4g, 우슬, 백출, 파고지, 호로파, 익지인, 감초(볶은 것) 각각 1.2g, 석창포 0.8g. 위의 약들을 썰어서 1첩으로 하여 생강 3쪽, 대추 2알과 함께 물에 달인다. 새벽(4-5시)에 신기가 열릴 때 먹는데 기침을 하지 말고 가래침도 뱉지 말며 말도 하지 말고 있다가 조용히 먹어야 한다[직지].

● **고혈압일 때**는 고혈압일 경우 100g정도를 생즙으로 만들어 하루 3번 마시고, 고혈압을 촉진시키는 변비에는 꿀을 조금 타거나 혹은 우유를 넣어서 주스를 만들어 마시면 효과가 있다. 특히 당근주스를 만들어 장시간 마시면 뇌경색, 류머티즘, 노안, 백내장 등에 효과가 있다.

**Tips** 산나물 만들어 먹는방법

혈압강하 효과가 있는 두충나무잎 장아찌
두충나무잎 800g, 매실액 1컵을 준비하여 장아찌를 만들어 먹는다.

**Point** 약선요리

**두충차**

두충 20g(두충 잎은 50g)
물 500㎖에 재료를 넣고 약한 불로 은근히 달인 다음 체로 건더기를 건져내고 국물은 식힌 후 냉장고에 보관한다. 하루에 3~5회 나누어 복용하는데 이때 꿀을 약간 타서 마시면 더욱 좋다.

# 부추

생약명: 구채자

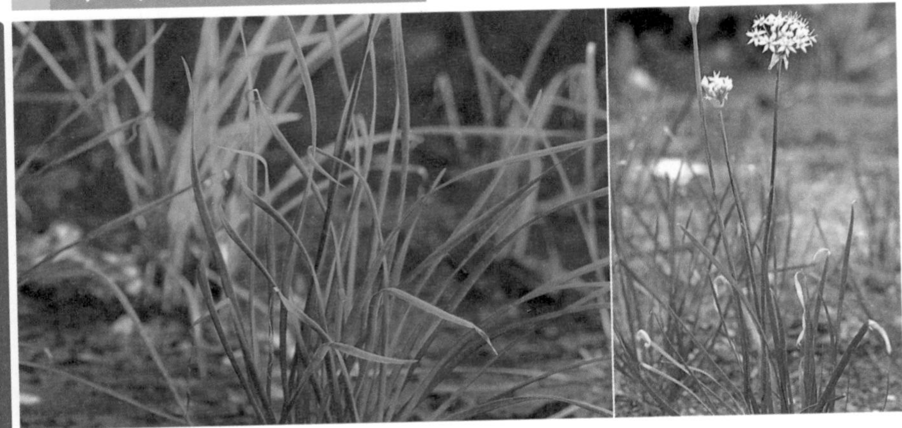

약초의 효능

간장 신장을 보하고 따뜻하게 하며, 양기를 돕고 정액을 고섭시킨다. 주로 발기부전 유정, 허리 무릎 통증, 유뇨, 소변 자주 보는 것, 대하 등을 치료한다.

생태와 특징 다년생 초본 식물이고 높이는 20~45cm이다. 특이하고 강한 냄새가 있다. 뿌리줄기는 옆으로 뻗어 있으며 비늘줄기는 원추형이다. 개화기와 결실기는 모두 7~9월이다.

약용부위

씨앗

채취시기

가을에 과서를 채취하고 햇볕에 말린다. 씨앗을 비벼 부수고 이물을 제거한다.

약초의 성질

맛은 맵고 달다. 따뜻한 성질이 있다. 간경과 신경에 속한다.

입과 코로 피가 나오는 것을 치료 **칠생탕**
생지황, 생연잎, 생연뿌리, 생부추, 생모근 각각 40g, 생강 20g. 위의 약들을 함께 짓찧어 제 몸의 즙을 내서 한 사발을 진하게 간 좋은 먹물에 타 먹는다[회춘].

**비만증일 때**는 잎으로 양념을 잘하여 찬으로 많이 먹거나 40~50g을 물에 달여 하루 2번에 나누어 끼니 뒤에 덥게 하여 먹는다.

**갑자기 가슴, 등, 양쪽 옆구리가 찌는 듯이 아프며 식은땀이 흐르는 데**는 부추를 뿌리째 깨끗이 씻어 즙을 짠 후 약간의 생강즙을 섞어 한 컵씩 복용한다.

**더위를 먹어 졸도하고 인사불성**인 데는 적당한 양의 부추를 짓찧어 낸 즙을 한번에 한 컵씩 먹인다.

## Point 약선요리

장복하면 정력이 증강되는 부추 간장 장아찌

부추 800g, 천일염 약간 준비하여 장아찌를 만들어 먹으면 좋다.

## Tips 산나물 만들어 먹는방법

두메부추는 부추나 파, 마늘대신 양념재료로 쓸 수 있다. 국이나 라면 같은 것을 끓일 때 두메부추를 넣으면 맛이 한결 좋아진다. 봄에 어린잎을 생으로 초장에 찍어먹거나 김치 등에 넣기도 하며 삶아서 나물로 이용 한다. 생채쌈, 초무침, 나물, 볶음, 국거리, 튀김, 샐러드, 장아찌 조미료, 물김치 등에 두루 이용된다.

# 녹용

이명 : 반룡주, 누렁이사슴
학명 : Cervus nippon TEMMINCK C.elaphus L.



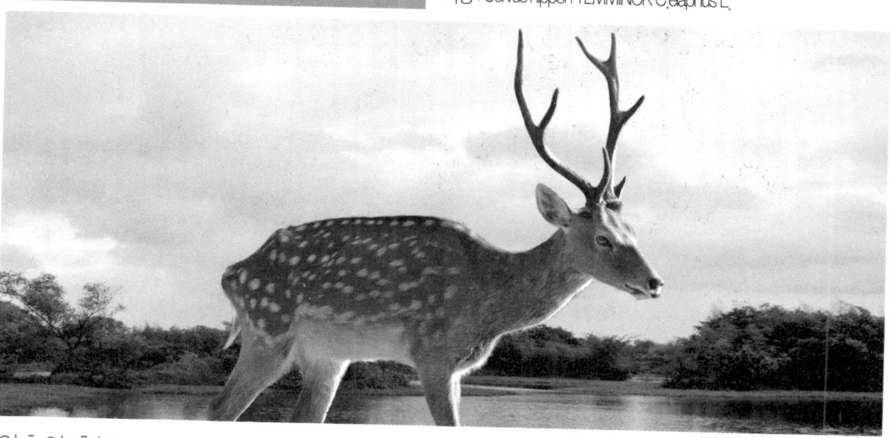

약초의 효능

신의 양기를 돕고 정혈을 돕고, 근육 뼈를 튼튼히 하고 충맥임맥 조화를 이루고, 종기 독을 빼낸다. 주로 양기부족, 아랫배가 냉한 불임, 몸이 마르고, 피곤함, 허리척추가 냉한 데, 근골이 약한 데, 등을 치료한다.

원동물 길이는 약 1.5m이 되고, 몸체는 100kg이 된다.

약용부위 어린 녹각

채취시기 여름, 가을에 썰어 그늘에 말리거나 온돌에 말린다.

약초의 성질 맛은 달고 짜다. 따뜻한 성질이 있다. 신경과 간경에 속한다.

사용방법 말린 약제 1~3g에 물 800ml를 넣고 약한 불에서 반으로 줄 때까지 달여 하루 2~3회로 나누어

오랫동안 허하여 생긴 몽설을 치료 **녹각산**
녹각(가루낸 것), 녹용(졸인 젖을 발라 구운 것) 각각 40g, 백복령 30g, 인삼, 백복신, 상표초, 천궁, 당귀, 파고지, 용골, 구자(술에 하룻밤 담갔다가 약한 불기운에 말린 것) 각각 20g, 백자인, 감초 각각 10g. 위의 약들을 가루내어 한번에 20g씩 생강 5쪽, 대추 2개, 흰쌀 100알과 함께 물에 달여 빈속에 먹는다[직지].

**음위증(발기불능)일 때는** 잘게 썬 녹용 20g과 마가루 40g을 약천에 싸서 술 200ml에 7~10일 동안 담가 우려낸 술을 한번에 10~15ml씩 하루 2~3번 끼니 전에 먹는다. 술을 다 먹은 다음 술에 담갔던 약을 약한 불에 말려 보드랍게 가루 내어 한번에 5~6g씩 하루 2~3번 끼니 뒤에 먹는다.

**근육이 쉬 피로해지고 쇠약해지는 근무력증**에는 보드랍게 가루 내어 한번에 2g씩 하루 3번 먹는다.

### Tips 녹용차 만들어 먹는방법

녹용 2냥(75g), 당귀 30g, 대추 5알, 생강 3쪽
물 3L를 용기에 담아 팔팔 끓인다. 끓는 물에 녹용과 모든 재료를 넣고 센 불에서 30분 정도 끓이다가 약불로 줄여 3시간 정도 더 달여 준다. 다 달여진 녹용을 체에 걸러 식힌 후 얼음 틀에 붓고 냉동시킨다. 섭취 시 따뜻한 물에 한 덩어리씩 넣어서 1일 1~2회 마신다.

### Point 약선요리

**녹용술**
녹용 20g, 소주 1000㎖, 설탕 100g, 과당 50g
얇게 썬 녹용을 용기에 넣고 30°짜리 소주를 붓는다. 그 다음 공기가 통하지 않도록 밀봉하여 시원한 곳에 보관하면 된다. 침전을 막기 위해 1일 1회 용기를 가볍게 흔들어 줘야만 한다. 10일 후 마개를 열어 설탕과 과당을 넣고 충분하게 녹인 후에 또다시 밀봉하여 시원한 곳에 보관한다. 2개월 이상이 지나면 마개를 열어 천이나 여과지로 술을 거른다. 갈색의 독특한 향기를 지닌 약술이 완성된다.

# 석곡

학명: Dendrobium moniliforme
이명: 임란, 두란, 금채화, Dendrobii herba



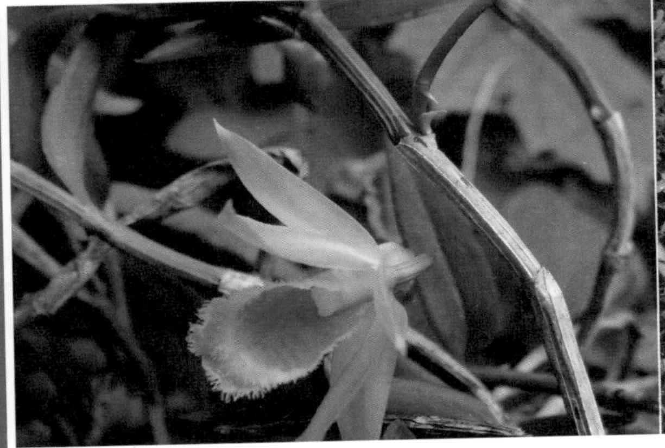

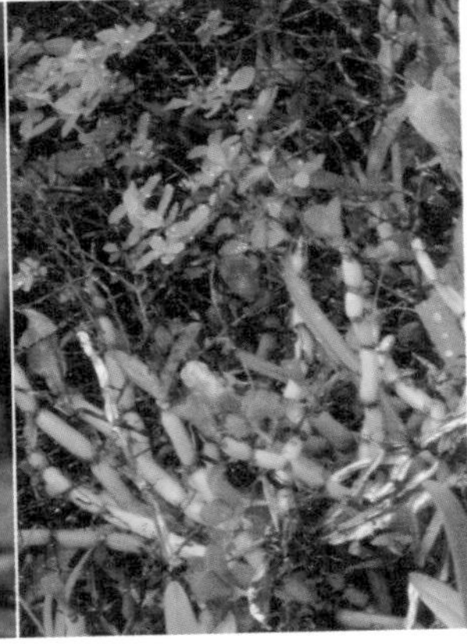

약초의 효능 진액을 생겨나게 하고 위장을 돕는다. 음을 나게 하고 열을 내려준다. 폐를 윤택하게 하고 신장을 돕는다. 눈을 밝게 하고 허리를 튼튼하게 한다. 눈이 침침할 때, 허리 무릎이 약한 것 등을 치료한다.

생태와 특징 다년생 부생 초본 식물이다. 줄기는 둥근모양이고 높이는 10~45cm이다. 개화기는 4~5월이다. 나무 혹은 돌에 부생한다.

약용부위 줄기

채취시기 연중 내내 채취할 수 있다. 신선하게 사용하려면 뿌리와 흙을 제거하고, 약간 건조시켜 먼저 이물을 제거하고 다시 말린다.

약초의 성질 맛은 달고 약간 차가운 성질이 있다. 위경, 폐경, 신경에 속한다.

사용방법 말린 약제 5~15g에 물 800ml를 넣고 약한 불에서 반으로 줄 때까지 달여 하루 2~3회로 나누어 마신다.

신양이 허약하여 오줌이 나가는 것을 알지 못하거나 알면서도 참지 못하는 것을 치료 **가구자원**

구자(약간 볶은 것) 240g, 녹용(불에 그슬러 솜털을 긁어 버린 것) 160g, 육종용(술에 담갔던 것), 우슬(술에 담갔던 것), 숙지황, 당귀(술에 씻은 것) 각각 80g, 토사자(술에 법제한 것), 파극천 각각 60g, 두충(볶은 것), 석곡(술에 씻은 것), 건강(싸서 구운 것), 계심 각각 40g. 위의 약들을 가루내어 술에 쑨 풀에 반죽하여 벽오동씨만하게 알약을 만든다. 한번에 1백알씩 데운 술이나 소금 끓인 물로 빈속에 먹는다[득효].

**허리가 아프고 다리가 약한 것을 치료** 다리와 무릎이 아프고 시리며 약해지는 것을 치료한다. 석곡을 달여 먹거나 가루를 내어 먹거나 술에 담갔다가 술을 마셔도 좋다.[본초]



**Point** 약선요리

**석곡 규나피 청상자술**

청상자 40g, 석곡 50g, 규나피 10g, 소주 1800ml, 벌꿀 200g

규나피(갈색의 껍질을 잘게 빻아 둔 것)와 석곡을 잘게 썬다. 청상자는 잘 가려내어 깨끗하게 씻어 말린다. 준비한 생약을 용기에 넣고 소주를 부어 밀봉한 다음 시원한 곳에 보관하면 된다. 10일 후 마개를 열어 건더기를 천으로 걸러내어 버리고 걸러진 술은 다시 용기에 부은 후에 벌꿀을 넣어 잘 흔들어서 충분하게 녹여준다. 그다음 생약건더기 1/5을 다시 넣고 밀봉하여 시원한 곳에 보관한다. 1개월이 지난 다음에 마개를 열어 윗부분의 맑은 술만 따라내고 건더기는 천이나 여과지로 걸러낸 후 버리고 걸러진 술은 앞의 술과 합친다. 1회 20~30ml, 1일 1회 마신다.

# 파극천

이명 : 파극, 계장풍, 토자장, 호자나무뿌리
학명 : Morinda officinalis How.



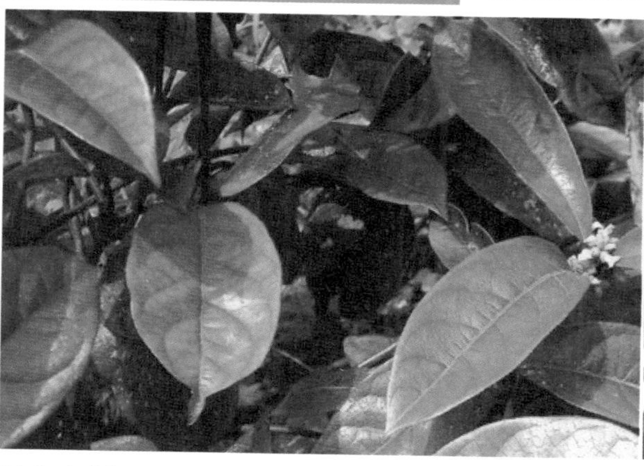

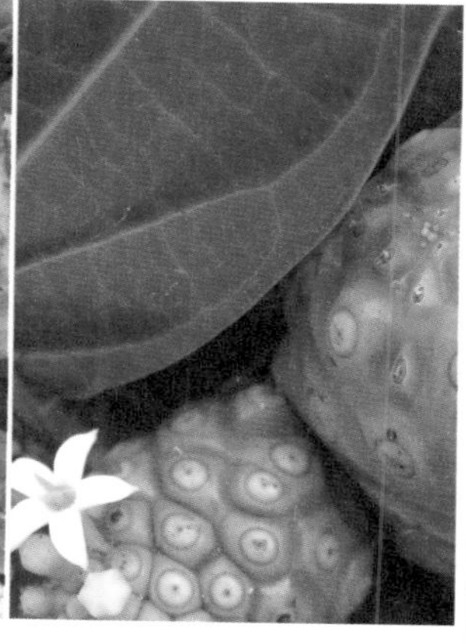



약초의 효능

신 양기를 돕는다. 근육과 뼈를 튼튼히 한다. 풍습을 제거한다. 주로 발기부전, 유정, 아랫배가 냉하고 불임, 생리불순, 아랫배가 냉한 통증, 류머티즘, 근육 과 뼈가 약할 때 등을 치료한다.

생태와 특징

덩굴관목. 뿌리는 다육질이며 두껍다. 원주형이며, 불규칙적으로 팽대 되어, 염주 상이다. 잎은 마주나며, 잎자루는 갈색으로 털이 나 있다. 개화기는 4~7월이고, 결실기는 6~10월이다.

약용부위 뿌리

채취시기 연중 채취하며, 깨끗이 씻어 수염뿌리를 다듬어 햇볕에 말린다.

약초의 성질 맛은 달고, 맵다. 성질은 약간 따뜻하다. 신경, 간경에 속한다.

사용방법

말린 약제10~15g에 물 800ml를 넣고 약한 불에서 반으로 줄 때까지 달여 하루 2~3회로 나누어 마신다.

허손으로 오줌이 나오는 것을 모르거나 나오는 것을 참지 못하는 것과 허랭하여 오줌을 많이 누는 것을 치료

**용향원**

계내금(구운 것) 30g, 녹용(졸인 젖을 발라 구운 것), 육종용(술에 담갔던 것), 당귀(술에 씻은 것) 각각 20g, 용골(달군 것), 모려, 파극천 ,적석지, 우여량, 건강, 익지인, 유향 각각 10g. 위의 약들을 가루내어 찹쌀풀에 반죽해서 벽오동씨만 하게 알약을 만든다. 한번에 70알씩 빈속에 소금 끓인 물로 먹는다[직지].

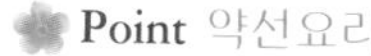

**Point** 약선요리

건망증, 우울증, 성기능저하, 피로 등에 좋은 노니차
건조노니 10g을 물 600ml을 넣고 끓기 시작하면 약불로 줄여 30분 정도 달인 후 1일 2~3잔 음용한다.

# 해룡

생약명: 해룡

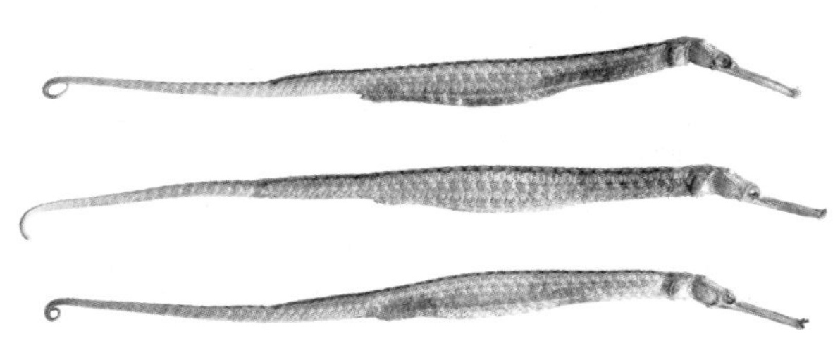

해룡의 효능

신장을 따뜻하게 하고 양기를 돕는다. 뭉친 것을 풀고 붓기를 빼준다. 주로 발기부전, 유정, 물혹, 연주창, 염좌 등을 치료한다.

외용으론 종기 부스럼 등을 치료한다.

원동물

몸은 납작하고 길이는 30~50cm이다.

약용부위

건조체

해룡의 성질

맛은 달고 따뜻한 성질이 있다. 간경과 신경에 속한다.

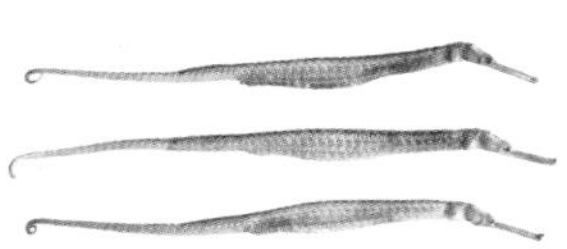

# 해마

이명 : 수마, 용락자
학명 : Hippocampus kelloggi JORDAN et SNYDER



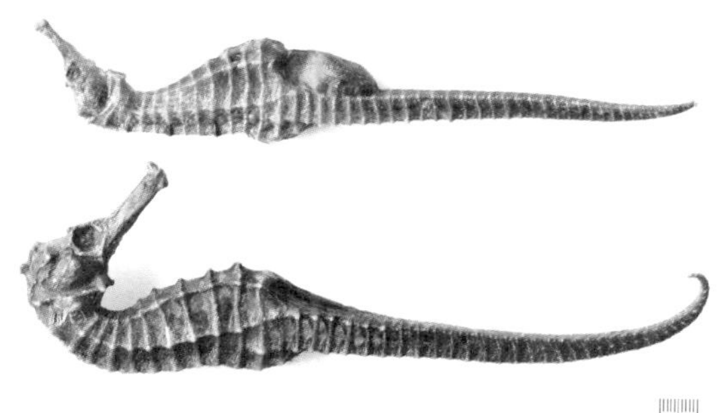

해마의 효능

신장을 따뜻하게 하고 양기를 돕는다. 뭉친 것을 풀고 붓기를 빼준다. 주로 발기부전, 유뇨, 신허 천식증, 물혹 용종, 염좌 등을 치료한다. 외용으론 종기 부스럼 등을 치료한다.

원동물

몸은 납작하며 길이는 10~18cm이다.

약용부위

건조체

채취시기

여름과 가을에 포획하고 깨끗이 씻어 햇볕에 말린다. 혹은 껍질과 내장을 제거하고 햇볕에 말린다.

해마의 성질

맛은 달고 따뜻한 성질이 있다. 간경과 신경에 속한다.

**음위증(발기불능)일 때 바닷말(해마)**

4~10g을 물에 달여 하루 2~3번에 나누어 끼니 뒤에 먹는다. 또는 보드랍게 가루 내어 한번에 2~4g씩 하루 3번 더운 물 또는 술 한 잔에 타서 먹는다.

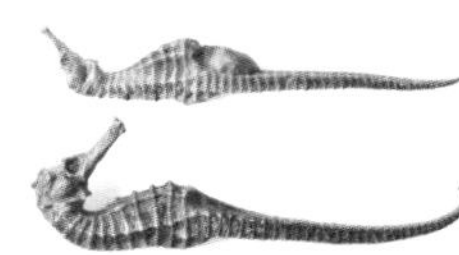

# 호두

이명 : 호도인, 핵도인, 호두살
학명 : Juglans sinensis DODE.



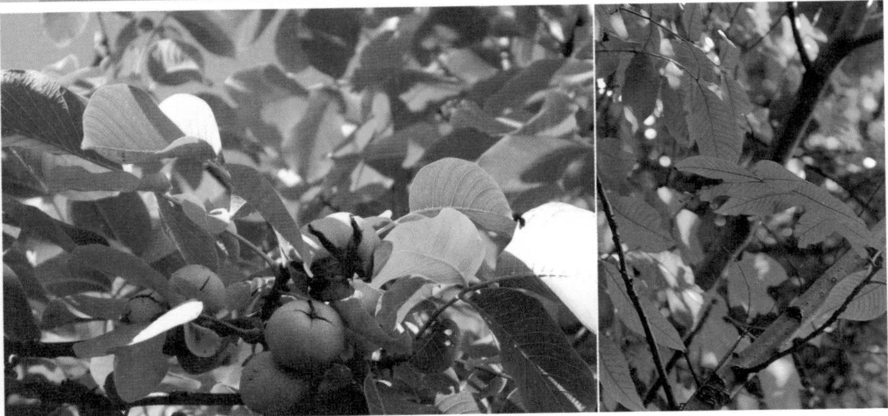

약초의 효능
신장을 보하고, 폐를 따뜻하게 하며 장을 윤택하게 한다. 주로 발기부전 유정, 허하고 차가운 천식기침, 변비 등을 치료한다.

생태와 특징 낙엽교목이고 높이는 20~25m이다. 껍질은 회백색이다. 잎은 우상복엽이며 대생엽이고, 타원형이다. 개화기는 5~6월이고 결실기는 9~10월이다.



약용부위 씨

채취시기 가을에 채취한다. 껍질을 제거하고 햇볕에 말린 다음에 다시 핵의 껍질과 목질 격막을 제거한다.

약초의 성질 맛은 달고 따뜻한 성질이 있다. 긴경, 폐경, 대장경에 속한다.

사용방법 말린 약제 10~30g에 물 800ml를 넣고 약한 불에서 반으로 줄 때까지 달여 하루 2~3회로 나누어 마신다.

한달 동안 먹으면 늙고 허약한 사람일지라도 신기가 쇠약해지지 않는 **금쇄단**
육종용 200g(술에 담갔다가 짓찧어 고약처럼 만든다), 파고지(약간 볶은 것) 160g, 파극(심을 버린 것), 부자(싸서 구운 것) 각각 80g, 호두살 20개. ● 위의 약들을 가루내어 육종용고로 반죽한 다음 벽오동씨만하게 알약을 만든다. 한 번에 10알씩 소금 끓인 물이나 데운 술로 먹는다. [활인심방]. 한달 동안 먹으면 비록 늙고 허약한 사람일지라도 신기가 쇠약해지지 않고 오랫동안 정액을 나오지 않게 한다.

**불면증**이 있는 사람은 식후마다 호도를 속껍질은 벗기지 말고 4개씩 수일간 먹으면 좋은 효과가 온다.

**신경 쇠약증**에는 껍질 벗긴 호도를 1일에 4개씩 복용한다. 매 식후의 3회와 자기 전에 한 번이다.

어린이에게 아침 저녁으로 1개씩 복용시키면, 장차 두뇌가 명석해진다.

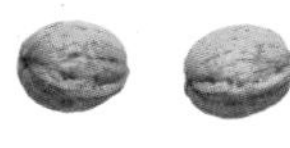

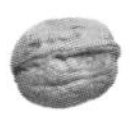

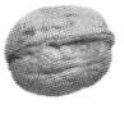

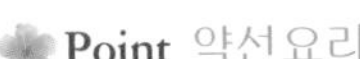

**Point** 약선요리

호도죽
호도 10~15g, 백미60g
호도를 으깨어서 백미와 함께 끓여서 죽을 만든다. 저녁 또는 간식으로 먹는다.
설사나 대변이 묽으면 복용을 금한다.

**Tips** 산나물 만들어 먹는방법

**비타민 E가 풍부해 동맥경화를 예방하는 호두 고추장 장아찌**
호두 800g, 천일염 약간, 고추장 5컵을 준비하여 장아찌를 담아 먹어도 좋다.

# 헛개나무

학명: Hovenia dulcis
이명: 지구자, 헛개나무, 호리깨나무, Hovenia lignum

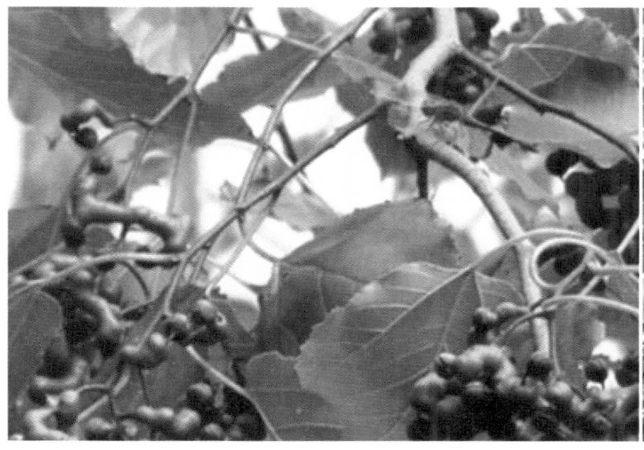
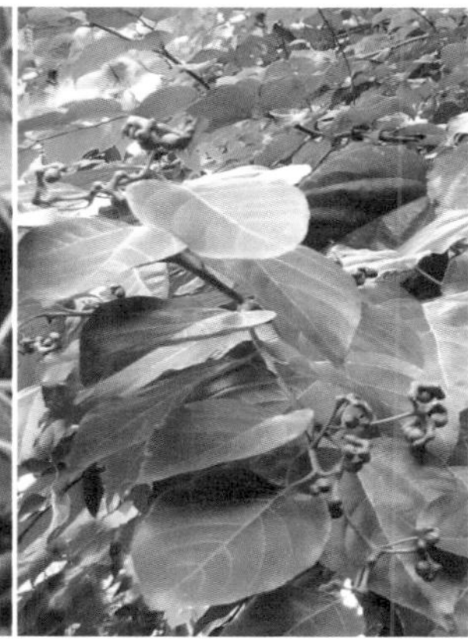



## 약초의 효능

해독 역할이 있고. 갈증을 해소한다. 구역을 멈추게 한다. 주로 술 취한 것, 갈증, 구토, 대 소변이 시원치 않을 때 등을 치료한다.

## 생태와 특징

낙엽교목이고 높이는 10m이다. 껍질은 회갈색이고 작은 가지는 황갈색이다. 잎은 대생엽이고 타원형이다. 개화기는 5~6월이고 결실기는 9~10월이다. 햇빛이 좋은 산비탈이나 길가에 자란다.

● 뿌리는 수시로, 줄기껍질은 가을~겨울에, 잎은 봄~여름에 채취하며 햇볕에 말려서 쓴다. **관절염, 술독 푸는 데**, 간 질환에 말린 것 15g 이하를 물 700ml에 넣고 달여서 1회 마신다. 약간 독성이 있어 정량 이상을 먹거나 오랜 기간 먹으면 안 된다. 특히 줄기 속껍질의 노란 부분은 독성이 강하여 눈이 침침해지고, 가렵고, 가슴이 답답한 증상이 생길 수 있으므로 절대 먹으면 안 된다.
열매는 가을에 채취하여 햇볕에 말려서 쓴다. 씨앗에 약간 독성이 있으므로 말릴 때 제거해야 한다.
**소화 안 되는 데, 체하여 토하는 데** 말린 것 10g을 물 700ml에 넣고 달여서 마신다. 수액을 봄에 줄기에서 채취한다. 간 질환, 위장병에 물처럼 마신다.

## 약용부위 씨

## 채취시기 열매가 성숙되었을 때 채취한다.

## 약초의 성질

맛은 달고 약성은 평하다. 위경에 속한다.

## 사용방법

말린 약제 9~15g에 물 800ml를 넣고 약한 불에서 반으로 줄 때까지 달여 하루 2~3회로 나누어 마신다.

### Point 약선요리

**숙취 해소, 간경화 방지 등에 효과가 있는 헛개나무잎 간장 장아찌**
헛개나무잎 800g, 매실액 1컵, 천일염 약간 준비하여 장아찌를 담가 먹어도 좋다.

### Tips 산나물 만들어 먹는방법

어린잎을 데쳐서 쌈으로 먹거나 생것을 소금물에 삭혔다가 장에 박아 장아찌를 담가 먹는다.

# 비수리(야관문) 생약명: 노우근



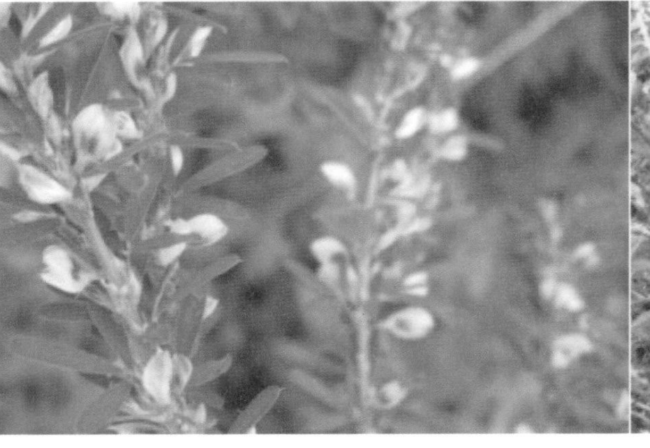

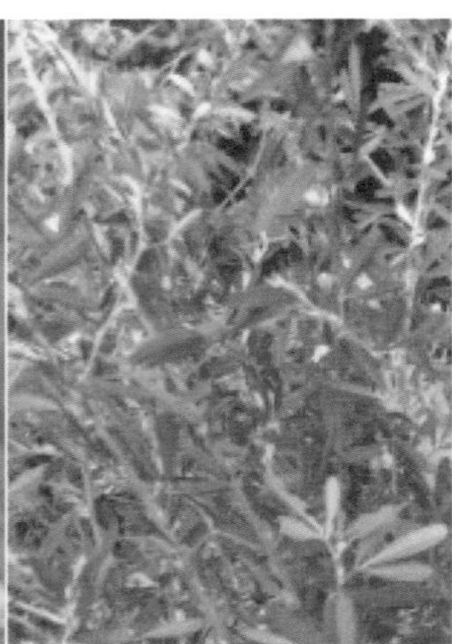

약초의 효능

야관문은 피로회복과 기력회복, 신장기능 개선을 해주며 남성 정력강화에 아주 좋고 허약체질개선에 도움을 주며 간을 튼튼하게 하고 당뇨합병증으로 인한 시력 저하를 개선시키고 기관지염, 가래, 천식, 어혈을 풀어주고 붓기를 제거하며 노인들이나 양기가 부족한 사람에게 좋다.



생태와 특징 산기슭 이하에서 자란다. 줄기는 곧게 서고 가늘고 짧은 가지는 능선과 더불어 털이 있다. 높이 50~100cm까지 자라며 가지가 많다. 잎은 어긋나고 작은 잎이 3장씩 나온 겹잎이다.

약용부위 뿌리를 포함하여 전초를 쓴다.

채취시기 채취시기 꽃이 필 때 체취하여 말려서 사용하지만 생초를 사용하는 것이 약효가 더 좋다.

약초의 성질

서늘하고 약간 쓰고 매우며 독이 없다.

사용방법 비수리 20~30g 정도를 깨끗하게 씻어서 물 2리터에 비수리를 넣어준 후 끓여 물이 끓기 시작하면 약불에서 30분~1시간 정도 더 달여서 차갑게 식힌 후 하루 2~3잔정도 마신다.

# 당귀

학명: Angelicagigas Nakai, Angelica sinensis
이명: 건귀, Angelicagigantis radix



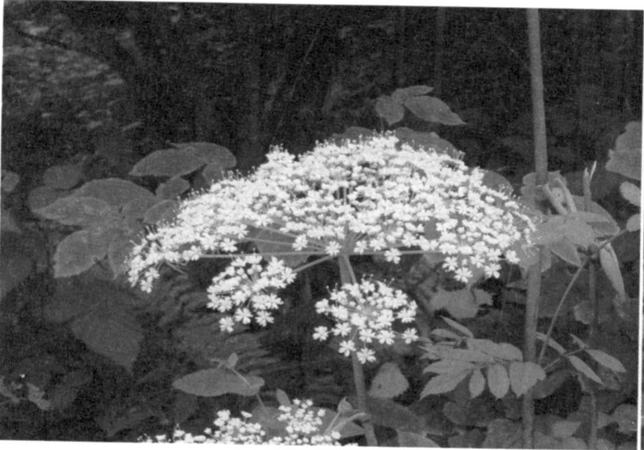

약초의 효능

혈액을 보하고 잘 통하게 한다. 생리를 조절하여 통증을 없게 한다. 장을 윤택하게 하여 변을 잘 통하게 해준다. 주로 혈액이부족하여 피부가 노란 증세, 어지럽고 심장이 뛰며 가슴이 두근거림 증세, 생리불순, 폐경 생리통, 복통, 장이 건조한 변비, 류머티즘, 염좌, 종기 부스럼 등을 치료한다.

생태와 특징 다년생 초본 식물이다. 뿌리는 둥근모양이고 황갈색이다. 농한 향기가 있다.



약용부위 뿌리

채취시기 늦가을 에 캐서 잔뿌리와 흙을 제거하고 말린다.

약초의 성질맛은 달고 맵다. 따뜻한 성질이 있다. 간경, 신경, 비경에 속한다.

사용방법 말린 약제 5~15g에 물 800ml를 넣고 약한 불에서 반으로 줄 때까지 달여 하루 2~3회로 나누어 마신다.

**반신불수가 되고 머리가 어지러우며 입과 눈이 비뚤어지고 혈압이 높지 않은 데는** 황기 50g, 당귀미 5g, 적작 15g, 지룡 15g, 천궁 10g, 도인 10g, 홍화 15g을 물로 달여서 하루에 2번 나누어 더운 것을 먹는다.

**충수염(맹장염)일 때** 금은화 400g에 물 10사발을 두고 2사발이 되게 달인다. 그외 당귀 100g, 지유 50g, 의이인 25g, 이 세가지 약도 물 10사발을 두고 2사발이 되게 달여 금은화를 달인 약물을 섞어 여러 몫으로 나누어 점심과 저녁에 먹는다.

**충수염(맹장염)일 때** 측백잎, 당귀를 2:1 비로 섞어 보드랍게 가루 내어 쌀풀이나 밀가루풀로 반죽하여 한 알의 질량이 0.5g 되게 알약을 만든다. 한번에 6~8알씩 하루 두 번 술에 타서 먹는다.

**Tips** 산나물 만들어 먹는방법

이른봄에 어린 순을 채취하여 나물로 먹는다. 쓴맛이 없으므로 끓는 물에 살짝 데친 후 찬물에 헹구고 요리한다.

**Point** 약선요리

기미제거와 예방에 좋은 율무 당귀 죽

백미 50g, 당귀 10g, 대추 20g

백미를 물에 충분하게 불려놓는다. 질그릇냄비에 당귀와 대추를 넣고 물을 부어 강한 불로 끓인다. 한소끔 끓은 다음 약한 불로 10분간 더 끓인다. 완성되면 건더기는 건져내고 달인 물을 받아놓는다. 백미와 끓은 물의 약재의 물을 넣어 은은한 불로 죽을 쑤면 완성된다.

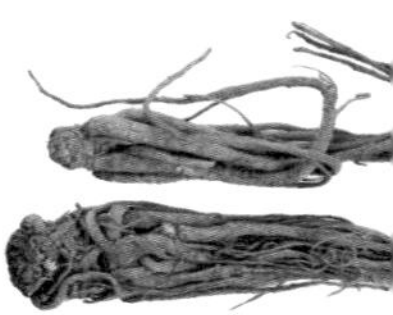

# 당나귀

학명: Equus asinus
이명: 부치교, 분복교, 여피교, 갖풀, Asinigelatinum



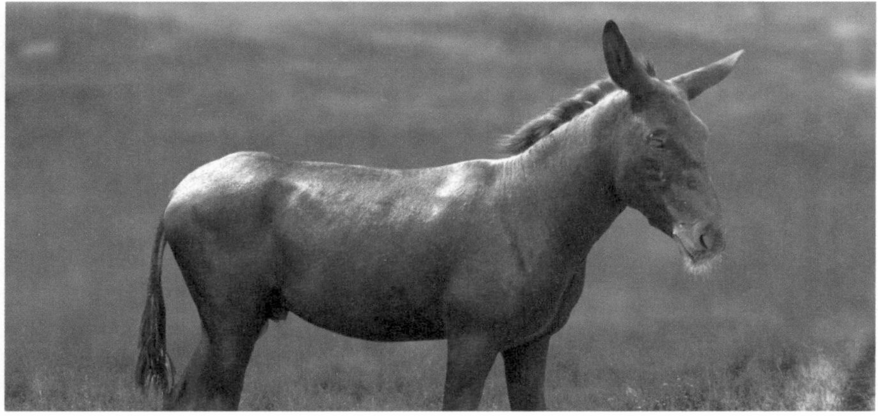

약초의 효능

혈액을 보하고 음을 더해준다. 마른 것을 윤택하게 한다. 지혈작용을 한다. 주로 혈액 부족으로 얼굴이 노란 증세, 어지럼과 심장이 뛰고 가슴이 두근거림, 근육이 왜소하고 힘이 없을 때, 불면증, 기침, 각혈, 혈뇨, 혈변 하혈, 임신 하혈 등을 치료한다.

원동물

(당나귀) 몸은 말보다 작고 몸체는 약 200kg이다.



약용부위 가죽

약초의 성질

맛은 달고 약성은 평하다. 폐경, 간경, 신경에 속한다.

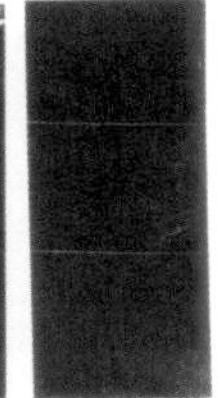

사용방법

약제 5~15g에 따뜻한 물 300ml를 넣고 잘 녹여 하루 2~3회로 나누어 마신다.

**Point** 약선요리

**피를 보충해주고, 지혈, 음기를 보충해 주는 아교차**
아교 3~15g
물 600ml을 부직포 주머니에 넣고 끓기 시작하면 약불로 줄여 30분 정도 달인 후 1일 2~3잔 마시면 된다.

심과 간이 허하여 정신이 안정되지 못하고 잠자리가 불안한 것을 치료 **십사우원**
용치(따로 간 것) 80g, 숙지황, 백복령, 백복신, 산조인(볶은 것), 인삼, 육계, 아교주, 원지(술로 축여 찐 것), 당귀, 황기, 백자인, 자석영(달구어 따로 간 것) 각각 40g, 주사 20g. 위의 약들을 가루를 내어 봉밀로 반죽한 다음 벽오동씨만하게 알약을 만든다. 한번에 30-40알씩 대추를 달인 물로 먹는다[국방].

**허약체질과 냉병으로 유산기가 있을 때** 아교와 약쑥 각 16g과 총백 1뿌리를 섞어 물에 달여 1일 2번 나눠 복용하면 된다.
**다양한 빈혈, 출혈 때** 아교 20g을 물 300ml에 달여 1일 3번 나눠 끼니 전에 복용하면 된다.

# 숙지황

학명: Rehmannia glutinosa
이명: 숙지, Rehmanniae radix preparat



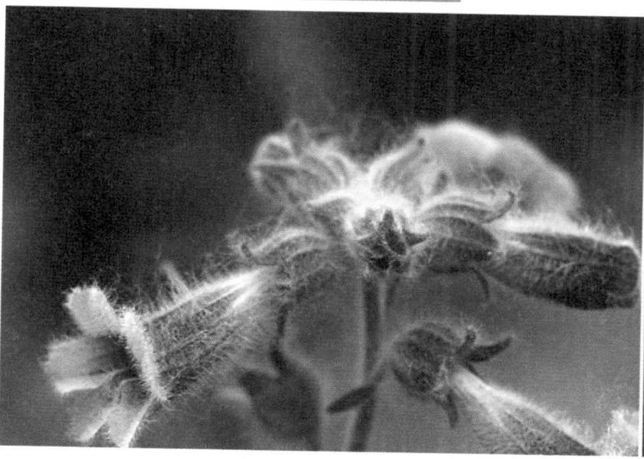

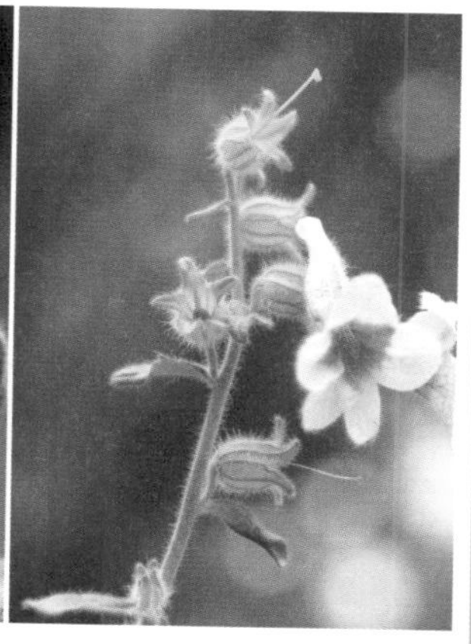

약초의 효능

보혈하고 음을 더해준다. 정액을 더하고 골수를 채워준다. 주로 어지럽고, 심장이 뛰고, 가슴이 두근거림, 생리불순, 하혈, 간장 신장에 음이 부족함, 열이 나며 식은땀, 유정, 발기부전, 불임, 요통, 무릎 통증, 이명, 이농, 머리가 일찍 희어질 때, 당뇨, 변비, 천식기침 등을 치료한다.

생태와 특징 지황과 같음

약용부위 덩이뿌리

채취시기 건지황에서 정종30%를 넣고 찜통에 찐다. 검은색으로 변하면 꺼내서 햇볕에 말리면 된다.

약초의 성질맛은 달고 따뜻한 성질이 있다. 간경과 신경에 속한다.

사용방법 말린 약제 10~30g에 물 800ml를 넣고 약한 불에서 반으로 줄 때까지 달여 하루 2~3회로 나누어 마신다.

혈이 허한 것을 보한다. **삼재환**
천문동, 숙지황, 인삼 각각 같은 양. 위의 약들을 가루를 내어 봉밀에 반죽한 다음 벽오동씨 만하게 알약을 만든다. 한번에 1백알씩 술이나 미음으로 먹는다[강목].

**흰 머리카락이 생길 때** 찐지황(숙지황), 은조롱(백하수오), 오디(상심) 각각 12g을 물에 달여 하루 3번에 나누어 먹거나 또는 보드랍게 가루 내어 한번에 4g씩 하루 3번 끼니 전에 먹는다.

**백혈병**에는 청미래덩굴뿌리 60g, 황기 30g, 만삼, 숙지황, 산두근 각 15g, 당귀, 용안육, 백작약, 아교 각 12g, 백화사설초 30g 물 2되(3.6리터)를 붓고 물이 반으로 줄어들 때까지 은은한 불로 달여서 하루 세 번에 나누어 마신다.

## Tips 숙지황술 만드는방법

숙지황술
숙지황 100g, 소주 1000㎖, 설탕 50g, 과당 30g
숙지황을 가늘게 썰어 용기에 넣은 다음 25°짜리 소주를 붓고 밀봉하여 시원한 곳에 보관하면 된다. 침전을 막아주기 위해 5일 정도 1일 1회 용기를 흔들어 줘야만 한다. 1주일이 지나면 천이나 여과지로 술을 거른 다음 찌꺼기는 버리고 술은 다시 용기에 붓는다. 그리고 설탕과 과당을 넣어 녹이고 시원한 곳에 보관한다. 2주일이 지나면 검은색의 술이 완성되는데, 달콤한 맛이 일품이다.

## Point 약선요리

**지황차**
지황 10~30g에 물 600ml를 넣고 끓기 시작하면 약불로 줄여 30분 정도 달인 후 1일 2~3잔 음용한다.

# 오디

학명: Motus alba
이명: 상심자, 상실, 오심, 흑심, Mori fructus



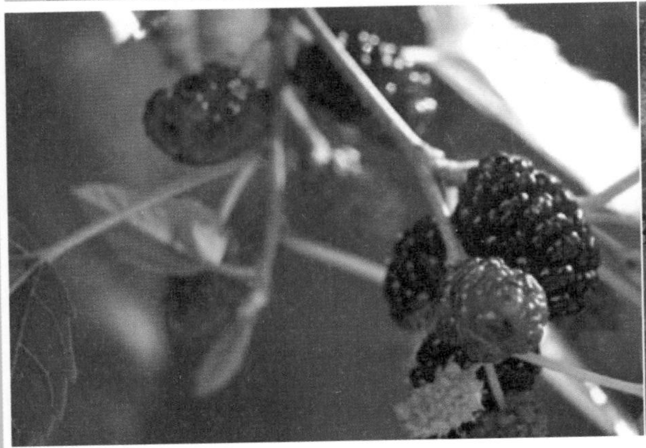

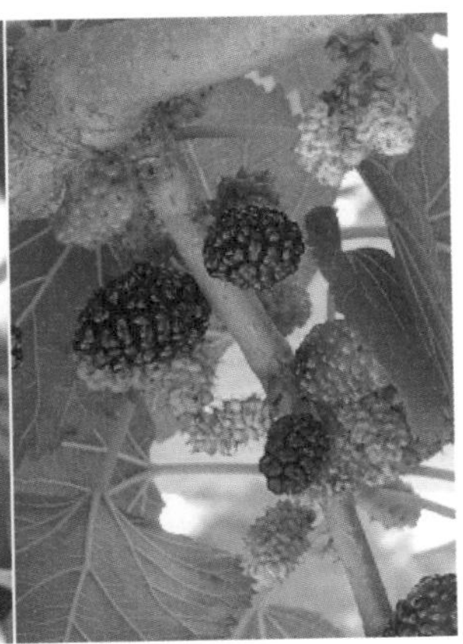

약초의 효능
음을 돕고 피를 생겨나게 한다. 진액을 생성한다. 장을 윤택하게 한다. 주로 혈액부족 정액부족으로 인한 어지럼과 눈이 침침함, 요통, 이명, 머리가 일찍 희어질 때, 불면증과 꿈이 많을 때, 입마름, 갈증, 변비 등을 치료한다.

생태와 특징 상엽(뽕잎)과 같음

약용부위 오디

채취시기 5~6월에 이삭이 붉은색으로 변할 때 채취하고 말린다.

약초의 성질맛은 달고 시다. 차가운 성질이 있다. 간경과 신경에 속한다.

사용방법
말린 약제 10~15g에 물 800ml를 넣고 약한 불에서 반으로 줄 때까지 달여 하루 2~3회로 나누어 마신다.

비를 든든하게 하고 화를 내리며 습담을 마르게 한다. **산정환**
창출(쌀 씻은 물에 3일 동안 담갔다가 참대칼로 껍질을 긁어 버리고 그늘에 말린 것) 1200g, 오디 1말(잘 익은 것으로 즙을 내고 찌꺼기는 버린다). 위의 창출를 오디즙에 담갔다가 햇볕에 말리기를 아홉번 해서 보드랍게 가루내어 구기자, 지골피 각각 600g을 가루낸 것과 함께 봉밀에 반죽한 다음 벽오동씨만하게 알약을 만든다. 한번에 1백알씩 따뜻한 물로 먹는다[필용방].
**흰 머리카락이 생길 때** 오디(상심) 덜 익은 것을 하루 15~20g씩 물에 달여 2~3번 나누어 끼니 뒤에 먹는다.
**저혈압일때** 잘 익은 오디를 말려서 보드랍게 가루내어 한번에 4g씩 하루 3번 먹는다. 또는 35% 이상의 술에 오디를 넣어서 약 20일 동안 두었다가 매일 밤 자기 전에 한 잔씩 마셔도 좋다.

**Point** 약선요리

**상심자차**
상심자 30g
물 500㎖에 재료를 넣고 달인 다음 2~5번에 나누어 복용하면 된다. 상심자는 지양강장작용이 있고 신경쇠약, 불면, 빈혈, 고혈압, 습관성 변비 등에 사용할 수가 있다.

**Tips** 오디죽 만들어 먹는방법

**오디죽**
오디엑기스 3~5g, 백미 60g
오디 1kg을 물에 잠길 정도의 물을 부어 끓인 다음, 15~20분 후에 천에 넣어 짠 다음, 그 물을 약한 불로 벌꿀 정도의 농도가 될 때까지 끓인 후 불을 끄고 식혀서 병에 넣어 냉장고에 보관한다. 이 오디엑스를 백미죽이 다 되었을 때 3~5g을 넣어 끓이면 된다.

# 작약

학명: Paeonia lactiflora var. hortensis
이명: 백작, 작약, 금작약, Paeoniae radix alba



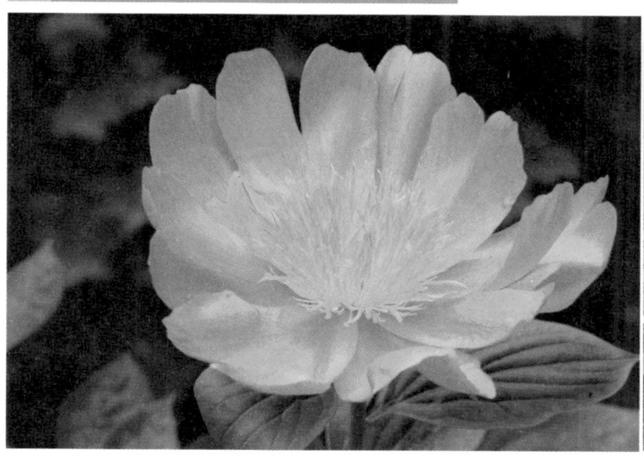
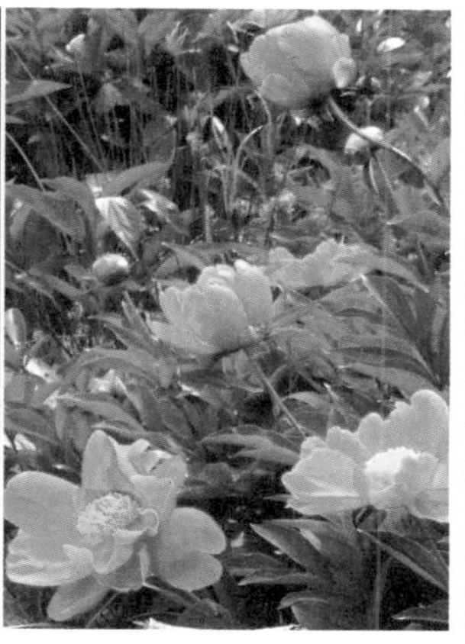

약초의 효능

간을 부드럽게 하여 진통작용, 피를 생기게 하여 생리조절, 음을 다스려 땀을 멎게 하는 등의 작용을 한다. 주로 두통, 어지럼증, 옆구리통증, 복통, 사지통증, 혈액주복으로 얼굴이 노란 것, 생리불순, 다한증 등을 치료한다.

생태와 특징

다년생 초본 식물이고 털이 없다. 뿌리는 진갈색이며 크고 원추형이거나 둥근모양이다. 개화기는 5~6월이고 결실기는 6~8월이다.

약용부위 뿌리

채취시기 여름과 가을에 캐서 깨끗이 씻어 양 쪽과 가는 뿌리를 제거하여 말린다.

약초의 성질 맛은 쓰고 시다. 약간 차가운 성질이 있다. 간경과 비경에 속한다.

사용방법 말린 약제 6~12g에 물 800ml를 넣고 약한 불에서 반으로 줄 때까지 달여 하루 2~3회로 나누어 마신다.

**허하면서 담화가 있는 것을 치료 대조중탕** 이 약은 앞의 처방에 인삼, 백출, 백복령, 천궁, 당귀, 생지황, 백작약를 넣은 것이다[입문].

**구토 설사가 심할 때** 이질풀과 함박꽃뿌리 각각 100g에 물 1l를 넣고 달여서 1주일분으로 나누어 하루에 세 번씩 먹는다. 이질풀은 수렴, 진통제로 쓰인다.

**냉병으로 몸이 찰 때** 함박꽃뿌리(볶은 것)20g, 건강(볶은 것)5g의 비로 섞어서 보드랍게 가루 내어 한번에 3~4g씩 하루 2번 미음에 타서 먹는다.

**당뇨병일 때** 물 2홉에 백작약 2돈과 감초 1돈을 물 2홉으로 넣어 물이 반이 되게 달여서 이것을 하루 분으로 정해 3번으로 나누어 복용하면 된다. 이것은 예로부터 10년 묵은 고질일지라도 완쾌한다는 방법이다.

**Point** 약선요리

**작약차**

작약 10~15g에 물 600ml를 넣고 끓기 시작하면 약불로 줄여 30분 정도 달인 후 1일 2~3잔 기호에 따라 꿀이나 설탕을 가미해서 음용한다.

# 하수오

학명: Polygonum multiflorum
이명: 진지백, 마간석, Polygoni multiflori radix



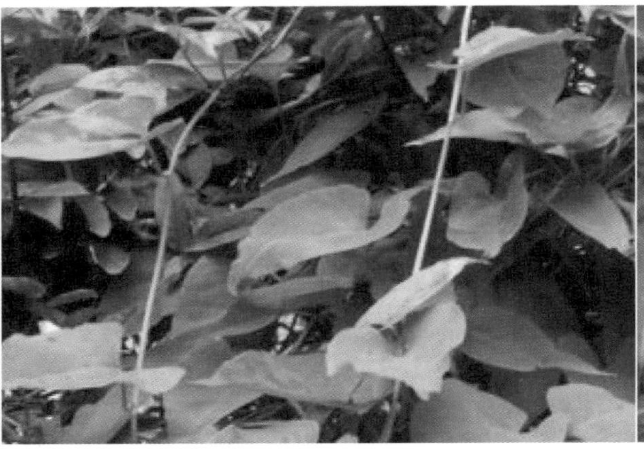
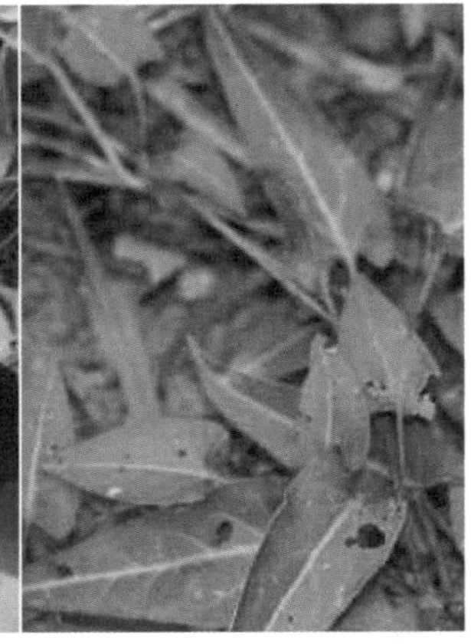

약초의 효능

해독 작용, 종기를 없앤다. 장을 윤택하게 하여 변비를 없애준다. 주로 연주창, 종기, 가려움증, 변비, 고지혈증 등을 치료한다.

생태와 특징

야교 등과 같음

약용부위 덩이뿌리



채취시기 가을과 겨울에 캐서 양 쪽을 제거하고 깨끗이 씻어 건조시킨다.

약초의 성질

맛은 쓰고 달고 떫다. 따뜻한 성질이 있다. 간경, 신경, 심경에 속한다.

사용방법

말린 약제 10~20g에 물 800ml를 넣고 약한 불에서 반으로 줄 때까지 달여 하루 2~3회로 나누어 마신다.

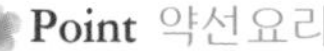

Point 약선요리

**하수오죽**

하수오 10~15g, 대추 2~3개, 백미 50g
하수오를 삼베주머니에 넣어 30분 정도 물로 끓인 후에 사용한다. 그 농도가 진하면 물을 타서 묽게 한 후에 대추와 백미를 넣어서 죽을 만든다.

오랫동안 먹으면 수염과 머리털이 검어지고 정수가 불어나며 오래 살고 늙지 않는다.
**중풍(뇌졸증, 뇌출혈)**에는 참깨, 은조롱(백하수오), 쇠무릎(우슬) 각각 같은 양을 보드랍게 가루 내어 꿀로 반죽해서 알약을 만들어 한번에 6~8g씩 하루 3번 끼니 뒤에 먹는다.
**흰 머리카락이 생길 때** 찐지황(숙지황), 은조롱(백하수오), 오디(상심) 각각 12g을 물에 달여 하루 3번에 나누어 먹거나 또는 보드랍게 가루 내어 한번에 4g씩 하루 3번 끼니 전에 먹는다.

Tips 하수오술 만드는 방법

**하수오술**

하수오, 150g, 소주 1000㎖, 설탕 50g, 과당 50g
잘게 썬 하수오를 용기에 넣고 25°짜리 소주를 부어 밀봉하여 시원한 곳에 보관하면 된다. 침전을 막기 위해 1일 1회정도 가볍게 술을 흔들어 줘야만 한다.
10일 후에 마개를 열어 건더기는 천이나 여과지로 거른 다음 버리고 걸러진 술은 앞의 술을 합쳐서 용기에 붓고 설탕과 과당을 가미하여 녹인다. 여기게 생약찌꺼기 1/10을 다시 용기에 넣고 밀봉하여 시원한 곳에 보관한다. 약 1~2개월 후 마개를 열고 용기를 가볍게 기울여 윗부분의 맑은 술만 따라 낸 다음 나머지는 천이나 여과지로 걸러서 찌꺼기는 버리고 걸러진 술은 앞의 술과 합친다. 1회 20㎖, 1일 2회, 아침. 저녁의 식사 전이나 사이에 마신다.

# 검은깨

학명: Sesamum indicum
이명: 호마, 흑지마, 오마, 참깨, Sesami Semen nigrum



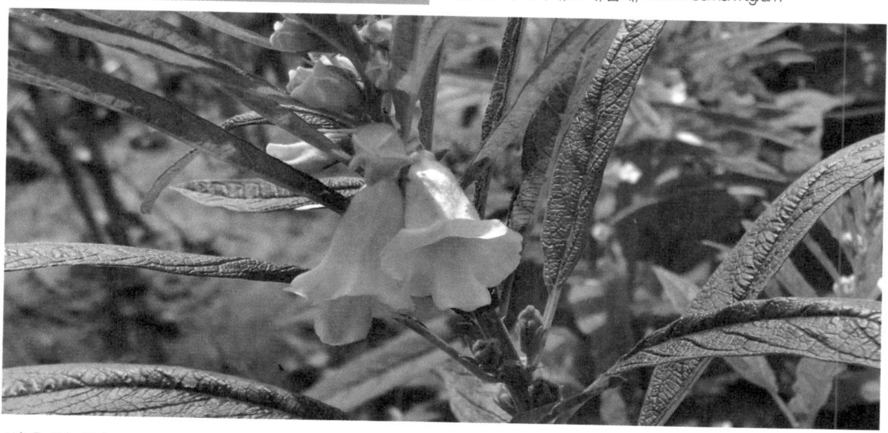

약초의 효능

간장 신장을 보한다. 혈액을 생성하고 정기를 돕는다. 장을 윤택하게 하여 통변하게 한다. 주로 간장, 신장이 약한 두통 이명, 허리와 다리가 약할 때, 머리가 일찍 희었을 때, 변비, 화상, 치질 등을 치료한다.

생태와 특징 일년생 초본 식물이고 높이는 80~180cm이다. 줄기는 직립하고 사각형이다. 가지가 없고 짧은 부드러운 털이 있다.

약용부위 씨

채취시기 가을에 수확하고 햇볕에 말린다.

약초의 성질맛은 달고 약성은 평하다. 간경, 비경, 신경에 속한다.

사용방법 말린 약제 10~30g에 물 800ml를 넣고 약한 불에서 반으로 줄 때까지 달여 하루 2~3회로 나누어 마신다.

오랫동안 먹으면 몸이 가뿐해지고 늙지 않으며 배고프거나 목이 마르지 않으며 오래 산다.
검은 참깨이다. 꿀 1되에 참깨 1되를 합해서 만든 것을 일명 **정신환**이라고 한다. 먹는 방법은 참깨를 아홉 번 찌고 아홉 번 햇볕에 말려 고소하게 닦아서 가루 낸 다음 꿀로 반죽하여 달걀 노른자위 만하게 알약을 만들어 한번에 1알씩 술로 먹는다. 독 있는 물고기나 채소를 먹지 말아야 한다. 오랫동안 먹으면 오래 산다.

**암과 각종 성인병을 예방하는 깻잎 간장 장아찌**
깻잎 800g, 매실액 1컵을 준비하여 장아찌를 만들어 먹으면 좋다.

## Tips 산나물 만들어 먹는방법

깻잎은 삼겹살 같은 돼지고기를 싸먹을 때 좋으며, 물고기로 매운탕을 끓일 때 넣으면 비린내를 없애는 데 아주 탁월하다. 깨는 추어탕에 넣어 먹어 고기의 누린내를 없애줄 뿐만 아니라 맛을 더 해준다.

## Point 약선요리

**아토피와 이명에 효과적인 흑임자 죽(검정깨죽)**
검은 깨 20g, 백미 80g, 소금 약간
백미를 물에 넣어 충분하게 불린 다음 물기를 제거한다. 검은 깨는 씻은 다음 말린 다음 프라이팬에 넣어 볶은 다음 믹서로 곱게 간다. 백미를 믹서로 곱게 간 다음 질그릇냄비에 간 검은 깨를 넣어 물을 붓고 은은한 불에 저어면서 쑨다. 완성되면 잣가루와 채 썬 대추를 고명으로 올리면 완성된다.

# 구기자

학명: Lycium chinense, L. barbatum
이명: 구기자, 첨채자

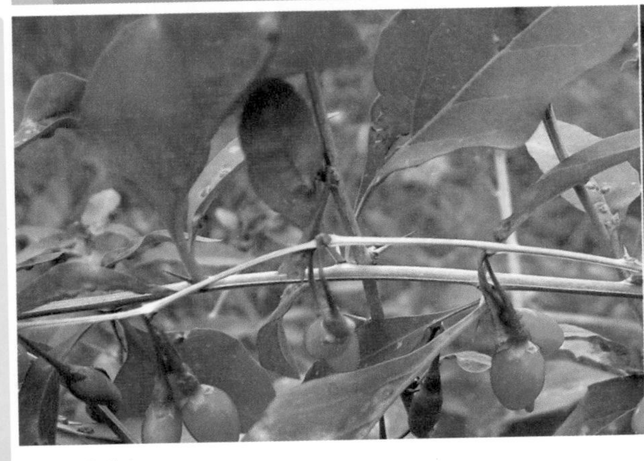

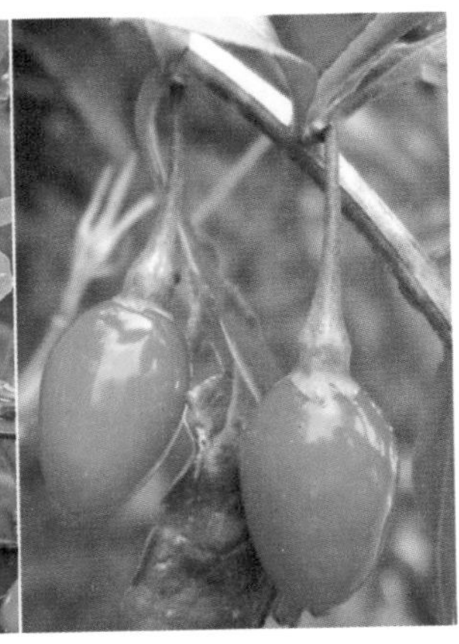

약초의 효능
간장, 신장을 돕고, 폐를 윤택하게 한다. 주로 간장, 신장이 허할 때, 어지럽고 눈이 침침할 때, 허리 무릎통증, 발기부전, 유정, 기침, 당뇨 등을 치료한다.

생태와 특징
관목이며 높이는 1~3m이다. 주요한 줄기는 여러 개가 있으며 굵다. 잎은 대생엽이며 잎자루는 짧다. 개화기는 5~10월이고 결실기는 6~11월이다.

약용부위 열매

채취시기 여름, 가을에 채취하여 꼭지를 제거하고 말린다.

약초의 성질 맛은 달고 성질은 평하다. 간경 신경, 폐경에 속한다.

사용방법 말린 약제 5~10g에 물 700ml를 넣고 약한 불에서 반으로 줄 때까지 달여 하루 2~3회로 나누어 마신다.

오랫동안 먹으면 몸이 가뿐해지고 늙지 않으며 추위와 더위를 잘 견디고 오래 산다. 구기는 줄기의 껍질, 지골은 뿌리의 껍질, 구기자는 빨갛게 익은 열매를 반드시 쓰는데 잎도 같은 효과가 있다. 뿌리, 줄기, 잎, 씨를 다 먹을 수 있다. 연한 잎으로 국을 끓여 먹거나 나물을 무쳐 먹을수도 있다. 껍질과 열매를 가루 내어 꿀로 반죽한 다음 알약을 만들어 늘 먹는다. 또 술에 담갔다가 그 술을 마시기도 한다.

**유정(정액이 무의식적으로 나오는 증)일 때** 구기자 가루 내어 졸인 꿀로 반죽해서 3g 되게 알약을 만들어 한 번에 5~7알씩 하루 3번 빈속에 먹는다.

**음위증(발기불능)일 때** 구기자 15~20g을 물 200ml에 달여 하루 2~3번에 나누어 끼니 전에 먹는다. 또는 보드랍게 가루 내어 한번에 3~4g씩 하루 3번 끼니 전에 먹거나 졸인 꿀로 반죽하여 알약을 만들어 한번에 4~5g씩 먹어도 좋다.

### Point 약선요리

**구기자죽**

구기 열매 15~20g, 백미60g

구기자(열매)를 갈아 물에 삶는다. 죽을 쑬 때 그 즙을 처음부터 백미와 함께 넣어도 좋고, 또는 죽이 거의 끓었을 때에 넣어 두세 차례 보글보글 끓여도 된다. 구기의 열매는 생으로도 먹을 수 있기 때문에 깨끗이 씻어 그대도 백미와 함께 죽을 쑤어도 괜찮다.

### Tips 산나물 만들어 먹는방법

연한 순을 나물 또는 나물밥으로 해먹는다. 쓰거나 떫은맛이 없으므로 가볍게 데쳐 찬물에 한 번 헹구면 바로 조리할 수 있다. 나물밥은 연한 순을 잘게 썰어 쌀과 섞어서 밥을 지으면 된다.

# 귀갑

생약명: 귀갑



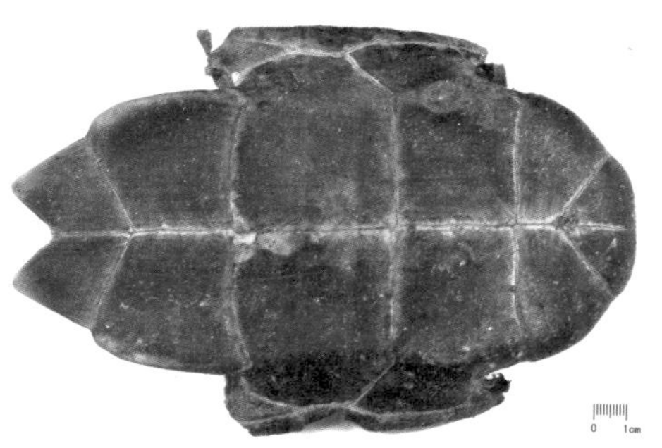



귀갑의 효능

음을 도와주고 양을 내려준다. 신장을 보하고 뼈를 튼튼히 한다. 혈액을 나게 하고 심장을 보한다. 주로 음허성 허열, 식은 땀, 어럼과 눈이 침침함, 근육과 뼈가 약할 때, 심장이 허한 건망증 등을 치료한다.

원동물

거북

약용부위

배와 등껍질.

채취시기

약초의 성질

맛은 짜고 달다. 약산 차가운 성질이 있다. 간경, 신경, 심경에 속한다.

사용방법

말린 약제 10~30g에 물 1000ml를 넣고 약한 불에서 300ml로 줄 때까지 달여 하루 2~3회로 나누어 마신다.

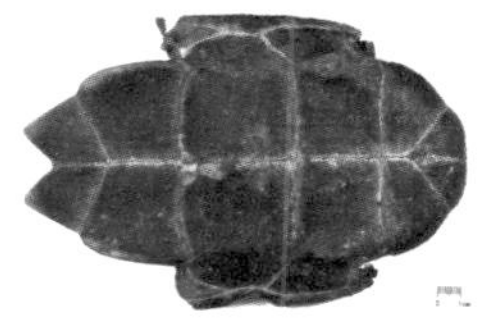

# 금채석곡

학명: *Dendrobium moniliforme*
이명: 임란, 두란, 금채화, *Dendrobii herba*



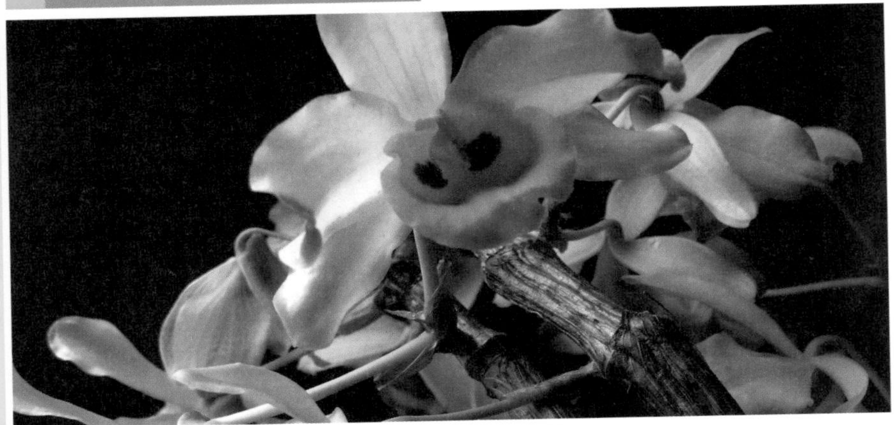

약초의 효능 진액을 생겨나게 하고 위장을 돕는다. 음을 나게 하고 열을 내려준다. 폐를 윤택하게 하고 신장을 돕는다. 눈을 맑게 하고 허리를 튼튼하게 한다. 눈이 침침할 때, 허리 무릎이 약한 것 등을 치료한다.

생태와 특징 다년생 부생 초본. 줄기는 총 생이며 직립이다. 높이30~50cm, 직경 1~1.3cm, 황 녹색이며 마디가 많다. 잎은 근 혁질이고, 3~5장이 줄기 윗부분에 난다. 잎은 장원형 혹은 장원형성 피침 형이다.



약용부위 줄기

채취시기 연중 내내 채취할 수 있다. 신선하게 사용하려면 뿌리와 흙을 제거하고, 약간 건조시켜 먼저 이물을 제거하고 다시 말린다.

약초의 성질 맛은 달고 약간 차가운 성질이 있다. 위경, 폐경, 신경에 속한다.

사용방법 말린 약제 5~15g에 물 800ml를 넣고 약한 불에서 반으로 줄 때까지 달여 하루 2~3회로 나누어 마신다.

신양이 허약하여 오줌이 나가는 것을 알지 못하거나 알면서도 참지 못하는 것을 치료

**가구자원**

구자(약간 볶은 것) 240g, 녹용(불에 그슬려 솜털을 긁어 버린 것) 160g, 육종용(술에 담갔던 것), 우슬(술에 담갔던 것), 숙지황, 당귀(술에 씻은 것) 각각 80g, 토사자(술에 법제한 것), 파극천 각각 60g, 두충(볶은 것), 석곡(술에 씻은 것), 건강(싸서 구운 것), 계심 각각 40g. 위의 약들을 가루내어 술에 쑨 풀에 반죽하여 벽오동씨만하게 알약을 만든다. 한번에 1백알씩 데운 술이나 소금 끓인 물로 빈속에 먹는다[득효].

**허리가 아프고 다리가 약한 것을 치료한다.**

다리와 무릎이 아프고 시리며 약해지는 것을 치료한다. 석곡을 달여 먹거나 가루를 내어 먹거나 술에 담갔다가 술을 마셔도 좋다.[본초]

**Point** 약선요리

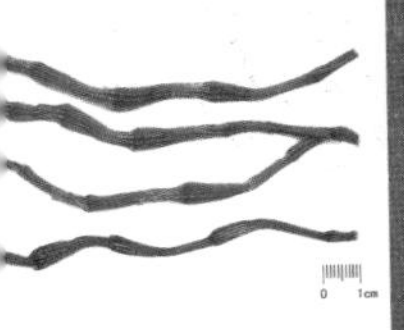

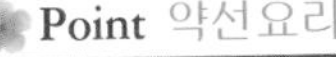

**석곡 규나피 청상자술**

청상자 40g, 석곡 50g, 규나피 10g, 소주 1800㎖, 벌꿀 200g

규나피(갈색의 껍질을 잘게 빻아 둔 것)와 석곡을 잘게 썬다. 청상자는 잘 가려내어 깨끗하게 씻어 말린다. 준비한 생약을 용기에 넣고 소주를 부어 밀봉한 다음 시원한 곳에 보관하면 된다. 10일 후 마개를 열어 건더기를 천으로 걸러내어 버리고 걸러진 술은 다시 용기에 부은 후에 벌꿀을 넣어 잘 흔들어서 충분하게 녹여준다. 그다음 생약건더기 1/5을 다시 넣고 밀봉하여 시원한 곳에 보관한다. 1개월이 지난 다음에 마개를 열어 윗부분의 맑은 술만 따라내고 건더기는 천이나 여과지로 걸러낸 후 버리고 걸러진 술은 앞의 술과 합친다. 1회 20~30㎖, 1일 1회 마신다.

# 당광나무

학명: Ligustrum lncidum, L. japonicum
이명: 여정자, 여정실, Ligustri lucidi fructus

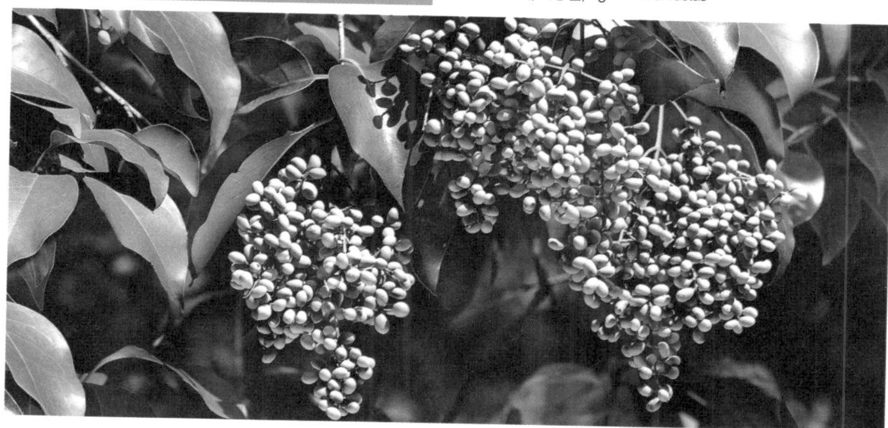



약초의 효능

간장, 신장을 보한다. 허열을 제거한다. 눈을 맑게 한다. 주로 머리가 혼탁하고 눈이 침침한 것, 허리 무릎통증, 유정, 이명, 머리가 일찍 희는 것, 뼈 속부터 열이 나는 것, 눈이 침침한 것 등을 치료한다.

생태와 특징

상록관목 혹은 교목이며 높이는 25m이다. 껍질은 회갈색이고 가지는 황갈색, 회색, 혹은 붉은 자주색이다. 잎은 단엽이며 대생엽이다. 개화기는 5~7월이고 결실기는 7월~다음 해의 5월이다.



약용부위

열매

채취시기

겨울에 채취하고 가지와 잎을 제거하고 끓인 물에 데친 후에 건조시키거나 혹은 직접 건조시켜도 된다.

약초의 성질

맛은 달고 쓰다. 차가운 성질이 있다. 간경과 신경에 속한다.

사용방법

말린 약제 10~15g에 물 800ml를 넣고 약한 불에서 반으로 줄 때까지 달여 하루 2~3회로 나누어 마신다.

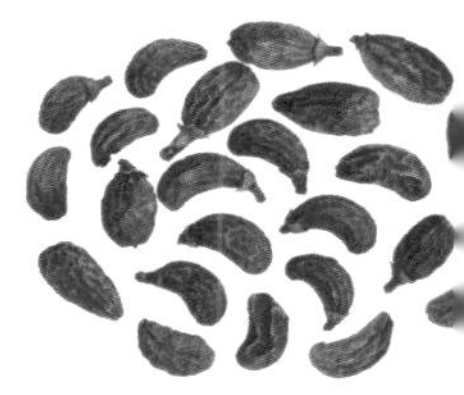

# 백합

학명: Lilium longiflorum, L. tigrinum
이명: 백합, 백백합, 참나리, 나리, Lilii bulbus



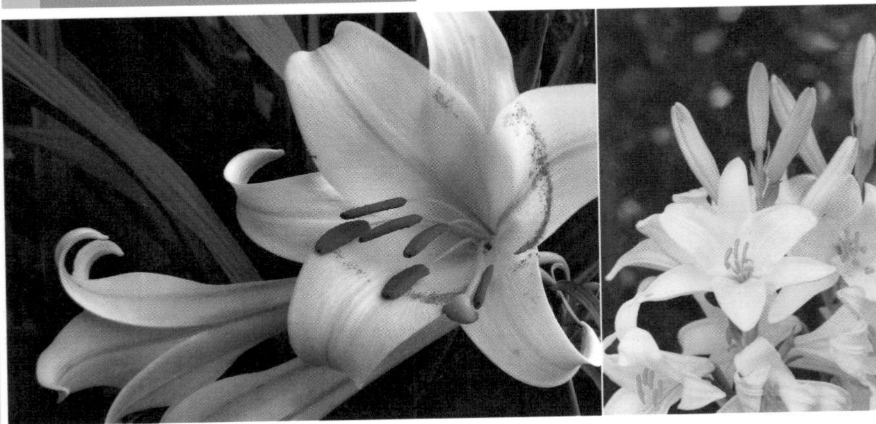

약초의 효능 음을 길러주고 폐를 윤택하게 한다. 심장의 열을 내려 신경을 안정시킨다. 주로 음허성 오래된 기침, 피가 섞여 나오는 가래, 놀라고 심장이 뛰고 가슴이 두근거림, 불면증, 꿈이 많은 것, 정신이 몽롱한 것 등을 치료한다.

생태와 특징 다년생 초본 식물이고 높이는 70~150cm이다.

약용부위 비늘줄기

채취시기 가을에 캐서 깨끗이 씻어 비늘잎을 제거하고 끓인 물로 데친 다음에 건조시킨다.



약초의 성질 맛은 달고 약간 쓰다. 약간 차가운 성질이 있다. 심경과 폐경에 속한다.

사용방법 말린 약제 10~30g에 물 700ml를 넣고 약한 불에서 반으로 줄 때까지 달여 하루 2~3회로 나누어 마신다.

**담을 안정시킨다.** 물에 달여 먹는다.[본초]
**불면증일 때** 백합 75g, 멧대추 볶은 것 75g을 함께 달여 9등분하여 3일간 복용한다.
**가래(담, 담음)가 있을 때** 나리(백합), 구기자 10:4의 비율로 보드랍게 가루 내어 꿀로 알약을 만들어 한번에 5~8g씩 하루 3번 먹는다.

**심장, 결핵이나 만성기관지염으로 인한 기침에 백합차**
백합 30g
물 500㎖ 에 백합을 넣고 달인 다음 3~5회에 나누어 마시면 된다.

**Point** 약선요리

흉부질환, 불면증, 부인들의 갱년기 장애에 효과를 볼 수 있는 백합죽
건조한 백합의 근경을 분말로 30g, 백미 60g (신선한 백합근경은 하루양이 60g, 건조된 경우는 20~30g)
건조시킨 백합의 근경 약 100g을 물로 살짝 씻어 먼지 등을 제거한다. 이렇게 장만된 백합근경에서 물기를 빼고 사발 속에 넣는다. 그다음 여기에다가 꿀 100~150g을 넣어 30분~1시간 가량 재워뒀다가 뚜껑을 덮은 솥에서 약 1시간쯤 찐다. 찌고 나서 솥에서 끄집어내서 잘 휘저어 알맞게 식으면, 적당한 병에 넣어 보관한다.

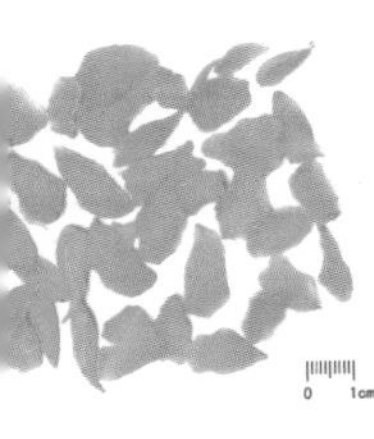

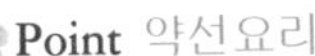


**Tips** 산나물 만들어 먹는방법

봄 또는 가을에 비늘줄기를 캐어 구워 먹거나 양념을 해서 조려 먹는다. 비늘줄기를 넣어 끓인 죽은 환자를 위한 자양 강장식품으로 좋다.

# 별갑

학명: Trionix sinensis, Amyda sinensis
이명: 자라, 상갑, Trionycis Carpax



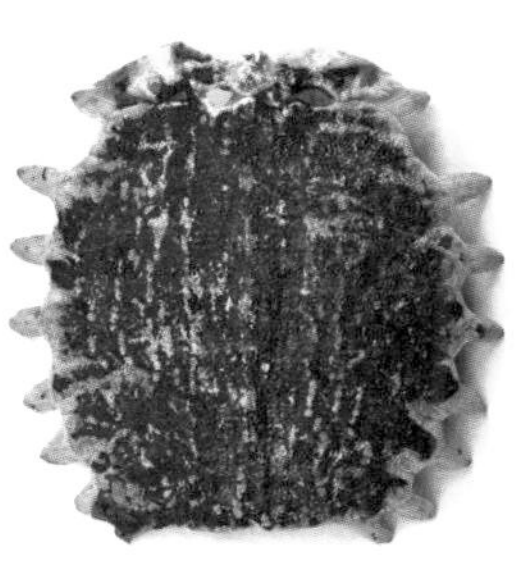

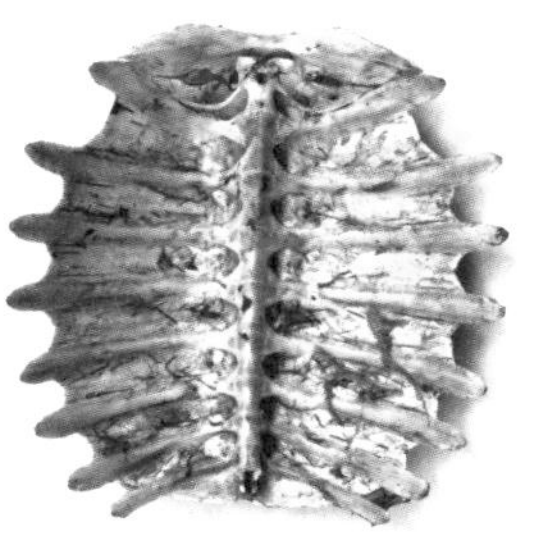

약초의 효능

음을 돕고 양을 내려준다. 단단한 것을 부드럽게 하고 뭉친 것을 풀어준다. 열을 내려준다. 주로 음허 발열, 뼈 속에서 나는 열, 허열, 폐경, 물혹, 학질 등을 치료한다.

원동물

자라

걸쭉한 쌀뜨물 같은 오줌을 하루에 수십 번씩 누고 정신이 어리둥절하며 몸이 여위고 마르는 것은 성생활을 지나치게 해서 생긴 것인데 이 것을 치료한다. **상표초산**
상표초(소금물에 버무려서 찐 것), 원지(생강즙에 법제한 것), 석창포(소금물에 축여 볶은 것), 용골, 인삼, 백복신, 당귀(술에 씻은 것), 별갑(식초를 발라 구운 것) 각각 20g, 감초(볶은 것) 10g. 위의 약들을 가루내어 한번에 8g씩 인삼, 백복령, 상백피 달인 물에 타서 잠잘 무렵에 먹는다.

**간질이 일어났을 때(지랄병)** 자라등딱지(별갑) 구워서 가루 내어 한번에 8g씩 하루 2~3번 물에 타서 끼니 사이에 먹는다. 가루 낸 것을 꿀에 반죽하여 0.3g 되게 알약을 만들어 한번에 50알씩 하루 2~3번 더운 물로 끼니 사이에 먹어도 된다.

**허로로 몸이 여윈 것을 치료하여 살찌게 한다.** 자라의 살을 발라 국을 끓여 늘 먹는다. 또 자라등딱지(별갑)를 발라 구운 다음 가루를 내어 한번에 4g씩 술에 타 먹는다.[본초]

약용부위

등의 겁

약초의 성질

맛은 짜고 약간 차가운 성질이 있다. 간경과 신경에 속한다.

사용방법

말린 약제 10~30g에 물 1000ml를 넣고 약한 불에서 300ml로 줄 때까지 달여 하루 2~3 회로 나누어 마신다.

# 연개초

생약명: 맥동

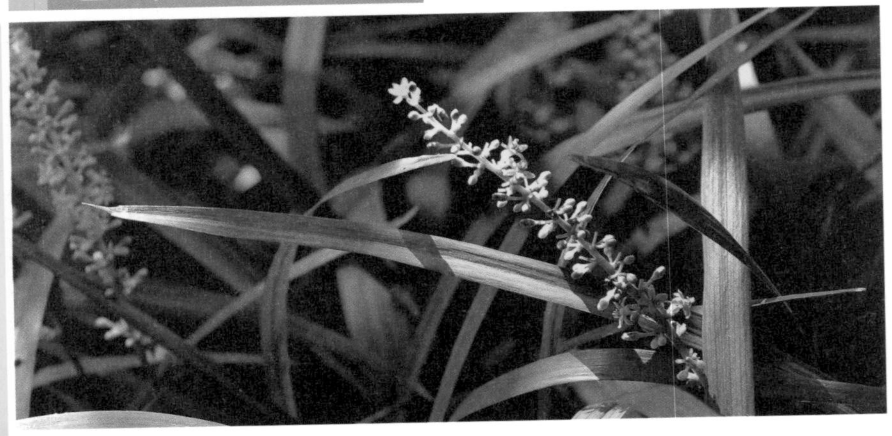

약초의 효능

음과 진액을 생겨나게 한다. 폐를 윤택하게하고 심장을 맑게 한다. 주로 폐가 건조한 건기침, 허한 기침, 진액이 상한 갈증, 불면증, 변비, 목구멍이 흰 것이 낀 증세 등을 치료한다.

생태와 특징

다년생 초본, 높이12~44cm. 수염뿌리 중간 또는 뿌리 끝이 팽대해진 다육질의 덩이뿌리가 있다. 잎은 총 생이고 좁고 길다. 개화기와 결실기는5~9월이다.



약용부위

덩이뿌리

채취시기

심는지 3~4년 후에 채취하여, 수염뿌리를 제거하고, 햇볕에 말리는 중에 여러번 비벼가며 말린다.

약초의 성질

맛은 달고, 약간 쓰다. 성질은 약간 차갑다. 심경, 폐경, 위경에 속한다.

사용방법

말린 약제10~15g에 물 800ml를 넣고 약한 불에서 반으로 줄 때까지 달여 하루 2~3회로 나누어 마신다.

# 한련초

학명: Eclipta prostrata
이명: 예장초, 묵한련, 한련풀, Eclipta herba



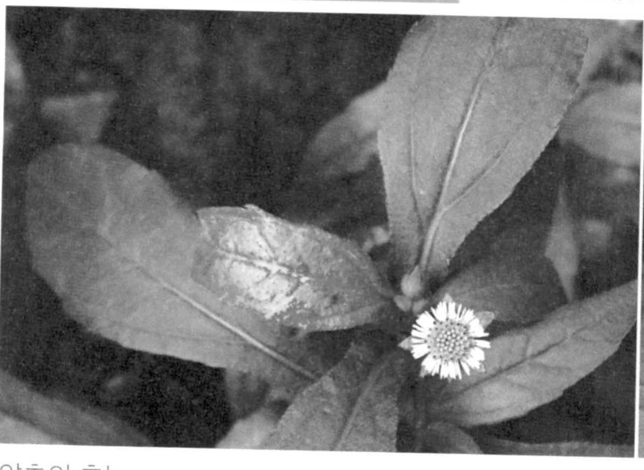
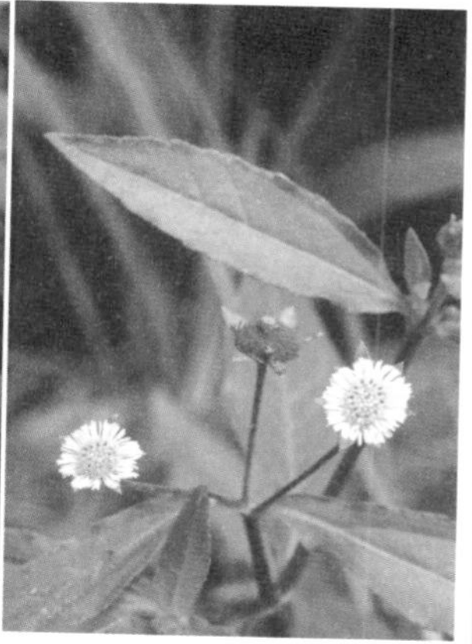

약초의 효능

간장 신장을 보한다. 피를 차갑게 하고 지혈작용을 한다. 주로 간장 신장이 약할 때, 어지럽고 눈이 침침한 증상, 머리가 일찍 희어질 때, 토혈, 각혈, 비출혈, 변혈, 이질혈변, 하혈, 외상출혈 등을 치료한다.

생태와 특징

일년생 초본 식물이고 높이는 10~60cm이다. 식물에 굵고 흰 털이 있다. 줄기는 직립하거나 기부가 도복하여 땅닿는 부분에 뿌리를 내린다. 잎은 대생엽이다. 개화기는 7~9월이고 결실기는 9~10월이다.



**수염과 머리털을 자라게 하고 희어진 털을 검어지게 한다.**
음력 6월에 채취하여 즙을 내서 생강즙, 꿀과 함께 넣고 달여 고약을 만들어 한번에 1숟가락씩 먹는다.[본초]

약용부위 지상부분

채취시기 여름, 가을에 전초를 채취하고 흙을 씻어 이물을 제거한다. 그 다음에 그늘에 말리거나 햇볕에 말린다. 신선하게 사용하려면 수시로 채취하여 이용한다.

약초의 성질 맛은 달고 시다. 차가운 성질이 있다. 간경과 신경에 속한다.

사용방법

말린 약제 10~15g에 물 800ml를 넣고 약한 불에서 반으로 줄 때까지 달여 하루 2~3회로 나누어 마신다.

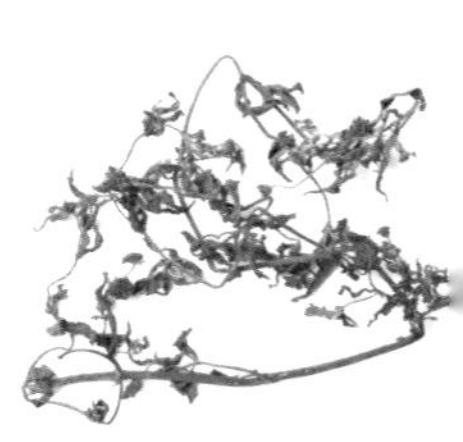

# 흰목이버섯

생약명: 은이



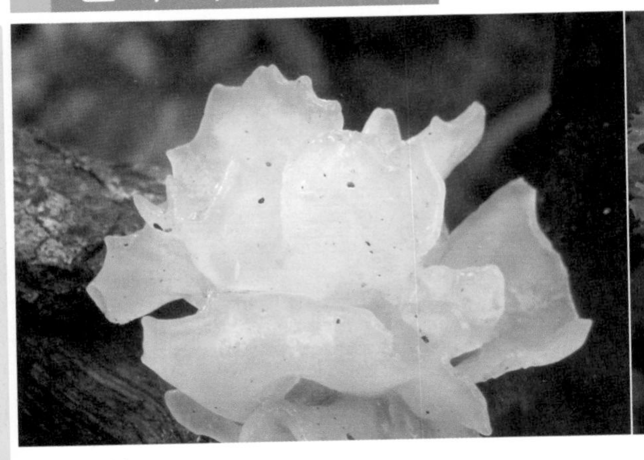

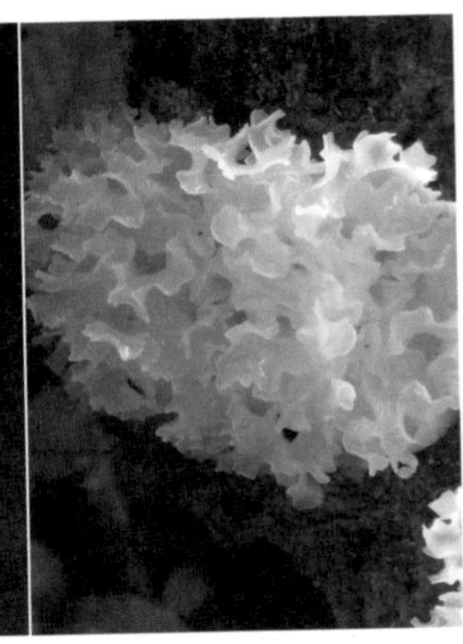

약초의 효능

몸을 보하고 진액을 나게 한다. 폐를 윤택하게 하고 위를 튼튼하게 한다. 주로 기침, 피를 섞인 가래, 진액이 부족한 목마름, 앓고 난 후 허한 체질 등을 치료한다.

생태와 특징

흰색이며 교질이다. 반투명이다. 많은 넓고 얇은 꽃잎으로 구성된다. 신선할 때는 부드럽고 건조되면 수축한다. 공 모양과 비슷하다.



약용부위

식물의 실체

채취시기

꽃잎이 다 피면 바로 채취한다. 물로 3번을 씻어 바로 햇볕에 말린다.

약초의 성질

맛은 달고 단백하다. 약성은 평하다. 폐경, 위경, 신경에 속한다.

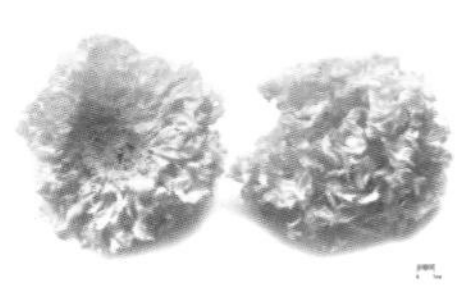

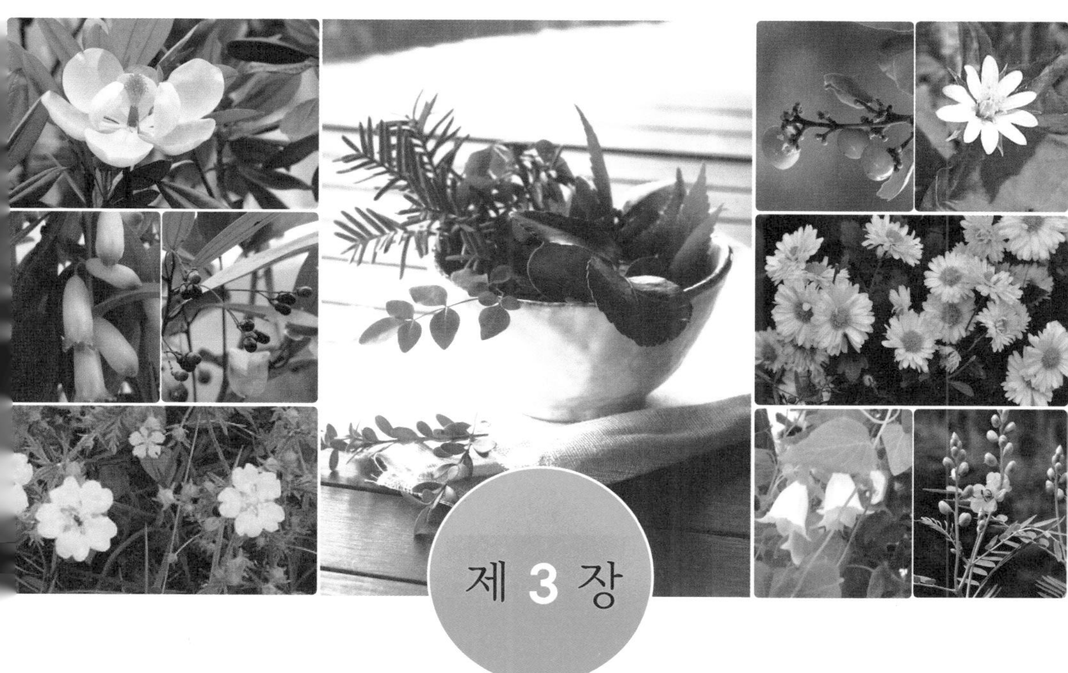

# 제 3 장

# 심신을 안정시키는 약초 약재

• 심장 혈액을 자양하고 안정시키는 약초

# 대추

학명: Zisyphus jujuba, Z. vulgaris var. spinosus
이명: 산조인, 메대추씨, 멧대추씨, Zizyphi spinosae semen



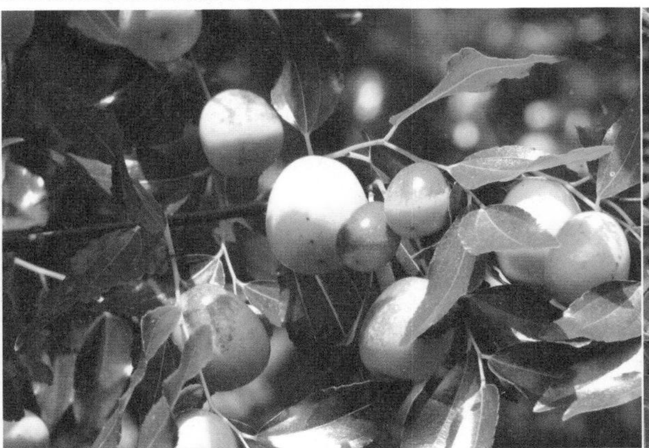
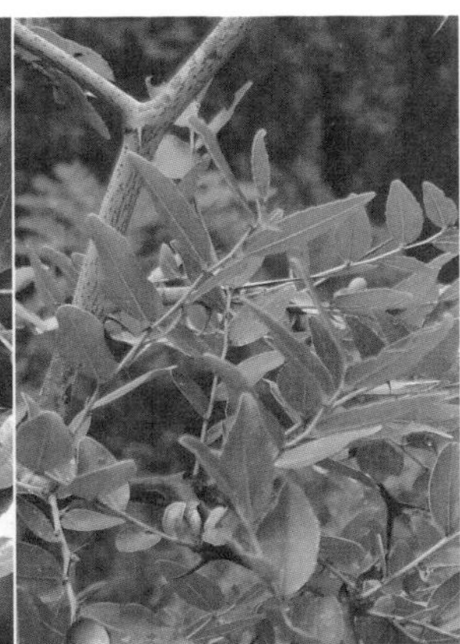

약초의 효능 신경 안정, 간을 보하고, 땀을 멎게 하는 작용을 한다. 주로 불면증, 심장이 뛰고 가슴이 두근거림, 다한증, 식은 땀 등을 치료한다.

생태와 특징 낙엽관목식물이고 높이는 1~3m이다. 가지는 회갈색이며 어린 가지는 녹색이다. 가지를 치는 부분에 가시 한 쌍이 있다.

약용부위 씨앗

채취시기 심지 7~8년이 되면, 9~10월에 열매가 붉은색으로 변할 때 따서 물에 담기고 살을 제거한다. 다음에 핵의 껍질을 부수고 산조인을 채취하고 햇볕에 말린다.

약초의 성질 맛은 달고 약성은 평하다. 심경과 간경에 속한다.

사용방법 말린 약제 10~15g에 물 800ml를 넣고 약한 불에서 반으로 줄 때까지 달여 하루 2~3회로 나누어 마신다. (빻아 넣는다)

생각을 지나치게 하여 심이 상해서 오줌이 벌거며 흐린 것을 치료 **금련환**
석연육, 백복령, 용골, 천문동, 맥문동, 백자인, 당귀, 산조인, 자석영, 원지, 유향, 용치 각각 40g. 위의 약을 가루내어 봉밀에 반죽하여 벽오동씨만하게 알약을 만들어 주사를 입힌다. 한번에 70알씩 빈속에 데운 술이나 대추 달인 물로 먹는다[입문].

**기관지 천식일 때** 꽃다지씨(정력자), 대추 각각 10g을 물에 달여 하루 2~3번에 나누어 끼니 뒤에 먹는다. 가슴이 답답하고 기침이 나며 숨이 찬 데 쓴다.

**동맥경화증일 때** 미나리뿌리 10개와 대추 10알을 짓찧어 물 200ml와 함께 달여서 찌꺼기를 짜버리고 하루 2번에 나누어 끼니 뒤에 먹는다.



### Point 약선요리

**가슴 두근거리는 불면증엔 멧대추 죽**
준비할 재료 : 산조인 20~30g, 백미 60g
산조인을 갈아서 물에 삶는다. 삶은 물을 천으로 받혀 걸러내어 찌꺼기는 버리고 백미로 쑤는 죽이 절반쯤 되었을 무렵에 그 삶은 물을 부어 섞으면 된다. 저녁 식사나 야식으로 따뜻하게 먹는다.

### Tips 대추차 만들어 먹는방법

**정신을 안정시키고 담을 그치게 하는데 좋은 산조인차**
산조인 15g
노릇하게 볶은 산조인을 분말로 만들어 물 300cc 정도에 넣고 끓이는데, 끓기 시작하면 불의 세기를 약하게 하여 양이 절반으로 줄때까지 달여 찌꺼기를 건져내고 취침 전에 한 번 마시는 것이 좋다.

# 영신초

학명: Polygala tenuifolia
이명: 고원지, 애기풀, 영신초, 아기풀, Polygalae radix



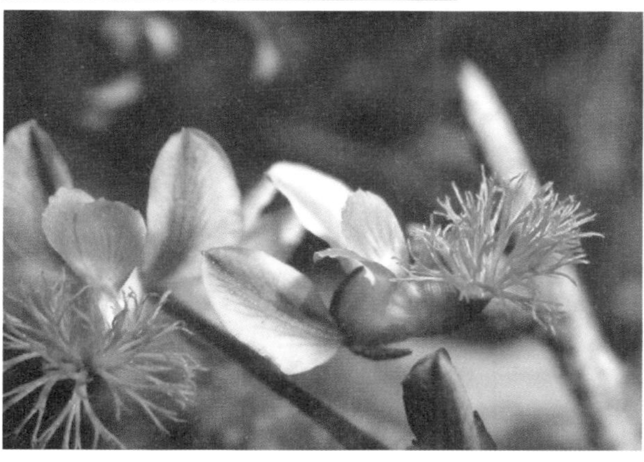

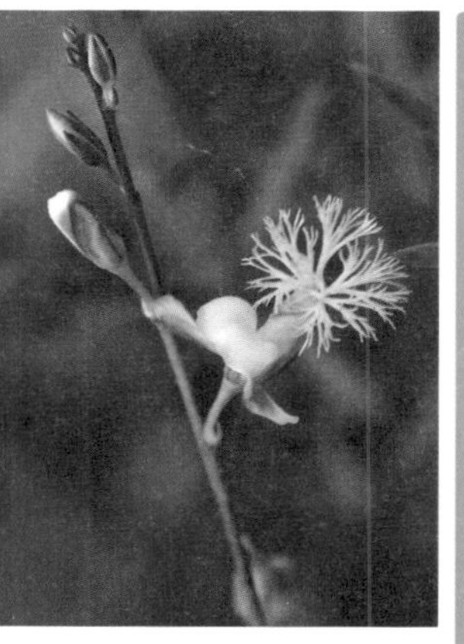

약초의 효능

신경안정, 담을 제거하여 신경을 잘 통하게 하고 해독과 붓기를 빼주는 작용 등을 한다. 주로 심리불안, 가슴이 두근거림, 건망증, 놀람, 가래 기침, 종기, 유방통증 등을 치료한다.

생태와 특징 다년생 초본 식물이고 높이는 25~40cm이다. 뿌리는 둥근모양이며 줄기는 직립 혹은 옆으로 되어 있다. 잎은 단엽이며 대생엽이다.

약용부위 뿌리

채취시기 심은 지 3~4년이 되면, 가을에 혹은 봄에 뿌리를 캐서 흙과 이물을 제거한다. 그 다음에 나무 방망이로 때려 속을 뽑아서 햇볕에 말린다.

약초의 성질 맛은 맵고 쓰다. 약간 따뜻한 성질이 있다. 심경, 폐경, 신경에 속한다.

사용방법 말린 약제 3~6g에 물 800ml를 넣고 약한 불에서 반으로 줄 때까지 달여 하루 2~3회로 나누어 마신다.

심열로 오줌이 벌거면서 흐린 것을 치료 **가미청심음**
연육, 백복령 각각 6g, 익지인, 맥문동, 원지, 인삼 각각 3.2g, 석창포, 차전자, 백출, 택사, 감초 각각 2g. 위의 약들을 썰어서 1첩으로 하여 등심초 20오리와 함께 물에 달여 빈속에 먹는다[득효].

**건망증으로 기억력이 낮아져 잘 잊어먹을 때** 흰솔뿌리혹과 원지 각각 5g을 감초 달인 물(감초 5g에 물 200ml)에 넣고 끓인 다음 석창포 뿌리 5g과 물 100ml를 더 넣어서 달여 절반량으로 졸인 것을 하루에 여러 번 나누어 먹는다.

**기관지 천식일 때** 독말풀꽃 70g, 원지 70g, 감초 50g을 함께 보드랍게 가루 내어 꿀로 알약을 만들어 한 번에 2~3g씩 하루 3번 식후에 먹는다.

**Tips** 원지차 만들어 먹는방법

원지차 만드는 법:
원지 3~5g을 물 600ml에 넣고 끓기 시작하면 약불로 줄여 30분 정도 달인 후 1일 2~3잔 기호에 따라 꿀이나 설탕을 가미해서 음용한다.(원지 사용량이 너무 많으면 구토를 일으킨다)

# 영지

학명: Ganoderma lucidum, G. japonicum
이명: 홍지, 영지초, 불로초, 만년버섯, Ganoderma



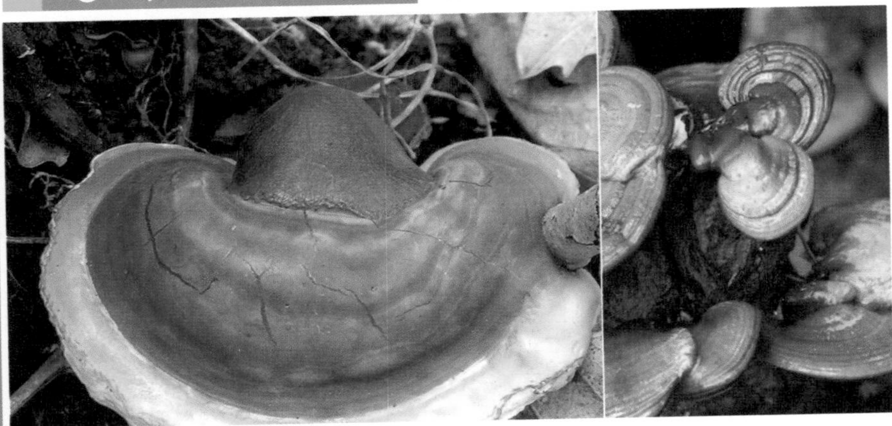

약초의 효능

기를 보하고, 신경을 안정시킨다. 기침을 그치게 하고, 천식을 안정시킨다. 주로 어지럼증, 불면증, 심장이 뛰고 두근거림, 호흡이 짧음, 천식기침 등을 치료한다.

생태와 특징

①적지 자실체는 우산 모양이며 윗부분은 반원형 혹은 원형이다. 자흑색 혹은 흑갈색이다. ②자지 모양은 적지와 같다. 둘이 주요한 차이는 자지의 윗부분은 자흑색 혹은 흑색이다.



**기관지 천식일 때** 영지버섯 8~10g을 잘게 썰어 물에 달여서 하루 2~3번에 나누어 먹는다.
**불면증일 때** 영지 12g을 물 100ml에 달여 하루 2번에 나누어 먹는다.
**신경쇠약(신경쇠약증)일 때** 영지 12g을 물 100ml에 달여 하루 2번에 나누어 먹는다.
**저혈압일 때** 영지 12g을 잘게 썰어 물에 달여 하루 2번에 나누어 오전과 오후에 먹는다.

약용부위

자실체

채취시기

연중 모두 채취할 수 있다. 이물을 제거하여 그늘에 말리거나 40~50도의 온돌에 말린다.

약초의 성질

맛은 달고 약성은 평하다. 심경, 폐경, 간경, 신경에 속한다.

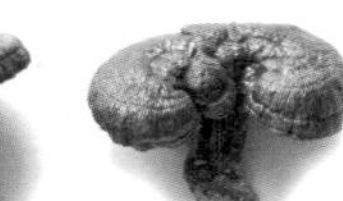

사용방법

말린 약제 3~15g에 물 800ml를 넣고 약한 불에서 반으로 줄 때까지 달여 하루 2~3회로 나누어 마신다.

# 자귀나무

학명: *Albizia julibrissin*
이명: 합환피, 피, 야합피, *Albizziae cortex*

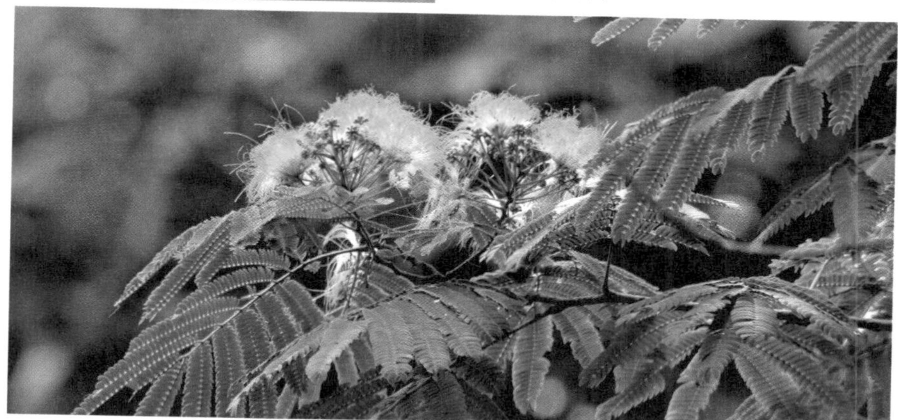





약초의 효능

신경안정과 울체된 것을 풀어주고, 피를 잘 통하게 하여 통증을 제거한다. 주로 심리불안, 우울증, 불면증, 내외용종, 염좌 등을 치료한다.

생태와 특징

낙엽 교목이고 높이는 16m이다. 껍질은 회흑색이다. 어린 가지, 꽃차례에는 짧은 부드러운 털이 있다. 잎은 우상복엽이며 대생엽이다. 개화기는 6~7월이고 결실기는 8~10월이다.

약용부위 껍질

채취시기 여름, 가을에 껍질을 까서 썰어 햇볕에 말리거나 온돌에 말린다.

약초의 성질

맛은 달고 약성은 평하다. 심경, 간경, 비경에 속한다.

사용방법

말린 약제 10~15g에 물 800ml를 넣고 약한 불에서 반으로 줄 때까지 달여 하루 2~3회로 나누어 마신다.

**주로 뼈가 부러진 것을 잘 붙게 하는 약이다.** 자귀나무껍질(검은 빛이 나도록 볶은 것) 160g, 흰겨자(닦은 것) 40g 을 가루 내어 한번에 8g씩 술에 타서 먹고 찌꺼기는 상처에 붙인다.[단심]

**림프육종(임파육종)일 때** 자귀나무껍질 10~15g을 잘게 썰어서 물에 달여 하루 3번에 나누어 끼니 전에 먹는다. 아픈 것을 멈추고 부은 것을 내리며 암세포를 자라지 못하게 한다.

**Point** 약선요리

**합환피차/자귀나무차**

합환피 9~30g을 물 600ml에 넣고 끓기 시작하면 약불로 줄여 30분 정도 달인 후 1일 2~3잔 기호에 따라 꿀이나 설탕을 가미해서 음용한다. (장기간 연속으로 복용해야만 효과를 볼 수 있다)

# 측백나무

학명: Thuja orientalis, Biota(Thuja) orientalis
이명: 백자인, 백실, 측백자, Biotae semen



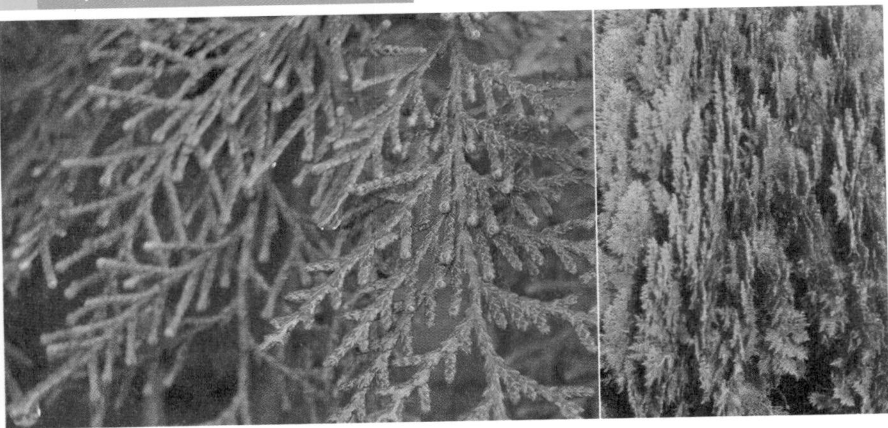

약초의 효능
신경안정, 땀을 그치게 하는 작용, 장을 윤택하게 하는 작용을 한다. 주로 어지럼증, 불면증, 심장이 뛰고 가슴이 두근거림, 천식 기침 등을 치료한다.

생태와 특징 측백엽과 같음.

약용부위 씨앗

채취시기 가을과 겨울에 성숙한 씨앗을 채취하여 햇볕에 말린다. 껍질을 제거하고 씨앗을 채취한다.



약초의 성질
맛은 달고 약성은 평하다. 심경, 신경, 대장경에 속한다.

사용방법
말린 약제 6~15g에 물 800ml를 넣고 약한 불에서 반으로 줄 때까지 달여 하루 2~3회로 나누어 마신다.

**불면증일 때** 측백씨(백구인) 약한 불에 볶아서 가루낸 것을 한번에 3~4g씩 하루 3번 끼니 사이에 먹는다.
**중풍으로 입이 굳게 닫힌 데는** 측백나무줄기 한 줌과 총백(파흰밑)을 뿌리째 한 줌을 합해 짓찧어 맑은 술 1.8l에 넣어 푹 끓여 그 국물을 덥게 하여 마신다.
**신장결핵(콩팥결핵)일 때** 측백잎(측백엽) 하루 30~40g씩 물에 달여 2~3번에 나누어 먹는다.
**심계항진(가슴두근거리기, 동계)일 때** 살맹이씨, 측백씨, 연꽃열매를 각각 같은 양 보드랍게 가루 내어 한번에 4~5g씩 하루 3번 먹기도 한다.
**초기 탈모일 때** 잘게 썬 측백나무 35g을 알코올(60%) 120㎖에 8일간 담가 우려낸 물에 면봉을 적셔 빠진 곳에 1일 3번 10일간 문질러 발라주면 머리카락이 나온다.
**월경과다가 심할 때** 측백잎 15g을 약간 태워 만든 가루를 1회 5g씩 1일 3번 나눠 끼니 뒤에 복용하거나 25g을 달여 1일 2번에 나눠 복용해도 된다.

**Point** 약선요리

**뜨거운 피를 식히고 출혈을 멈추게 하는 측백잎차**
측백엽 3~18g
물 600ml을 넣고 끓기 시작하면 약불로 줄여 30분 정도 달인 후 1일 2~3잔 기호에 따라 꿀이나 설탕을 가미해서 마시면 된다.

# 하수오

학명: Polygonum multiflorum
이명: 진지백, 마간석, Polygoni multiflori radix

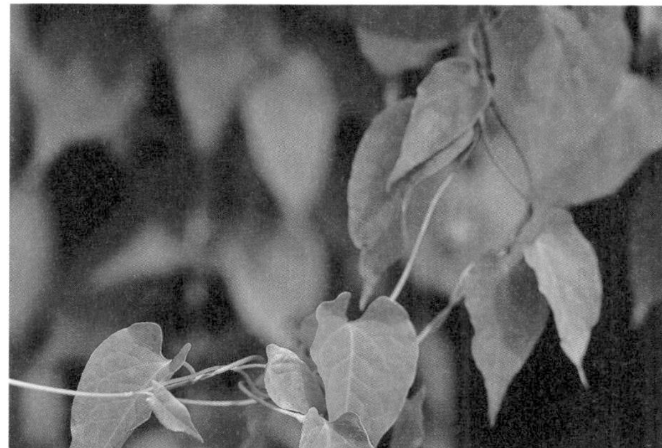
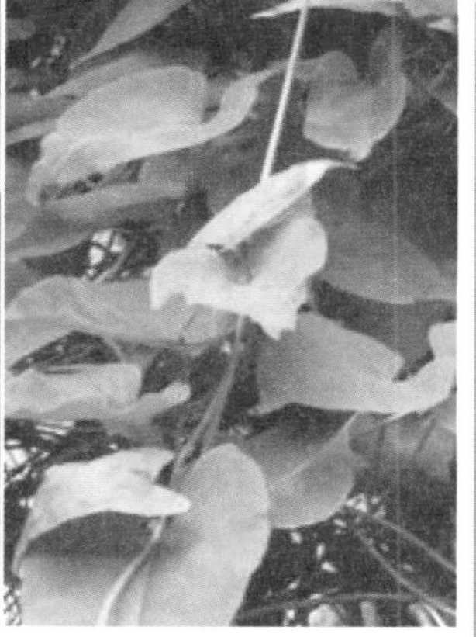





약초의 효능

피를 생겨나게 하며 신경을 안정시킨다. 풍을 제거하고 경락을 잘 통하게 한다. 주로 불면증, 빈혈통증, 류머티즘 등을 치료한다. 외부치료는 피부가 가려움증을 치료한다.

생태와 특징 다년생 덩굴 식물이다. 뿌리는 가늘고 길며 끝에 토실한 덩이뿌리가 있다. 줄기는 속이 비어있다.

약용부위 덩굴줄기

채취시기 가을과 겨울에 채취한다. 잎을 제거하고 다발로 묶어 건조시킨다.

약초의 성질 맛은 달고 약성은 평하다. 심경과 간경에 속한다.

사용방법 말린 약제 10~15g에 물 800ml를 넣고 약한 불에서 반으로 줄 때까지 달여 하루 2~3회로 나누어 마신다.

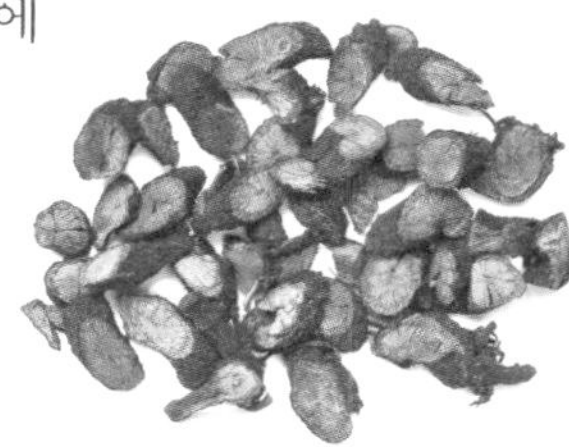

오래 살게 하며 머리털을 검게 하고 얼굴빛을 좋게 한다. **오수주**
황미(밥을 짓는다) 3말, 맥문동320g, 생지황, 하수오 각각 160g, 천문동, 숙지황, 구기자, 우슬, 당귀 각각 80g, 인삼 40g. 위의 약들을 가루내어 좋은 누룩과 함께 찰기장쌀밥에 섞어 보통 술을 빚는 것처럼 넣어 두었다가 술이 된 후에 청주만 떠서 매일 1~2잔씩 조금 취할 정도로 이른 새벽에 마신다. 소주, 무, 파, 마늘, 쇠고기를 먹지 말아야 한다. 황미는, 즉 찰기장쌀이며 빛이 누른 것을 말한다[회춘].
**흰 머리카락이 생길 때** 찐지황(숙지황), 은조롱(백하수오), 오디(상심) 각각 12g을 물에 달여 하루 3번에 나누어 먹거나 또는 보드랍게 가루내어 한번에 4g씩 하루 3번 끼니 전에 먹는다.
**빈혈이 있을 때** 은조롱(백하수오) 가루 내어 한번에 3~4g씩 하루 3번 먹는다.

**Point** 약선요리

**자양강장, 익정보혈에 효과적인 하수오술**
하수오, 150g, 소주 1000㎖, 설탕 50g, 과당 50g
잘게 썬 하수오를 용기에 넣고 25°짜리 소주를 부어 밀봉하여 시원한 곳에 보관하면 된다. 침전을 막기 위해 1일 1회정도 가볍게 술을 흔들어 줘야만 한다. 10일 후에 마개를 열어 건더기는 천이나 여과지로 거른 다음 버리고 걸러진 술은 앞의 술을 합쳐서 용기에 붓고 설탕과 과당을 가미하여 녹인다. 여기게 생약찌꺼기 1/10을 다시 용기에 넣고 밀봉하여 시원한 곳에 보관한다. 약 1~2개월 후 마개를 열고 용기를 가볍게 기울여 윗부분의 맑은 술만 따라 낸 다음 나머지는 천이나 여과지로 걸러서 찌꺼기는 버리고 걸러진 술은 앞의 술과 합친다.

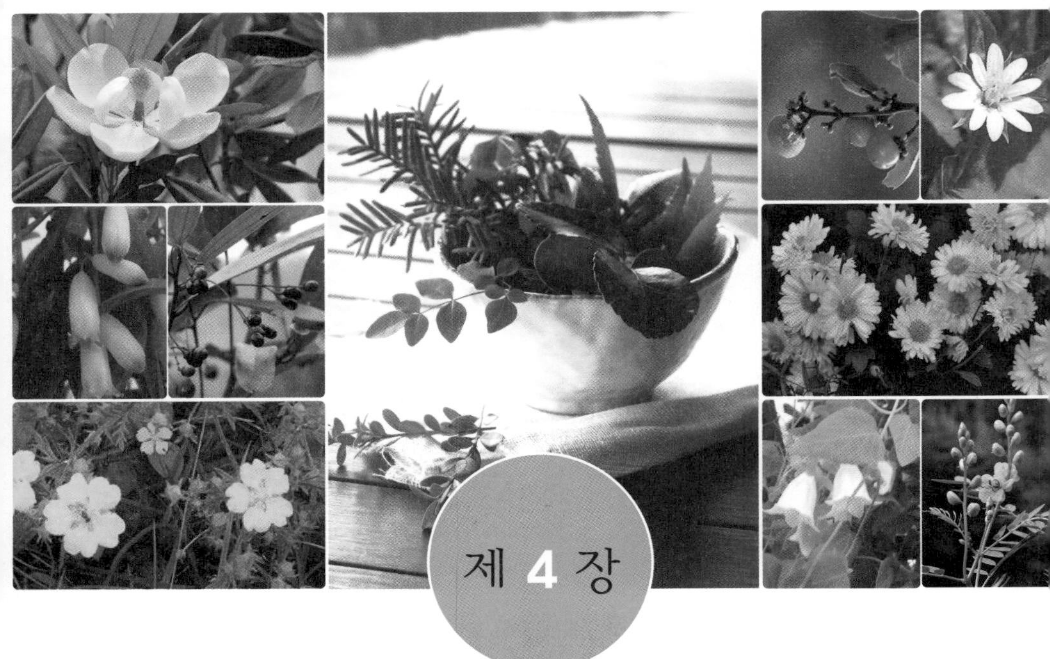

제 4 장

# 바람과 찬 것으로 인한 나쁜 기운에 사용하는 약초 약재

- 바람과 찬 것으로 인한 나쁜 기운에 쓰는 약초
- 바람과 뜨거운 것으로 인한 나쁜 기운에 쓰는 약초

# 계피나무

학명: Cinnamomum cassia, C. loureiri, C. zeylanicum
이명: 계피나무, 유계, Cinnamomi ramulus

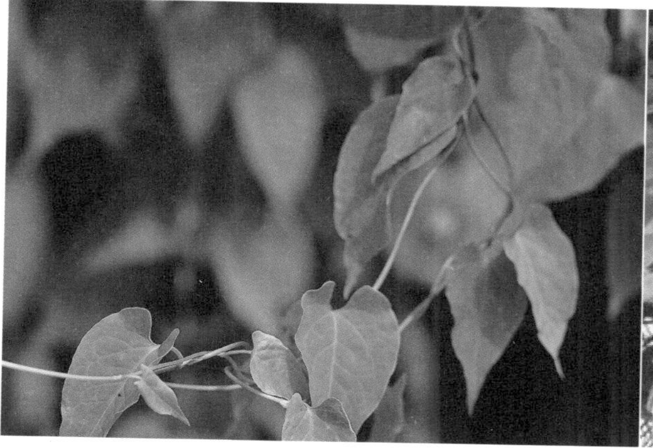

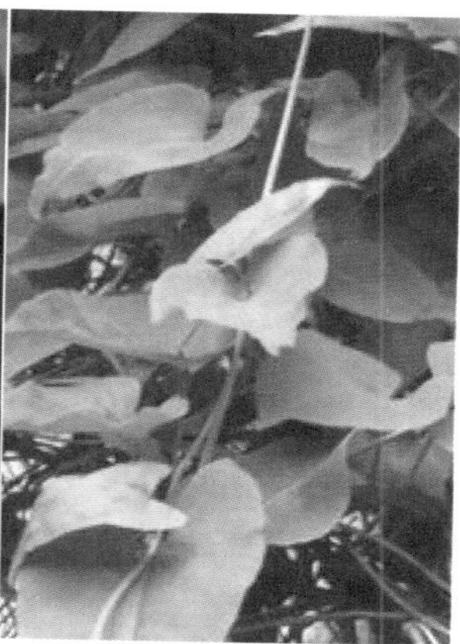



약초의 효능
한기를 발산시켜 표증을 치료하며 한기를 없애주어 양기를 잘 통하게 한다. 주로 저린 증상과 통증, 손발 차가운 증상, 가슴이 두근거림, 소변이 등을 치료한다.

생태와 특징 상록활엽교목이며, 나무 모든 부위에 향기가 있고 잎은 긴 타원형으로 어긋나기를 하고 있다. 열매는 타원형이다.

약용부위 나뭇가지

채취시기 봄부터 여름까지 수확한다. 나뭇잎을 제거하고 얇게 썰어 햇볕에 말린 후 사용한다.

약초의 성질 맛은 맵고 달며, 따뜻한 성질이 있다. 심경과 폐경 그리고 방광경에 속한다.

사용방법 말린 약제 3~10g에 물 800ml를 넣고 약한 불에서 반으로 줄 때까지 달여 하루 2~3회로 나누어 마신다.

상한에 땀을 지나치게 내서 땀이 줄줄 흐르는 것을 치료 **계지부자탕**
계지, 부자(싸서 구운 것) 각각 12g, 백작약 8g, 감초(볶은 것) 4g. 위의 약들을 썰어서 1첩으로 하여 생강 5쪽, 대추 2알과 함께 물에 달여 먹는다[입문].

**술을 마시고 탈이 난 데** 산사 19g, 곶감 6g, 건강 10g, 계피 10g을 물에 달여서 사탕가루를 타서 먹는다.

**뱃속이 차서 참을 수 없이 아픈 것을 치료** 계피를 달여 먹거나 가루를 내어 먹어도 다 좋다. 가을과 겨울에 배가 아픈 데는 계피가 아니면 멈출 수 없다[탕액]

## Tips 산나물 만들어 먹는방법

월경이 없는 사람에게 월경이 나오게 하는 계피차
통계피 10g, 생강 20g, 꿀 약간, 잣, 대추채 약간
물 800ml 에 재료를 넣고 끓이는데, 물이 끓으면 약한 불로 줄여 은근하게 오랫동안 끓이면 완성된다. 건더기는 체로 걸러내고 꿀과 잣, 대추채를 띄워 마시면 좋다.

## Point 약선요리

**한기를 물리치는 계피 죽**
계피 3g, 백미 50g, 흑설탕 약간
백미를 물에 넣어 충분하게 불린 다음 물기를 제거한다. 계피를 씻은 다음 물에 넣어 달여 즙을 받아낸다. 질그릇냄비에 백미를 넣어 물을 붓고 흰죽을 쑨다. 쌀알이 퍼질 무렵 계피 씻은 약즙과 흑설탕을 넣는다. 3분가량 더 쑨 다음 불을 끄고 내리면 완성된다.

# 고수풀

생약명: 호유

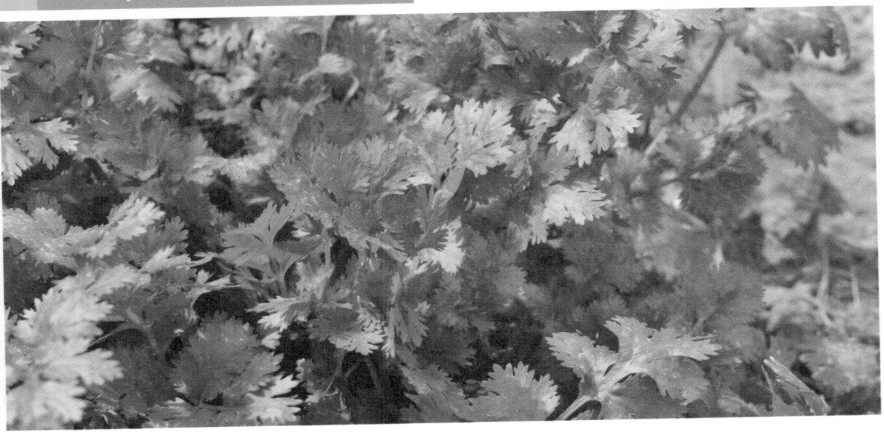





약초의 효능

표증을 다스리고 발진을 도와준다. 식욕을 돋고 소화 작용을 한다. 통증을 없애고 해독하는 효과가 있다. 주로 풍한감기, 홍역, 두진, 식체, 복부 팽만, 구토, 두통, 치통, 탈항증, 단독, 독창 초기, 뱀에게 물린 것 등을 치료한다.

생태와 특징

일년생 혹은 이년생 초본 식물이며 높이는 30~100cm이다. 줄기에 털이 없고 강한 냄새가 있다. 뿌리는 가늘고 잔뿌리가 많다. 개화기는 4~11월이다.

**코 안에 생긴 군살을 치료한다.**
짓찧어 코를 막으면 군살이 저절로 떨어진다.[단심]
**홍역일 때**
고수 하루 3~6g을 물에 달여 3번에 나누어 먹인다.

약용부위

전초

채취시기

일 년 내내 채취할 수 있다. 캔 후에 깨끗이 씻어 햇볕에 말린다.

약초의 성질

맛은 맵고, 따뜻한 성질이 있다. 폐경과 비경, 간경에 속한다.

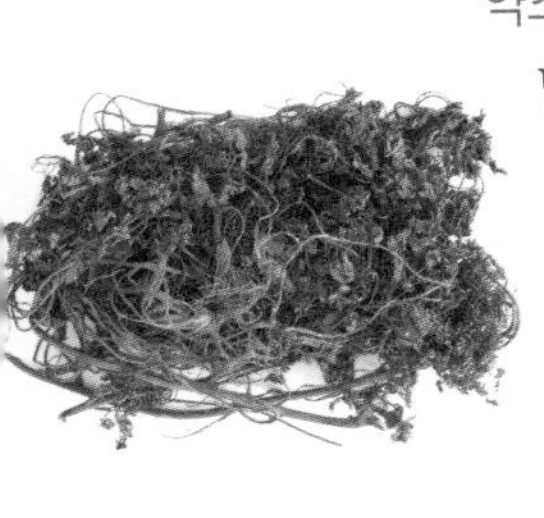

# 광방풍

학명: Ledebouriella seseloides, L. divaricata
이명: 중국방풍, 회초, 병풍, Ledebouriellae radix



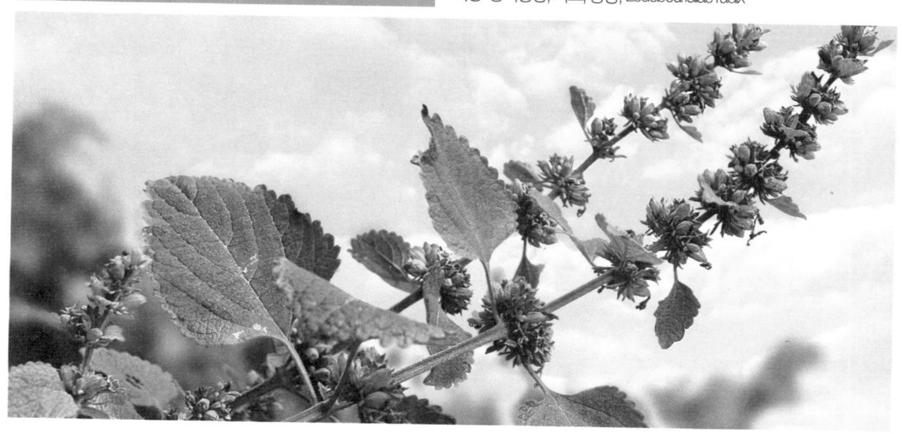

약초의 효능

풍습을 제거 한다. 종기 부스럼의 염증을 제거한다. 주로 감기로 인한 발열. 류머티즘, 종기, 습진, 벌레나 독사 물린데 등을 치료한다.

생태와 특징

직립 초본식물, 줄기는 굵고 튼튼하며 가지가 많다. 높이 1~2m이다. 줄기는 사각형이며 백색점성의 짧고 부드러운 털이 빼곡히 나 있다. 잎은 마주나기 하며 난원형이고 가장자리는 톱니 형이다. 잎 앞뒷면모두 털이 나 있다. 개화기는 8~9월이고, 결실기는 9~11월이다.



체력이 허약해 쉽게 감기에 걸릴 때 **옥병풍산** 자황기12g 백출12g 방풍6g 약제에 대추1개를 첨가하여 적당량의 물을 부어 달여서, 아침, 저녁으로 식후30분에 복용한다.
얼굴색이 창백하고, 땀을 배출 하며 바람 쐬는 것을 싫어한다. 체력이 허약해 쉽게 감기에 걸림등
**감기가 걸렸을 때** 방풍 잘게 썬 것 12~15g을 물에 달여 하루 2~3번에 나누어 덥게 해서 먹는다.
**대풍으로 머리가 어지럽고 아픈 것을 주로 치료한다.** 방풍을 달여 먹거나 가루를 내어 먹어도 다 좋다[본초].

약용부위

전초

채취시기

여름 가을에 채취하여 깨끗이 씻어 햇볕에 말린다.

약초의 성질

맛은 맵고 쓰다. 성질은 평하다.

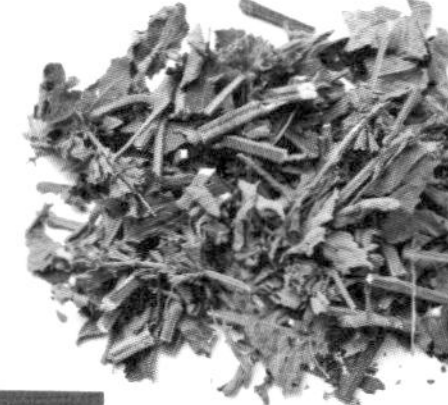

**Tips** 산나물 만들어 먹는방법

봄에 갓 자라나는 순을 캐어다가 나물로 먹는다. 다소 매운맛이 있으므로 데친 뒤 찬물로 여러 차례 헹궈내야 한다.

**Point** 약선요리

풍한에 의한 감기, 두통에 방풍차
방풍 50g
물2ℓ에 잘게 썬 재료를 넣어서 15분정도 끓이면 완성된다.

# 구릿대

학명: Angelica dahurica
이명: 백지, 백채, 향백지, Angelicae dahuricae radix



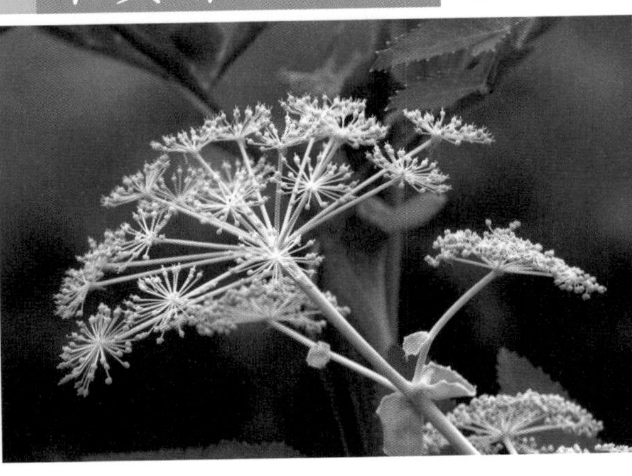

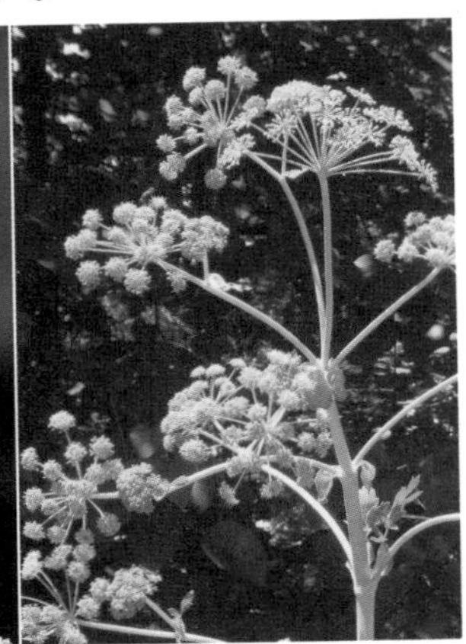

약초의 효능
풍과 습을 제거한다. 코를 뚫리게 하고, 진통 효과가 있다. 붓기를 내려주고 농을 배출한다. 주로 두통감기 눈썹 부분 통증, 치통, 코막힘, 비염, 만성설사, 대하, 종기, 독사에 물린데 등을 치료한다.

생태와 특징
다년생 대형초본 식물이며 높이는 100~150cm이다. 뿌리는 길고 원추형이다. 표면은 회갈색이며 다수의 비교적 큰 돌출된 돌기가 나 있다.



약용부위 뿌리

채취시기 봄에 파종한 것은 10월 중하순, 가을에 파종은 다음해 8월 하순 잎이 고갈된 후 채취하여 햇볕에 말리거나 온돌에 말린다.

약초의 성질 맛은 맵고 성질은 따뜻하다. 폐경, 비경, 위경에 속한다.

사용방법 말린 약제 3~10g에 물 800ml를 넣고 약한 불에서 반으로 줄 때까지 달여 하루 2~3회로 나누어 마신다.

**신경통, 요통에** 하루에 구릿대 6~12g을 물로 달여 먹는다. 변비에는 구릿대 뿌리를 볶아 가루내어 1회 8g을 미음에 소량의 꿀을 넣어 복용한다. 연속 2회 복용한다.
**구취로 입 안에서 냄새가 날 때** 궁궁이(천궁), 구릿대(백지) 각각 30g을 가루 내어 졸인 꿀로 반죽해서 한 알의 질량이 1.5g 되게 알약을 만들어 한번에 4알씩 하루 3번 끼니 뒤에 먹는다.
**중풍으로 머리가 어지럽고 아픈 데는** 백지 120g을 가루 내어 꿀로 반죽하여 콩알 크기로 환을 지어 한번에 3알씩 하루에 3번 끼니 뒤 30분 후에 형개 적당한 양을 달인 물로 먹는다.

**Point** 약선요리

구릿대차
구릿대 뿌리 6~15g
구릿대 뿌리 6~15g을 물 600ml를 넣고 잘 우려낸 뒤 마신다.

**Tips** 산나물 만들어 먹는방법

봄에 자라나는 연한 순을 나물로 먹는다. 매운맛이 있어 찬물로 우려 조리한다.

# 도꼬마리

학명: *Xanthium strumarium*
이명: 창이자, 호침자, 창자, *Xanthii fructus*

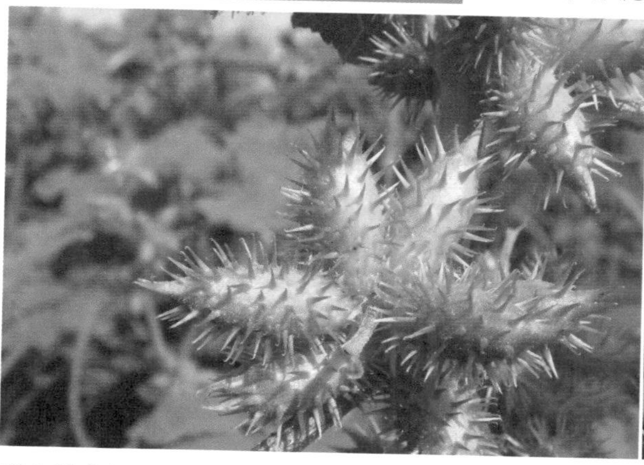

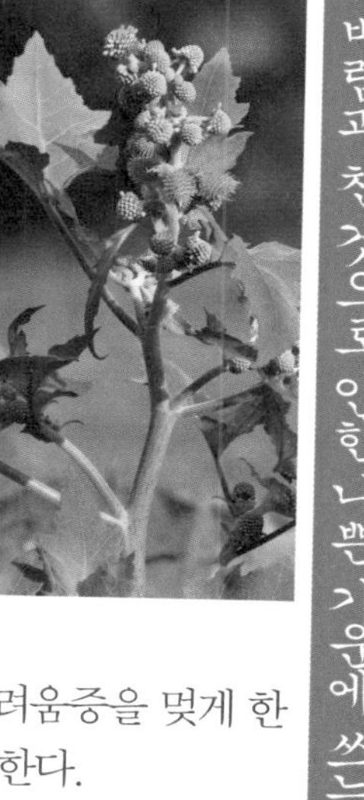

## 약초의 효능

풍한을 발산시키고, 코를 통하게 해주고, 풍습을 제거하고, 가려움증을 멎게 한다. 주로 축농증, 풍한 두통, 류머티즘, 풍진, 습진, 옴 등을 치료한다.

## 생태와 특징

일년생 초본 식물이며 높이는 20~90cm이다. 뿌리는 방추형이며, 줄기는 직립한다. 개화기는 7~8월이고, 결실기는 9~10월이다.

## 약용부위

열매

## 채취시기

가을에 열매가 성숙한다. 열매가 청색에서 황색으로 변하고, 잎이 대부분 시든 때, 맑은 날씨에 채취하여 깨끗이 손질하여 말린다.

## 약초의 성질

맛은 쓰고, 달고, 맵다. 따뜻한 성질이 있으며, 약간 독이 있다. 폐경과 간경에 속한다.

**팔다리에 경련이 일어 가느라들면서 아픈데 쓴다.** 120g을 닦아서 가루 내어 물 1되 반에 넣고 절반이 되게 달인 다음 즙을 내어 마신다.[본초]

**부고환결핵일 때** 도꼬마리열매(창이자), 회향 각각 15g을 물에 달여 하루 2~3번에 나누어 끼니 뒤에 먹는다.

**비염(코염)일 때** 도꼬마리열매(창이자) 보드랍게 가루낸 것을 95% 알콜에 12일 동안 담가서 가라앉힌 가루를 말려 꿀로 반죽해서 한 알의 질량이 0.5g 되게 알약을 만들어 한번에 2알씩 하루 3번 2주일 동안 먹는다.

**코막힘(비색)이 있을 때** 도꼬마리열매, 인동덩굴꽃 각각 12g, 꼭두서니 10g을 물에 달여 하루 3번에 나누어 먹는다.

## 사용방법

말린 약제 3~10g에 물 800ml를 넣고 약한 불에서 반으로 줄 때까지 달여 하루 2~3회로 나누어 마신다.

# 마황

학명: Ephedra sinica, E. equisetina
이명: 초마황, 목적마황, 비염, Ephedrae herba





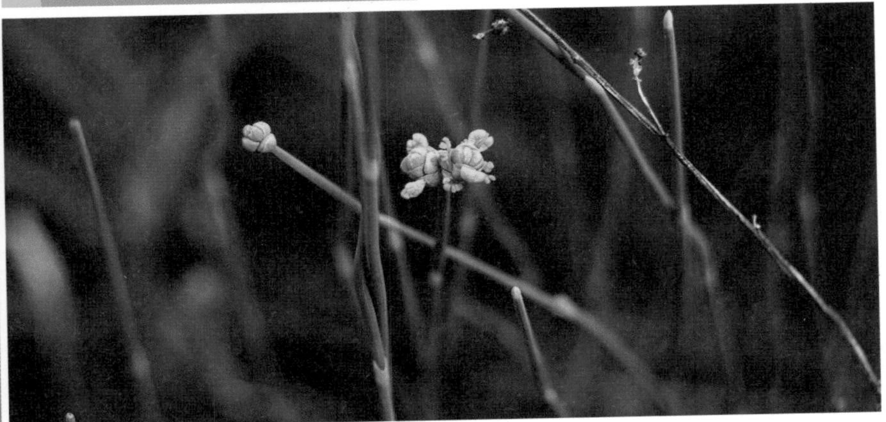

약초의 효능
땀을 나게 하고, 한기를 발산시키며, 폐를 소통시키고, 숨을 진정시키고, 부기를 가라앉힌다. 주로 풍한감기, 가슴이 답답한 것, 기침, 부종, 기관지천식 등을 치료한다.

생태와 특징 초본상 관목이며 초록색의 긴 둥근 줄기 모양이고 마디가 있다. 높이는 20~40cm이다. 개화기는 5~6월이고 성숙기는 7~8월이다.

약용부위 전초

채취시기 8~10월에 녹색 줄기의 일부분을 잘라 흙을 깨끗이 제거하여 바람이 잘 통하는 곳에서 말리거나 혹은 그늘이나 바람에 60%로 말린 후 다시 햇볕에 말린다. 다 말린 후에 잘게 잘라 약재로 사용한다.

상한 때에 표증이 아직 풀리지 않고 열이 몰려서 코피가 나오는 것을 치료 **마황승마탕** 마황, 승마, 작약, 황금, 석고,적복령, 감초 각각 4g. 위의 약들을 썰어서 1첩으로 하여 생강 3쪽과 함께 물에 달여 뜨거울 때에 먹고 약간 땀을 낸다[입문].

**폐기종(폐의 확장으로 인한 호흡곤란)일 때** 마황 15g, 행인 30g, 오미자 15g, 감초 10g, 전갈 5g을 가루 내어 6번에 나누어 하루에 3번 먹는다.

**호흡곤란이 왔을 때** 은행씨 볶은 것 20개, 마황 8g, 감초 구운 것 6g을 물 500ml에 넣고 150ml 되게 달인다.

**가래(담, 담음)가 있을 때** 배속을 파내고 그 안에 마황가루를 채워 넣은 다음 쪄서 마황을 버리고 배를 먹는다.

약초의 성질 맛은 맵고 약간 쓰다. 따뜻한 성질이 있다. 폐경과 방광경에 속한다.

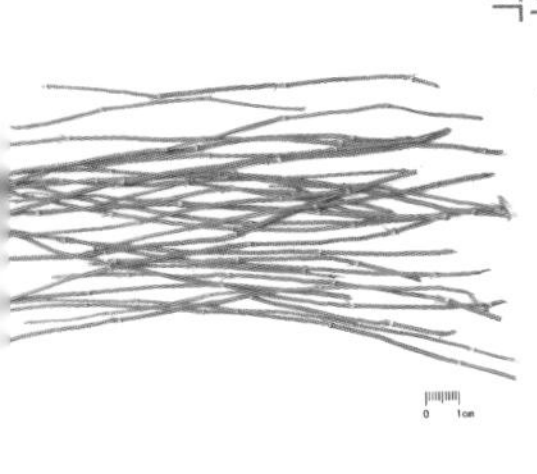

사용방법
말린 약제 2~10g에 물 600ml를 넣고 약한 불에서 반으로 줄 때까지 달여 하루 2~3회로 나누어 마신다.

# 목련

학명: Magnolia liliflora, M. denudata, M. kobus
이명: 신이, 후도, 망춘화, Magnoliae flos



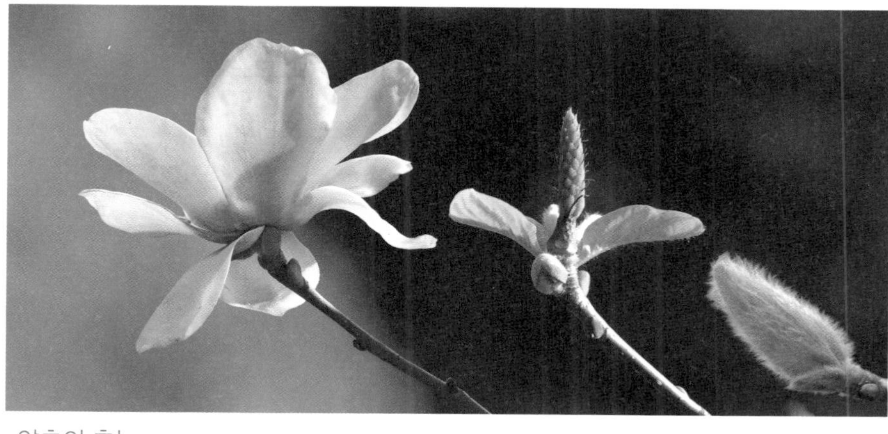

약초의 효능

풍한을 발산시키고, 코를 통하게 해준다. 주로 축농증, 풍한감기로 인한 두통, 코가 막힘, 콧물을 흘림 등을 치료한다.

**코가 멘 것을 열리게 한다.**
가루를 내어 한번에 4g씩 파밑(총백)과 차를 달인 물로 먹는데 조금씩 자주 먹는다. 또는 솜에 싸서 콧구멍을 막아도 된다.[본초]

생태와 특징

낙엽교목이다. 높이는 6~12m이다. 개화기는 2~3월이며 결실기는 8~9월이다.

약용부위

꽃망울

채취시기

1~3월에, 꽃이 아직 피지 않는 꽃망울을 채취하여, 낮에 햇볕에 쪼이고, 밤에 차곡차곡 쌓아 진을 낸다. 50% 말린 후 다시 차곡차곡 쌓아 완전히 말린다.

약초의 성질

맛은 맵고 따뜻한 성질이 있다. 폐경과 위경에 속한다.

사용방법

말린 약제 3~10g에 물 800ml를 넣고 약한 불에서 반으로 줄 때까지 달여 하루 2~3회로 나누어 마신다.

**Point** 약선요리

**코 막힘을 뚫어주고 비염과 축농증에 효과가 있는 신이화차**
신이3~9g을 물 700ml에 넣고 부직포 주머니에 넣고 끓기 시작하면 약불로 줄여 30분 정도 달인 후 1일 2~3잔 음용한다.

# 방풍

학명: Ledebouriella seseloides, L. divaricata
이명: 중국방풍, 회초, 병풍, Ledebouriellae radix



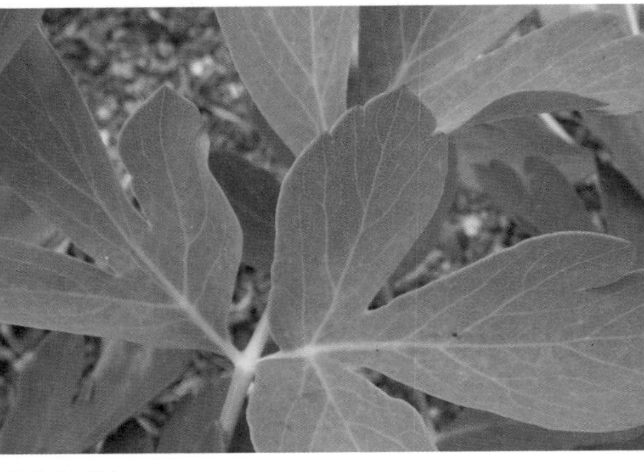

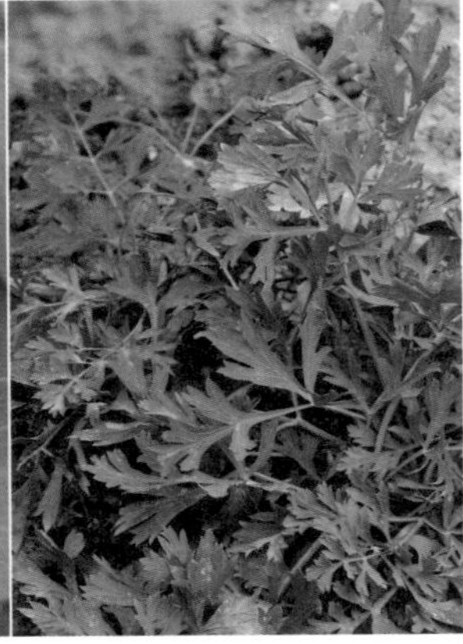

약초의 효능
풍한을 억제하고 한기를 발산시키며, 통증을 멈추게 하고, 경련을 가라앉히고 가려움을 멈추게 한다. 주로 풍한감기, 두통, 온몸통증, 류머티즘 통증, 관절통, 복통설사, 파상풍, 습진, 가려움증 등을 치료한다.

생태와 특징 다년생 초본식물이며 높이는 30~80cm이다. 뿌리는 황갈색이며, 굵고 단단하고 원기둥 모양이다.



약용부위 뿌리

채취시기 일반적으로 심은 후 다음 해의 겨울에 캔다. 캔 후에 잔 줄기, 잔뿌리와 흙을 제거하여 90%정도 말랐을 때 굵기와 길이에 따라 한 다발로 묶은 후에 다시 말린다.

약초의 성질 맛은 맵고 달다. 약간 따뜻한 성질이 있다. 방광경, 폐경, 비경, 간경에 속한다.

사용방법 말린 약제 3~10g에 물 800ml를 넣고 약한 불에서 반으로 줄 때까지 달여 하루 2~3회로 나누어 마신다.

기가 몰려서 아프거나 배가 불러 오르는 것을 치료 **유기음자**
빈랑씨(대복자) 4g, 진피, 적복령, 당귀, 백작약, 천궁, 황기, 지실, 반하(법제한 것), 방풍, 감초 각각 3g, 자소엽, 오약, 청피, 길경 각각 2g, 목향 1g. 위의 약들을 썰어서 생강 3쪽, 대추 2개와 함께 물에 넣고 달여 먹는다[입문].

**뇌졸중, 뇌출혈로 일어난 중풍일 때** 황기, 방풍 각각 10g을 물에 달여 하루 2~3번에 나누어 끼니 사이에 먹는다. 땀을 흘리고 맥이 없어 하면서 말을 잘하지 못하는 데 쓴다.

**감기가 걸렸을 때** 방풍 잘게 썬 것 12~15g을 물에 달여 하루 2~3번에 나누어 덥게 해서 먹는다.

**땀이 많이 나는 다한증일 때** 방풍 하루에 12g씩 물에 달여 3번에 나누어 먹는다.

### Point 약선요리

**풍한에 의한 감기, 두통에 방풍차**
방풍 50g
물 2ℓ에 잘게 썬 재료를 넣어서 15분정도 끓이면 완성된다.

### Tips 산나물 만들어 먹는방법

어린순을 나물로 해먹는다. 씹는 느낌이 좋고 향긋한 맛을 가지고 있기는 하지만 독성분이 함유되어 있으며 떫고 매운맛이 있으므로 데친 다음 하루 동안 흐르는 물에 담가서 잘 우려낸 뒤에 조리해야 한다.

# 산향

생약명: 사백자

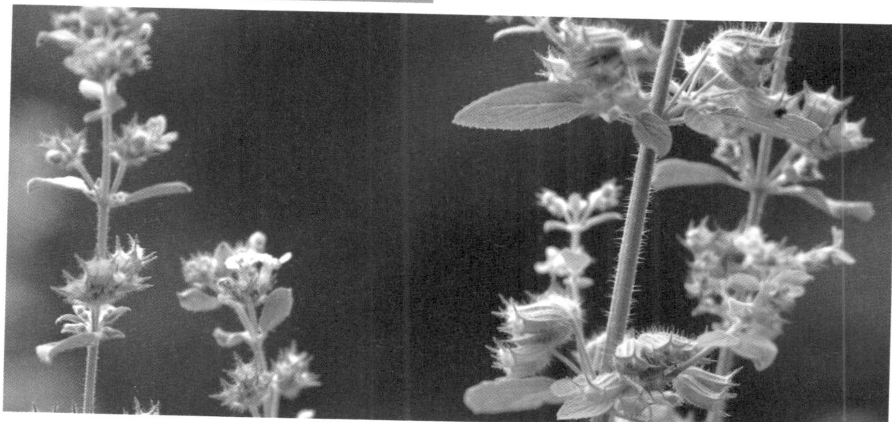

약초의 효능

표증을 풀어주고 습을 다스린다. 기를 잘 흐르게 하고 어혈을 풀어준다. 주로 감기, 류머티즘, 속이 더부룩함, 설사, 이질, 염좌, 습진, 피부염 등을 치료한다.

생태와 특징

일년생 초본, 높이0.6~1m, 부드럽고 향기가 있으며 직립한다. 줄기는 사각형이며 억센 털이 나 있다. 잎은 마주나기하며 억센 털이 나있고 계란형이다. 개화기, 결실기는 1~12월이다.

약용부위

줄기, 잎

채취시기

여름부터 가을에 채취하여 그늘에서 말린다.

약초의 성질

맛은 맵고 쓰다. 성질은 평하다. 폐경, 비경, 간경에 속한다.

사용방법

말린 약제~1g에 물 800ml를 넣고 약한 불에서 반으로 줄 때까지 달여 하루 2~3회로 나누어 마신다.

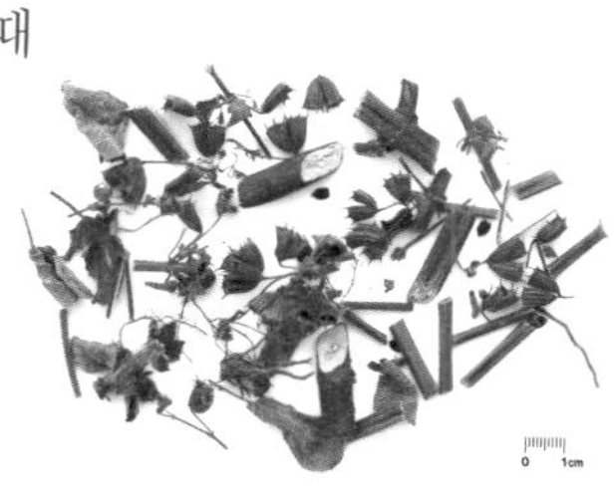

# 생강

학명: Zingiber officinale
이명: 건생강, 백강, 균강, Zingiberis rhizoma



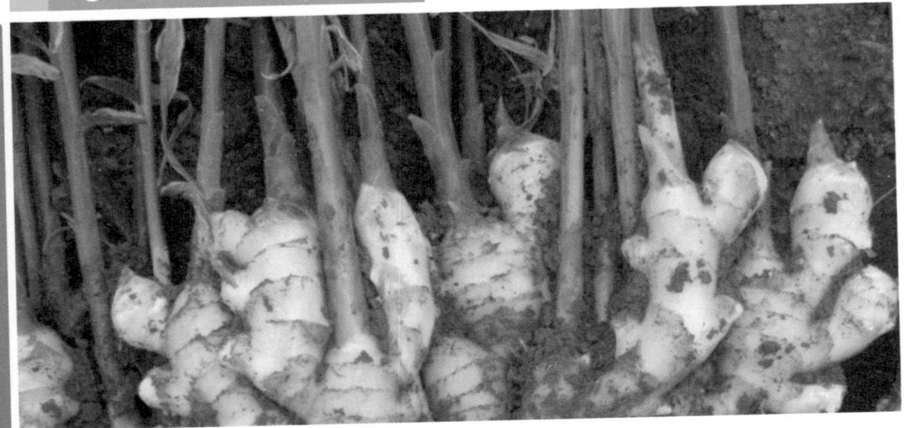

약초의 효능
한기를 발산시켜 토하는 것을 억제하며, 가래를 삭이고 기침을 멎게 한다. 주로 풍한감기나, 위가 차가워 나타나는 구토증세, 기침 등을 치료한다.

생태와 특징
다년생 초본식물이며, 높이는 50~80cm이다. 뿌리는 두툼하고, 절단면은 황백색이다. 농후한 매운 냄새가 있다. 잎은 대생엽이다. 개화기는 8월이다.

약용부위 덩이뿌리



채취시기
가을과 겨울에 캐서 잔뿌리와 흙을 제거한다.

약초의 성질 맛은 맵고, 약간 따뜻한 성질이 있다. 폐경, 비경 그리고 위장경에 속한다.

사용방법 말린 약제 3~10g에 물 700ml를 넣고 약한 불에서 반으로 줄 때까지 달여 하루 2~3회로 나누어 마신다. 구토나 가래를 삭이게 할 때는 반하와 같이 쓰면 좋다.

허약한 사람에게 담음이 몰려서 정충증이 생긴 것을 치료 **강출탕**
건강, 백출(생것), 적복령, 반하국 각각 20g, 계피, 감초 각각 10g. 위의 약들을 썰어서 한번에 20g씩 생강 3쪽과 대추 2개를 함께 물에 넣고 달여 먹는다[득효].
**식욕부진이 왔을 때** 생강 짓찧어서 즙을 짜내어 한번에 4~5ml씩 하루 1~2번 끼니 사이에 먹는다.
**신물이 넘어오는 신트림일 때** 오수유 10~20g을 생강 7~8g과 함께 물에 달여 끼니 뒤에 먹는다.
**위산과다와 딸꾹질**에 무즙과 생강즙을 반반 섞어서 한번에 한 컵씩 3번 식후에 먹는다.

**Point** 약선요리

**노인성 위, 비장 기능저하와 설사에 효과적인 생강죽**
생강 3~5g, 백미 50~100g, 대추 2개
감기에 걸렸을 때는 대추 2개를 넣지 않고 그 대신 파의 하얀 부분 2쪽을 잘게 썰어서 넣는다.
겨울철 추운날 아침에 뜨겁게 해서 먹는다.

**Tips** 생강차 만들어 먹는방법

건강 3~9g을 물 600ml에 넣고, 끓기 시작하면 약불로 줄여 30분 정도 달인 후 1일 2~3잔 기호에 따라 꿀이나 설탕을 가미해서 음용한다.

# 세신

학명: Asarum sieboldii(족도리풀), Asarum maculatum(개족도리풀)
이명: 세신, 소신, 세초, Asari herbacum radice



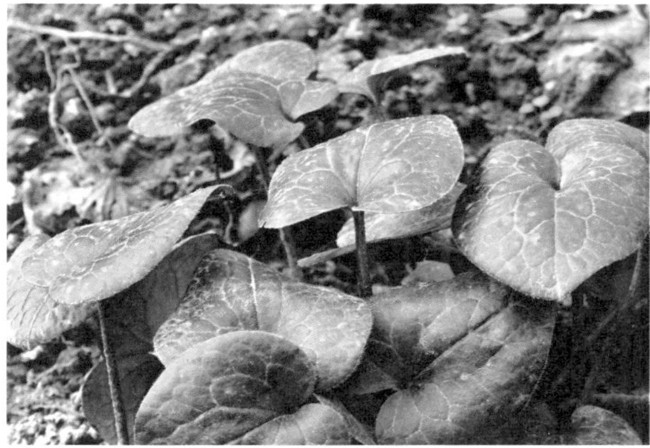

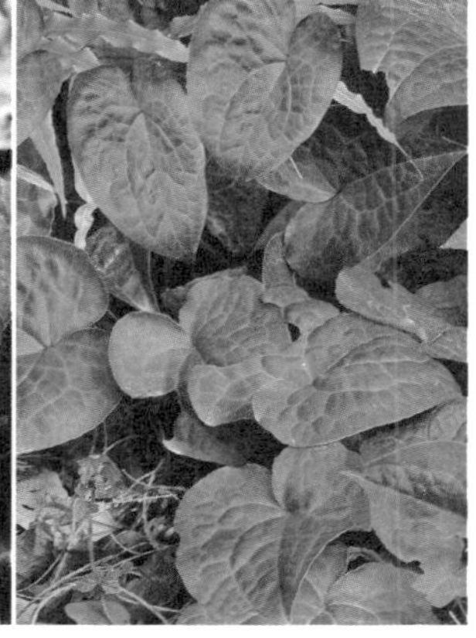

약초의 효능

풍한을 발산시키고, 기침을 멎게 하고, 통증을 멎게 하고, 붓기를 가라앉힌다. 주로 풍한감기, 두통, 축농증, 가래 기침, 풍한 습이 잘 통하지 못하여 나타난 증세, 독사에 물린 것 등을 치료한다.

마음이 불안하고 놀란 것처럼 가슴이 두근거리면서 잠을 자지 못하는 것을 치료 **독활탕** 독활, 강활, 인삼, 전호, 세신, 반하, 사삼, 오미자, 백복령, 산조인(볶은 것), 감초 각각 2.8g. 위의 약들을 썰어서 1첩으로 하여 생각 3쪽, 오매 1개와 함께 물에 달여 먹는다[본사].

**편도선염일 때** 족두리풀뿌리(세신) 15~20g을 보드랍게 가루 내어 꿀물에 개어서 배꼽에 3일 동안 붙여둔다.

**감기가 걸렸을 때** 기침, 콧물감기에는 오미자를 그늘에서 말려 가루낸 것, 세신을 말려 가루낸 것, 흑설탕을 각각 5:2:3의 비율로 고루 섞어 이것을 한번에 3~4g씩 하루 세 번, 밥 먹기 한 시간 전에 먹는다.

**기관지염일 때** 오미자, 족두리풀 오미자 8g, 족두리풀뿌리(세신) 3g을 물에 달여 하루 3번에 나누어 끼니 뒤에 먹는다.

생태와 특징

다년생 초본식물이며 가볍고 부드러운 털이 있다. 꽃은 자흑색이다. 개화기는 4~6월이다.

약용부위

전초

채취시기

4~5월에 뿌리와 함께 모두 캐서 흙을 제거하여 바람이 잘 통하는 곳에 말린다.

약초의 성질

맛은 맵고 따뜻한 성질이 있다. 폐경과 신경에 속한다.

사용방법 말린 약제 1~3g에 물 800ml를 넣고 약한 불에서 반으로 줄 때까지 달여 하루 2~3회로 나누어 마신다. 분말은 0.5~2g을 복용한다. 외용은 적당량을 코에 넣거나 붙인다.

# 정류

생약명: 정류



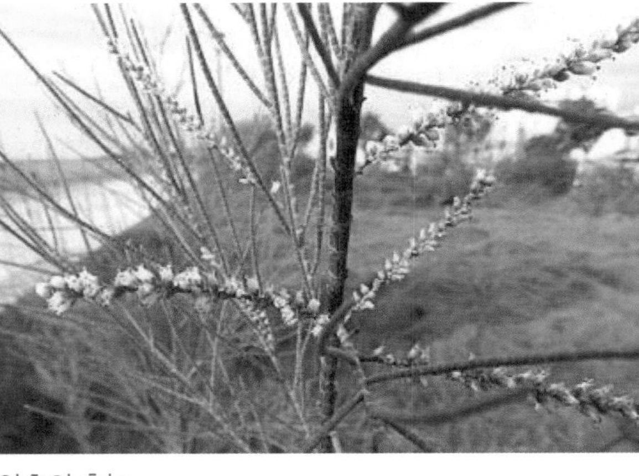
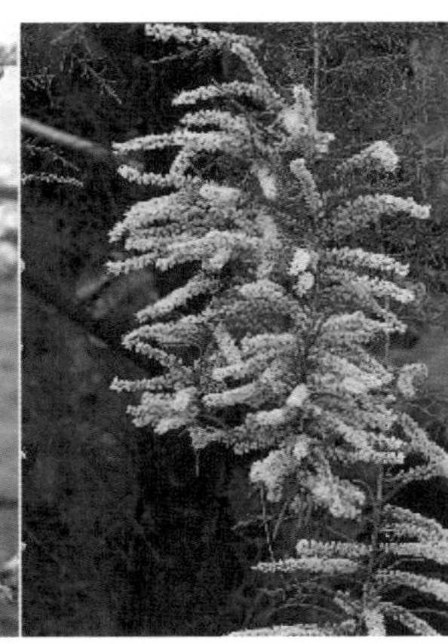



약초의 효능

표증과 바람을 다스려준다. 발진을 열어주고 해독 작용을 한다. 주로 풍열감기, 홍역 초기에 발진을 돕고, 류머티즘, 피부 가려움증 등을 치료한다.

생태와 특징

관목 혹은 작은 교목류이며 높이는 3~6m이다. 가지는 붉은 자주색 혹은 어두운 자주 색이다. 개화기는 4~9월이며 결실기는 6~10월이다. 강물이 굽이치는 곳이나, 해변, 그리고 습한 알칼리성 토지와 모래땅에서 잘 자란다.

약용부위

나뭇가지

채취시기

꽃이 아직 피지 않았을 때 연한 나뭇가지를 채취해서 그늘에 말린다.

약초의 성질

맛은 달고 맵다. 보통이다. 폐경, 위경, 심경에 속한다.

사용방법

말린 약제 3~10g에 물 800ml를 넣고 약한 불에서 반으로 줄 때까지 달여 하루 2~3회로 나누어 마신다. 생것은 두 배량을 사용한다. 외용은 끓인 약물에 김을 쬐거나 씻는다.

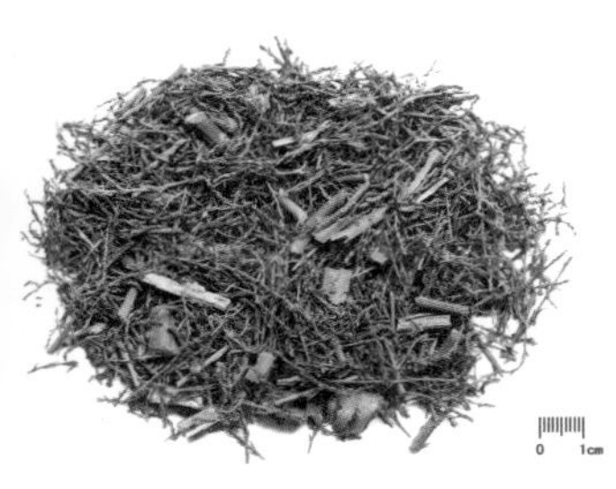

# 차조기

학명: Perilla frutescens var. acuta, P. frutescens var. crispa
이명: 소자, 자소자, Perillae semen

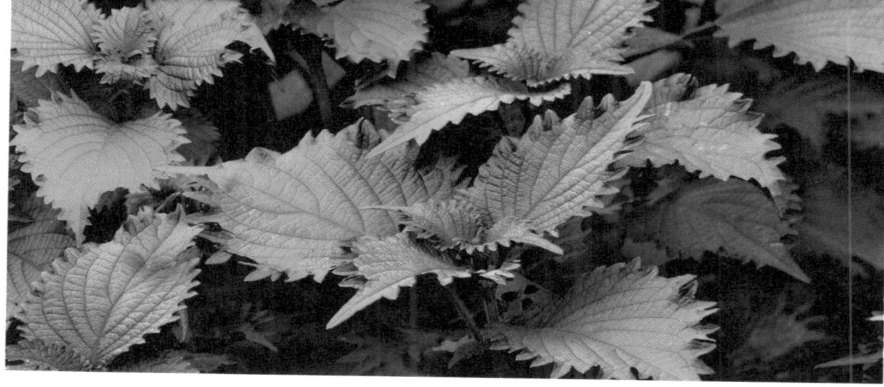

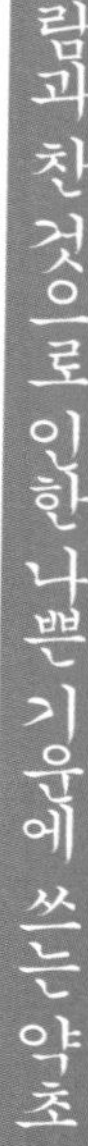




약초의 효능

잎은 기를 통하게 하며 통증을 치료하고, 가슴이 답답하거나, 위가 아프거나, 토하거나, 태동이 심하고 안정되지 않을 때 사용한다. 줄기는 한기를 발산시키고, 위에 있는 기를 통하게 한다.

생태와 특징 일년생인 초본식물이며, 높이는 30~100cm이다. 특별한 냄새가 있다. 잎은 앞뒤면 모두 자주색이다.

약용부위 잎

채취시기 8~9월

약초의 성질 맛은 맵고 따뜻한 성질이 있다. 폐와 비장 경에 속한다.

사용방법 말린 약제 3~10g에 물 800ml를 넣고 약한 불에서 반으로 줄 때까지 달여 하루 2~3회로 나누어 마신다.

기가 위로 치밀어서 숨이 몹시 찬 것을 치료

**소자강기탕**

반하국, 자소자(볶아서 간 것) 각각 4g, 육계, 진피(흰 속을 버린 것) 각각 3g, 당귀, 전호, 후박, 감초(볶은 것) 각각 2g. 위의 약들을 썰어서 생강 3쪽, 대추 2개, 차조기(자소엽) 5잎과 함께 물에 넣고 달여 먹는다[국방].

**기관지 확장증일 때** 차조기씨(자소자), 무씨(나복자), 겨자 각각 8~10g을 약한 불에서 약간 볶아서 거칠게 가루 내어 물에 달여서 하루 3번에 나누어 끼니 뒤에 먹는다.

**온몸이 마비된 데**는 자소 75g을 짓찧은 데 물 5.4l를 넣어 즙을 짜내고 그 즙으로 멥쌀 360ml를 끓여 죽을 쑤어 파와 후추, 생강을 섞어 먹는다.

**천식일 때** 차조기 씨(자소자) 20~40g을 짓찧어 흰쌀과 함께 죽을 쑤어 먹는다.

### Tips 차조기차 만드는 방법

자소엽 6~9g을 물 600ml에 넣고 용기에 넣고 끓기 시작하면 약불로 줄여 30분 정도 달인 후 1일 2~3잔 식전이나 식간에 음용한다.

### Point 약선요리

담을 해소하고, 천식을 가라앉히는 차조기씨 죽
자소열매 15~20g, 백미 적당한 분량
자소의 열매를 갈아서 물에 넣어 가열한다. 끓인 후 농축된 죽을 백미죽에 부어 묽은 죽을 만든다. 맛은 먹는 사람의 기호에 맞게 하면 된다. 저녁식사 때 국 대신에 마신다. 간식 중식이나 간식에 마셔도 좋다.

# 파

학명: Allium fistulosum
이명: 총경백, 총백두, 파뿌리, Allii radix

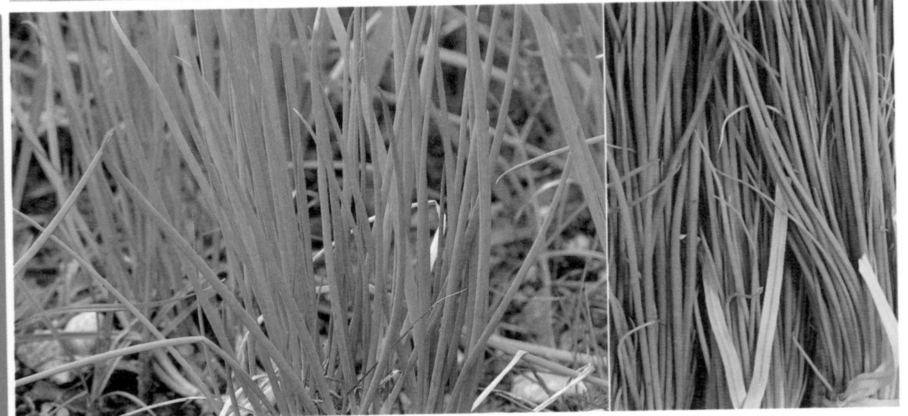

약초의 효능
표증을 다스리고, 양기를 잘 통하게 한다. 해독 살충 작용도 있다. 주로 풍한 감기, 한기로 인한 복통, 소변과 대변이 잘 통하지 못 할 때 설사, 독창, 붓기, 회충으로 인한 복통 등을 치료한다.

생태와 특징
다년생 초본 식물이며 높이는 50cm까지 자란다.

약용부위 뿌리

채취시기 여름부터 가을까지 캐서 잔뿌리와 잎 그리고 바깥에 있는 껍질을 제거하여 신선할 때 사용한다.

약초의 성질 맛은 맵고, 따뜻한 성질이 있다. 폐경과 위경에 속한다.

사용방법 신선한 약제 3~10g에 물 600ml를 넣고 약한 불에서 반으로 줄 때까지 달여 하루 2~3회로 나누어 마신다.

기가 치밀어 올라 가슴이 답답하고 숨이 끊어질 것 같은 것을 치료 **총백탕**
진피 120g, 돌아욱씨(규자) 40g, 파밑(총백) 3대. 위의 약들을 썰어서 물 5되에 넣고 2되가 되게 달여 세번에 나누어 먹는다[득효].
**천식으로 숨이 가쁠 때** 배 2개로 즙을 내어 그 속에 총백(파흰밑) 5개를 섞어 약간 끓여서 여러 번에 나누어 먹는다.
**감기가 걸렸을 때** 총백 3~5개를 물에 달여 설탕에 알맞게 타서 덥혀 먹는다. 차조기잎 4~6g을 더 넣고 달여 먹으면 더욱 좋다.
**뇌졸중, 뇌출혈로 일어난 중풍일 때** 측백잎(측백엽), 총백(뿌리째로) 각각 150g을 물에 달여 4~5번에 나누어 아무 때나 덥혀 먹는다. 풍을 맞아 의식이 없고 가래가 끓으며 이를 악물고 말을 못하는 데 쓴다.

### Point 약선요리

**땀이 나지 않거나 설사할 때 효과가 있는 총백죽**
파의 하얀 부분 약 40~60, 백미 60(적당한 분량)
파의 하얀 부분을 자잘하게 썰어 놓았다가 죽이 거의 다 되었을 무렵에 넣고 한두 차례 보글보글 끓인다. 많은 죽 중에서도 가장 간단한 죽이다.

### Tips 대파차 만들어 먹는방법

**소화불량과 식욕을 증진에 효과적인 대파차**
대파(뿌리와 흰 부분) 1개 분, 생강 약간
물 300ml에 재료를 넣고 약한 불로 은근히 끓이면 된다.

# 피막이풀

생약명: 아부식초(석호유)



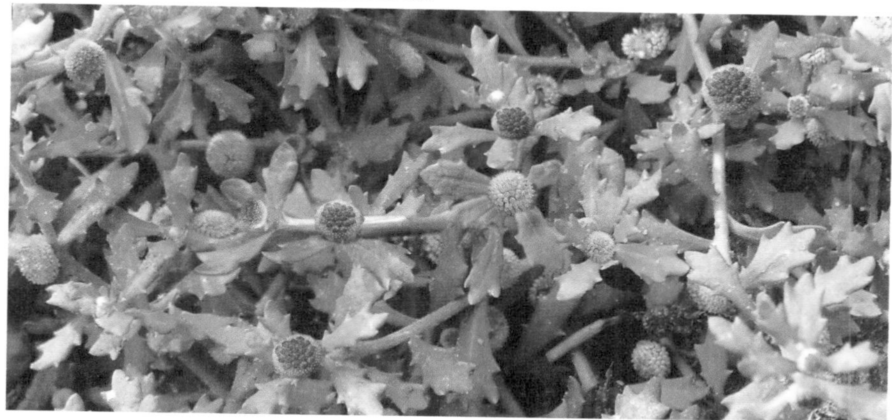

약초의 효능

코 구멍을 통하게 해주고 기침을 멎게 해준다. 주로 풍한 두통, 기침, 가래가 많고 코 막힘, 축농증으로 인한 눈물흘림 등을 치료한다.

생태와 특징

일년생 작은 초본 식물이며, 높이는 5~20cm이다. 잎은 마주나기하며 자루가 없다. 개화기는 9~11월이며, 주로 길가, 논두렁길, 그늘이 많은 습한 잔디밭에 자란다.



약용부위

전초

채취시기

여름부터 가을에 꽃이 필 때 캐서 흙을 깨끗이 씻고 햇볕에 말린다.

약초의 성질

맛은 맵고 따뜻한 성질이 있다. 폐경과 간경에 속한다.

사용방법

말린 약제 3~10g에 물 800ml를 넣고 약한 불에서 반으로 줄 때까지 달여 하루 2~3회로 나누어 마신다.

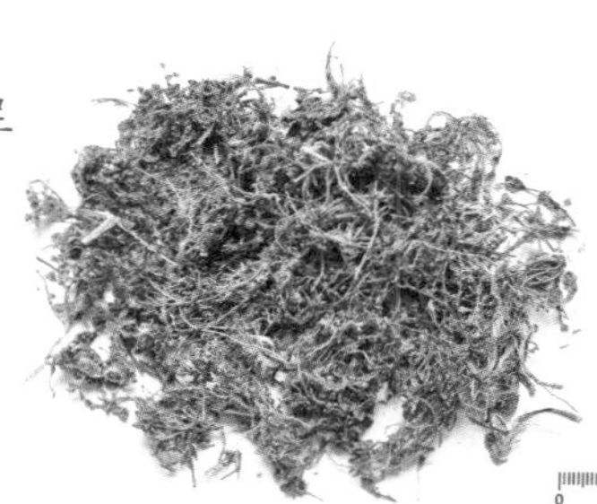

# 향유

학명: Elsholtzia ciliata E. splendens
이명: 향유, 향채, 향용, 노야기, Elsholtziae herba

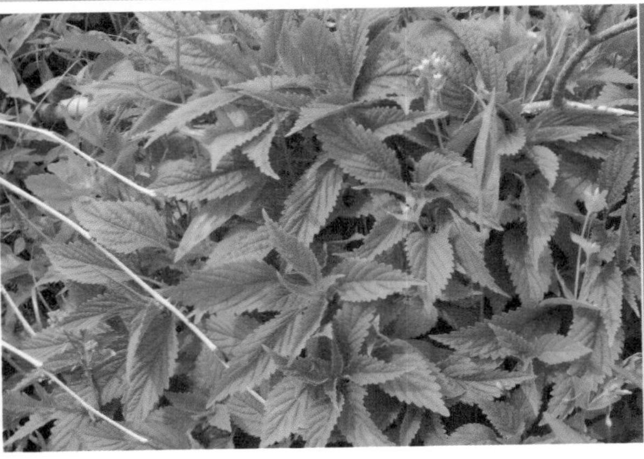

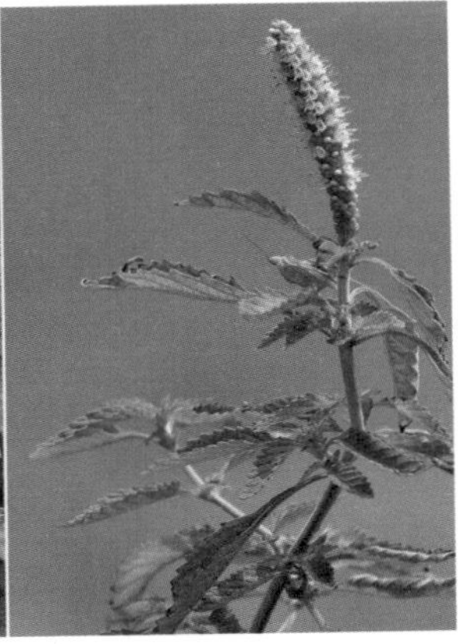

약초의 효능
땀을 나게 하고 더위를 식히며, 습기를 제거하여 소변을 잘 나오게 한다. 주로 여름 감기, 더위 먹었을 때 설사, 소변이 잘 나오지 않을 때, 부종, 습진, 종기 등을 치료한다.

생태와 특징 일년생 초본식물이며 높이는 30~90cm이다. 줄기는 직립하고 사각형이다. 줄기는 자갈색이며, 가볍고 부드러운 털이 있다. 잎은 대생엽이다. 열매는 타원형이며, 황갈색이다.

약용부위 전초

채취시기 여름부터 가을까지 채취하여 3~4cm로 잘라 햇볕에 말리거나 혹은 직접 사용할 수 있다.

약초의 성질 맛은 맵고 약간 따뜻한 성질이 있다. 폐경과 위경에 속한다.

사용방법 말린 약제 3~10g에 물 700ml를 넣고 약한 불에서 반으로 줄 때까지 달여 하루 2~3회로 나누어 마신다.

여름철에 생긴 설사가 이질이 되려 하는 것을 치료 **유령탕**
택사 4.8g, 저령, 적복령, 백출, 향유,황련(생강즙에 축여 볶은 것), 백편두, 후박(법제한 것) 각각 4g, 감초 1.2g. 위의 약들을 썰어서 1첩으로 하여 물에 달여 먹는다[집략].

**더위를 먹고 구토 설사하는 데**는 곽향, 향유, 인진 각각 10g을 물로 달여서 하루에 2번 먹는다.

**찬 음식 먹고 체한 데** 신선한 것 15g을 짓찧은 다음 더운 물 200ml에 30분 동안 담가 두었다가 찌꺼기를 짜버리고 하루 3번에 나누어 끼니 뒤에 먹는다.

**Point** 약선요리

삼복더위에 입이 마르고 목이 탈 때나 토하고 설사를 할 때 먹는 약선차
백편두(까치콩, 살짝 볶은 것) 8g, 후박(거피하고 생강즙에 넣고 구운 것) 8g, 향유 8g,
물 250ml과 술5ml를 용기에 넣고 끓기 시작하면 약불로 줄여 물량이 70% 되도록 달여준 후 식혀서 수시로 마신다.(위생이간방)

# 형개

학명: Schizonepeta tenuifolia var. japonica
이명: 향형개, 선개, 가소, Schizonepetae herba



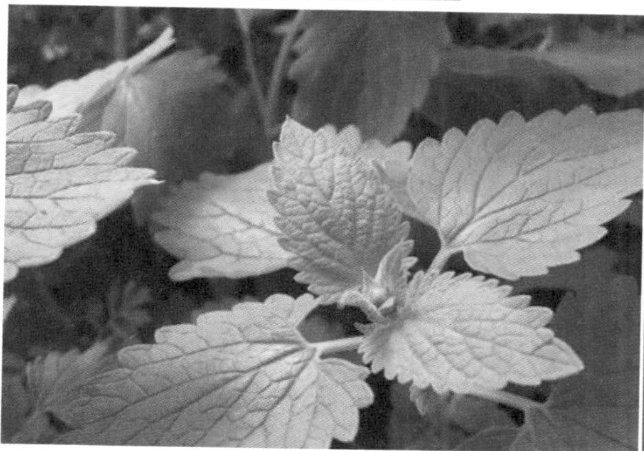

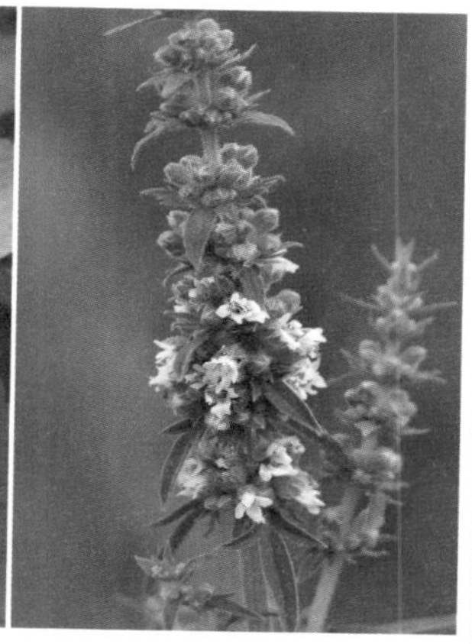

약초의 효능

풍한을 다스리고 한기를 발산시키고, 발진을 돕고, 지혈작용을 한다. 주로 감기, 발열, 두통, 눈 가려움, 기침, 목 아픔, 홍역, 풍진, 독창, 부스럼, 코피, 토혈, 혈변, 자궁 출혈, 산후어지럼증 등을 치료한다.

적리와 혈리를 치료 **도적지유탕**
지유, 당귀(술에 씻은 것) 각각 6g, 작약(볶은 것), 황련(술에 축여 볶은 것), 황금(술에 축여 볶은 것), 괴화(볶은 것) 각각 4g, 아교주, 형개수 각각 3.2g, 감초(볶은 것) 2g. 위의 약들을 썰어서 1첩으로 하여 물에 달여서 빈속에 먹는다[집략].
**두드러기(담마진)가 일어날 때** 형개, 박하, 너삼 각각 15~20g을 물에 달여 하루 2~3번에 갈라 먹는다.
**자궁경관염일 때** 형개이삭을 약성이 남게 태워 가루 내어 한번에 6~9g을 하루 2~3번 나누어 끼니 뒤에 먹는다.
**감기가 걸렸을 때** 형개 40g을 잘게 썰어 물 400~500ml에 넣고 달여서 하루 2번에 갈라 끼니 사이에 먹는다.

생태와 특징

일년생 초본식물이며 높이는 60~100cm이다. 강한 향기가 있다. 줄기는 직립하며 사각형이다. 줄기의 윗부분은 가지가 많고, 밑 부분은 황자주색이다. 개화기는 7~9월이고 결실기는 9~11월이다.

약용부위 지상 부분

채취시기 가을에 꽃이 피고 이삭이 초록색일 때 지상 부분을 잘라 말린다.

약초의 성질

맛은 맵고 약간 쓰며 약간 따뜻한 성질이 있다. 폐경과 간경에 속한다.

사용방법

말린 약제 3~10g에 물 800ml를 넣고 약한 불에서 반으로 줄 때까지 달여 하루 2~3회로 나누어 마신다. 지혈엔 숯처럼 볶은 것을 사용한다.

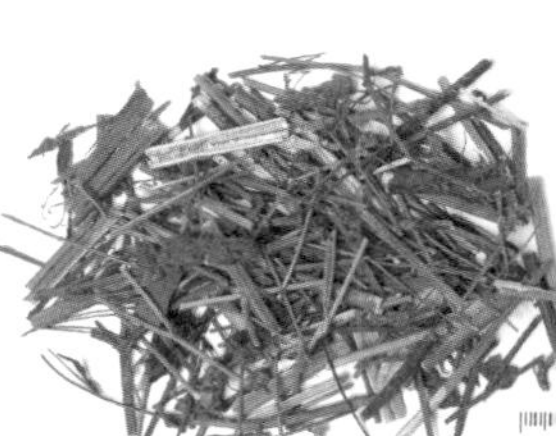

# 국화

학명: Chrysanthemum morifolium
이명: 감국, 금정, 진국, 절화, Chrysanthemi flos



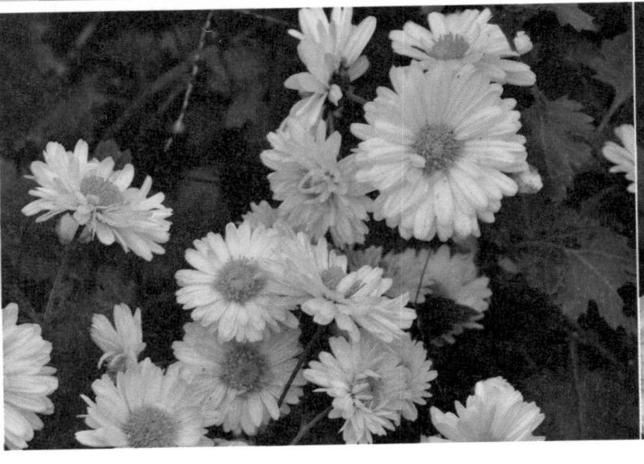

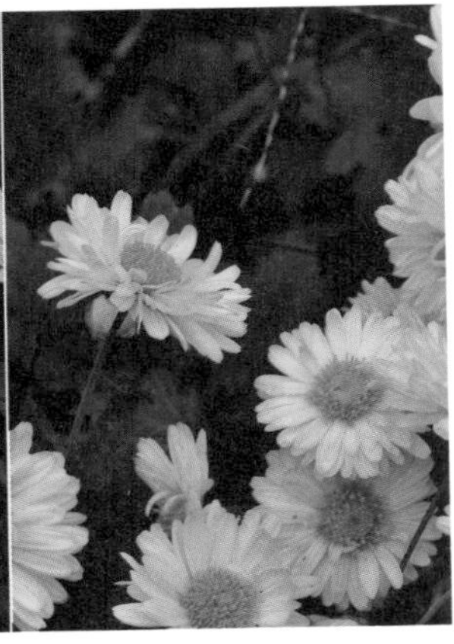

약초의 효능
해열하며, 간기를 안정시키고, 눈을 맑게 해준다. 주로 풍열감기, 두통, 어지럼증, 눈이 충혈 되고 붓고 아플 때, 눈이 침침한 증상 등을 치료한다.

생태와 특징 다년생 초본 식물이며, 높이는 60~150cm이다. 줄기는 직립하고, 가지를 칠 수도 있고, 안 칠 수도 있으며, 털이 있다.

약용부위 꽃



채취시기 9~11월에 꽃이 피며 색깔이 노란색에서 흰 색으로 변하고, 꽃술이 약간 노란색일 때 맑은 날씨에 꽃에 있는 물기가 다 말린 후에 꽃을 따서 그늘에,말린다.

약초의 성질 맛은 달고 쓰다. 약간 차가운 성질이 있다. 폐경과 간경에 속한다.

사용방법 말린 약제 5~10g에 물 800ml를 넣고 약한 불에서 반으로 줄 때까지 달여 하루 2~3회로 나누어 마신다.

**몸이 가뿐해지고 늙지 않으며 오래 산다.** 단국화의 싹, 잎, 꽃, 뿌리를 다 먹는다. 그늘에서 말린 후 가루 내어 술에 타 먹거나 꿀로 반죽하여 알약을 만들어 오랫동안 먹기도 한다.[본초]
**두통(머리아픔)이 왔을 때** 꽃 15g을 물 200ml에 달여 하루 3번에 나누어 끼니 사이에 먹는다. 또한 단국화꽃을 말려 가루 내어 한번에 2~3g씩 하루 2번 끼니 사이에 먹어도 된다. 감기로 머리가 아플 때 쓰면 좋다. 그러나 많은 양을 쓰면 심장활동을 억제하고 체온을 갑자기 낮추기 때문에 쓰는 양에 주의하여야 한다.
**류머티스성 관절염일 때** 단국화(감국), 약쑥(애엽) 오래 묵어둔 약쑥과 단국화에 물을 조금 넣고 짓찧어서 뼈마디가 아픈 곳을 찜질한다.
**눈이 잘 보이지 않을 때 눈을 밝게 하는 데 효과가 있다.** 단국화(감국) 15g을 물 300ml에 넣고 100~150ml 되게 달여서 하루 3번에 나누어 먹는다.

**Point** 약선요리

두통과 해열에 좋은 국화차
황국 4큰 스푼, 물 5컵, 설탕 약간
국화꽃잎에 적당량의 소금을 넣는다. 뜨거운 물로 국화를 데친다. 주머니에 데친 국화를 넣어 달인 후 식힌다. 국화꽃잎은 건져내고 달인 물에 설탕을 넣어서 마시면 좋다.

**Tips** 산나물 만들어 먹는방법

부드러운 잎과 순으로 부침개를 하면 맛있다. 데쳐서 무치거나 초고추장에 찍어 먹는다.

# 목적(절절초)

학명: Equisetum hyemale
이명: 목적, 절절초, Equiseti hiemalis herba



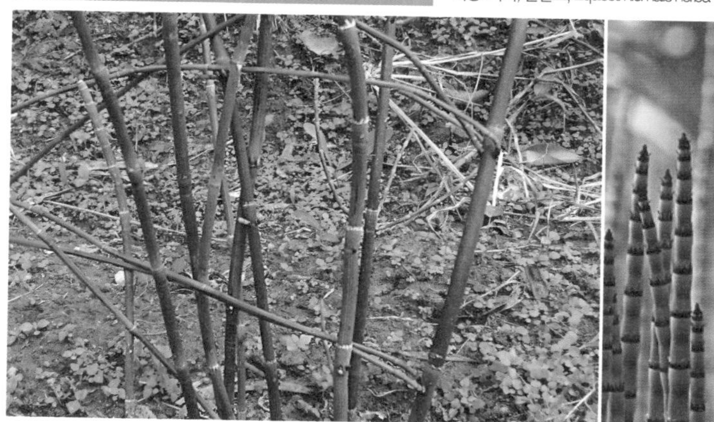

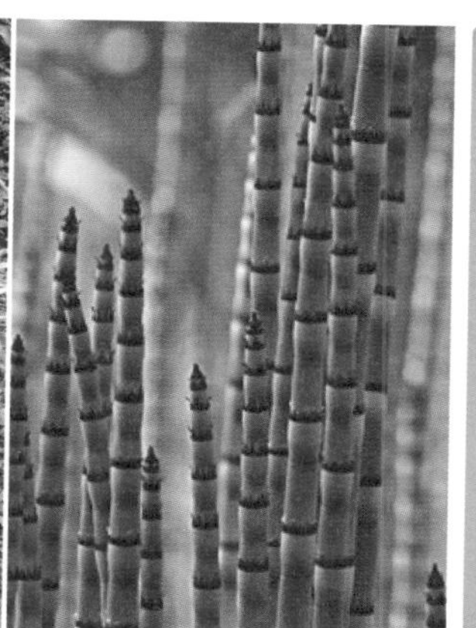



약초의 효능

열을 내려주고 눈을 맑게 하고 지혈, 이뇨 작용을 한다. 주로 풍열감기, 기침, 눈이 충혈 되고 붓고 통증 있는 증세, 백내장, 비출혈, 혈뇨, 임증, 황달, 대하, 골절 등을 치료한다.

**내장과 외장을 치료한다.** 삽주(창출) 160g을 썰어 돌소금 40g과 함께 누렇게 되도록 닦아서 소금은 버린다. 그 다음 속새(목적) 80g을 동변에 법제하여 그것과 함께 가루를 내어 한번에 4g씩 따뜻한 쌀 씻은 물에 타서 하루 두세 번 먹으면 아주 잘 낫는다. 일명 염출산이라고도 한다.[직지]

**밤눈증을 치료하는 데**는 삽주 가루 12g을 쓰는데 돼지 간(저간) 80g 을 쪼갠 속에 뿌린 다음 삼실로 동여매서 좁쌀 1홉과 함께 물 1사발에 넣고 삶아 익힌다. 다음 그것을 꺼내어 눈에 김을 쏘이고 먹으면 잘 낫는다.[강목]

**유행성간염(돌림간염)일 때** 속새(목적) 잘게 썬 것 40g을 물에 달여 하루 2~3번에 갈라 끼니 뒤에 먹는다.

**혀궤양일 때** 속새(목적)20g에 물 300ml를 넣고 절반 양으로 달인 것을 아침, 저녁에 양치질 한다.

생태와 특징

다년생상록 초본. 높이18~100cm 혹은 더욱 자랄 수도 있다. 뿌리줄기는 옆으로 자라며 흑색 또는 흑갈색이다. 줄기는 녹색이며 곧게 서고 기부 마디에2~5개의 가지가있고 각 가지는 속이 비어 있다. 매 마디마다 작은 가지가 나 있다. 포자기는 8~10월이다.

약용부위

전초

채취시기

여름, 겨울에 채취하여 깨끗이 씻은 후 통풍이 잘되는 음지에서 말린다.

약초의 성질

맛은 달고 쓰다. 조금 차가운 성질이다.

# 물배추

학명: Spirodela polyrhiza, Lemna perpusilla
이명: 부형, 수평, 부평초, Spirodelae herba



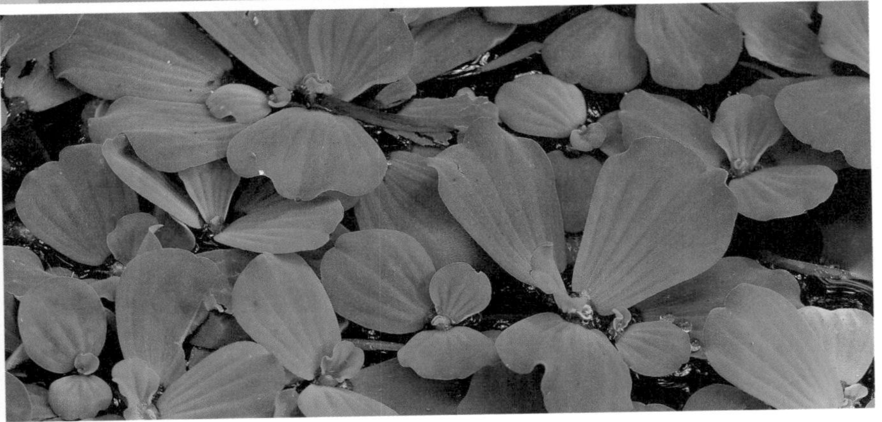

약초의 효능

발진을 도와주고 이뇨효과와 습을 제거하는 효과가 있다. 피를 차갑게 해주고 혈액 순환을 촉진해준다. 주로 풍열감기, 홍역, 두드러기, 혈이 뜨거워서 나타난 가려운 증상, 땀 얼룩, 습진, 부종, 오줌소태, 류머티즘 통증, 무릎 종기, 단독, 각종종양, 접질린데 등을 치료한다.



생태와 특징

수생 표류 식물이며 길게 늘어뜨린 많은 뿌리가 있다. 수염뿌리는 날개모양이고 조밀하다. 개화기는 5~11월이다. 민물 연못이나 개울에서 자란다.

약용부위

전초

채취시기

여름에 채취 잔뿌리를 제거하여 깨끗이 씻어 신선할 때 사용하거나 혹은 햇볕에 말린다.

약초의 성질

맛은 맵고 성질은 차갑다. 폐경, 비경, 간경에 속한다.

**피부에 풍열이 있어 온몸에 은진이 나서 가려운 것을 치료한다.** 우엉씨(대력자)와 개구리밥(부평초)을 각각 같은 양으로 가루를 내어 박하를 달인 물에 8g씩 타서 하루 두 번 먹는다.[본초]

**급성콩팥염, 급성신염일 때** 우엉씨(대련자), 개구리밥(부평초) 각각 같은 양을 보드랍게 가루 내어 한번에 4~5g씩 하루 3번 끼니 뒤에 먹는다.

**모든 풍증과 반신불수, 파상풍 등에 쓴다.** 개구리밥(부평초) 아랫면에 자줏빛이 도는 것 500g을 햇빛에 말려 가루낸 다음 졸인꿀로 반죽하여 3g 되게 알약을 만든다. 한번에 5알씩 하루 3번 끼니 사이에 쓴다.

**반신불수**에는 부평초 300g을 말려 낸 가루를 꿀에 개어 새끼손가락 굵기만큼 환을 지어 저녁마다 두 알씩 씹어 먹고 땀을 낸다.

# 바위취

생약명: 호이초

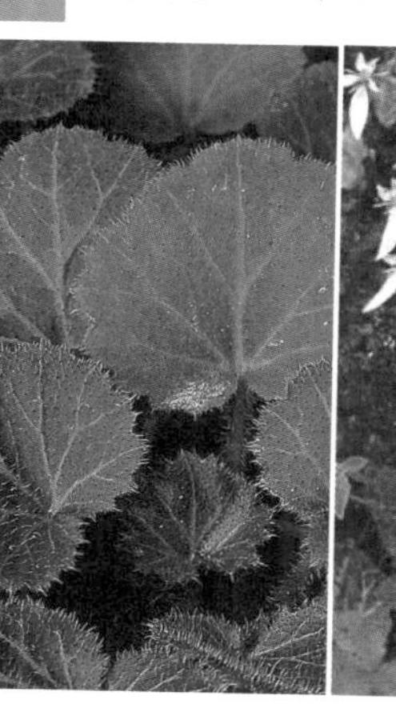

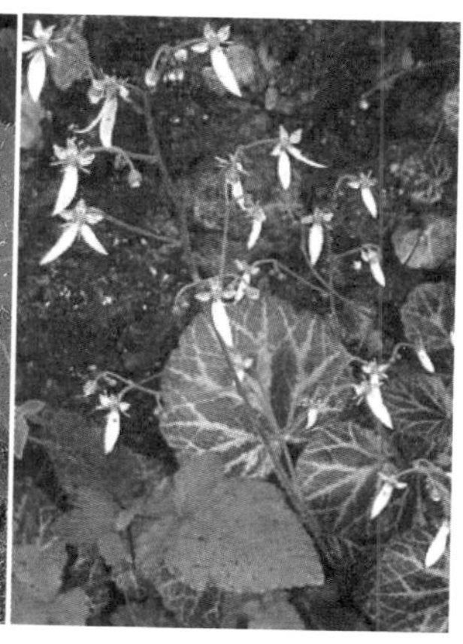





약초의 효능

열을 내려주고 피를 차갑게 해주고 해독성분이 있다. 주로 풍열 기침, 폐옹, 토혈, 중이염, 풍열 치통, 풍진, 독창, 단독, 치질통증, 독충에 물렸을 때, 화상, 외상 출혈 등을 치료한다.

**두드러기(담마진)가 일어날 때** 호이초, 청대 호이초 15g, 청대 3g에 물을 넣고 달여서 하루 3번에 나누어 먹는다. 두드러기, 습진 등 알레르기성 질병에 쓰인다.

**여드름이 있을 때** 호이초 신선한 잎에서 짜낸 즙을 여드름에 바른다. 균억누름작용이 있으므로 여드름에 고름이 생길 때 쓰면 좋다.

**화농성염증(곪은 종기)일 때** 깨끗이 씻은 호이초에서 짜낸 즙에 곱돌가루를 조금 넣고 고루 섞어 개어서 바른다.

**농가진(헌데)으로 피부 겉면에 생기는 화농성 피부병일 때** 잎을 따서 깨끗이 씻어 물기를 없앤 다음 즙을 낸다. 여기에 분가루를 조금 넣고 묽은 고약으로 만들어 농가진 위에 하루 2~3번 바른다.

**Tips** 산나물 만들어 먹는방법

6~7월경에 잎을 따서 쌈으로 해서 먹는다. 또한 밀가루를 입혀 튀김으로 하면 산뜻한 맛이 나서 먹을 만하다. 잎줄기는 살짝 데쳐서 나물로 하거나 기름으로 볶아서 먹는다. 데쳐서 말려 둔 것은 겨울철의 나물거리나 국거리로 요긴하게 이용할 수가 있다. 쓴맛이 없어 나물로 하는 경우 우려낼 필요는 없으며 가볍게 데치기만 하면 된다.

생태와 특징 다년생 작은 초본 식물이며 겨울에 시들지 않는다. 뿌리는 가늘고 줄기도 가늘며 붉은 자주색이다. 개화기는 5~8월이고 결실기는 7~11월이다.

약용부위 전초

채취시기 사 계절 모두 채취할 수 있다. 전초를 뽑아 깨끗이 씻은 후에 그늘에 말린다.

약초의 성질 맛은 쓰고 맵다. 차가운 성질이 있으며 약간 독이 있다. 폐경, 비경, 대장경에 속한다.

사용방법 말린 약제 10~15g에 물 800ml를 넣고 약한 불에서 반으로 줄 때까지 달여
하루 2~3회로 나누어 마신다.

# 박하

학명: Mentha arvensis var piperascens
이명: 소박하, 집박하, Menthae herba



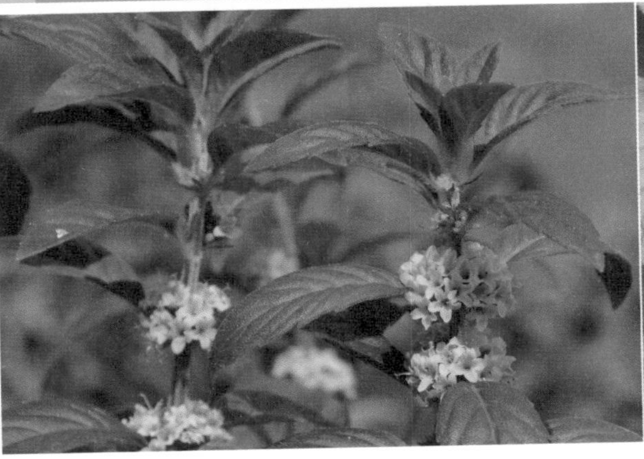

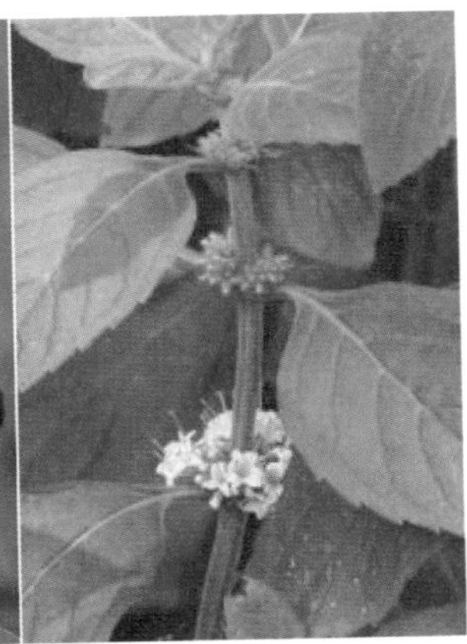

약초의 효능
풍열을 발산시키고, 머리와 눈을 맑게 해주고, 발진을 잘 되게 해준다. 주로 풍열감기, 두통, 눈 충혈, 목 아픔, 입에 독창이 있는 것, 홍역, 풍진, 가슴이 답답한 것 등을 치료한다.

생태와 특징 다년생 방향성 초본 식물이며, 줄기는 직립하고, 높이는 30~80cm이다. 주로 계곡 옆에, 길가 그리고 습지에 자란다.



약용부위 전초

채취시기 여름부터가을에 줄기와 잎이 무성할 때 혹은 꽃이 3번 핀 후에 채취하여 햇볕에 말리거나 그늘에 말린다.

약초의 성질 맛은 맵고 차가운 성질이 있다. 폐경과 간경에 속한다.

사용방법 물 300ml를 넣고 물이 끓으면 약제 2~10g을 넣고 약한 불로 2~3분 끓인 후 하루 2~3회로 나누어 마신다.

**Point** 약선요리

스트레스를 풀어주며 피로회복에 박하차
박하잎 2g, 꿀 약간, 물
커피잔에 박하잎 2g을 준비하고 끓는 물을 부어 5분 정도 우려낸 다음 찌꺼기를 없애고 꿀을 조금 타서 마시면 되는데, 수시로 마셔도 좋다.

오랫동안 전간을 앓으면서 기혈이 부족한 것을 치료 **활호단**
갈호 1마리(네 발톱을 잘라버리고 피 채로 보드랍게 간다)에 주사, 용뇌, 사향 각각 조금씩 넣고 고루 섞이게 간다. 먼저 몽석산을 써서 담연을 내보낸 다음에 가루낸 앞의 약을 박하를 달인 물에 타서 한번 먹는다. 이 약은 심신을 보한다. 심신이 온전해지면 병이 낫는다[입문].

**풍열로 두드러기가 생긴 데 쓴다.** 우엉씨(대력자), 개구리밥풀(부평초) 각각 같은 양을 가루 내어 한번에 8g씩 하루 2번 박하 달인 물에 타서 끼니 사이에 먹는다.

**풍으로 머리가 아픈 데 쓴다.** 박하 4~6g을 한번 양으로 하여 물에 달여 끼니 뒤에 먹는다.

**열이 날 때(발열)** 신선한 박하잎 25~30g을 물 200ml에 달여 하루에 2~3번에 갈라 끼니 뒤에 먹는다.

# 부평초

학명: *Spirodela polyrrhiza, Lemna perpusilla*
이명: 부형, 수평, 부평초, *Spirodelae herba*





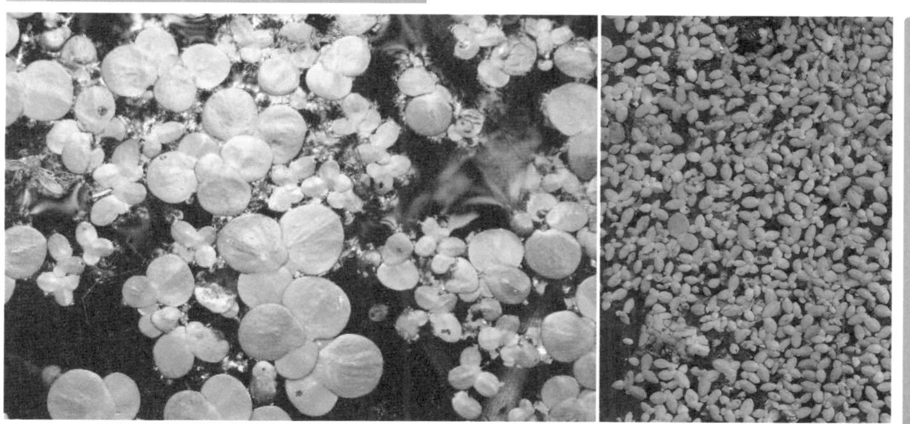

약초의 효능
발한하여 표증을 풀어준다. 발진을 도와주고 가려움을 없애준다. 부기를 가라앉히고 열을 내려준다. 해독한다. 주로 풍열, 홍역, 습진으로 인한 가려움, 부종, 융폐(방광 결석증), 독창, 단독, 화상 등을 치료한다.

생태와 특징
수생 초본 식물이며 뿌리는 하나만 있다. 뿌리는 가늘다. 못, 논, 호수 등에서 자란다. 늘 개구리밥과 함께 자란다.

약용부위 전초

채취시기 6~9월에 채취 후에 이물질을 제거하여 깨끗이 씻은 다음에 햇볕에 말린다.

약초의 성질 맛은 맵고 성질은 차갑다. 폐경과 방광경에 속한다.

사용방법
말린 약제 3~10g에 물 800ml를 넣고 약한 불에서 반으로 줄 때까지 달여 하루 2~3회로 나누어 마신다. 말리지 않은 신선한 것은 15~30g을 사용한다.

**얼굴에 주근깨가 생긴 데는** 오매살, 양두나무가지, 주염열매(조협), 개구리밥(부평초, 뒷면이 지줏빛이 나는 것) 각각 같은 양으로 하여 가루를 내어 가루비누같이 만들어 쓰는데 이것으로 얼굴을 씻으면 주근깨가 절로 없어진다.[입문]

**모든 풍증과 반신불수, 파상풍 등에 쓴다.** 개구리밥(부평초) 아랫면에 자줏빛이 도는 것 500g을 햇빛에 말려 가루낸 다음 졸인꿀로 반죽하여 3g 되게 알약을 만든다. 한번에 5알씩 하루 3번 끼니 사이에 쓴다.

**반신불수**에는 부평초 300g을 말려 낸 가루를 꿀에 개어 새끼손가락 굵기만큼 환을 지어 저녁마다 두 알씩 씹어 먹고 땀을 낸다.

**탈항일 때** 개구리밥풀(부평초) 보드랍게 가루내어 항문을 깨끗이 씻고 뿌려준다.

# 순비기나무

학명: Vitex rotundifolia
이명: 만형자, 만형실, 만형자나무, Viticis fructus



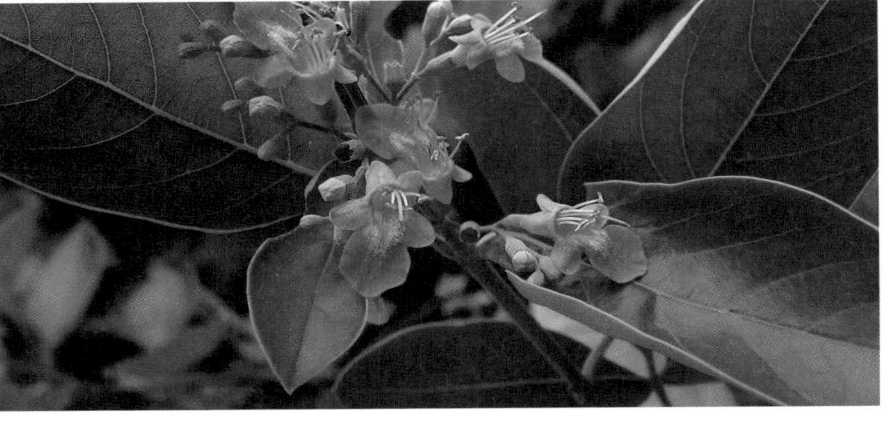

약초의 효능

열을 내려주고, 머리와 눈을 맑게 해준다. 주로 풍열감기로 인한 두통, 잇몸이 붓고 아픔, 눈이 충혈 되며 눈물이 나고, 눈이 침침한 증상, 어지러움 등을 치료한다.

생태와 특징

낙엽관목이며 높이는 1.5~5m이다. 향기가 있다. 개화기는 7월이고, 결실기는 9~11월이다. 주로 바닷가, 강가, 평원 근처에 자란다.

약용부위 씨앗

채취시기

가을에 열매가 성숙되었을 때 채취하여 먼저 실내에 3~4일 쌓아 놓은 다음에 펴서 햇볕에 말리거나 온돌로 말린다. 그 다음에는 가지를 제거하여 이물을 없애면 된다.

혈붕을 치료한다. **양혈지황탕** 강활, 방풍, 시호 각각 4g, 생지황, 당귀 각각 2g, 지모, 황백, 형개, 세신, 순비기열매(만형자), 황금, 천궁, 고본, 황련, 승마, 감초 각각 1.2g, 잇꽃(홍화) 0.4g. 위의 약들을 썰어서 1첩으로 하여 물에 달여 먹는다[입문].

**두통(머리아픔)이 왔을 때** 순비기나무열매 12g을 물 200ml에 달여 하루 3번에 나누어 먹거나 또는 가루 내어 한번에 4g씩 하루 3번 먹기도 한다.



약초의 성질

맛은 맵고 쓰다. 약간 차가운 성질이 있다. 방광경, 간경, 위경에 속한다.

사용방법

말린 약제 5~10g에 물 800ml를 넣고 약한 불에서 반으로 줄 때까지 달여 하루 2~3회로 나누어 마신다.

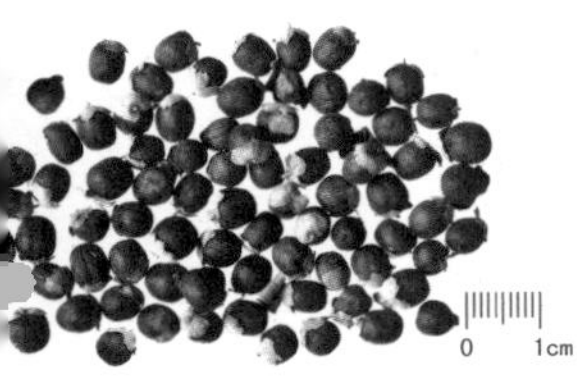

# 승마

학명: Cimicifuga hetadeifolia, C. simplex
이명: 주승마, 계골승마, Cimicifugae rhizoma





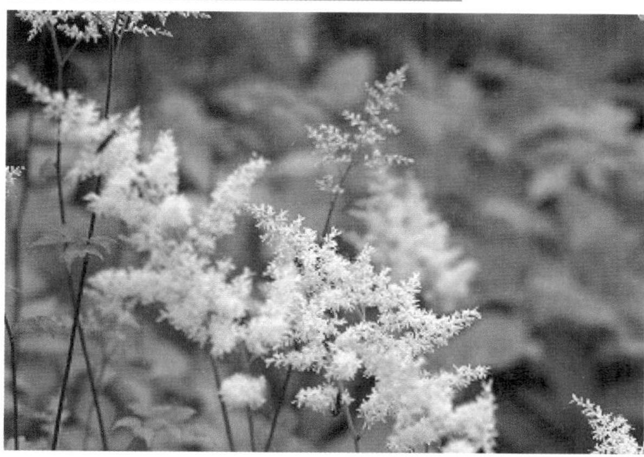

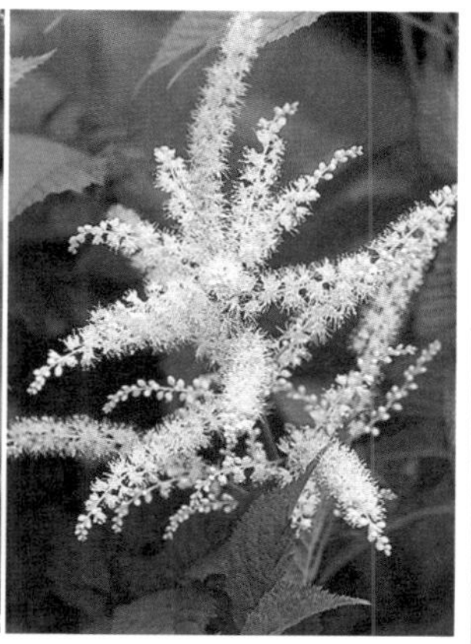

약초의 효능

열을 내려주고 해독작용을 한다. 발진이 잘되도록 한다. 늘어진 것 기를 들어 올려주는 작용을 한다. 입안의 부스럼염증, 인후통, 발진, 두통, 종기, 비장이 허한 설사, 대하증, 하혈 등을 치료한다.

생태와 특징 다년생 초본 식물이며 높이는 1~2m이다. 뿌리와 줄기는 굵고, 표면은 검은색이다.

약용부위 뿌리

채취시기 가을에 캐서 흙을 제거하고 잔뿌리가 마르면 잔뿌리를 제거한 다음에 다시 햇볕에 말린다.

약초의 성질 맛은 맵고 달다. 약간 차가운 성질이 있다. 폐경, 비경, 대장경, 위경에 속한다.

사용방법 말린 약제 3~10g에 물 800ml를 넣고 약한 불에서 반으로 줄 때까지 달여 하루 2~3회로 나누어 마신다.

성생활을 임병이 생기는데 이것을 치료 **익원고진탕**

감초(잔뿌리) 8g, 마, 택사 각각 6g, 인삼, 백복령, 연예, 파극천, 승마, 익지인, 황백(술에 축여 볶은 것) 각각 4g. 위의 약들을 썰어서 1첩으로 하여 물에 달여 빈속에 먹는다[의감].

**성홍열일 때** 승마, 칡뿌리(갈근) 10~15g을 물에 달여 하루 3번에 나누어 먹이면 열이 내린다.

**위하수(위가 아래로 처지는 것)일 때** 승마를 보드랍게 가루 내어 같은 양의 꿀을 넣고 반죽해서 콩알 크기의 알약을 만들어 한번에 20알씩 하루 3번 끼니 뒤에 먹는다.

**유행성감기(돌림감기)일 때** 칡뿌리(갈근), 승마 30~40g을 물에 달여 하루 2~3번에 나누어 끼니 사이에 먹어도 되고 각각 10~15g을 물에 달여 하루 2~3번에 나누어 먹어도 된다.

**Tips 산나물 만들어 먹는방법**

잎이 펼쳐지기 전의 어린순을 뜯어 소금을 넣은 물에 데쳐 찬물로 잠시 우려낸 다음 양념장으로 간을 맞추어 나물로 해서 먹는다. 데쳐서 우려낸 것을 기름에 볶아 간장과 고춧가루로 양념한 것도 먹을 만하다. 지방에 따라서는 국에 넣어 먹기도 한다.

**Point 약선요리**

**승마차**

승마 2~9g을 물 700ml에 넣고 끓기 시작하면 약불로 줄여 30분 정도 달인 후 1일 2~3잔 음용한다.

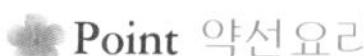

# 시호

학명: Bupleurum falcatum, B. longiradiatum, B. euphorbioides
이명: 자호, 시초, 죽엽시호, 북시호, 뫼미나리, Bupleuri radix

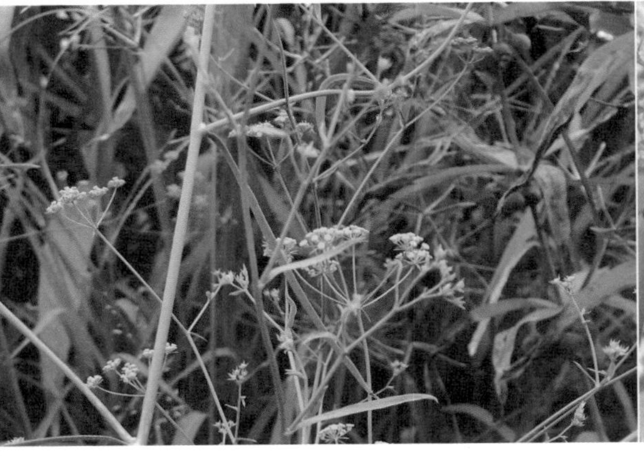

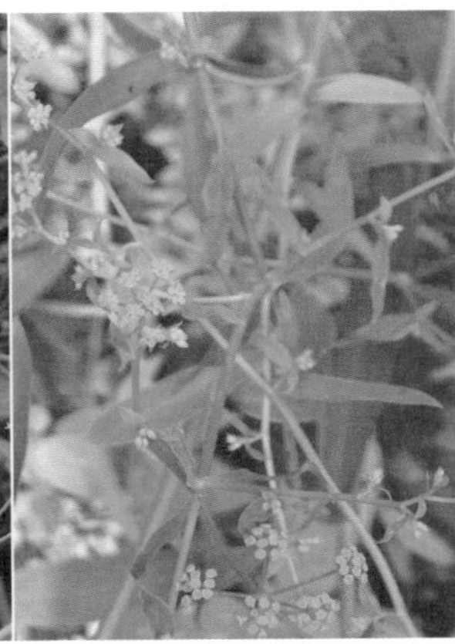

약초의 효능
표증을 풀어 열을 내려준다. 간을 편하게 해주고 울체된 것을 풀어준다. 주로 감기, 열, 춥고 더운 증세가 반복될 때, 두통 어지러움, 월경 불순, 기운이 없어서 나타난 탈항, 자궁하수, 위하수 등을 치료한다.

생태와 특징 다년생 초본 식물이며 높이는 40~85cm이다. 주요 뿌리는 비교적 굵고 단단하다.

약용부위 뿌리

채취시기 봄과 가을에 모두 캘 수 있다. 채취한 후에 흙을 제거하고 햇볕에 말린다.

약초의 성질 맛을 쓰고 맵다. 약간 차가운 성질이 있다. 간경과 담경에 속한다.

사용방법 말린 약제 3~10g에 물 800ml를 넣고 약한 불에서 반으로 줄 때까지 달여 하루 2~3회로 나누어 마신다.

**감기에 시호와 감초가 좋다.** 시호 12g과 감초 4g을 물로 달여서 하루 세 번 밥 먹기 전에 먹는다.
**늑막염일 때** 은시호 15g, 과루피 25g, 황금 15g, 모려 15g, 모려 15g, 감초 5g을 물로 달여서 하루에 2번 먹는다.
**열이 날 때(발열)** 말린 시호뿌리를 가루 내어 한번에 2~4g씩 하루 2~3번 끼니 전에 먹는다.
**액취증(암내)일 때** 시호와 택사 각각 3.8g, 차전자와 목통 각각 1.9g, 생지황, 당귀, 용담 각각 1.1g, 황금, 황련, 대황 각각 0.4g을 540ml의 물로 360ml될 때까지 달인다. 이것을 하루 3번 나누어 마신다. 이렇게 2개월간 계속하면 낫는다.

**지방간 억제작용에는 시호차**
시호 20g
물 600ml에 재료를 넣어 달인 후 찌꺼기는 건져냅니다. 3~6번 정도 나누어 마시면 된다.

**Point** 약선요리

**두통, 고혈압에 좋은 미나리죽**
뿌리를 제거하지 않은 미나리 약120g, 백미 적당한 분량
미나리를 뿌리가 달린 채 깨끗이 씻은 다음 먹기 쉽게 잘게 자른다. 죽 속에 미나리를 넣고 몇 차례 더 끓인다. 약간 간이 들어가면 맛이 별미이다.

**Tips** 산나물 만들어 먹는방법

4월부터 5월 사이에 어린줄기와 연한 잎을 살짝 데쳐서 나물로 먹는다. 미나리와 흡사한 향기를 지니고 있으며 그윽한 맛이 있다. 씹히는 느낌도 미나리와 같으며 때로는 김치에 넣어 먹기도 한다.

# 칡

생약명: 갈근

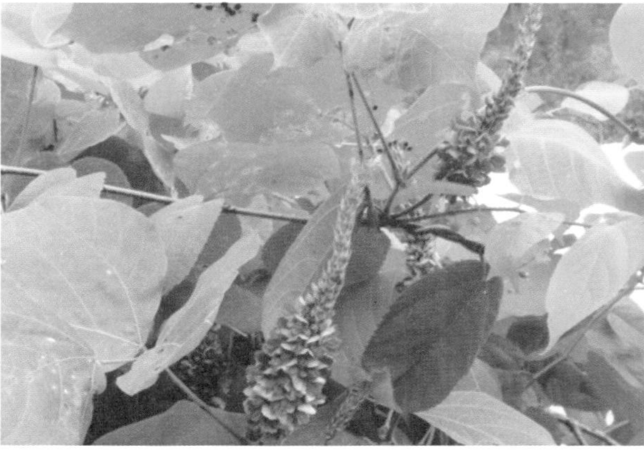

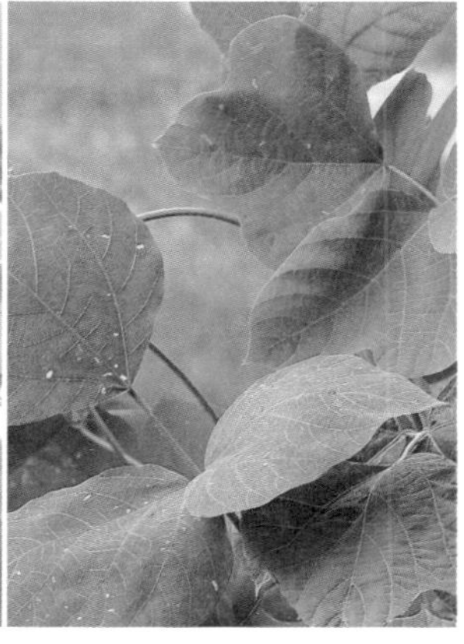



약초의 효능

열을 내려준다. 체액 분비를 촉진시키고 발진을 도와준다. 양기를 돕고 설사를 멎게 한다. 주로 감기, 열, 두통, 목과 등, 어깨통증, 갈증, 홍역, 당뇨, 이질, 설사, 고혈압 등을 치료한다.

생태와 특징 다년생 낙엽 덩굴 식물이다. 잎자루 끝에 세 개의 잎이 붙어있다. 개화기는 4~8월이며 결실기는 8~10월이다.

약용부위 뿌리

채취시기 뿌리를 캔 후에 흙을 제거하고 거친 껍질도 제거한 다음에 얇게 자른 후에 햇볕에 말리거나 온돌로 말린다.

약초의 성질 맛은 달고 맵다. 성질은 보통이다. 비, 위경에 속한다.

사용방법 말린 약제 10~15g에 물 800ml를 넣고 약한 불에서 반으로 줄 때까지 달여 하루 2~3회로 나누어 마신다.

**몸의 여윔을 막고 콩팥의 기능을 높여주며 갈증을 멈추는 작용이 있다.** 칡뿌리(갈근), 인삼 2:1의 비로 섞어서 보드랍게 가루 내어 한번에 12g씩 하루 2~3번 물에 달여 끼니 뒤에 먹는다.

**유행성감기(돌림감기)일 때** 칡뿌리(갈근), 승마 30~40g을 물에 달여 하루 2~3번에 나누어 끼니 사이에 먹어도 되고 각각 10~15g을 물에 달여 하루 2~3번에 나누어 먹어도 된다.

**감기가 걸렸을 때** 칡뿌리(갈근) 40~50g을 물에 달여 먹고 땀을 낸다.

**숙취해소, 해독, 피로회복에 좋은 갈근차**

갈근 20g

물 10컵을 끓이는 도중에 재료를 넣고 또다시 중불로 끓인 후 약한 불에서 15분 정도 끓이면 된다. 맛과 향이 푹 우러나면 체에 걸러 칡은 건져내고 차게 해서 마시면 좋다.

**Tips** 산나물 만들어 먹는방법

뿌리로부터 녹말을 채취하여 식용으로 하며 연한 순을 나물로 하거나 쌀과 섞어 칡밥을 지어먹는다. 또한 뿌리로 즙을 내어 마시기도 한다. 잎을 말리거나 볶듯이 익혀 차 대용으로 해도 좋다.

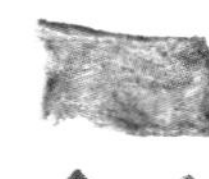

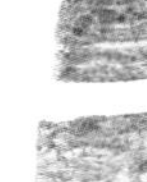

**Point** 약선요리

**감기나 고혈압에 좋은 갈근죽**

갈근분 30g, 백미 60g

갈근분(갈근에서 만들어 낸 전분)은 슈퍼 등에서 팔고 있어 간단하게 구입할 수사 있다. 먼저 백미로 죽을 쑤는데 죽이 다 되어갈 무렵에 갈근분을 넣는다.

# 콩

학명: Glycine max
이명: 담시, 향시, Santali albae lignum

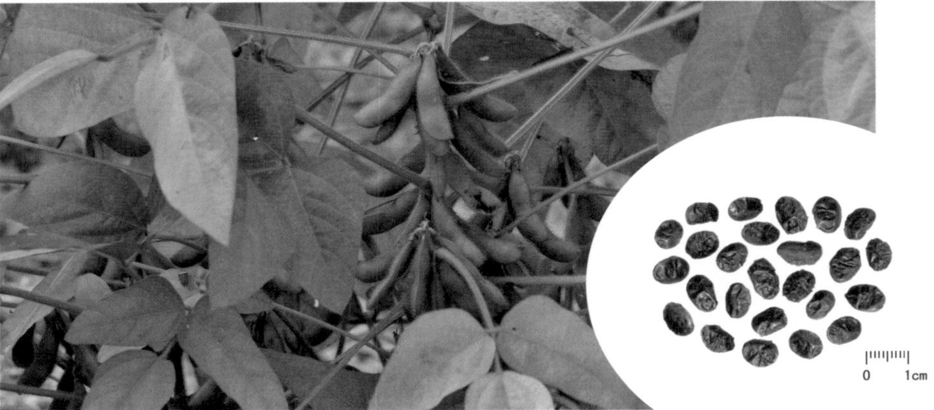


약초의 효능

표증을 풀어 주고 답답한 것을 풀어준다. 가슴속의 화를 풀어주고 주로 감기, 두통, 가슴이 답답하고 잠을 이루지 못하는 것을 치료한다.

생태와 특징 일년생 직립 초본 식물이며 높이는 60~180cm이다. 줄기는 굵고, 갈색 긴 강모가 있다.

약용부위 씨앗

약초의 성질 맛은 쓰고 맵다. 차가운 성질이 있다. 폐경과 위경에 속한다.

사용방법

말린 약제 10~15g에 물 500ml를 넣고 약한 불에서 반으로 줄 때까지 달여 하루 2~3회로 나누어 마신다.

**뼈가 연약한 것과 풍으로 허리와 무릎이 아픈 것을 치료한다.** 은조롱 600g과 쇠무릎(우슬) 300g을 섞어서 검정콩(흑두) 3되를 삶은 물에 버무려 세 번 찐 다음 짓찧는다. 이것을 볕에 말려 가루내서 대추살에 반죽하여 먹기 좋은 크기로 알약을 만든다. 한번에 50~70알씩 술로 먹는다.[입문]

**고구마 먹고 체한 데** 콩으로 만든 된장 반 숟가락을 물 한 사발에 풀어서 한번에 마신다.

**중풍으로 팔다리가 마르고 등이 굳어지는 데는** 검은콩 9l를 볶아 술 28.8l에 넣어 밀봉하여 두었다가 콩은 버리고 술만 자주 마신다.

**뇌졸중일 때** 의식이 있을 때에는 사향을 보드랍게 가루 내어 0.2~0.3g을 참깨기름 또는 콩기름 등에 풀어서 먹이며, 의식이 없을 때에는 사향가루를 콧구멍에 불어 넣는다.

**Point** 약선요리

**해열작용에 효과적인 콩나물 죽**

백미 1컵, 콩나물 100g, 쇠고기 50g(간장 큰 술,다진 파다진 마늘 2작은 술씩, 참기름 큰 술, 깨소금 1작은 술), 물 7컵, 국 간장 약간

백미를 물에 넣어 충분하게 불린 다음 물기를 제거하고 콩나물은 꼬리를 제거하고 씻은 다음 물기를 제거한다. 쇠고기는 부드럽게 다져 별도로 양념을 해둔다. 질그릇냄비 준비한 콩나물과 소고기를 넣고 물을 붓고 뚜껑을 꼭 덮고 끓인다. 콩나물이 익으면 물을 더 붓고 끓이다가 백미를 넣어서 강한 불로 죽을 쑨다. 죽이 한소끔 끓어오르면 불을 줄여 쌀알이 퍼지도록 은근히 쑤면 완성된다. 입맛에 맞게 국 간장으로 간을 하면 된다.

**Tips** 두향차 만들어 먹는방법

**더위를 막거나 어린이발육부진에 매우 효과적인 두향차**

흰콩 500g, 대추 20개

흰콩을 하룻밤동안 물에 불려 껍질을 벗긴 후 물기를 제거한 후 찜통에서 넣어 푹 찝니다. 찐 콩을 바싹 말려 약한 불에 볶은 다음 빻아서 가루로 만듭니다. 이것을 방습제를 넣은 통에 보관하고 대추는 잘 씻어 물기를 뺀 후 채 썰어 보관한다. 그 다음 찻잔에 콩가루 2큰 술을 넣고 끓는 물을 붓고 꿀이나 설탕을 넣어 잘 섞은 다음 대추채를 띄어 마신다.

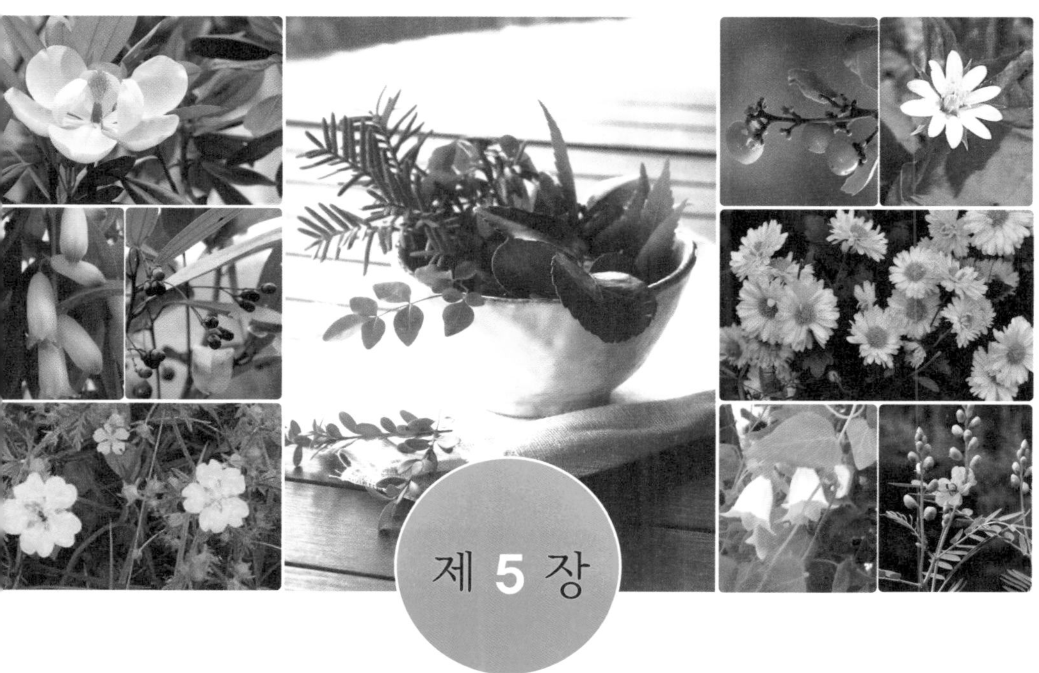

# 제 5 장

# 열을 내려주어 치료하는 약초 약재

- 원인을 제거하고 열을 내려 치료하는 약초
- 습을 말려주고 열을 내려주어 치료하는 약초
- 독을 풀어주고 열을 내려주어 치료하는 약초
- 피를 차갑게 하고 열을 내려주어 치료하는 약초
- 기가 부족하여 생기는 열을 치료하는 약초

# 갈대

학명: Phragmites communis
이명: 노모근, 노고근, 노근, Phragmitis rhizoma



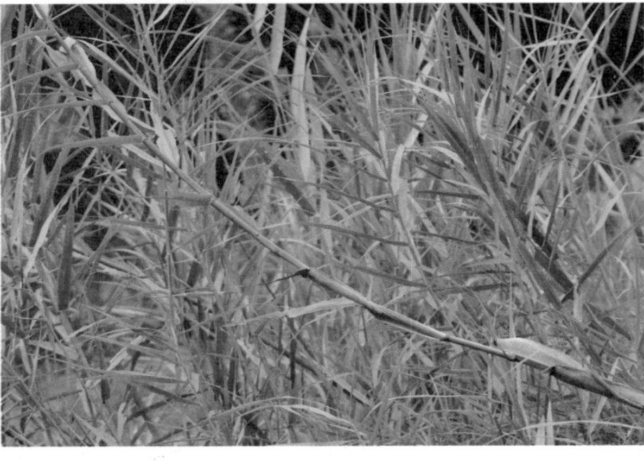

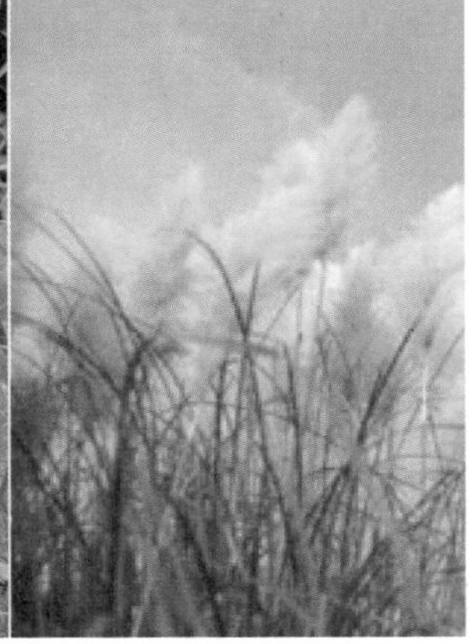

약초의 효능

열을 내려주고 체액의 분비를 촉진시키고 답답한 것을 없애고 구토를 그치게 한다. 주로 열병 갈증, 위에 열이 나서 토할 때, 임증 등을 치료한다.

생태와 특징 다년생 높은 초본 식물이며 높이는 1~3m이다. 지하의 줄기는 굵고 옆으로 자란다. 줄기는 직립하고 속이 비어 있다.

채취시기 사계절 모두 캘 수 있다. 채취 후에 싹과 잔뿌리 그리고 잎을 제거하여 신선할 때 사용하거나 햇볕에 말린다.



약용부위 뿌리

약초의 성질 맛은 달고 차가운 성질이 있다. 폐경과 위경에 속한다.

사용방법 말린 약제 15~30g에 물 800ml를 넣고 약한 불에서 반으로 줄 때까지 달여 하루 2~3회로 나누어 마신다. 생것은 2배를 사용한다. 즙을 내어 마실 수 도 있다.

**Point** 약선요리

방광염, 관절염에도 효과가 있는 노근차
갈대 뿌리(노근) 6~12g
갈대 뿌리(노근) 6~12g을 물 600ml에 넣고 강한 불에 끓여서 우려낸 물을 마신다. 봄이나 가을에 뿌리줄기를 캐어 수염 부리는 제거하고 햇볕에 말린다. 하지만 말리지 않은 신선한 것이 더 좋다.

헛구역과 딸꾹질, 5열로 답답해하는 것을 치료한다. 갈뿌리(노근) 200g 을 물에 달여 2홉 반을 단번에 먹는데 7홉 반 정도 먹으면 낫는다.[본초]

생 갈뿌리 120g, 지모 20g을 물에 넣어 달여서 하루 2~3번에 나누어 끼니 뒤에 복용하면 된다. 소갈로 심하게 목이 마르거나 배고프고 번열이 나는 데 쓰면 좋다. 지모는 혈당을 낮추는 작용을 한다.

더위를 먹었을 때 깨끗하게 씻은 갈뿌리 20g을 잘게 썰어서 물 200ml를 넣고 세지 않은 불에 한 시간쯤 달여서 찌꺼기는 비리고, 그 물에 녹두 50g, 입쌀 50g을 씻어 넣고 죽을 쑤어 한 번에 먹는다. 하루에 세 번씩 2~3일간 먹으면 잘 낫는다.

복어에 중독되었을 때 신선한 갈뿌리 40g을 물에 달여 하루 2~3번에 나누어 먹는다. 며칠 동안 먹으면 중독증상이 좀 풀린다.

요도염일 때 옥수수수염 250g, 노근 50g, 생 당쑥(인진) 25g을 물로 달여서 하루에 2번 먹는다.

# 개맨드라미

학명: Celosia argentea
이명: 청상자, 우미화자, Celosiae semen



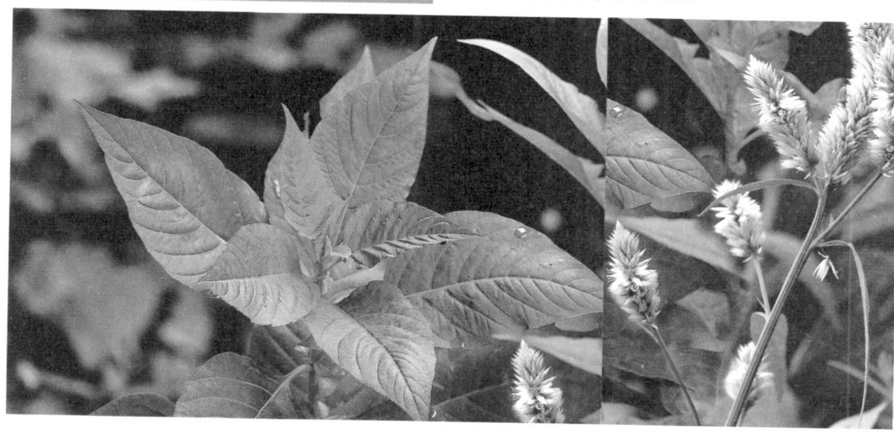

약초의 효능

간과 눈을 맑게 해주고 백반 증을 없앤다. 주로 간에 열이 있고 눈이 붉고 눈에 백반증이 생겨서 물건을 잘 보지 못할 때, 간열로 인한 어지러움 등을 치료한다.

**간을 편안하게 하는데** 주로 간의 열독을 없앤다. 가루 내어 먹는다.[본초]
**월경과다증일 때** 맨드라미(계관화) 꽃이삭을 햇볕에 잘 말린 다음 가루 내어 한번에 6g씩 하루 2번 끼니 전에 술에 타서 먹는다.
**탈항일 때** 맨드라미씨, 방풍 각각 같은 양을 보드랍게 가루 내어 한번에 5g씩 하루 한번 끼니 뒤에 먹는다.
**월경과다증일 때** 맨드라미(계관화) 꽃이삭을 햇볕에 잘 말린 다음 가루 내어 한번에 6g씩 하루 2번 끼니 전에 술에 타서 먹는다.

생태와 특징

일년생 초본 식물이며 높이는 30~90cm이다. 털이 없고 줄기는 직립하고 윗부분은 녹색이나 붉은 자주색 가지가 있다. 개화기는 5~8월이고 결실기는 6~10월이다. 주로 길가, 평원의 비교적 건조한 양지에 자란다.

약용부위

씨앗

채취시기

가을에 열매가 성숙되었을 때 식물체를 캐거나 이삭을 딴다. 햇볕에 말린 후 씨앗을 채취하여 이물을 제거한다.

약초의 성질

맛은 쓰고 약간 차가운 성질이 있다. 씨앗의 껍질이 얇고 쉽게 부러진다. 간경에 속한다.

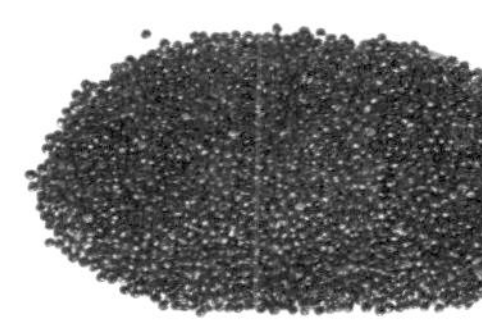

사용방법

말린 약제 5~15g에 물 800ml를 넣고 약한 불에서 반으로 줄 때까지 달여 하루 2~3회로 나누어 마신다.

# 결명자

학명: Casssia tora
이명: 결명자, 결명씨, 초결명, 결명초, Cassiae semen



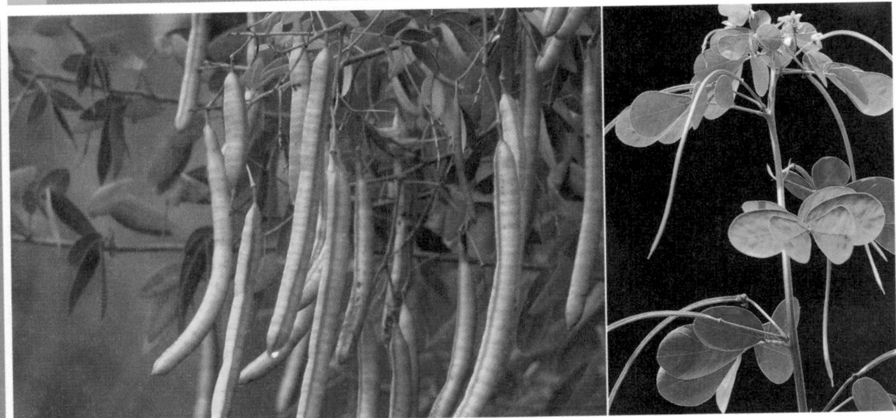

약초의 효능
열을 내려주고 눈을 맑게 해준다. 장을 윤택하게 하여 대변을 잘 나오게 해준다. 주로 눈충혈과 통증, 눈물을 많이 흘릴 때, 두통, 어지러움, 눈이 침침할 때, 변비 등을 치료한다.

생태와 특징 일년생 반 관목 초본식물이며 높이는 0.5~2m이다. 윗부분은 가지가 많다. 잎은 대생엽이고 우상복엽이다.



약용부위 씨앗

채취시기 가을에 성숙한 열매를 채취하여 햇볕에 말린 후에 씨앗을 채취하고 이물을 제거한다.

약초의 성질 맛은 달고 쓰고, 짜다. 약간 차가운 성질이 있다. 간경과 대장 에 속한다.

사용방법 말린 약제 10~15g에 물 500ml를 넣고 약한 불에서 반으로 줄 때까지 달여 하루 2~3회로 나누어 마신다. 다른 약제와 같이 쓰지 않을 경우 30g까지 사용 가능하다.

**두풍증을 치료하는데 눈을 밝게 한다.** 베개를 만들어 베고 자면 녹두보다 낫다.

**편두통일 때**에는 가루를 내서 물에 개어 태양혈부위에 붙이면 아주 좋다.

**더위를 먹었을 때** 결명자 100g에 물 1l를 넣고 한 시간 달여서 찌꺼기는 버리고, 50~60℃의 온도에 솔잎을 썰어서 담갔다가 우려낸 다음, 찌꺼기는 성긴 천에 짜서 버리고 얻은 약물을 한번에 한 잔씩 하루에 서너 번 마신다.

● 하루 10~15g씩 물에 달여서 2~3번에 나누어 먹는다. 눈을 밝게 하며 **핏속의 콜레스테롤 양을 낮추며 혈압도 낮추게 하는 작용이 있다.**

**복막염일 때** 결명자와 이질풀 각각 18.8g을 720ml의 물로 달여서 절반이 되면 차 대신에 하루에 다 마신다.

**비타민 A 부족증인 야맹증일 때** 결명씨(결명자), 댑사리씨(지부자) 각각 20g을 물에 달여 하루 2~3번에 나누어 먹는다.

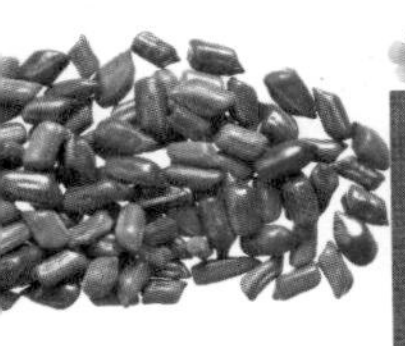

**Point** 약선요리

**시력을 증진, 현기증, 만성변비, 노인성변비엔 결명차**

결명자 20g

물 600ml 에 재료를 넣고 끓이는데, 끓기 시작하면 불을 줄인 후 은은하게 오랫동안 달이면 완성된다. 건더기는 체로 걸러내고 물만 찻잔에 따라 낸 다음 기호에 맞춰 꿀을 타서 마시면 된다.

# 꿀풀

학명: Prunella vulgaris var. asiatica, P. vulgaris var. aleutica
이명: 석구, 유월건, 꿀방망이, 꿀풀, Prunella spica

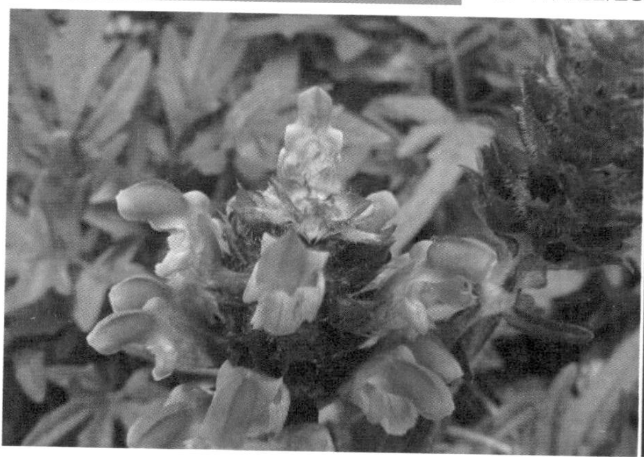
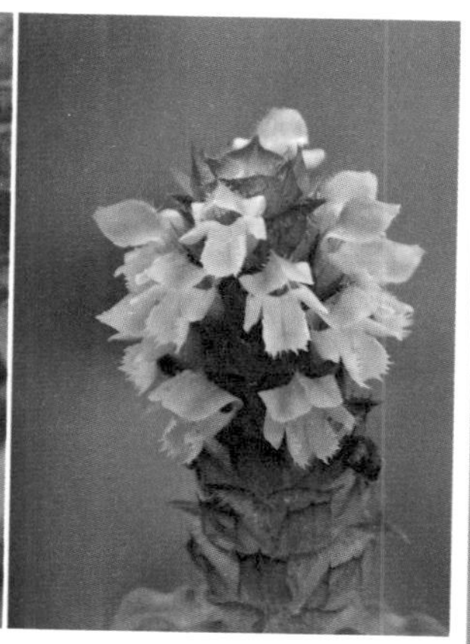





약초의 효능

간과 눈을 맑게 해주고 해독하는 효과가 있다. 주로 눈충혈, 눈통증, 두통 어지러움, 이명, 유선염, 유행성 이하선염, 종기, 급성 간염, 만성 간염, 고혈압 등을 치료한다.

생태와 특징 다년생 초본식물이며 줄기의 높이는 15~30cm이다. 개화기는 4~6월이고 결실기는 6~8월이다. 강가, 길가 그리고 풀숲에서 자란다.

약용부위 전초

채취시기 여름에 고동색으로 변할 때 캐서 이물을 제거하여 햇볕에 말린다.

약초의 성질

맛은 맵고 쓰다. 차가운 성질이 있다. 간경과 담경에 속한다.

사용방법

말린 약제 10~15g에 물 800ml를 넣고 약한 불에서 반으로 줄 때까지 달여 하루 2~3회로 나누어 마신다.

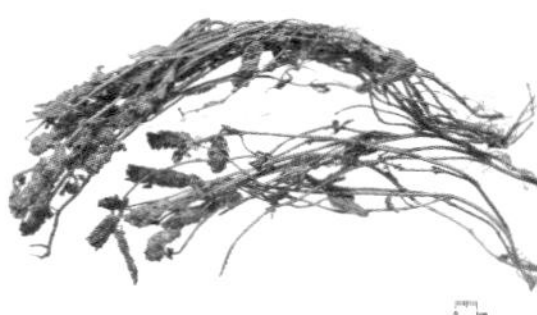

**눈알이 아픈 것이 밤이 되면 더 심해지는 것을 치료한다.** 꿀풀 20g과 향부자 40g을 가루를 내어 한번에 4g씩 찻물에 타서 먹는다.[본초]

**장암일 때** 꿀풀(하고초) 보드랍게 가루 내어 한번에 3~4g씩 하루 3번 먹는다.

**폐결핵일 때** 꿀풀 40g을 물에 달여 제비쑥가루 4g, 자리등딱지가루 2g과 함께 3번에 갈라 끼니 뒤에 먹는다. 침윤성 결핵에 쓴다.

**갑상선이 부어오를 때(갑상선종)** 곤포, 해조, 하고초, 목향 각각 25g, 빈랑, 아출, 천남성, 반하, 모려(닦은 것) 각각 15g, 아조 10g을 물로 달여서 하루에 2번 먹는다. 도합 6첩을 달여서 먹는다.

**고혈압일 때** 국화 10g과 하고초 10g을 한곳에 넣어서 섞은 다음 물 4ℓ를 붓고 반으로 줄어들게 달인 다음에 즙을 짠 후 1일 3회로 나눠어 마시면 된다.

**Tips** 산나물 만들어 먹는방법

어린 싹은 쓴맛이 강해 데쳐서 이틀정도 우려 낸 다음 양념해서 나물로 먹는다.

# 달개비풀

생약명: 압척초



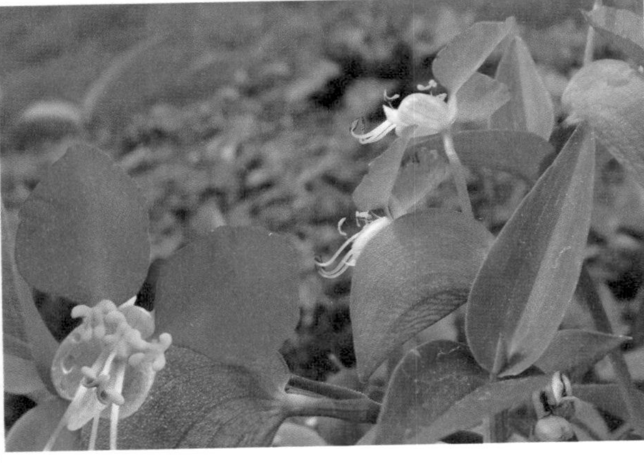
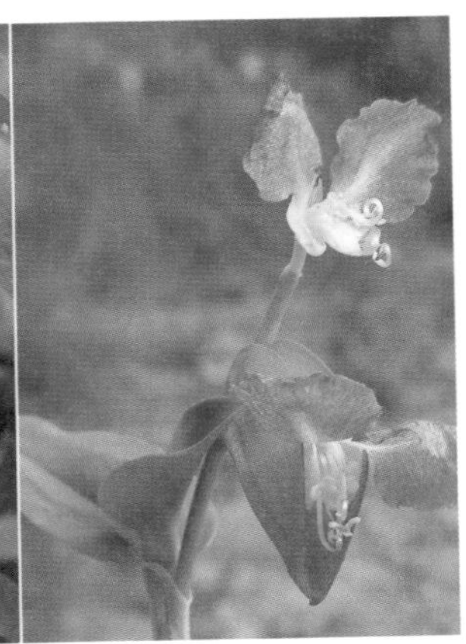

약초의 효능
열을 내려주고 해독작용을 한다. 부종을 빼준다. 주로 풍열 감기, 고열, 인후가 붓고 통증 있을 때, 몸이 붓고, 소변이 적게나올 때 임질, 소변 볼 때의 통증, 용종종기 등을 치료한다.

생태와 특징 일년생 초본 식물이고 높이는 15~60cm이다. 잔뿌리가 많고 줄기는 가지가 많다. 개화기는 7~9월이고 결실기는 9~10월이다.

약용부위 지상면에 있는 부분

채취시기 여름과 가을에 캐서 햇볕에 말린다.

약초의 성질 맛은 달고 담백하다. 차가운 성질이 있다. 폐경, 위경, 소장경에 속한다.

사용방법
말린 약제 15~30g에 물 800ml를 넣고 약한 불에서 반으로 줄 때까지 달여 하루 2~3회로 나누어 마신다. 생것은 두 배를 쓴다.

**열이 몹시 나면서 구토 설사를 할 때 쓴다.** 달개비를 채취하여 깨끗이 씻은 다음 절구에 짓찧어 성긴 천에 짜서 그 즙을 마신다. 어른은 한번에 300~400ml씩 하루에 세 번 먹으며, 4~5세의 어린아이는 한번에 30~50ml씩 먹인다. 2~4시간 정도 지나면 구토 설사 횟수가 드물어진다.
**충수염(맹장염)일 때** 닭의장풀은 약명으로 압척초라고 하는데 이것을 깨끗이 씻어 짓찧어 즙을 내여 큰 맥주컵 하나씩 먹는다. 몇번 먹는다.
**단독(급성 염증)일 때** 신선한 풀 60g을 물에 달여 하루 3번에 나누어 먹으면서 신선한 것을 짓찧어 국소에 바른다.
**만성신장염(만성콩팥염, 만성신염)일 때** 달개비풀 12~20g(신선한 것은 80~120g, 최고 200~280g)을 물에 달여 하루 3번에 나누어 먹는다.

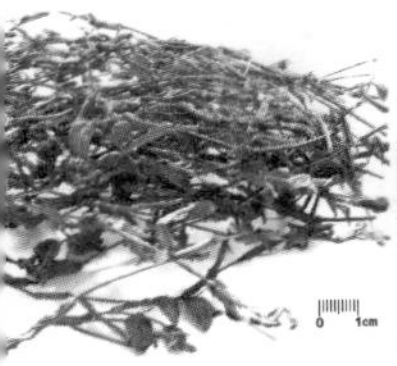

**Point** 약선요리

당뇨예방에 널리 이용되어 온 달개비차
달개비풀 20g
물 600ml 에 재료를 넣고 끓입니다. 장기간 복용할 때는 냉장고에 넣고 갈증이 날 때마다 복용합니다. 2개월 정도 식이요법을 병행하면서 장기간복용하면 효과가 있다.

**Tips** 산나물 만들어 먹는방법

봄에 자라는 새잎을 이용해 나물로 먹는데 잠시 동안 찬물로 우려낸 다음 간을 맞추어야 나물감으로 먹기 좋으며, 한방에서는 뿌리를 달여 복용한다.

# 솜대(조릿대풀)

학명: Lophatherum gracile
이명: 담죽엽, 조릿대풀, Lophatheri herba

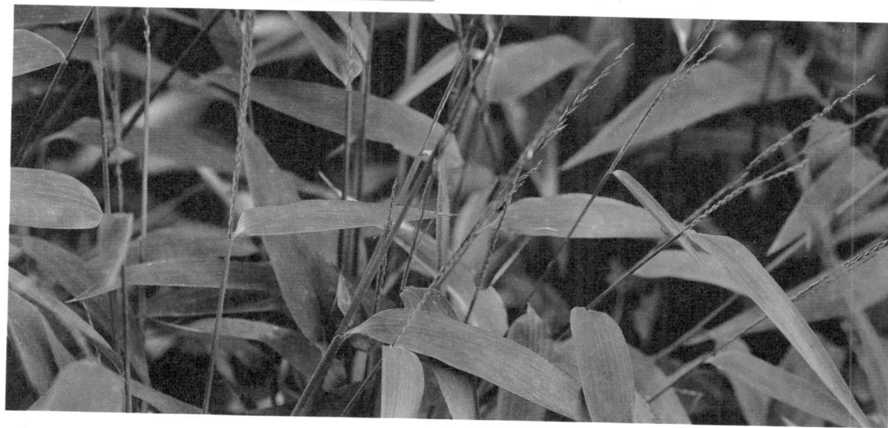



약초의 효능

열을 내려주고 답답한 것을 없애고 이뇨 효과가 있다. 주로 열병으로 인한 갈증, 붉은 소변과, 소변 볼 때의 통증, 입과 혀의 궤양이 있을 때 치료한다.

**불면증일 때**
산조인 40g을 볶아 분말로 하여 1회에 4g씩 조릿대 잎을 끓인 물에 먹는다.

생태와 특징

다년생 초본 식물이며 높이는 40~90cm이다. 근경은 단단하고 굵고 짧다. 잔뿌리는 드물다. 개화기는 6~9월이고 결실기는 8~10월이다.



약용부위

줄기와 잎

채취시기

여름에 꽃 이삭이 아직 나오지 않을 때 채취해서 햇볕에 말린다.

약초의 성질

맛은 달고 담백하다. 차가운 성질이 있다. 심경, 위경, 소장경에 속한다.

사용방법

말린 약제 10~15g에 물 600ml를 넣고 약한 불에서 반으로 줄 때까지 달여 하루 2~3회로 나누어 마신다.

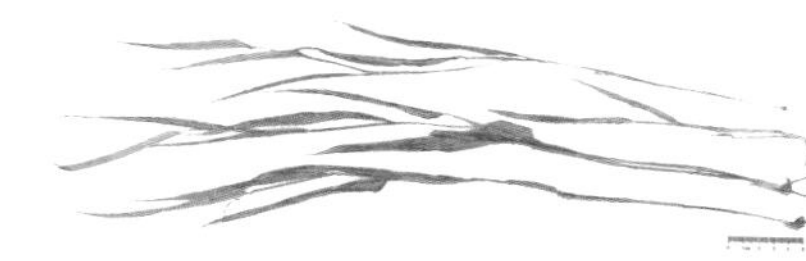

Tips 산나물 만들어 먹는방법

어린순을 데쳐서 쌈으로 먹고, 다른 산나물과 된장이나, 간장, 고추장에 무쳐먹는다
비빔밥에 넣거나, 묵나물로 먹기도 한다.

# 여주

생약명: 고과

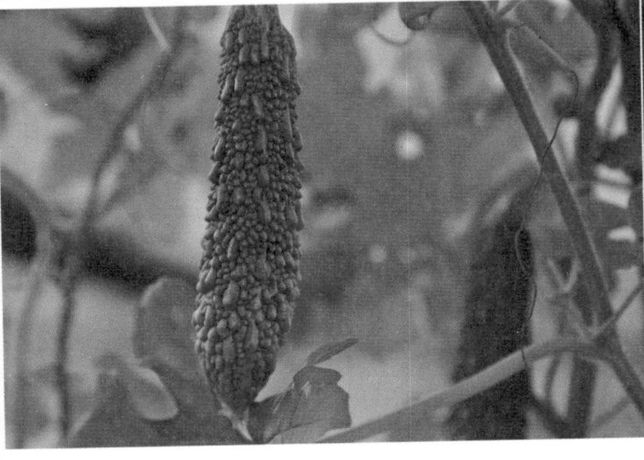
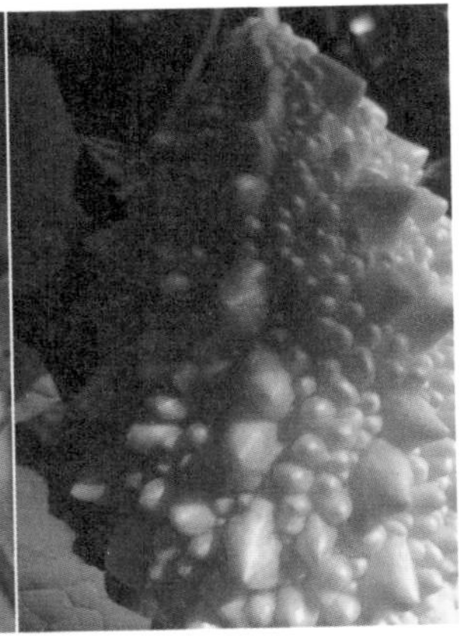

약초의 효능

더위 먹은 것을 치료하고 눈을 맑게 해주고 해독한다. 주로 중서, 갈증, 소갈증, 눈 충혈 통증, 설사, 종기, 부종 등을 치료한다. 특히 당뇨에 좋다.

생태와 특징

일년생 덩굴 초본 식물이다. 가지가 많고 줄기와 가지에 세밀하고 유연한 털이 있다. 씨앗은 편평하고 타원형이다. 개화기는 6~7월이고 결실기는 9~10월이다.

**토하게 하는데 쓸어서 달여 먹는다.**
독이 있기 때문에 많이 먹지 말아야 한다.[본초]

약용부위

열매

채취시기

가을에 열매를 따서 얇게 썰어 햇볕에 말리거나 신선하게 사용한다.

약초의 성질

맛은 쓰고 차가운 성질이 있다. 심경, 비경, 폐경에 속한다.

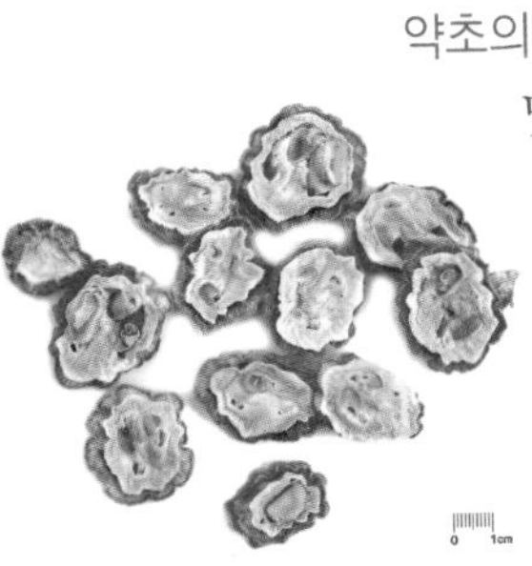

# 연

학명: Nelumbo nuciferag
이명: 연자육, 연실, 우실, 연자국, Nelumbinis semen

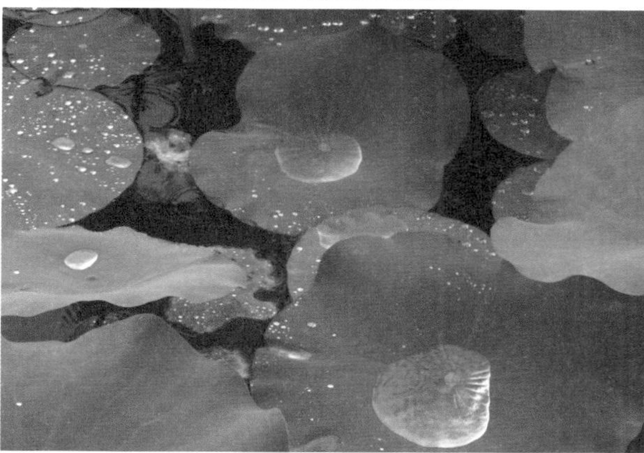
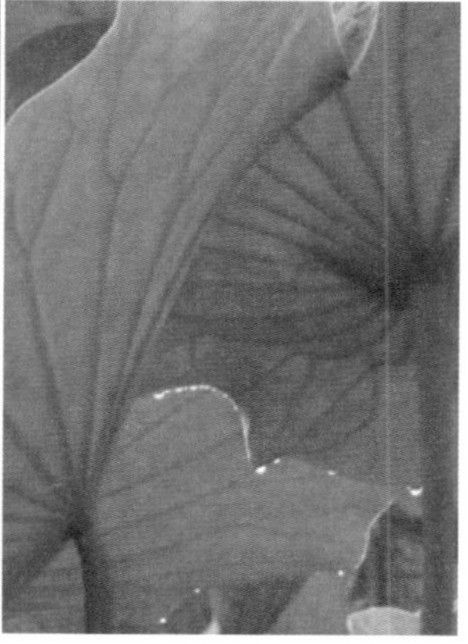



약초의 효능
심열을 식히고 마음을 안정시키고 심장과 신장을 서로 통하게 해준다. 지혈 효과도 있다. 주로 심열, 심장과 신장이 통하지 않을 때, 불면증, 유정, 혈열, 토혈 등을 치료한다.

생태와 특징 다년생 수생 초본 식물이다. 뿌리줄기는 옆으로 자라며 다육이다. 주로 못, 호수와 논에 자란다.

약용부위 씨앗

채취시기 연방으로부터 씨앗을 채취해 햇볕에 말린다.

약초의 성질 맛은 쓰고 차가운 성질이 있다. 심경과 신경에 속한다.

사용방법 말린 약제 1.5~3g에 물 600ml를 넣고 약한 불에서 반으로 줄때까지 달여 하루2~3회로 나누어 마신다.

**유정(정액이 무의식적으로 나오는 증)일 때** 연자육 30g, 주사 4g을 각각 따로 가루 내어 잘 섞어서 한번에 4~6g씩 하루 2~3번 끼니 사이에 더운물에 타서 먹는다.
**이질에 걸렸을 때** 연자육 가루 내어 한번에 8g씩 하루 3번에 갈라 끼니 뒤에 먹는다.
**당뇨병일 때** 산약(마) 12g, 연자육 8g, 메주콩 20g, 현미 20g을 물에 넣어 큰 대접 1대접으로 죽을 끓여 식후 1시간 후 하루 2번 복용하기도 한다.
**장불통증일 때** 콩기름 60g에 연꽃뿌리가루를 넣고 풀처럼 고루 섞이게 개어서 하루 3번에 나누어 끼니 사이에 먹는다.
**코피가 날 때** 연꽃열매 10~20g을 물에 달여 하루 3번 나누어 먹는다. 또는 신선한 뿌리(30~60g)를 즙을 내어 소주잔 한잔정도를 하루 3번에 나누어 먹는다. 마른 것을 쓸 때에는 9~15g을 물에 달여 하루 3번에 나누어 먹는다.

### Tips 연자육차 만드는 방법

**불면증에 좋은 연자육차**
연자육 20g과 물 600㎖
다관에 연자육 20g과 물 600㎖정도를 넣고 달인 다음 2~5회에 나누어 마시면 된다.

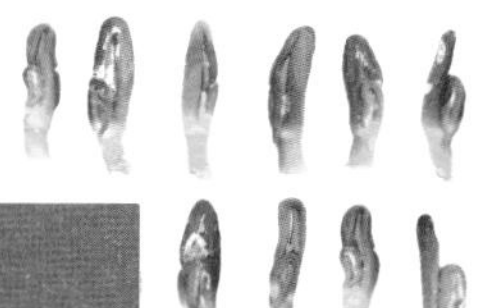

### Point 약선요리

**불면증에 좋은 연자죽**
연자, 멥쌀, 소금
불린 멥쌀과 연자를 넣고 믹서로 곱게 갈아준다. 약한 불에서 천천히 저어가면서 끓여준다. 소금 간을 더한 후 걸쭉하게 끓여주면 완성이다.

# 올방개

생약명: 발제



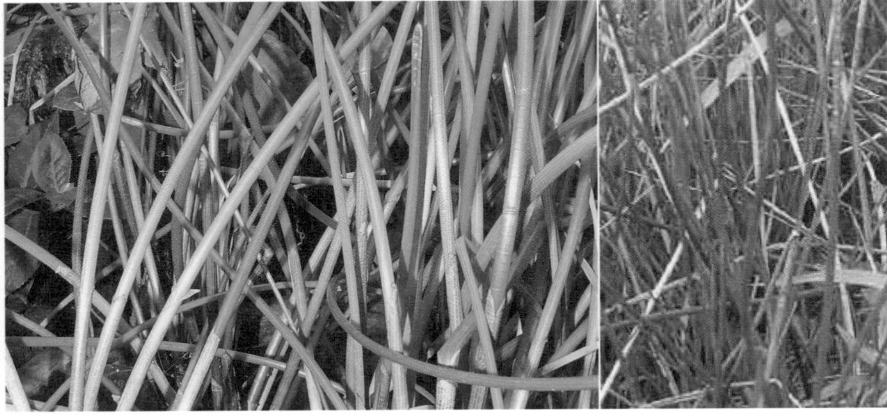

약초의 효능

열을 내려주고 체액의 분비를 촉진해준다. 가래를 없애고 소화를 도와준다. 주로 온병 갈증, 목이 붓고 통증이 있을 때, 가래, 기침, 눈의 충혈. 소갈증, 설사, 황달, 임질, 체했을 때, 사마귀 등을 치료한다.

생태와 특징

다년생 수생 초본 식물이며 높이는 30~100cm이다. 개화기와 결실기는 5~9월이다.



약용부위

덩이뿌리

채취시기

겨울에 캐서 흙을 제거하여 신선하게 사용하거나 바람에 말린다.

약초의 성질

맛은 달고 차가운 성질이 있다. 폐경과 위경에 속한다.

사용방법

말린 약제 30~60g에 물 800ml를 넣고 약한 불에서 반으로 줄 때까지 달여 하루 2~3회로 나누어 마신다.

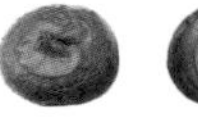
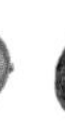
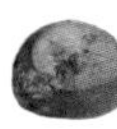
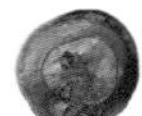
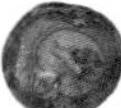
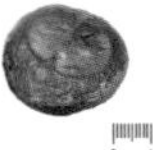

0 1cm

# 지모

학명: Anemarrhena asphodeloides
이명: 야료, 기모, 창지, Anemarrhena rhizoma

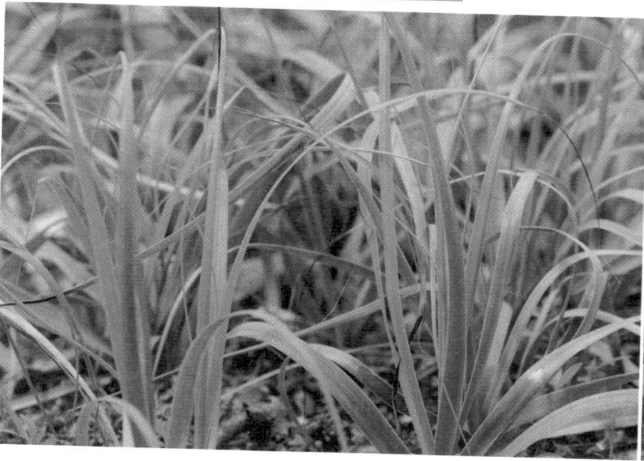
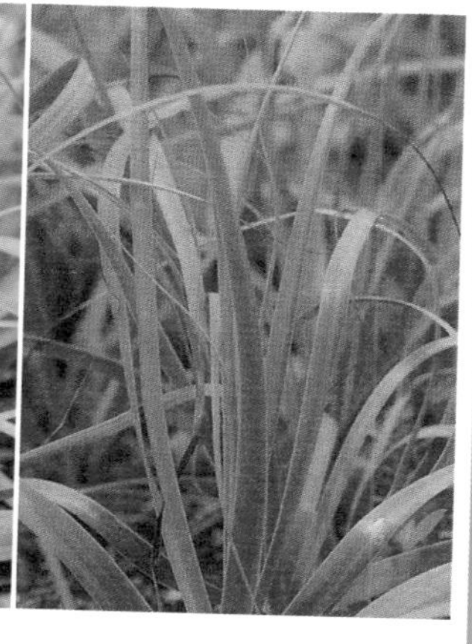

약초의 효능
열을 내려주고 체액의 분비를 촉진시킨다. 주로 열병, 고열로 인한 갈증, 폐열로 생긴 기침, 내열로 생긴 갈증, 장이 건조해서 생긴 변비 등을 치료한다.

생태와 특징 다년생 초본 식물이며 전체에 털이 없다. 뿌리와 줄기는 무성하며 굵다. 개화기는 5~8월이며 결실기는 7~9월이다.

약용부위 전초

채취시기 봄과 가을에 캐서 잔뿌리와 흙을 제거하여 햇볕에 말리거나 온돌로 말린다. 일반적으로 '습지모'로 부른다. 신선할 때 껍질을 제거하여 말린 것은 '지모육'이다.

약초의 성질 맛은 쓰고 달다. 차가운 성질이 있다. 폐경, 위경, 신경에 속한다.

사용방법
말린 약제 6~15g에 물 800ml를 넣고 약한 불에서 반으로 줄 때까지 달여 하루 2~3회로 나누어 마신다.

음이 허하여 화가 동해서 몽설과 유정이 생긴 것을 치료 **보정탕**
당귀, 천궁, 백작약, 생지황(생강즙을 축여 볶은 것), 맥문동, 황백(술을 축여 볶은 것), 지모(봉밀로 축여 볶은 것), 황련(생강즙으로 축여 볶은 것), 산치자(동변으로 축여 볶은 것), 건강(거멓게 볶은 것), 모려(달군 것), 산수유 각각 2g. 위의 약들을 썰어서 물에 달여 빈속에 먹는다[의감].

**폐기종(폐의 확장으로 인한 호흡곤란)일 때** 인삼, 복령, 지모, 천패모, 상백피 각각 60g, 행인, 구감초 각각 150g, 합개 한쌍(두족을 제거하고 노랗게 닦은 것)을 가루 내어 한번에 3g씩 하루에 3번 먹는다.

**혈당량을 낮추는 작용을 한다.** 인삼, 지모를 각각 8g, 석고 6g을 물에 넣어서 달인 후 하루 2번에 나누어 끼니사이에 복용하면 된다. 지모에는 아스포닌, 석고에는 많은 양의 칼슘이 들어 있는데, 이것들은 모두다

**지모는 혈당을 낮추는 작용을 한다.** 생 갈뿌리 120g, 지모 20g을 물에 넣어 달여서 하루 2~3번에 나누어 끼니 뒤에 복용하면 된다. 소갈로 심하게 목이 마르거나 배고프고 번열이 나는 데 쓰면 좋다.

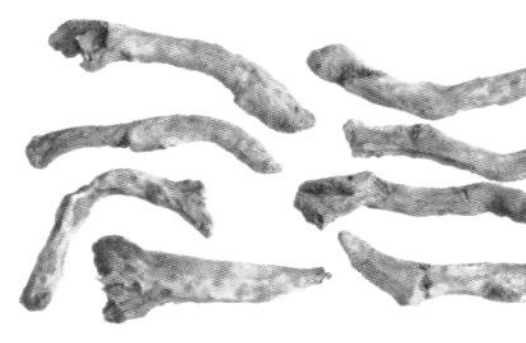

# 치자

학명: Gardenia jasminoides for. grandiflora
이명: 목단, 산치자, 황치자, Gardeniae fructus



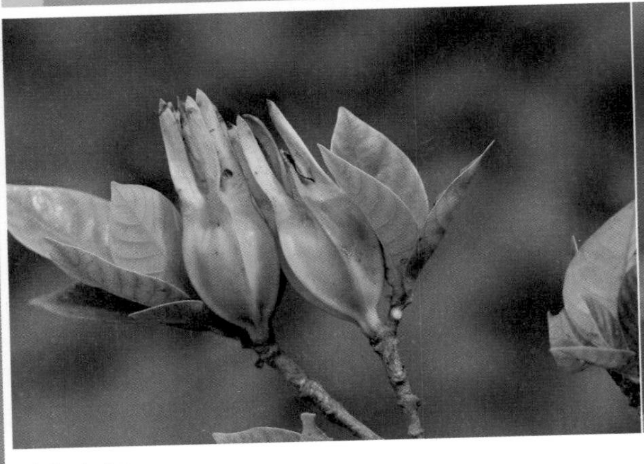

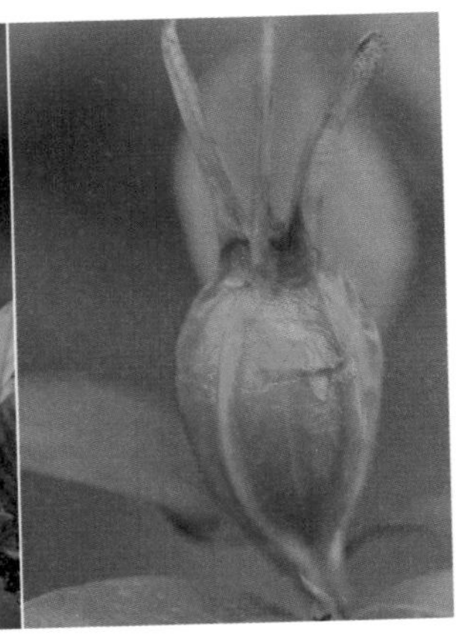

약초의 효능
열을 내려주고 답답한 것을 제거해준다. 피를 차갑게 해주고 해독한다. 주로 열병, 간기가 지나치게 왕성해서 눈의 충혈, 두통, 습열로 인한 황달, 임질, 토혈, 비출혈, 뇨혈, 입안염증, 독창, 삔 데 부기와 통증 등을 치료한다.

생태와 특징 상록관목이며 높이는 1~2m이다. 작은 가지는 녹색이며 어린 땐 털이 있고, 다자라면 털이 없다.



약용부위 꽃

채취시기 10월 중순과 하순에 열매의 껍질이 녹색에서 황록색으로 변할 때 딴다.

약초의 성질 맛은 쓰고 성질은 차갑다. 심경, 간경, 폐경, 위경, 삼초경에 속한다.

사용방법 말린 약제 5~10g에 물 800ml를 넣고 약한 불에서 반으로 줄 때까지 달여 하루 2~3회로 나누어 마신다. 지혈용은 볶아서 쓴다.

**주사비(붉은코)일 때** 치자를 보드랍게 가루 낸 것을 같은 양의 밀랍 녹인 데에 반죽해서 한 알의 질량이 5g 되게 알약을 만들어 한번에 3알씩 먹는다. 약을 쓰는 동안 자극성이 있는 음식을 먹지 말아야 한다.
**타박상을 입었을 때** 치자 짓찧은 데다 따뜻한 술을 넣고 개어서 약천에 펴고 그것을 다친 자리에 2일에 한번씩 갈아붙인다.
**단독(급성 염증)일 때** 속썩은풀(황금)뿌리, 치자(산치자) 각각 같은 양을 보드랍게 가루 내어 물에 개어서 단독이 생긴 부위에 바른다.

## Point 약선요리

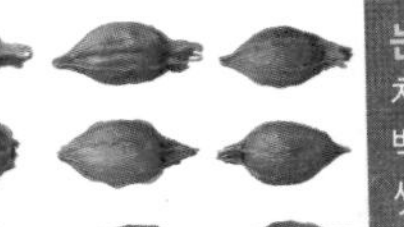

**눈 충혈을 완화해주는 치자 죽**
치자 5g, 백미 50g
백미를 물에 넣어 충분하게 불려둔다. 치자를 깨끗하게 물에 씻어 그늘에서 말린다. 말린 치자를 믹서에 넣어 곱게 간다. 백미로 묽게 쑨 죽이 끓을 때 믹서로 간 치자를 넣은 후 3분가량 더 쑤면 완성된다.

## Tips 치자술 만들어 먹는방법

**피로회복, 식욕증진에 치자술**
준비할 재료 : 치자 열매나 꽃 500g, 소주 1800ml
재료를 용기에 넣고 소주를 부어 밀봉한 다음 시원한 곳에 보관한다. 꽃술은 2개월 정도 지나면 엷은 황색을 띤다. 열매는 4개월 정도 지나면 등황색으로 익는데, 익지 않은 열매는 녹색이 섞인 갈색을 띤다. 꽃술은 2개월에, 열매 술은 4개월이 지난 후에 건더기를 천이나 여과지로 걸러낸다. 열매 술은 맑은 술을 떠내고 한 번 더 소주를 부어 시원한 곳에 5개월 이상 보관한다.

# 깽깽이풀

학명: Coptis chinensis, C. japonica
이명: 천련, 왕련, 지련, 깽깽이풀뿌리, Coptidis rhizoma



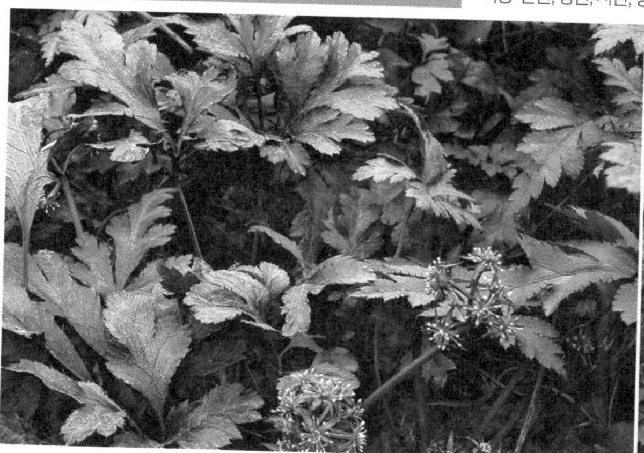
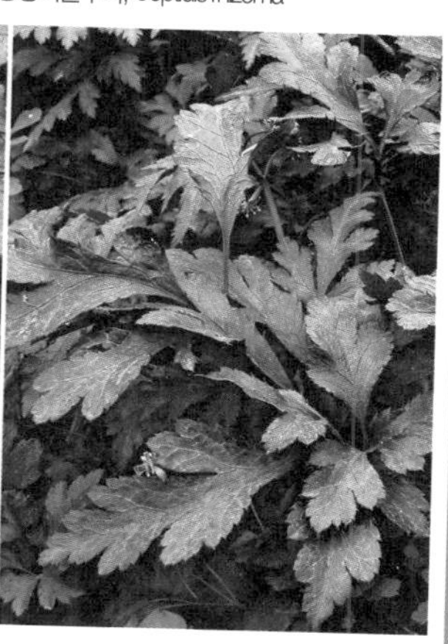

약초의 효능

열을 내려주고 습을 제거하며 해독작용을 한다. 주로 열이 심경에 들어가서 고열 초조하고 불안한 것이나 고열로 인한 토혈, 습열로 인해 나타난 가슴 답답함, 설사, 이질, 심열이 왕성해서 나타난 가슴 답답함, 불면증, 습진, 화상 등을 치료한다.

생태와 특징 다년생 초본 식물이다. 뿌리와 줄기는 황갈색이며 늘 가지가 있다.

약용부위 뿌리와 줄기

채취시기 년중 내내 채취할 수 있지만 늦가을과 초겨울 캐는 것이 가장 좋다. 심은 지 5~6년 된 것을 캐면 가장 좋다.

약초의 성질 맛은 쓰고 차가운 성질이 있다. 심경, 간경, 위경, 대장경에 속한다.

사용방법

말린 약제 2~6g에 물 800ml를 넣고 약한 불에서 반으로 줄 때까지 달여 하루 2~3회로 나누어 마신다. 구토엔 생강즙과 볶은 것을 사용한다.

담화를 잘 내린다. **가미윤하환**
귤홍 320g, 반하(썰어서 소금 20g을 푼 물에 고루 적신 다음 물기가 마르도록 삶아 불에 말린다) 80g, 천남성, 황금, 황련, 감초 각각 40g. 위의 약들을 가루내서 생강즙에 담갔던 증병에 반죽하여 녹두알만하게 알약을 만든다. 한번에 50~70알씩 끓인 물로 먹는다[단심].

**편도선염일 때** 황련, 속썩은풀(황금), 황경피나무껍질(황백) 보드랍게 가루낸 것 각각 2g을 컵에 넣고 끓는 물을 부어 노랗게 우려낸 물로 하루에 6~10번 입가심을 한다.

**혈뇨(피오줌)가 나올 때** 황련 20g, 길짱구 15g을 물에 달여 하루 3번에 나누어 먹는다.

**흉통(가슴아픔)이 있을 때** 현호색, 황련 각각 같은 양을 보드랍게 가루 내어 한번에 4~6g씩 하루 2~3번 데운 술이나 더운 물에 타서 먹는다.

**흰 머리카락이 생길 때** 광나무열매를 술에 푹 축여 쪄서 껍질을 벗겨 버리고 햇볕에 말려 보드랍게 가루낸 것을 황련을 진하게 졸인 물로 반죽해서 알약을 만든다. 이것을 한번에 5~6g씩 하루 3번 끼니 뒤에 먹는다.

# 도둑놈의지팡이

학명: Sophora flavescens, Echinosophora koreensis
이명: 고삼, 수괴, 지괴, 고골, Sophorae radix



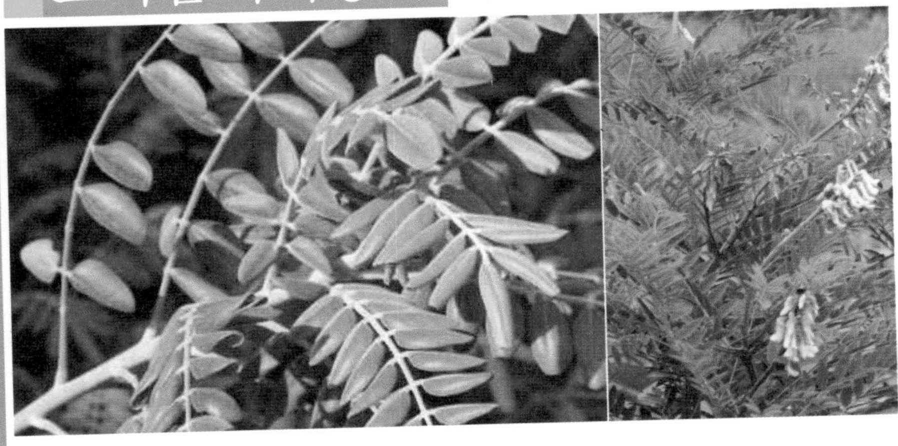

약초의 효능

열을 내려주고 습을 건조시키고 그리고 살충과 이뇨 효과가 있다. 주로 이질, 혈변, 황달, 소변 막힘, 붉거나 흰 대하, 음부의 붓거나 가려운 증상, 습진, 습창, 피부 가려움, 버짐, 나병 등을 치료한다.

생태와 특징 낙엽반관목이고 높이는 105~3m이다. 뿌리는 둥근모양이고 밖의 껍질은 황백색이다. 줄기는 직립이고 가지는 많다. 주로 모래땅 혹은 양지 산비탈 풀숲에서 자란다.

약용부위 뿌리

채취시기 봄과 가을에 캐서 뿌리 잔털과 작은 뿌리를 제거하여 깨끗이 씻은 다음에 건조시키거나 혹은 신선할 때 얇게 썰어 건조시킨다.

약초의 성질 맛은 쓰고 차가운 성질이 있다. 심경, 간경, 위경, 대장경, 방광경에 속한다.

**급성위염으로 급성 염증이 생길 때(체기)** 너삼(고삼) 8~10g을 잘게 썰어 물에 달여서 하루 2~3번에 나누어 끼니 뒤에 먹는다. 또는 보드랍게 가루 내어 한번에 1~2g씩 하루 4~5번 하루나 이틀 동안 먹는다.

**두드러기(담마진)가 일어날 때** 형개, 박하, 너삼 각각 15~20g을 물에 달여 하루 2~3번에 갈라 먹는다.

**만성간염일 때** 생당쑥 3kg, 복숭아나무뿌리 0.5kg, 너삼 1kg을 물에 달여 한번에 100ml씩 하루 3번 끼니 사이에 먹는다.

**만성대장염일 때** 황경피나무껍질 80g, 너삼 40g을 보드랍게 가루 내어 한번에 5g씩 하루 3번 끼니 뒤에 더운물에 타서 먹는다.

**습진이 있을 때** 구운백반과 너삼 각각 30g을 보드랍게 가루낸 데다 술(소주) 150ml를 붓고 고루 섞는다. 여기에 약천을 담가 적셔서 가려운 곳을 가볍게 비벼준다.

사용방법 말린 약제 3~10g에 물 800ml를 넣고 약한 불에서 반으로 줄 때까지 달여 하루 2~3회로 나누어 마신다. 환제로 해서 복용 할 수도 있다.

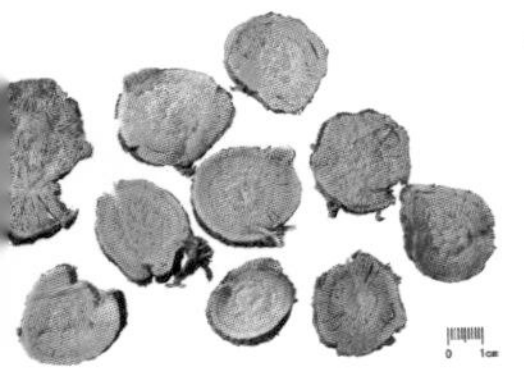

# 속서근풀

학명: Scutellaria baicalensis
이명: 내허, 편금, 황금초, Scutellariae radix

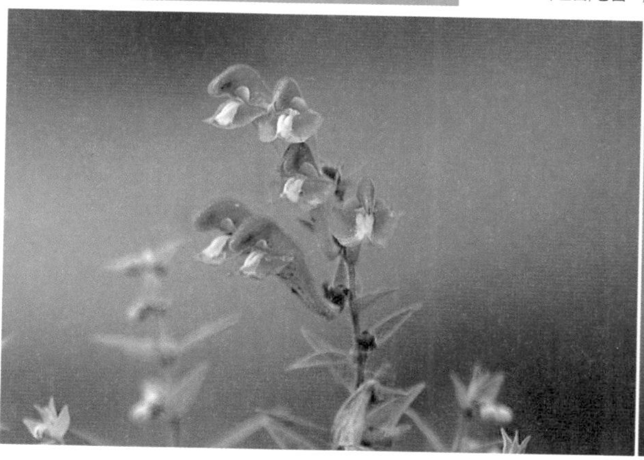

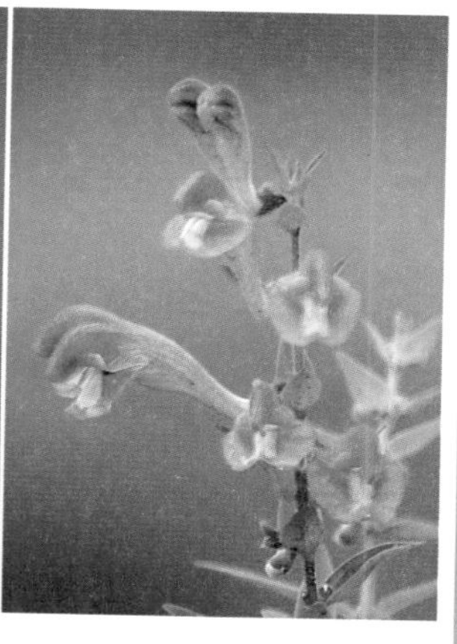



약초의 효능
열을 내려주고 습을 제거해준다. 해독작용, 지혈, 안태 효과가 있다. 주로 습하고 더운 것으로 인한 가슴이 답답하고 구역질이 나는 증세, 습열, 이질, 황달, 폐열로 인한 기침, 고열, 갈증, 혈열, 코피, 종기, 태동불안 등을 치료한다.

생태와 특징 다년생 초본 식물이며 높이는 30~80cm이다. 줄기는 사각형이며 녹색 혹은 자주색도 있고 세밀한 문양이 있다. 개화기는 6~9월이고 결실기는 8~10월이다.

약용부위 뿌리

채취시기 봄과 가을에 캐서 잔뿌리와 흙을 제거하여 햇볕에 말린 후에 거치한 껍질을 제거하고 다시 말린다.

약초의 성질 맛은 쓰고 차가운 성질이 있다. 폐경, 담경, 비경, 대장경, 소장경에 속한다.

사용방법
말린 약제 5~10g에 물 800ml를 넣고 약한 불에서 반으로 줄 때까지 달여 하루 2~3회로 나누어 마신다.

하초에 열이 몰려서 오줌이 나오지 않는 것을 치료 **지부자탕** 지부자 4g, 지모, 황금, 저령, 구맥, 지실, 승마, 통초, 동규자, 듬북(해조) 각각 2.8g. 위의 약들을 썰어서 1첩으로 하여 물에 달여 빈속에 먹는다.

**액취증(암내)일 때** 시호와 택사 각각 3.8g, 차전자와 목통 각각 1.9g, 생지황, 당귀, 용담 각각 1.1g, 황금, 황련, 대황 각각 0.4g을 540ml의 물로 360ml될 때까지 달인다. 이것을 하루 3번 나누어 마신다. 이렇게 2개월간 계속하면 낫는다.

**유뇨증(자기도 모르게 오줌이 나오는 것)일 때** 뽕나무에 붙은 사마귀 알집(둥지)을 상표초라고 한다. 상표초를 누런 빛이 나도록 닦은 것 30매에 속썩은풀뿌리 40g을 넣고 물에 적당히 달여서 두 번에 나누어 먹는다. 부인들의 유뇨증에는 상표초를 술에 버무려 덖어서 가루낸 것을 생강즙에 타서 한번에 8g씩 먹는다.

**유행성간염(돌림간염)일 때** 더위지기(인진) 100g과 속썩은풀 30g을 따뜻한 물 1l에 4시간 동안 담가두었다가 대황 8g을 넣어 15분 동안 달여서 더울 때에 거른다. 이것을 한번에 15~20g씩 하루 3번 끼니 전에 먹는다.

# 황벽나무

학명: Phellodendron amurense, P. molle, P. insulare
이명: 황벽, 황경피, 황백피, Phellodendri cortex

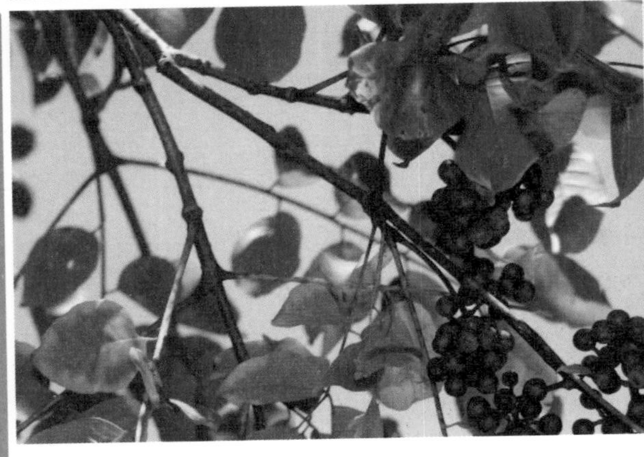
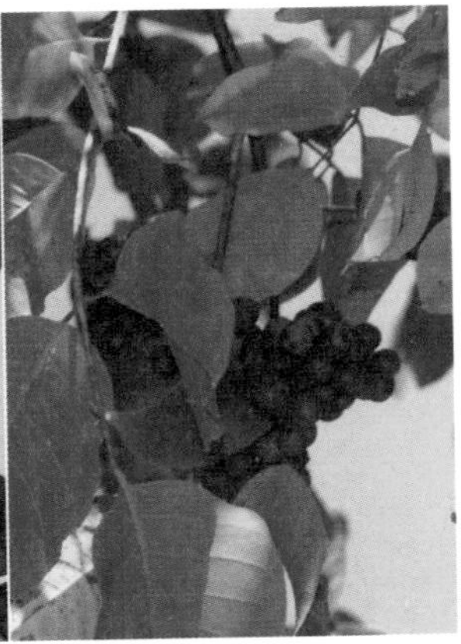

약초의 효능

열을 내려주고 습을 말려준다. 해독하고 종기를 치료한다. 주로 이질, 황달, 대하, 뼈가 열이 나는 것, 식은 땀, 유정, 종기, 습진 가려움 등을 치료한다.

생태와 특징 낙엽 교목이며 높이10~12m이다. 나무껍질은 회갈색으로 코르크가 발달하여 깊은 홈이 있다.

약용부위 줄기껍질.

채취시기 5월 상순~6월 하순. 나무껍질을 채취하여 겉껍질(두꺼운 코르크층)은 분리해 버리고 반쯤 말린 후 펴서 누른 다음 햇볕에 완전히 말린다.

약초의 성질 맛은 쓰고 차가운 성질이 있다. 신경 방광경에 속한다.

오줌이 나오지 않는 것을 치료한다. **도기제조탕** 적복령 6g, 황백 4.8g, 활석, 지모, 택사 각각 4g. 위의 약들을 1첩으로 하여 등심초 4g과 함께 물에 달여서 빈속에 먹는다[동원].

**음부가 가려울 때(음부포진)** 황경피나무껍질(황백피), 감초 각각 25g에 물 500ml를 붓고 달인 것으로 가려운 곳을 자주 씻는다.

**이질에 걸렸을 때** 마늘즙으로 황백가루를 반죽해서 콩알만 하게 알약을 만들어 한번에 30~50알씩 하루 3번 미음으로 끼니 전에 먹는다.

**인후두염(인두염, 후두염)일 때** 황경피나무껍질(황백피) 보드랍게 가루낸 것 2g을 컵에 넣고 끓은 물을 부어 노랗게 우려낸 물로 하루에 7~10번 정도 양치한다. 약물이 오랫동안 인후벽에 작용할 수 있게 물고 있다가 뱉아버린다.

사용방법

말린 약제 5~10g에 물 800ml를 넣고 약한 불에서 반으로 줄 때까지 달여 하루 2~3회로 나누어 마신다.

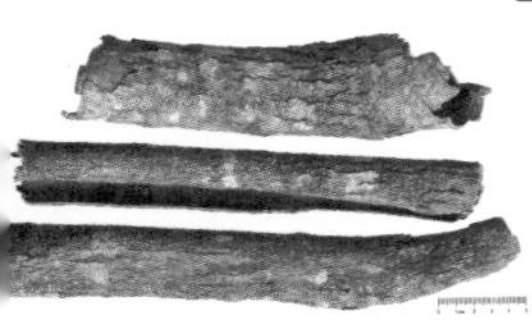

# 강판귀

생약명: 강판귀

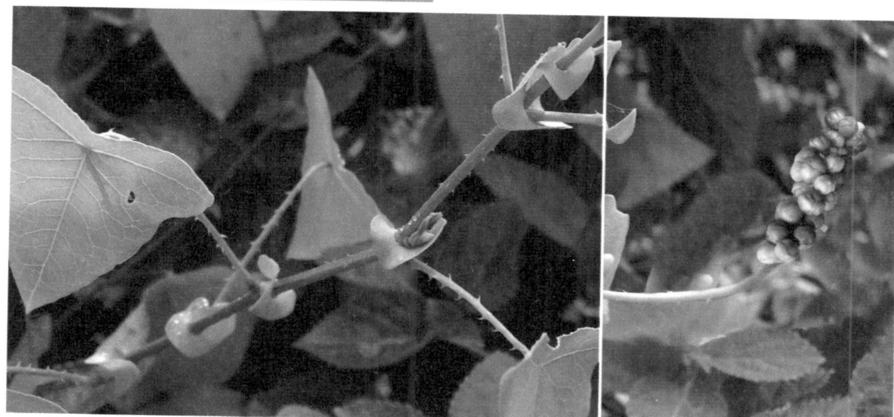





약초의 효능

열을 내려주고 해독작용을 한다. 어혈을 풀어주고 지혈작용을 한다. 주로 정창, 단독, 유행성 이하선염, 유선염, 중이염, 후아(喉蛾), 감기, 발열, 폐열, 기침, 백일해, 치질, 황달, 수종, 이질, 대하, 학질, 충혈된 눈, 외상 부기와 아픔, 토혈, 혈변, 뱀이나 벌레에 물림 등을 치료한다.

생태와 특징

다년생 만생 초본 식물이며 길이는 1~2m이다. 털이 없고, 줄기에 각이 있고, 가시가 있다. 잎은 대생엽이다. 개화기는 6~8월이고 결실기는 9~10월이다. 황량한 도랑 가, 시냇가 그리고 마을 근처에 자란다.

약용부위

전초

채취시기

여름부터 가을까지 채취한다. 땅 위의 부분을 캐서 신선하게 사용하거나 그늘에 말린다.

약초의 성질

맛은 시고 쓰다. 성질이 평하다. 폐경과 소장경에 속한다.

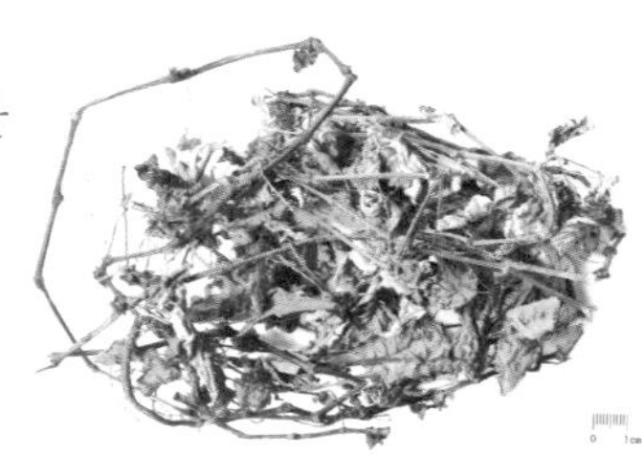

# 거지덩굴

생약명: 오렴매





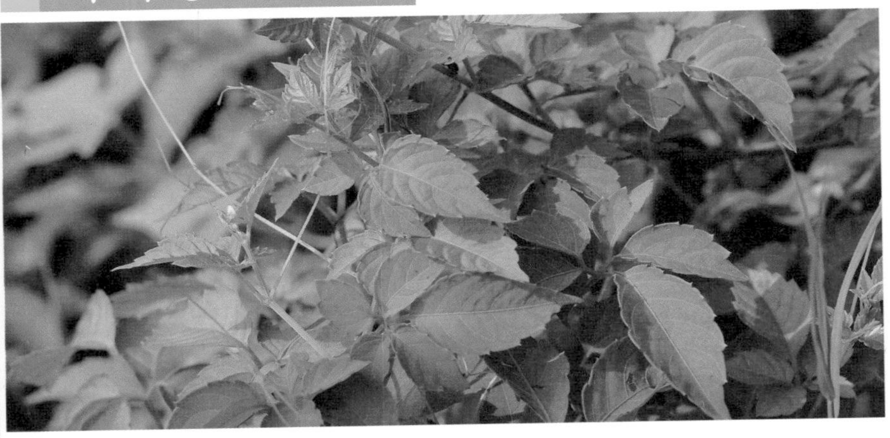

약초의 효능

열을 내려주고 습을 빼낸다. 해독 작용과 붓기를 빼준다. 주로 종기, 부스럼, 단독, 인후통증, 독사에 물린 데, 화상, 류머티즘, 황달, 이질, 혈뇨 등을 치료한다.

생태와 특징

다년생 초질 덩굴 줄기는 자홍색을 띠며 잎은 어긋나고 난형이며 가장자리는 톱니가 있다. 손바닥모양의 겹잎으로 잎은 5장이다.

약용부위

전초 또는 뿌리

채취시기

여름부터 가을까지 채취하여 깨끗이 정리한 다음 썰어 햇볕에 말린다.

약초의 성질

맛은 쓰고 시다. 성질은 차갑다. 심경, 간경, 위경에 속한다.

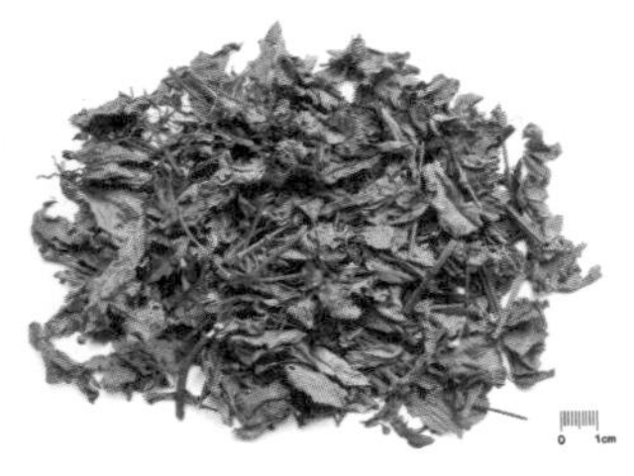

# 금메밀

학명: Fagopyrum esculentum
이명: 교맥, 메밀, 메밀, Lysii fructus

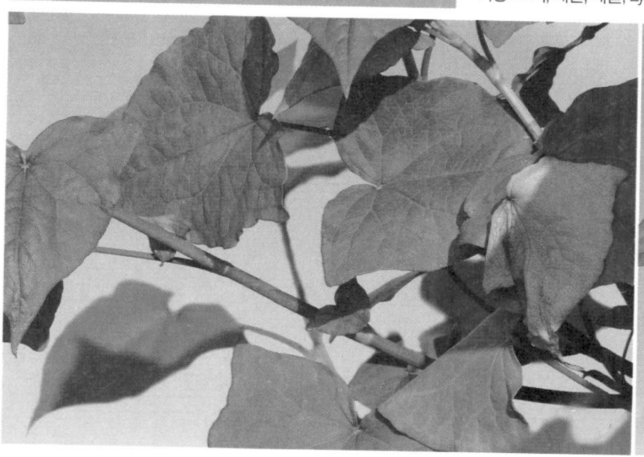
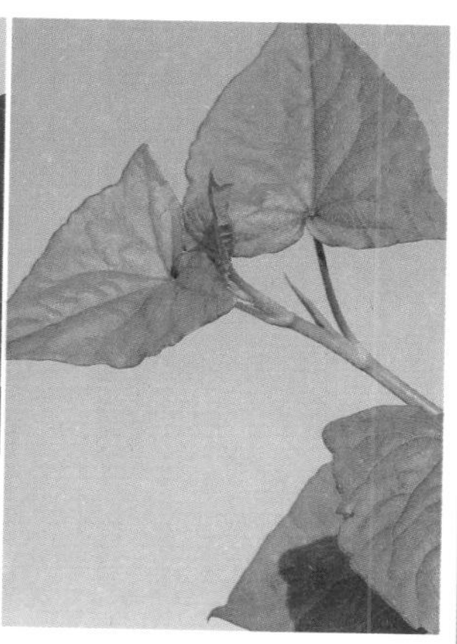



약초의 효능

열을 내려주고 해독작용을 한다. 피를 통하게 하고 독창을 없앤다. 풍한을 없애고 습을 제거한다. 주로 폐옹, 폐열 기침, 인후의 붓고 통증, 이질, 풍습 비증, 외상, 독창, 뱀이나 벌레에 물린 것 등을 치료한다.

**5장에 있는 나쁜 것들을 녹여서 없앤다.** 국수를 해서 먹거나 죽을 쑤어 먹으면 좋다.[본초]

**동맥경화증일 때** 메밀 200g으로 묵을 만들어 하루에 1~2번씩 두 달 동안 먹는다. 루틴이 많이 들어 있어 핏줄을 부드럽게 하고 핏속의 콜레스테롤 양과 인지질 양을 줄이는 작용이 뚜렷하므로 동맥경화의 예방 및 치료에 좋은 것으로 알려졌다.

생태와 특징 다년생 숙근 초본 식물이고 높이는 0.5~1.5cm이다. 중심 뿌리는 적갈색이고 굵고 크며 결절모양이다.

약용부위 뿌리와 줄기

채취시기 가을에 땅 위에 있는 부분이 시든 후에 캔다. 먼저 줄기와 잎을 제거하고 뿌리를 캔다. 다음에 흙을 제거하고 종자로 된 것을 선택하여 햇볕에 말리거나 그늘에 말린다.

약초의 성질 맛은 시고 쓴다. 차가운 성질이 있다. 폐경, 위경, 간경에 속한다.

사용방법 말린 약제 15~30g에 물 800ml를 넣고 약한 불에서 반으로 줄 때까지 달여 하루 2~3회로 나누어 마신다.

**Point** 약선요리

**간염과 체한데 좋은 메밀 죽**

하룻밤 불린 메밀 1컵, 다시마(3cm×3cm) 1장, 가다랑 어포 2큰 술, 된장 1큰 술, 표고버섯 2개, 소금과 잣 약간

표고버섯은 밑동을 자르고 1cm크기의 정육각형으로 썬다. 냄비에 적당량의 물을 붓고 다시마를 넣어 끓인 다음 건져낸 다음 국물에 가다랑 어포를 넣고 곱바로 체에 밭쳐 걸러낸다. 된장을 체에 밭쳐 국물에 풀어서 넣는다. 메밀을 넣고 강한 불로 쑨다. 물이 끓으면 약한 불로 은근하게 쑨다. 메밀이 퍼지면 표고버섯을 넣어 5분가량 더 쑤면 완성된다.

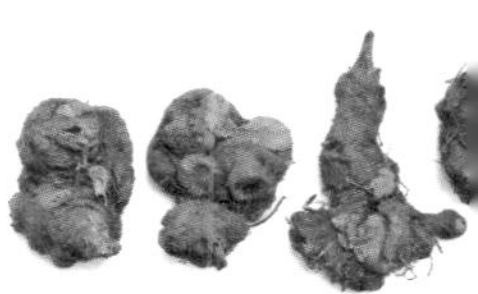

# 금변호미란

생약명: 금변호미란





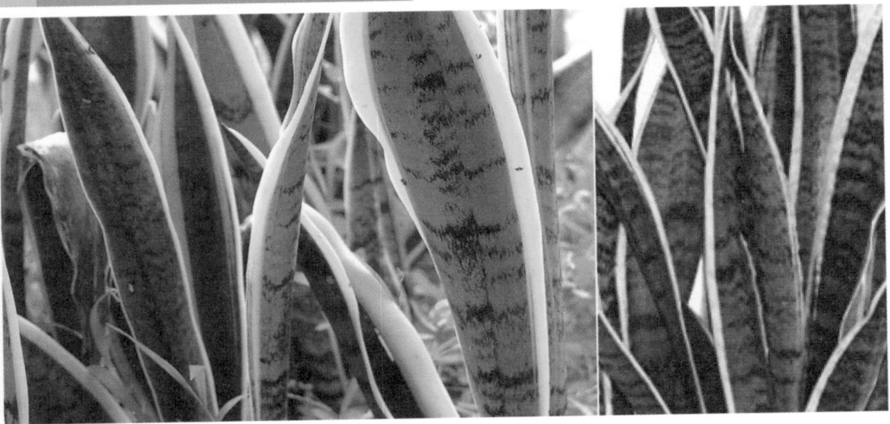

약초의 효능

열을 내려주고 해독작용을 한다. 피를 통하게 해주고 부기를 빼준다. 주로 간기, 폐열, 기침, 독창, 외상, 독사에 물림, 화상 등을 치료한다.

생태와 특징

다년생 초본 식물이고 옆으로 뻗은 뿌리와 줄기가 있다. 1~6개 기저엽이 있다. 잎은 직립하고 다육이다. 개화기는 11~12월이다.

약용부위

잎

채취시기

연중모두채취가능 하다. 깨끗이 씨고 신성하게 사용하거나 햇볕에 말린다.

약초의 성질

맛은 시고 차가운 성질이 있다.

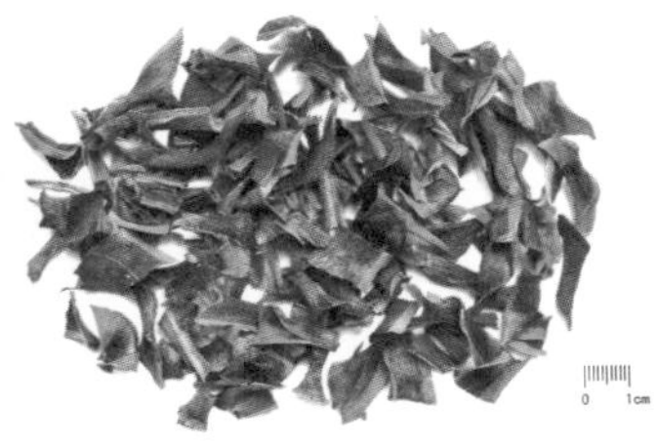

# 깨풀

생약명: 철현채

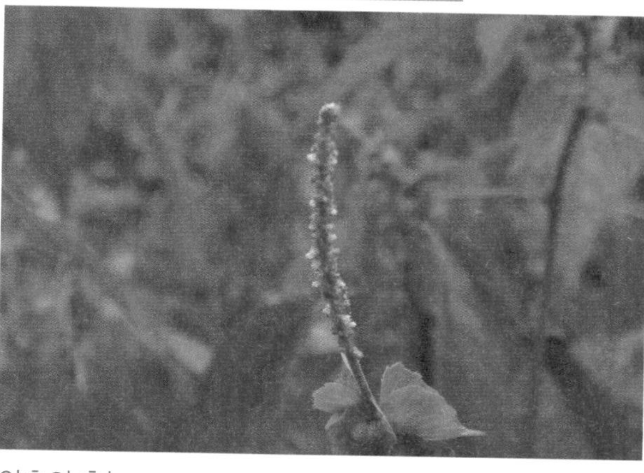

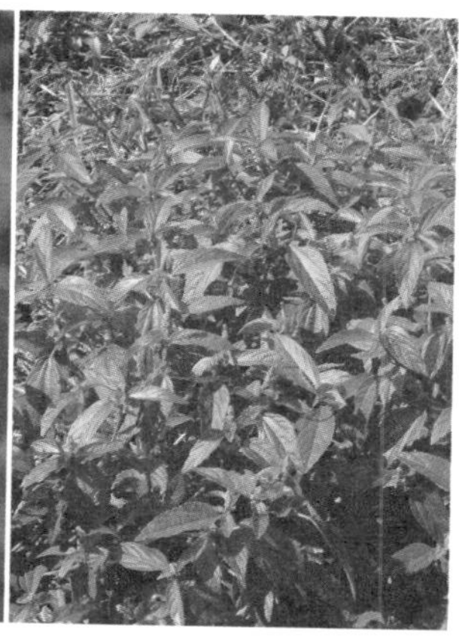





약초의 효능

열을 내려주고 습을 빼준다. 피를 차갑게 하고 해독작용을 한다. 쌓인 것을 풀어준다. 주로 이질, 설사, 토혈, 비출혈, 혈뇨, 혈변, 하혈, 소아의 비위병증, 종기, 피부습진 등을 치료한다.

생태와 특징

1년생 초본식물 높이30~50cm줄기는 직립하고 가지가 있다. 가는 흰털이 있다. 잎은 어긋나게 달리고 끝은 뾰쪽하고 가장자리는 톱니가 있다. 개화기는 5~7월이고 결실기는 7~10월이다.

약용부위

전초

채취시기

5~7월채취하여 깨끗이 씻어 햇볕에 말린다.

약초의 성질

맛은 쓰고 떫다. 성질은 약간 차갑다. 심경, 폐경, 대장경, 소장경에 속한다.

사용방법

말린 약제 9~15g에 물 800ml를 넣고 약한 불에서 반으로 줄 때까지 달여 하루 2~3회로 나누어 마신다. 생것은 30~60g을 사용한다.

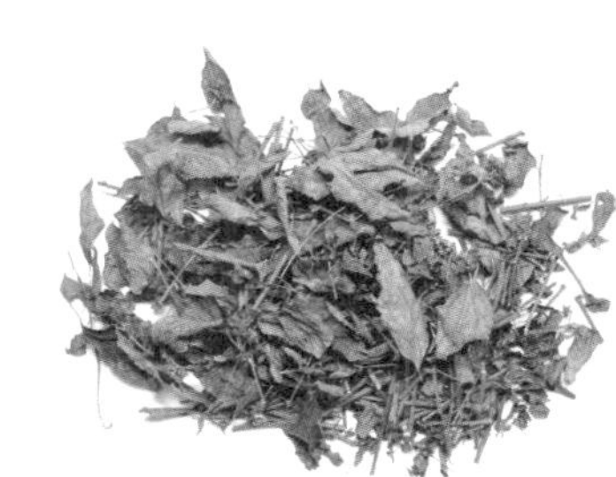

# 녹두

학명: Phaseolus radiatus
이명: 청소두, Phaseoli radiati semen



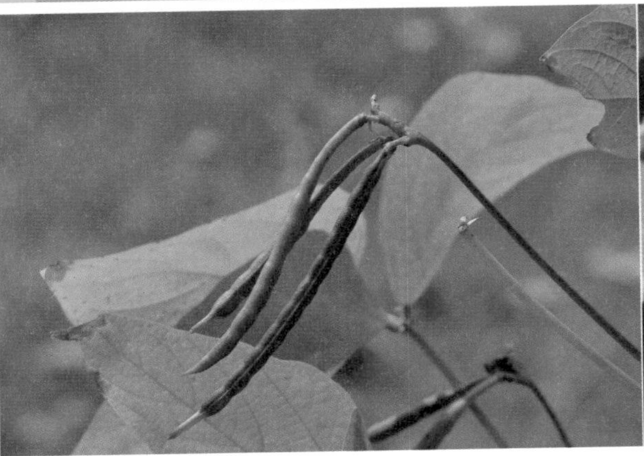
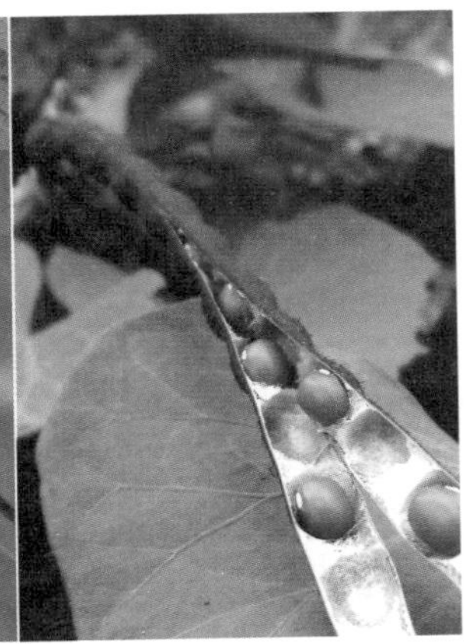

약초의 효능
열을 내려주고 더위를 식히고 이뇨 효과가 있고 해독작용이 있다. 주로 더위로 인해 나타난 갈증, 감기, 발열, 콜레라, 설사, 가래, 기침, 두통, 눈충혈, 입과 혀의 궤양염증, 수종. 적은소변, 독창, 풍습 단독, 약물 및 식물 중독 들을 치료한다.

생태와 특징 일년생 직립 혹은 끝부분이 얽히는 초본 식물이다. 높이는 약 60cm이고 짧고 단단한 갈색 털이 있다.

약용부위 씨앗

채취시기 입추 후에 씨앗이 성숙되었을 때 딴다. 전초를 뽑아 햇볕에 말린 후에 씨앗채취하고 이물을 제거한다.

약초의 성질 맛은 달고 차가운 성질이 있다. 심경, 간경, 위경에 속한다.

사용방법 말린 약제 30~60g에 물 800ml를 넣고 약한 불에서 반으로 줄 때까지 달여 하루

**땀띠가 생겼을 때** 곱돌(활석), 녹두 각각 같은 양을 보드랍게 가루 내어 약솜에 묻혀 땀띠 난 곳에 뿌린다.
**열이 날 때(발열)** 녹두 50g과 쌀 30g으로 죽을 쑤어 끼니 사이에 먹는다. 녹두 30g 달인 물에 수박 60g에서 짠 즙과 같이 섞어서 하루 3번에 나누어 먹으면 더 좋다.
**부자중독일 때** 녹두 200g과 감초 20g을 함께 물에 달여서 하루 2~3번에 나누어 빈속에 먹는다.
**술 먹고 체한 데** 녹두 볶아서 한번에 30g씩 하루 3번 물에 달여 끼니 뒤에 먹는다. 술을 마신 뒤에 소화가 잘 안되고 머리가 무거우며 배가 아프고 설사하는 때에 좋다.
**급성위염으로 급성 염증이 생길 때(체기)** 녹두 닦아서 한번에 30g씩 하루 3번 물에 달여 끼니 뒤에 먹는다.

### Point 약선요리

**아이들의 이하선염에 효과적인 녹두 배추죽**
녹두100g, 배추속 3개 분량, 백미 적당량
녹두 100g을 씻어 적당한 분량의 물로 삶아 부드럽게 되었을 무렵에, 배추의 심을 썰어 넣는다. 배추는 죽이 완성되기 전에 넣어야 한다. 백미의 분량은 아이가 먹는 것이니까 적당하게 가늠한다. 1일 2회, 4~5일 동안 계속해서 먹이면 된다.

### Tips 녹두차 만들어 먹는방법

녹두 10g을 물 2.4L의 용기에 넣고 끓기 시작하면 1시간 정도 달인 후 베보자기에 싸 꽉 짜준 후 냉장고에 보관후 1일 2~3잔씩 음용한다.

# 다알리아

생약명: 대려화

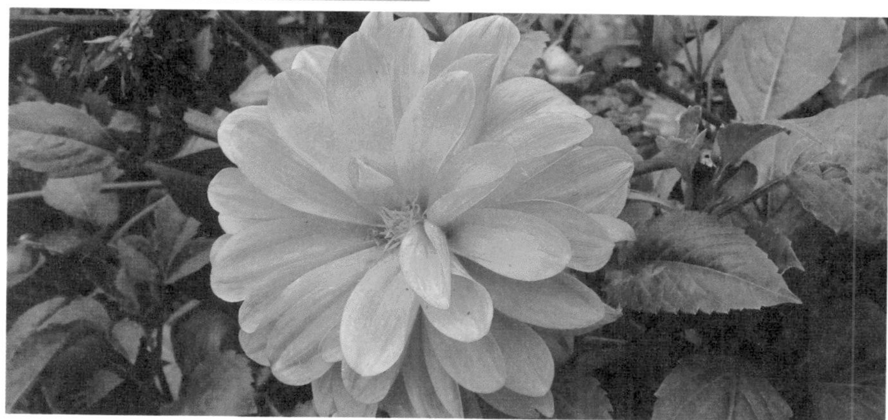

약초의 효능

해열, 해독 작용을 한다. 어혈을 풀어주고 통증을 멎게 해준다. 주로 이하선염, 충치로 인한 치통, 외상 등을 치료한다.

생태와 특징

일년생에서 다년생 초본 식물이고 높이는 1.5m로 될 수 있다. 뿌리는 덩이뿌리이고, 줄기는 직립하고 매끌매끌하고 가지가 많다. 잎은 대생엽이다. 개화기는 7~8월이다.

약용부위

뿌리

채취시기

가을에 뿌리를 캐서 깨끗이 씻고 햇볕에 말리거나 신선하게 사용한다.

약초의 성질

맛은 맵고 달다. 평평한 성질이 있다.

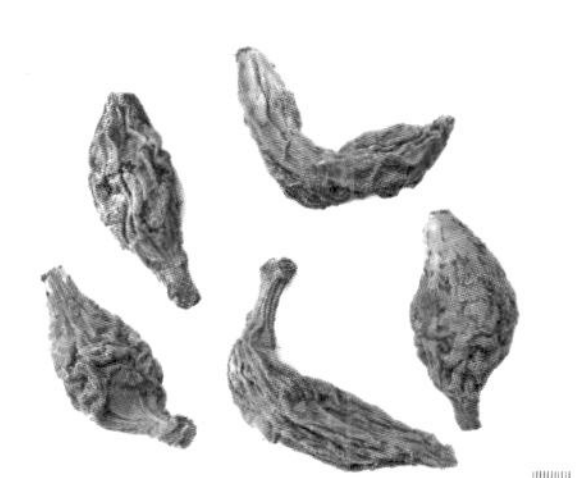

# 돌나물

생약명: 불갑초



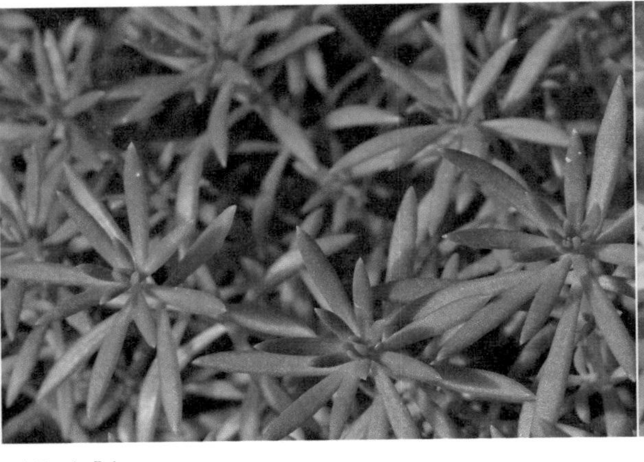

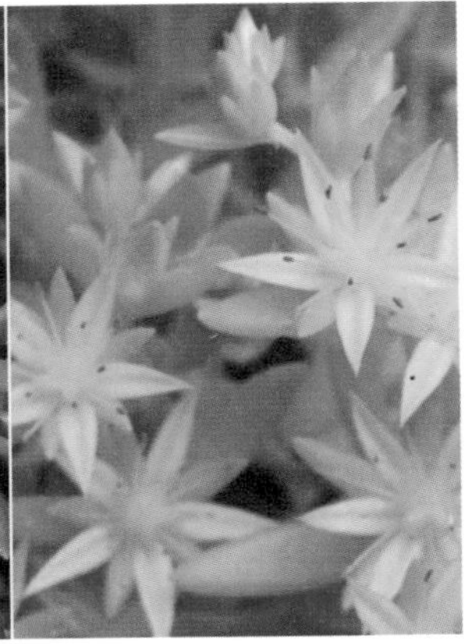

약초의 효능

열을 내려주고 해독작용을 한다. 습을 빼낸다. 지혈작용을 한다. 주로 인후통, 종기, 부스럼, 단독, 화상, 독사에 물린데, 황달, 이질, 혈변, 하혈, 외상출혈, 물사마귀 등을 치료한다.

생태와 특징 다년생 육질초본식물 높이는10~20cm줄기 잎에 털이 없다. 잎3~4개가 돌려나기를 하고 잎자루가 없으며 바소꼴이다.



약용부위 줄기와 잎

채취시기 여름과 가을에 채취하여 끓는 물에 데쳐 햇볕에 말린다.

약초의 성질

맛은 달고 담백하다. 성질은 차갑다. 폐경, 간경에 속한다.

사용방법 말린 약제 10~30g에 물 800ml를 넣고 약한 불에서 반으로 줄때까지 달여 하루 2~3회 나눠 마신다.

**인후두염(인두염, 후두염)일 때** 돌나물 풀 20~40g을 물에 달여서 하루 3번에 나누어 끼니 뒤에 먹는다.
**피부암일 때** 신선한 돌나물 40g을 짓찧어서 즙을 내어 먹고 찌꺼기를 피부 부위에 붙인다.

**Tips** 산나물 만들어 먹는방법

어린 줄기와 잎은 김치를 담가 먹는데 향미가 있다. 연한순은 나물로 한다.

**Point** 약선요리

돌나물김치

돌나물 350g, 쪽파 5줄기, 미나리 100g, 밀가루 1큰 술, 소금 3큰 술, 생강 10g, 마늘 1통, 고춧가루 1큰 술, 홍고추 2개, 물 10컵

냄비에 물을 붓고 밀가루를 풀어서 풀 국을 만든 다음 식혀두고 손질한 돌나물을 씻어 소금으로 절인다. 건져 물로 헹군 다음 소쿠리에 올려 물기를 뺀다. 생강과 마늘은 다지고, 파와 미나리를 다듬어 3cm크기로 썬다. 소금 3큰 술과 돌나물을 넣고 고춧가루를 넣는다. 홍고추를 다져 마지막에 넣으면 된다.

# 들국화

학명: Chrysanthemum zawadskii var, latilobum, -var, latillobum
이명: 구일초, 들국화, Chrysanthemi zawadskii herba

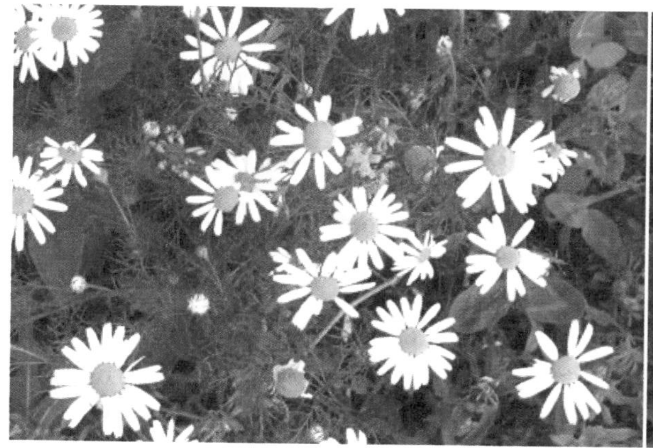
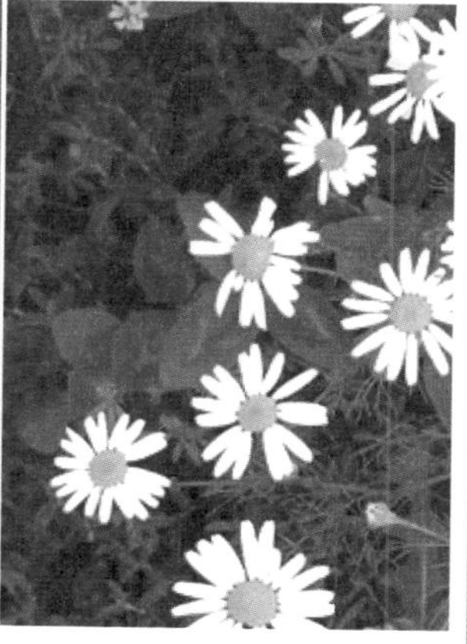





약초의 효능

열을 내려주고 해독한다. 주로 정창 독창, 눈충혈 통증, 두통, 어지러움 등을 치료한다.

생태와 특징 다년생 초본 식물이며 높이는 25~100cm이다. 뿌리와 줄기는 굵고 가지가 있다. 줄기는 직립한다. 개화기는 9~10월이다.

약용부위 꽃

채취시기

꽃이 필 때 따서 햇볕에 말리거나 혹은 찐 후에 말린다.

약초의 성질

맛은 쓰고 맵다. 약간 차가운 성질이 있다. 간경과 심경에 속한다.

**정창을 치료한다.** 들국화와 녹두를 가루 내어 술에 타서 취하도록 마신 다음 자고나면 아픈 것과 열이 없어진다.

**충수염(맹장염)일 때** 야국화 100~200g을 깨끗이 씻어 짓찧어 즙을 내여 황주로 먹거나 약을 배로 하여 물에 달여서 먹는다.

**피부염일 때** 석웅황과 백반 같은 양을 보드랍게 가루 내어 들국화뿌리를 짓찧은 즙에 개어 바른다.

**열이 날 때(발열)** 들국화 꽃 6g을 뜨거운 물 200ml에서 1시간 우린 다음 30분 동안 또 달여 한 번에 먹는다.

**소아마비일 때** 들국화, 인동등, 까지콩(백편두) 각각 20~30g을 물에 달여 하루 2~5번에 갈라 먹인다.

사용방법

말린 약제 5~10g에 물 800ml를 넣고 약한 불에서 반으로 줄 때까지 달여 하루 2~3회로 나누어 마신다.

**Point** 약선요리

신경통, 피부를 아름답게 해주는 감국차

말린 들국화 꽃잎

차의 분량은 물 600cc에 건조한 재료 6~12g(신선한 것은 30g)정도를 넣고 약한 불로 서서히 달이면 완성된다. 하루 2~3회로 나누어 마시는데 이때 설탕을 넣지 않고 벌꿀을 1숟갈씩 가미한다.

# 뚝갈

학명: Patrinia villosa, P. scabiosaefolia
이명: 마초, 녹장, 야고채, 말냉이, Patrinae radix



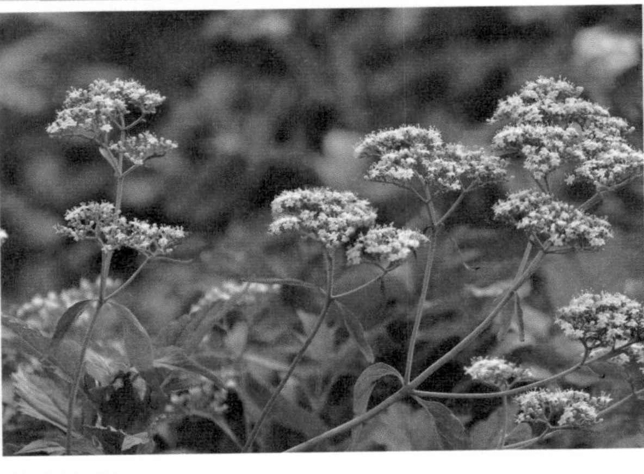
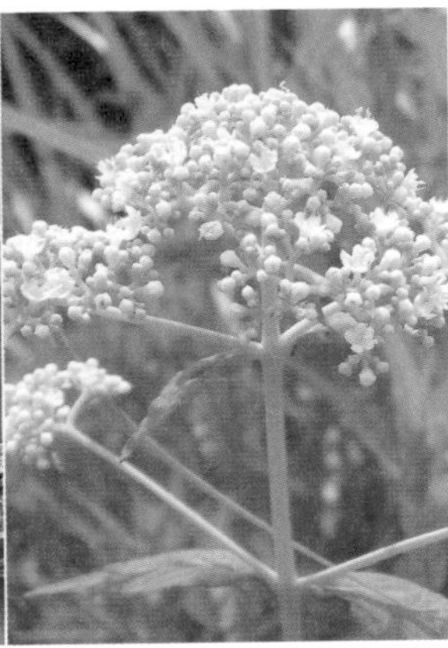

약초의 효능

열을 내려주고 해독작용을 한다. 피를 잘 통하게 하고 농을 배출 시킨다.주로 장용종, 폐농양, 용종, 이질, 산후 어혈성 복통 등을 치료한다.

생태와 특징

다년생초본 쌍떡잎식물이다. 높이50~100cm, 근경에 특수한 냄새가 난다. 식물 전체에 흰색의 털이 빽빽이 나 있다. 잎은 마주나고 달걀모양 또는 타원형이며 꽃은 흰색이다. 개화기는 7~8월이고 결실기는 8~9월이다.



약용부위

전초

채취시기

여름, 가을에 채취하여 잘 씻은 후 햇볕에 말린다.

약초의 성질

맛은 맵고 쓰다. 성질은 약간 차갑다. 위경, 대장경, 간경에 속한다.

사용방법

말린 약제 6~15g에 물 800ml를 넣고 약한 불에서 반으로 줄 때까지 달여 하루 2~3회로 나누어 마신다.

**Tips** 산나물 만들어 먹는방법

어린잎을 살짝 데쳐 나물로 무쳐 먹으며, 말린 것을 기름에 볶아 먹기도 한다. 된장국의 국거리로 쓰고 순을 잘게 썰어 나물밥을 지어 먹으며 좋다.

# 마편초

학명: Verbena officinalis
이명: 자정용아초, 구아초, Verbenae herba



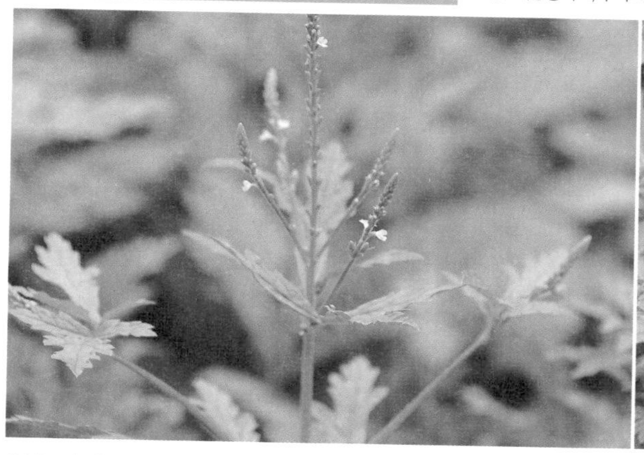
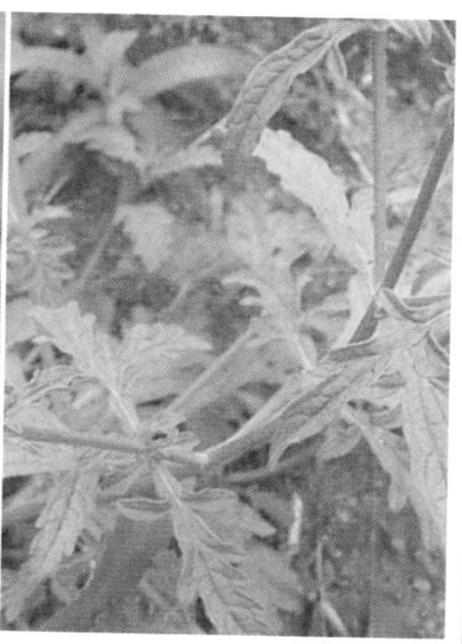

약초의 효능

혈액을 잘 통하게 하고 어혈을 풀어준다. 학질을 없애고 해독작용이 있고 붓기를 빼준다. 주로 뱃속에 멍울이 생긴 것, 폐경 생리통, 학질, 인후가 막힌 것, 옹종, 수종, 임증 등을 치료한다.

생태와 특징

다년생 초본식물 높이30~120cm, 줄기는 방주형이고 마디와 가지위에 뻣뻣한 털이 있다. 잎은 마주나기하며 난원형이다. 초기 잎 가장자리는 톱니가 있고 윗부분 나중 잎은 3곳으로 깊게 갈라져있으며 톱니가 있다. 양쪽에 뻣뻣한 털이 있다. 개화기는 6~8월이고 결실기는 7~9월이다.

약용부위

지상부분

채취시기

6~8월 꽃이 피었을 때 채취하여 이물 제거한 후 햇볕에 말린다.

약초의 성질

맛은 쓰고 성질은 약간 차갑다. 간경, 비경에 속한다.

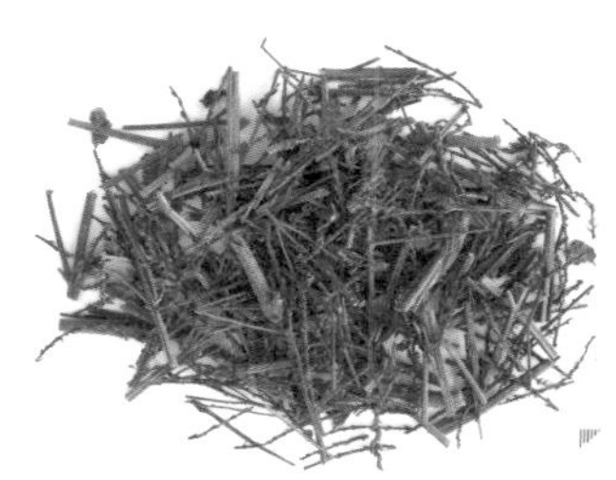

# 말불버섯

학명: Lasiosphaera fenzlii, L. nipponcisa
이명: 탈피마발, 자색마발, Lasiosphaera seu calvatia



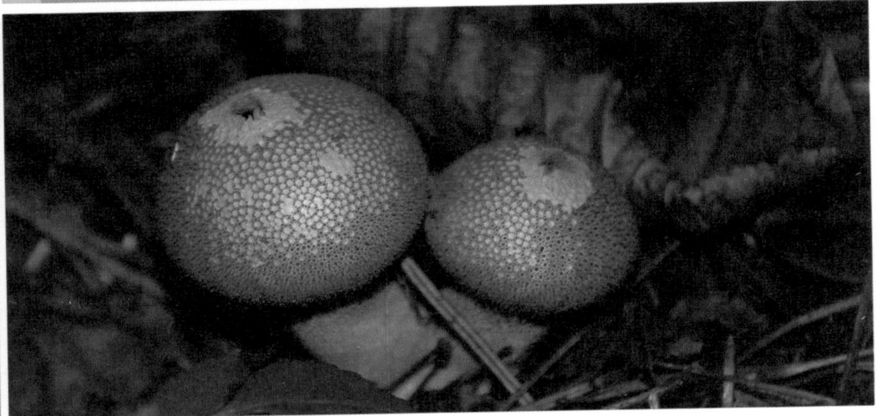

약초의 효능

폐열을 내리고 인후를 부드럽게 한다. 지혈 작용을 한다. 주로 인후통, 기침, 목소리가 잘 나오지 않을 때 등을 치료한다. 외용으론 비출혈, 외상출혈 등을 치료한다.

후폐로 목구멍이 아픈 것을 치료한다.
꿀에 개서 조금씩 물에 타 먹는다.[본초]

생태와 특징

자실체는 편구형이며 지름이2~6cm이고 높이는3~6cm이다. 표면은백색에서 점점황갈색 으로 변한다. 윗부분에는 황갈색의 많은 돌기가 있다.



약용부위

전자실체

채취시기

여름부터 가을 까지. 자실체 성숙시 채취하여 이물을 제거하고 말린다.

약초의 성질

맛은 맵고 성질은 평하다. 폐경에 속한다.

사용방법

말린 약제 3~6g에 물 800ml를 넣고 약한 불에서 반으로 줄 때까지 달여 하루 2~3회로 나누어 마신다.

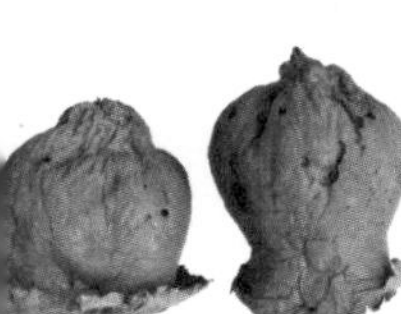

# 목부용

학명: Hibiscus mutabilis, H. sinensis
이명: 부용, 칠성화, 상강화, Confederate rose



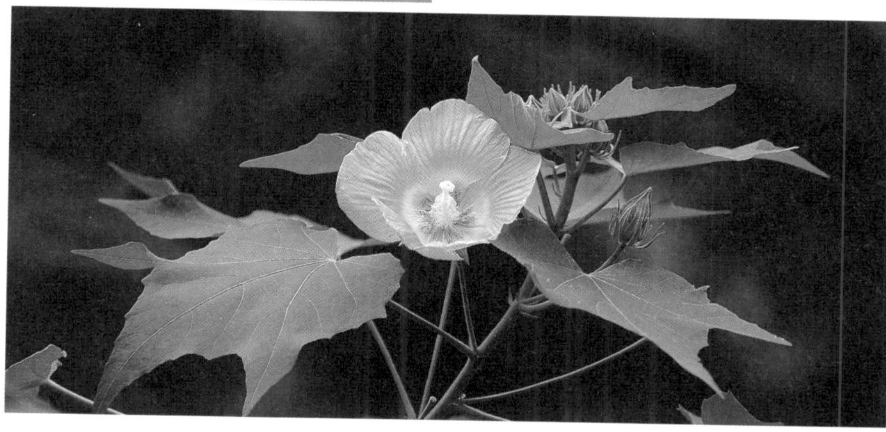

약초의 효능

폐열을 식히고 혈을 식힌다. 해독작용이 있고 부기를 제거한다. 주로 폐열 기침, 눈충혈 부종 통증, 독창, 악창, 염증, 신우 신염, 화상, 독사에 물렸을 때, 외상 들을 치료한다.

**자궁부정출혈이 있을 때** 목화뿌리 20~30g을 물에 달여 하루 2~3번에 나누어 끼니 뒤에 먹는다.

**자궁부정출혈이 있을 때** 칡, 목화씨 칡뿌리 30g과 목화씨 10~20개를 물에 달여 하루 3번에 나누어 끼니 뒤에 먹는다. 또한 찌꺼기를 배꼽에 대고 2시간 동안 찜질한다.

**자궁탈출증(자궁탈수)일 때** 목화뿌리 20~30g, 탱자열매 10~15g을 물에 달여 하루 2~3번에 나누어 빈속에 먹는다.

**반신불수의 특효약이다.** 목화씨 160g을 볶아 껍질을 버리고 유향 160g, 몰약 160g과 함께 보드랍게 가루 내어 꿀에 개어 환약 7개를 만들어 매일 1개씩 물에 타서 마신다.

**난소결핵으로 결핵균이 난소에 감염되어 생길 때** 목화씨 12~15g씩 물에 달여 하루 2~3번 나누어 먹는다. 난소결핵 때 쓴다.

생태와 특징

낙엽관목 혹은 작은 교목이며 높이는 2~5cm이다. 잎은 대생엽이다. 잎은 넓고 난형에서 난원형이거나 혹은 하트모양이다. 개화기는 8~10월이다.

약용부위 잎

채취시기

여름부터 가을에 잎을 따서 그늘에 말리거나 햇볕에 말린다. 다음에 분말로 만든 후에 보관한다.

약초의 성질 맛은 맵고 약간 쓰다. 차가운 성질이다. 간경과 폐경에 속한다.

사용방법

말린 약제 6~12g에 물 800ml를 넣고 약한 불에서 반으로 줄 때까지 달여 하루 2~3회로 나누어 마신다.

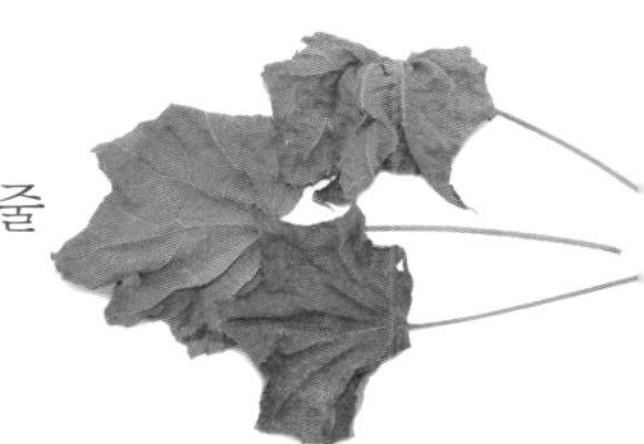

# 무화과

학명: Ficus carica, F. carica
이명: 천생자, 무화과, 무화과나무, Fig



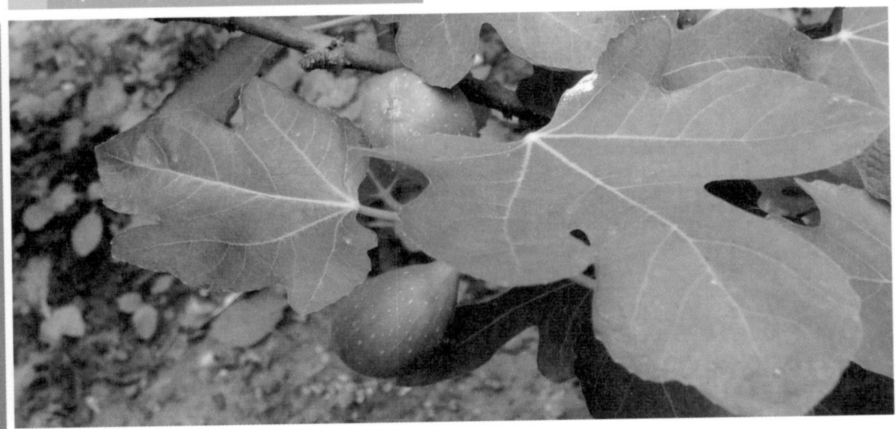

약초의 효능

열을 내려주고 진액을 나게 한다. 비장을 튼튼히 하고, 식욕을 돕는다. 해독작용하며 붓기를 빼준다. 주로 인후통증, 건기침과, 목쉬었을 때, 젖이 적게 나올 때, 변비, 식욕부진, 소화불량, 설사, 이질, 옹종, 이질 등을 치료한다.

생태와 특징

낙엽관목 또는 소교목 높이3~10m 모든 부분에서 흰 유즙이 나온다. 가지가 많으며 작은 가지도 굵다. 표면은 갈색이다. 잎은 어긋나며 잎자루가 굵다. 결실기는 8~11월이다.



약용부위

열매

채취시기

과실이 녹색의 미성숙시 채취하여 뜨거운 물에 데친 후 햇볕에 말린다.

**당뇨병일 때** 물 3홉에다가 그늘에 말린 무화과열매 2~3개를 넣어 2/3량으로 달여서 차 대신에 복용하면 된다. 끓인 물은 달콤하여 먹기에도 편하고 당분 또한 차츰 오줌으로 섞여 나오면서 당분이 적어진다.

약초의 성질

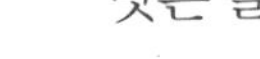

맛은 달고 성질은 약간 차갑다.폐경,위경.대장경에 속한다.

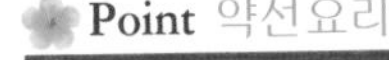

Point 약선요리

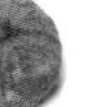

· 무화과차/무화과열매차

무화과 9~15g을 물 600ml에 넣고 끓기 시작하면 약불로 줄여 30분 정도 달인 후 1일 2~3잔 기호에 따라 꿀이나 설탕을 가미해서 음용한다.

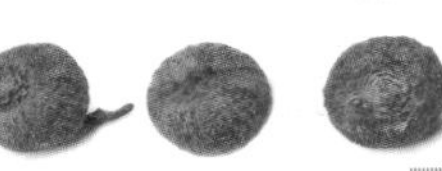

# 물푸레나무

학명: Fraxinus rhynchophylla, F. sieboldiana
이명: 진피, 백심목피, 물푸레껍질, Fraxini cortex

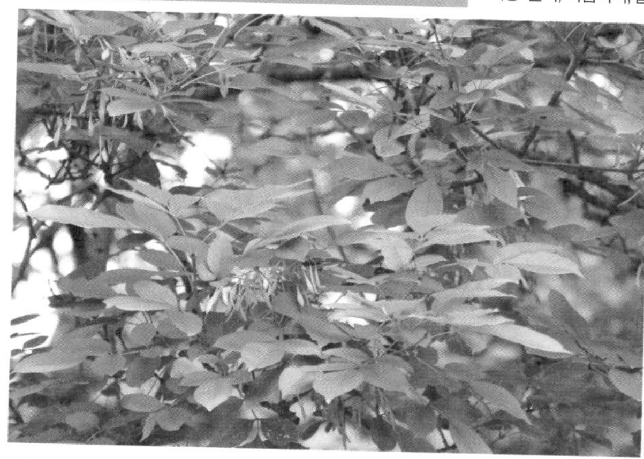
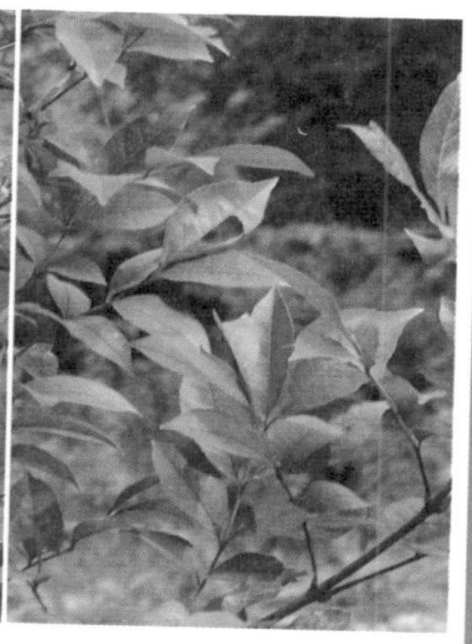



약초의 효능

열을 내려주고 습을 말려준다. 고섭작용을 한다. 눈을 밝게 한다. 주로 이질, 설사, 대하, 백내장 등을 치료한다.

생태와 특징 낙엽대교목이고 높이12~15m이다. 수피는 회갈색이고 매끄러우며 오래된 줄기는 얇게 골이 패인다.

약용부위 나무껍질

채취시기 봄과 가을에 나무껍질을 벗겨 햇볕에 잘 말린다.



약초의 성질 맛은 쓰고 떫다. 성질은 차갑다. 간경, 담경, 대장경에 속한다.

사용방법 말린 약제 5~10g에 물 800ml를 넣고 약한 불에서 반으로 줄 때까지 달여 하루 2~3회로 나누어 마신다.

허로로 신기가 상해서 생긴 백음증과 유정을 치료 **가미이진탕**
반하(생강즙으로 법제한 것), 적복령(소금물로 축여 볶은 것), 산치자(거멓게 볶은 것), 감초 각각 6g, 진피, 백출, 길경, 승마(술로 축여 볶은 것), 시호(술로 축여 볶은 것), 감초 각각 4g, 석창포 2.8g, 황백, 지모 각각 1.2g. 위의 약들을 썰어서 1첩으로 하여 생강 3쪽과 함께 물에 넣고 달여 빈속에 먹는다.

**만성대장염일 때** 물푸레나무껍질 15~20g을 물에 달여 하루 3번에 나누어 끼니 뒤에 먹는다.

**설사가 심할 때** 물푸레나무껍질 하루 10~15g을 물에 달여 2번에 나누어 먹는다.

**안검연염(눈다래끼의 일종)일 때** 물푸레나무껍질(진피) 가는 줄기의 껍질 200g을 물 300ml에 달여서 100ml되게 하여 하루에 몇 번씩 눈을 씻는다.

**적리(붉은배앓이)일 때** 물푸레나무껍질 20~30g을 잘게 썰어 물에 달여서 하루 3번에 나누어 끼니 뒤에 먹는다.

**Point** 약선요리

**식욕을 돋워주며 헛배가 부른 증상에 진피술**
진피 150g, 소주 1000㎖, 설탕 50g, 과당 100g
진피를 잘게 썰어 용기에 넣고 25°짜리 소주를 붓는다. 그다음 뚜껑을 덮어 밀봉하여 시원한 곳에 보관하면 된다. 침전을 막기 위해 처음 4~5일 동안에는 1일 1회 가볍게 용기를 흔들어 줘야한다. 10일 후에 뚜껑을 열어 건더기를 천으로 걸러내고 술은 다시 용기에 붓는다. 여기에 생약찌꺼기 1/10을 다시 넣고 밀봉하여 시원한 곳에 보관한다. 약 1개월 후에 뚜껑을 열어 나머지 건더기를 천이나 여과지로 완전히 거른다. 술은 맑은 황갈색의 향기가 좋고 약간 씁쓸한 맛이 난다.

# 민들레

학명: Taraxacum mongolicum, T. ohwianum, T. coreanum
이명: 포공영, 포공초, 부공영, 지정, Taraxaci herba



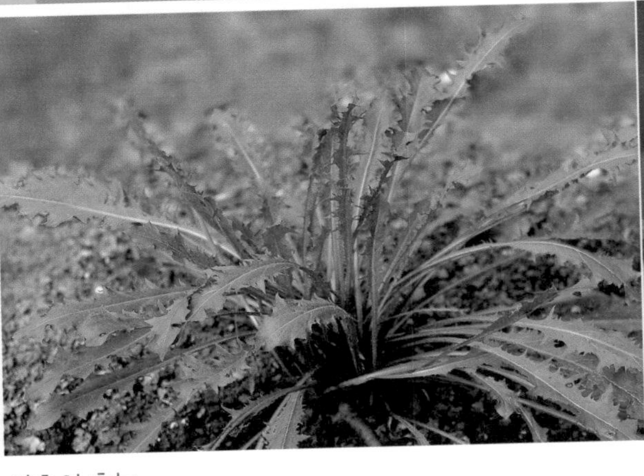

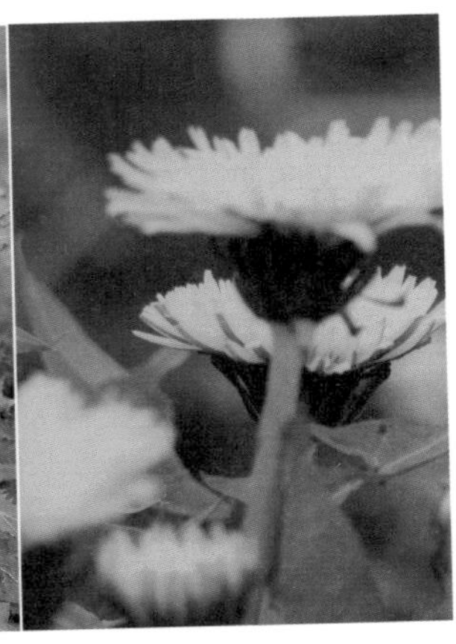

약초의 효능
열을 내려주고 해독작용을 한다. 부기를 가라앉히고 이뇨 효과가 있다. 주로 정창, 유방 독창, 눈충혈, 인후통, 폐옹, 장옹, 습열 황달, 임질 등을 치료한다.

생태와 특징
다년생 초본 식물이고 높이는 10~25cm이다. 개화기는 4~5월이고 결실기는 6~7월이다. 산비탈 잔디밭, 길가, 강가 모래땅 그리고 논두렁 등에서 자란다.

채취시기 4~5월에 꽃이 피기 전에 혹은 막 필 때에 뿌리와 함께 캔다.



약용부위 전초

약초의 성질 맛은 쓰고 달다. 차가운 성질이 있다. 간경과 위경에 속한다.

사용방법 말린 약제 10~30g에 물 800ml를 넣고 약한 불에서 반으로 줄 때까지 달여 하루 2~3회로 나누어 마신다. 생것은 두 배를 사용한다.

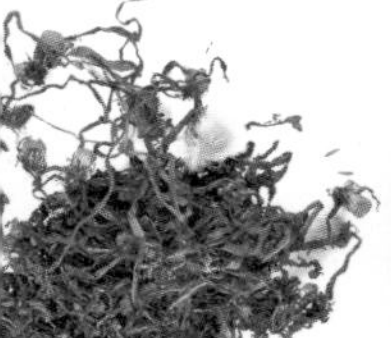

**Point** 약선요리

**민들레나물무침**
민들레 150g, 쪽파 2줄기, 다진 마늘 1/2작은 술, 통깨 1작은 술, 양념(고추장 1큰 술, 식초 1작은 술, 진간장 1작은 술, 참기름 1작은 술)
손질한 민들레를 깨끗이 씻어 물기를 털어낸다. 그릇에 담고 양념장을 넣어 잘 무쳐주면 된다. 마늘을 넣고 한 번 더 살짝 버무리고 통깨를 뿌려주면 완성된다.

**투유와 유옹으로 붓고 아픈 것을 치료** 민들레를 깨끗이 씻어서 짓찧어 인동덩굴과 함께 진하게 달여 술을 조금 두고 먹으면 곧 잠을 자려고 한다. 이것은 약효가 나는 것이다. 잠을 자고 나면 곧 편안해진다.[단심]

**습진이 있을 때** 쇠비름(마치현), 민들레(포공영) 20~40g에 물 2~3l를 붓고 15~20분 동안 끓인 것으로 국소를 씻는다.

**여드름이 있을 때** 민들레(포공영), 인동덩굴꽃(금은화) 각각 8g을 물 400ml에 넣고 절반이 되게 달인 것을 하루 3번에 나누어 끼니 전에 먹는다.

**유선염(젖앓이)일 때** 민들레(포공초) 젖몸이 벌겋게 되면서 화끈 다는 때 신선한 것 40g을 짓찧어낸 즙에다 술 20ml를 섞고 하루 2번에 나누어 끼니 뒤에 먹고 그 찌꺼기는 젖몸에 붙인다.

**자궁부정출혈이 있을 때** 약쑥을 불에 볶은 것 30g, 부들꽃가루, 민들레 각각 15g을 물에 달여 하루 2~3번에 나누어 먹는다.

# 백영

생약명: 백영

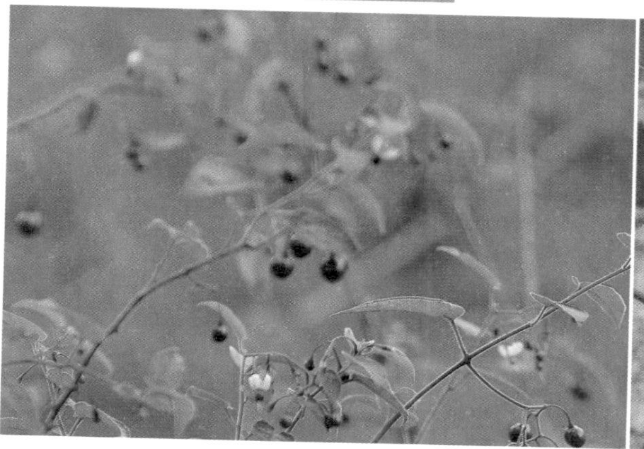

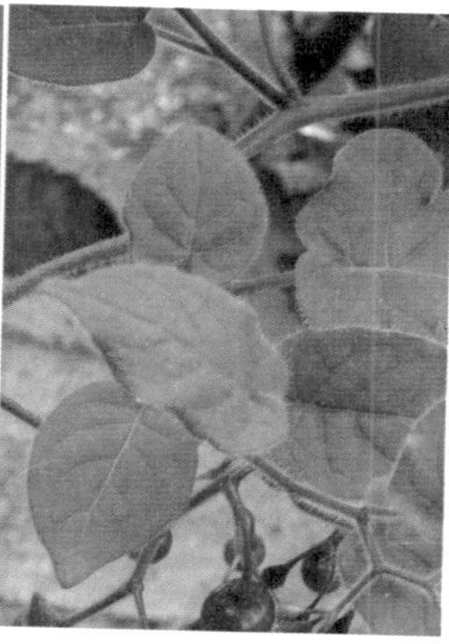





약초의 효능

열을 내려주고 습을 제거한다. 해독 작용과 붓기를 내리게 한다. 주로 습 열 황달, 담낭염, 담석증, 신 염 수종, 관절염, 대하, 소아 고열 경기, 종기 연주창, 습진 가려움, 대상포진 등을 치료한다.

생태와 특징

다년생 만생초본, 높이5m 기부는 목질화, 상부는 초질, 줄기 잎 잎자루에 부드럽고 긴 털이 조밀하게 나 있다. 잎은 서로 어긋나며 잎은 다극형 또는 금형이다. 개화기는 7~9월이고 결실기는 10~11월이다.

약용부위

전초

채취시기

여름, 가을에 채취하여 햇볕에 말린다.

약초의 성질

맛은 달고 쓰다. 성질은 차갑다. 약간독성 이 있다. 간경, 담경, 신경 에 속한다.

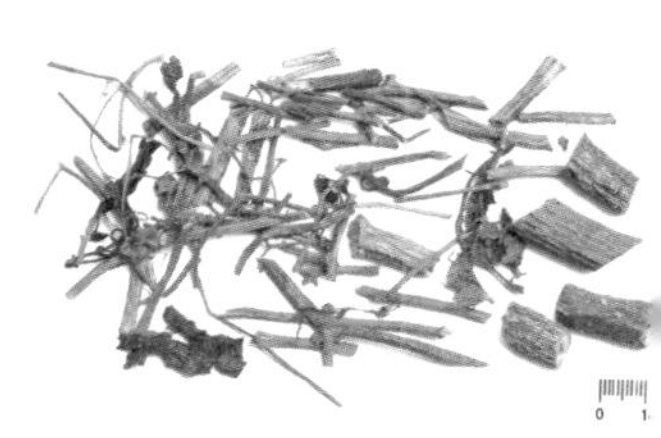

# 백운풀

학명: Oldenlandis diffusa, Hedyotis diffusa
이명: 사설초, 백운풀, 화설초, Oldenlandiae diffusae herba



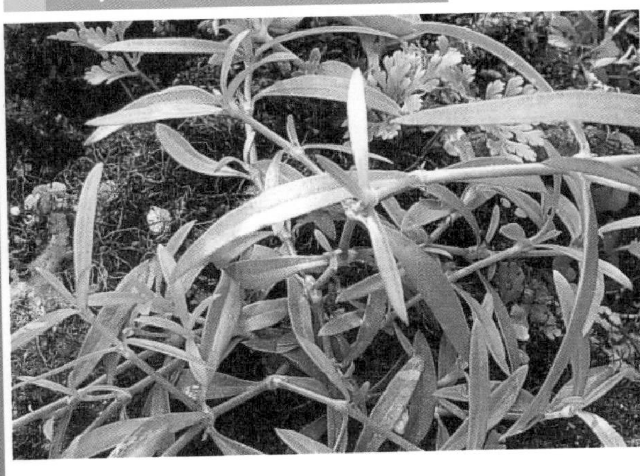

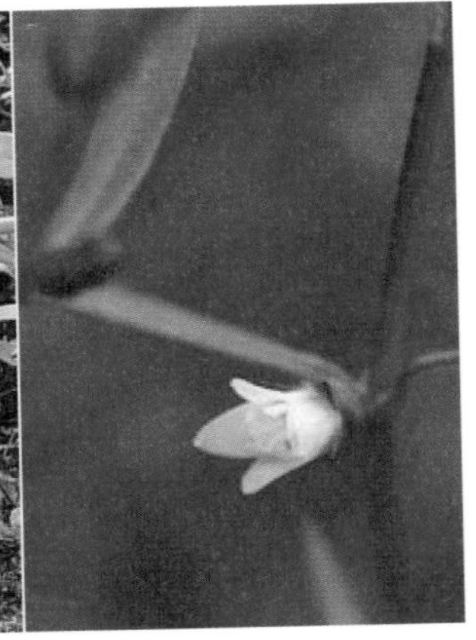

약초의 효능

열을 내려주고 해독작용을 한다. 습을 다스려준다. 주로 폐열 천식 기침, 인후가 붓고 통증, 장용종, 종기, 독사 물린 데, 임증통증, 수종, 이질, 장염, 습열 황달, 암 등을 치료한다.

생태와 특징

일년생초본 식물이다. 높이는15~50cm, 뿌리는 가늘고 길다. 줄기는 기부에서 여러 가지로 갈라지고 백색이다. 털이 없고 매끄럽다. 잎은 호생이다. 개화기는 7~9월이고 결실기는 8~10월이다.

**백혈병에는** 덩굴뿌리 60g, 황기 30g, 만삼, 숙지황, 산두근 각 15g, 당귀, 용안육, 백작약, 아교 각 12g, 백화사설초 30g 물 2되(3.6리터)를 붓고 물이 반으로 줄어들 때까지 은은한 불로 달여서 하루 세 번에 나누어 마신다.



약용부위 전초

채취시기

여름과 가을에 채취하여 신선한 것을 이용 또는 말린다.

약초의 성질

맛은 쓰고 달다. 성질은 차갑다. 심경, 폐경, 간경, 대장경에 속한다.

사용방법

말린 약제 15~30g에 물 800ml를 넣고 약한 불에서 반으로 줄 때까지 달여 하루 2~3회로 나누어 마신다.

# 범부채

학명: Belamcanda chinensis
이명: 사간, 오선, 사간붓꽃, Belamcandae rhizoma

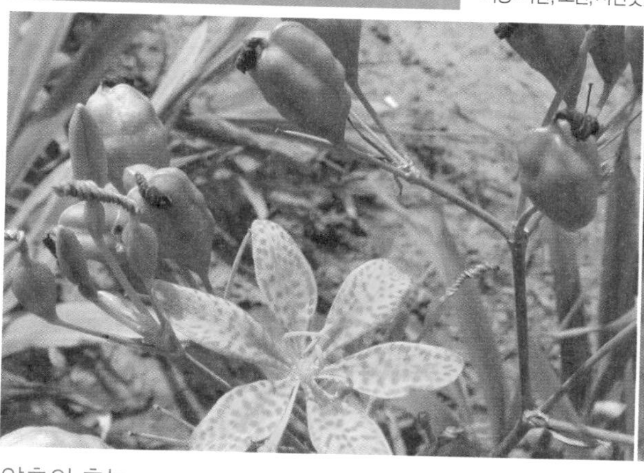

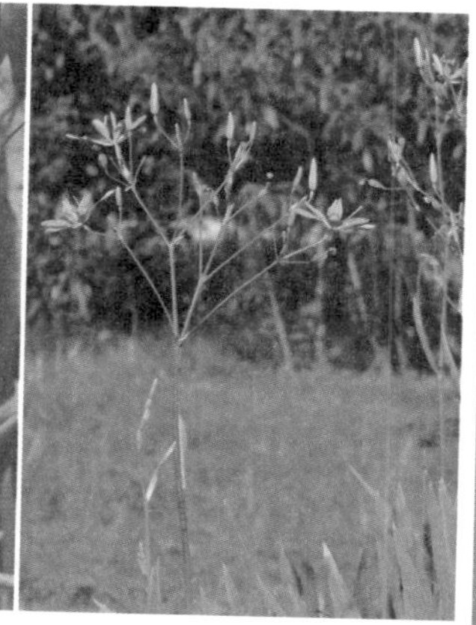

약초의 효능
열을 내려주고 해독작용을 한다. 담을 없애주고 인후를 부드럽게 한다. 주로 인후가 붓고 통증이 있을 때 기침, 천식 등을 치료한다.

생태와 특징 다년생초본, 근경은 굵고 다육이다. 옆으로 자라며 선황색이다. 불규칙한 결절모양이다. 다수의 수염뿌리가 달려있다. 줄기는 직립 하며 높이50~150cm이다. 하부에 잎이 나며 어긋나고 납작하다. 칼 모양으로 길다. 개화기는 6~8월이고 결실기는 7~9월이다.

날씨가 몹시 차서 열이 속에 잠복되었기 때문에 기침이 나고 숨을 잘 쉬지 못하며 목이 쉬어 소리를 내지 못하거나 마른 기침이 나면서 가래는 없는데 목구멍에 무엇이 걸린 것같은 것을 치료한다.
**사간탕** 반하 8g, 행인, 진피, 계심, 지실 각각 4g, 범부채, 당귀, 독활, 마황, 개미취, 감초 각각 2g. 위의 약들을 썰어서 1첩으로 하여 생강 5쪽과 함께 물에 달여 먹는다[중경].
**디프테리아에 걸렸을 때** 범부채(사간) 신선한 것을 15~20g을 잘게 썰어서 물에 달여 하루 2~3번에 나누어 끼니 뒤에 먹는다.

약용부위 뿌리

채취시기
이른 봄 싹이 나오기 시작할 때 또는 늦가을 잎이 고사 한후 채취하여 수염뿌리 와 흙을 제거하고 말린다.

약초의 성질 맛은 쓰고 성질은 차갑다. 폐경에 속한다.

사용방법
말린 약제 5~10g에 물 800ml를 넣고 약한 불에서 반으로 줄 때까지 달여 하루 2~3회로 나누어 마신다.

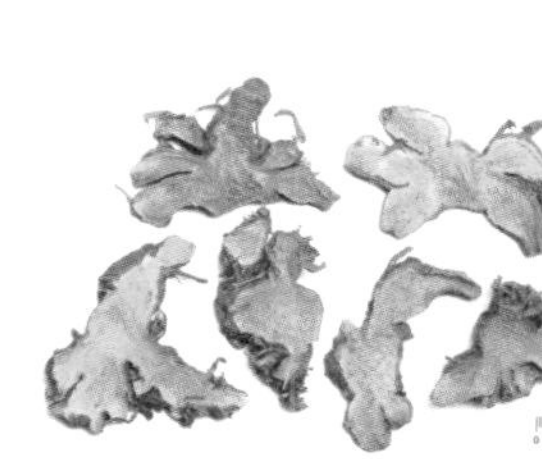

# 산두근

생약명: 월남괴



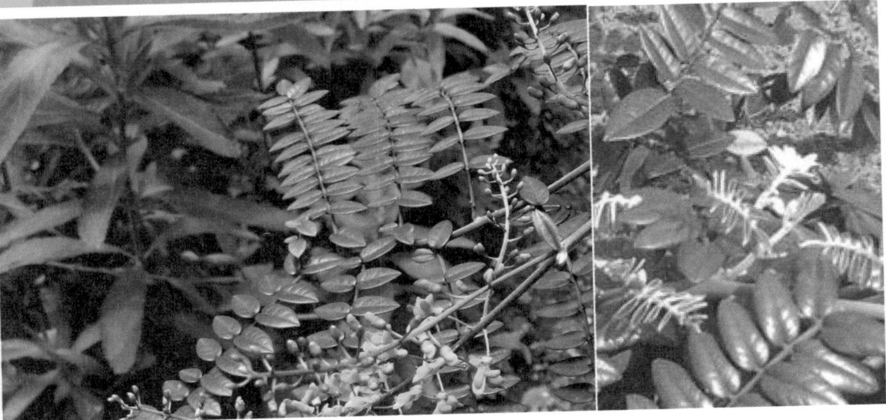

약초의 효능

열을 내려주며 해독 작용을 한다. 붓기를 내려주고 인후를 부드럽게 한다. 주로 열독부스럼, 인후통, 잇몸통증 등을 치료한다.

생태와 특징

소관목 직립혹은 옆으로 눕는다. 높이 1~2m이다. 뿌리는 원주형이며 분지는 적다. 근피는 황갈색이다. 날개모양의 복엽이고 서로 나기한다. 개화기는 5~6월이고 결실기는 7~8월이다.

약용부위

뿌리

채취시기

가을에 채취하여 잘 씻어 말린다.

약초의 성질

맛은 쓰고 성질은 차갑다. 독성이 있다. 폐경 위경에 속한다.

사용방법

말린 약제 5~10g에 물 800ml를 넣고 약한 불에서 반으로 줄 때까지 달여 하루 2~3회로 나누어 마신다.

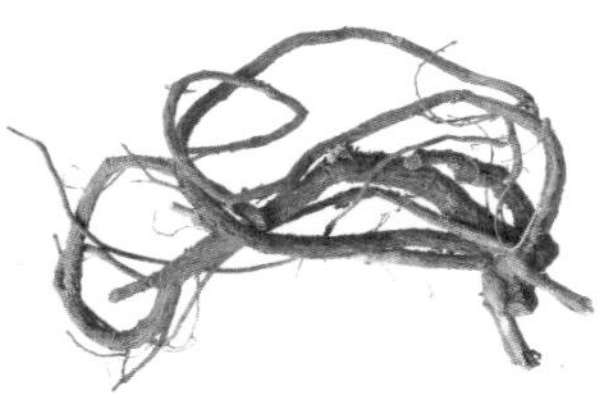

# 쇠비름

학명: Portulaca oleracea
이명: 마치현, 마현, 말비름, Portulacea herba



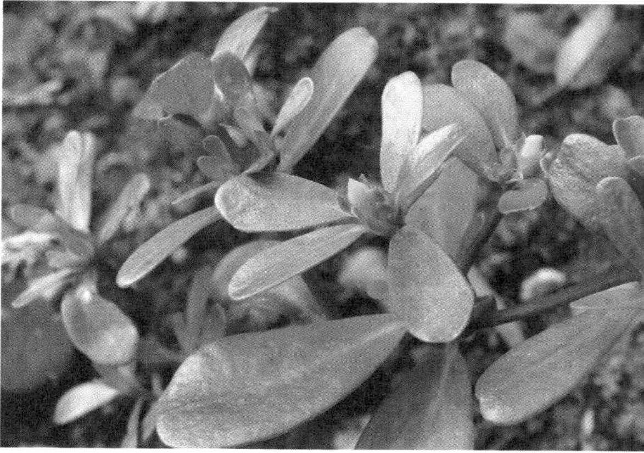

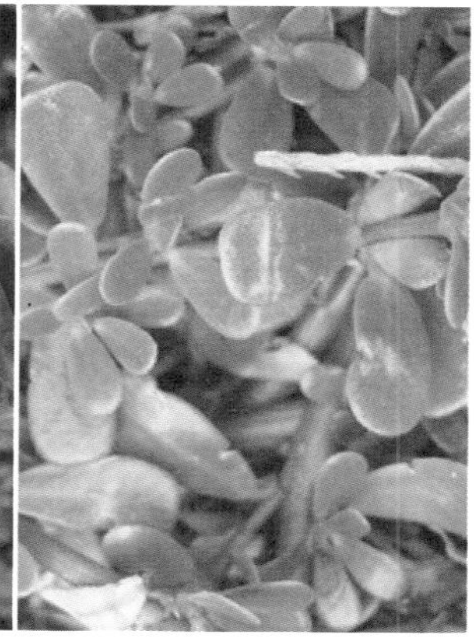

약초의 효능

열을 내려주고 해독작용을 한다. 피를 식혀주고 지혈작용을 한다. 주로 열독, 피이질, 독창, 정창, 습진, 단독, 뱀이나 벌레에 물린 상처, 혈변, 치혈, 자궁출혈 등을 치료한다.

생태와 특징 일년생 초본 식물이고 다육이며 수분이 많다. 털이 없고 높이는 10~30cm이다. 줄기는 둥근모양이고 아랫부분은 평평하게 눕는다.



**이질에 걸렸을 때** 쇠비름(마치현)즙 150g에 달걀 흰자위 1개를 넣고 익힌 다음 한번에 먹는다.
**자궁경관염일 때** 마른 쇠비름 20g, 감초 3g을 물에 달여 하루 3번에 갈라 끼니 뒤에 먹는다.
**적리(붉은배앓이)일 때** 쇠비름(마치현) 20~30g씩 물에 달여 하루 3번에 나누어 끼니 뒤에 먹는다.
**출혈할 때** 쇠비름(마치현) 물로 여러 번 깨끗이 씻은 다음 짓찧어 피가 나는 상처에 붙인다.
**충수염(맹장염)일 때** 쇠비름, 민들레 각각 15~20g (신선한 것은 각각 50~60g)을 물에 달여 하루 2~3번에 나누어 끼니 뒤에 먹는다.
**폐결핵일 때** 쇠비름(마치현) 3kg에 물을 7배 붓고 2~3시간 달인 다음 찌꺼기를 짜버리고 다시 3l로 줄게 달인다. 한번에 50ml씩 하루 3번 끼니 뒤에 먹는다.

**Tips** 산나물 만들어 먹는방법

봄에 어린 줄기와 잎을 나물로 먹는다. 신맛이 나므로 끓는 물에 데친 후 찬물에 담가 충분히 우려내고 양념무침을 한다.

약용부위 전초

채취시기 여름과 가을에 캐서 잔뿌리와 이물을 제거하여 깨끗이 씻어, 조금 찌거나 데운 후에 햇볕에 말린다.

약초의 성질 맛은 시고 차가운 성질이 있다. 간경과 대장경에 속한다.

사용방법 말린 약제 30~60g에 물 800ml를 넣고 약한 불에서 반으로 줄 때까지 달여 하루 2~3회로 나누어 마신다. 생것은 두 배로 사용한다.

**Point** 약선요리

**약의 복용으로 나타나는 노인 설사에는 쇠비름죽**
신선한 마치현의 잎 60g(그늘에서 말린 것이면30g), 백미 60g
신선한 잎이면 잘 씻어 썰고, 그늘에 말린 것인 경우에는 물에 담가 불렸다가 잘게 썬다. 그리고 백미와 함께 끓여 죽을 쑤면 된다. 아침저녁으로 2회 따뜻할 때 먹는다.

# 수염가래꽃

생약명: 반변련



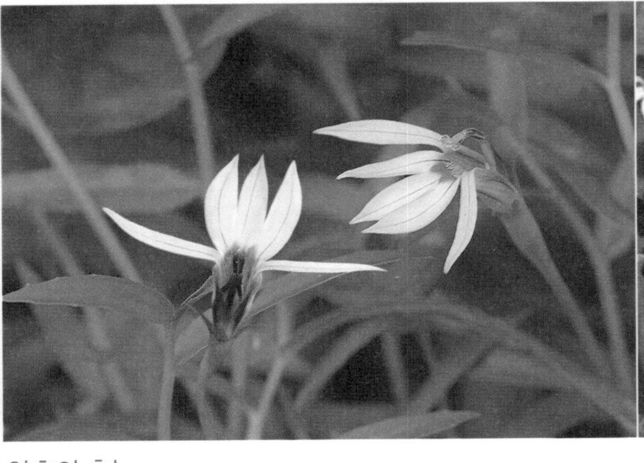
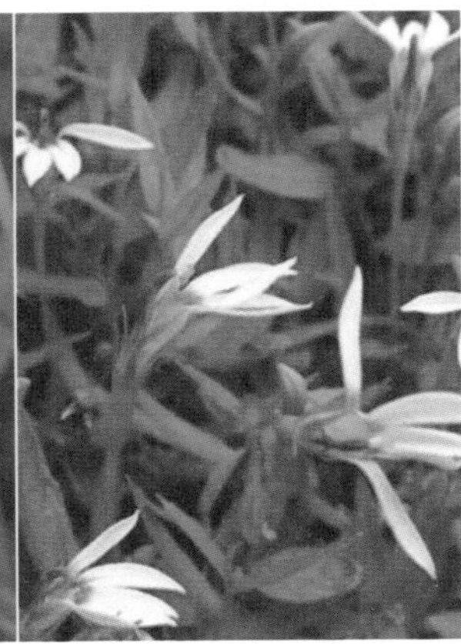

약초의 효능

열을 내려주고 해독작용을 한다. 소변을 잘 나오게 하고 붓기를 빼준다. 주로 독사에 물렸을 때, 종기, 편도선염, 습진, 무좀, 염좌, 황달, 충수염, 장염, 신장염, 간경화성 복수, 각종암 등을 치료한다.

생태와 특징

다년생 식물 높이 10cm, 줄기는 누워 뻗으며 마디에서뿌리를 내리고 바로 선다. 절단하면 흰 유즙이 나온다. 잎은 좁은 타원형이고 어긋나며 두 줄로 배열되어 있다. 개화기는 5~8월이고 결실기는 8~10월이다.



**뱀에 물렸을 때(사교창)**

반변련 200~400g(마른 것은 절반)을 물로 달여서 3번 나누어 먹는다. 그리고 신선한 반변련을 짓찧어 환부에 매일 2번씩 갈라붙인다.

약용부위 전초

채취시기

여름에서 가을까지 식물이 무성히 자랐을 때 맑은 날을 택하여 채취하고 햇볕에 말린다.

약초의 성질

맛은 달고 성질은 평하다. 심경 폐경, 소장경에 속한다.

사용방법

말린 약제 10~30g에 물 800ml를 넣고 약한 불에서 반으로 줄 때까지 달여 하루 2~3회로 나누어 마신다. 생것은 20~60g을 사용한다.

# 인동넝쿨

학명: Lonicera japonica, L. japonica var. reoens for. Chinensis
이명: 금은화, (붉은)인동덩굴, 잔털인동덩굴, 인동화, 능박나무,

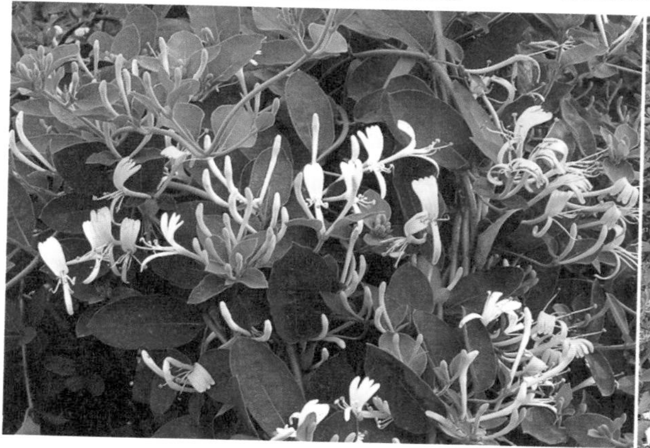
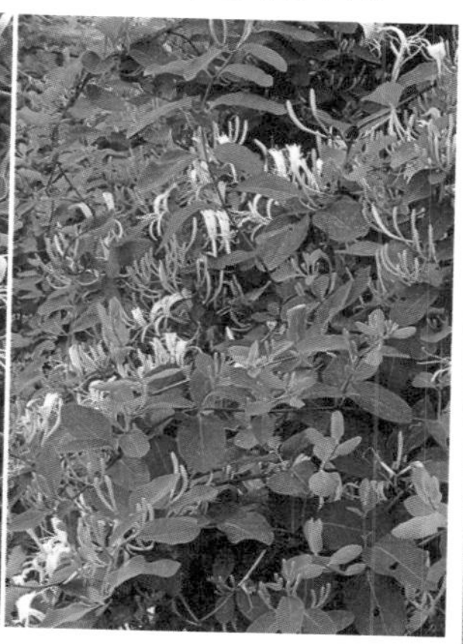



약초의 효능

열을 내려주고 해독한다. 주로 종기, 후비, 단독, 열독, 풍열감기, 온병 발열 등을 치료한다.

생태와 특징 다년생 반 상록 덩굴 식물이며 길이는 9m이다. 개화기는 4~7월이고 결실기는 6~11월이다. 산비달의 숲, 관목 숲, 길가 등에 자란다.

약용부위 꽃망울이나 꽃

채취시기 꽃이 피는 시기에 집중해서 꽃망울의 윗부분이 팽대하고 아직 피지 않은 청백색일 때 따면 가장 좋다.

약초의 성질 맛은 달고 차가운 성질이 있다. 폐경, 심경, 위경에 속한다.

사용방법 말린 약제 10~15g에 물 800ml를 넣고 약한 불에서 반으로 줄 때까지 달여 하루 2~3회로 나누어 마신다.

**기관지 폐렴일 때** 인동덩굴꽃(금은화), 개나리열매 각각 12g을 물에 달여 하루 2번에 나누어 끼니 뒤에 먹는다.
**늑막염일 때** 민들레(포공초), 인동덩굴꽃(금은화) 각각 20g에 물 500ml를 붓고 절반량이 되게 달여서 하루 2~3번에 나누어 끼니 뒤에 먹고 찌꺼기는 덥게 하여 아픈 곳에 대고 찜질한다.
**당뇨병일 때** 금은화(인동꽃)말린 것 30g에 물 500ml를 붓고 반으로 줄어들 때까지 약한 불로 달여서 하루 세 번으로 나누어 식 전에 먹는다. 3개월 이상 꾸준히 복용하면 큰 효험이 있다.
**여드름이 있을 때** 민들레(포공영), 인동덩굴꽃(금은화) 각각 8g을 물 400ml에 넣고 절반이 되게 달인 것을 하루 3번에 나누어 끼니 전에 먹는다.

## Tips 산나물 만들어 먹는방법

**정혈작용에 매우 효과적인 인동술**
금은화 꽃 100g, 줄기나 잎 100g, 소주 1800ml
생약 금은화, 잎, 줄기를 용기에 넣은 후에 소주를 붓는다. 그다음 뚜껑을 덮어 밀봉한 다음 시원한 곳에 보관하면 된다. 2개월쯤 지나면 술이 익는데 건더기는 천이나 여과지로 걸러내어 버리고, 술은 주둥이가 좁은 병으로 옮긴다. 이때 꿀이나 설탕을 가미하여 흔들어둔다.

## Point 약선요리

**방광염, 당뇨에 좋은 금은화차**
금은화 15g, 얼음설탕 약간
금은화를 달인 물에 얼음설탕을 녹이면 완성된다.

# 여감자

생약명: 여감자

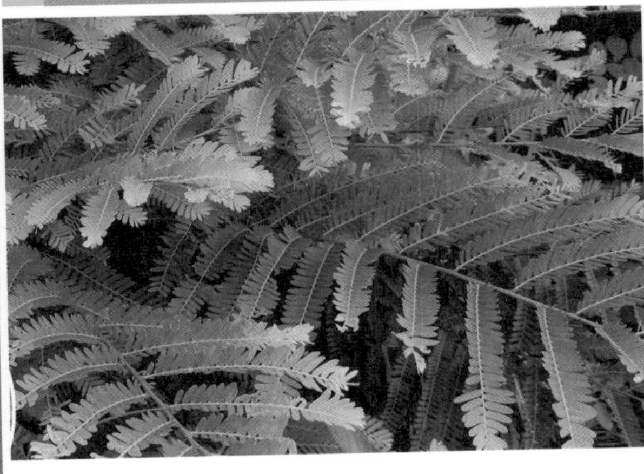
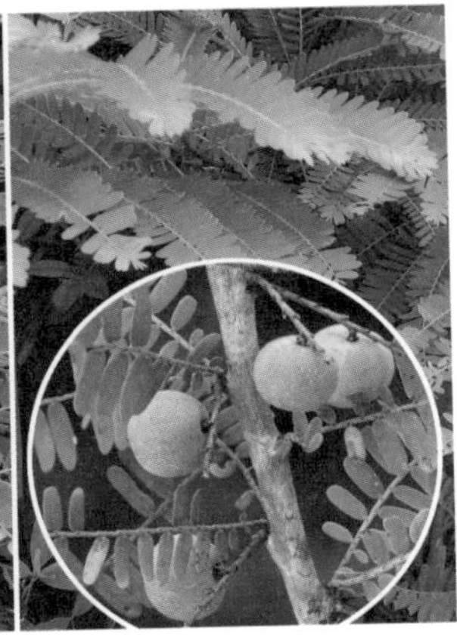

약초의 효능

열을 내려주고 인후를 부드럽게 한다. 폐를 윤택 하게하고 가래를 제거한다. 진액을 생기게 하여 갈증을 없앤다. 주로 감기로 열날 때, 기침, 인후 통, 목구멍 안에 흰 막이 생겼을 때, 열나고 갈증 날 때, 고혈압 등을 치료한다.

생태와 특징

낙엽 소교목 또는 관목, 높이3~8m. 나무껍질 회백색, 얇은 겉껍질이 쉽게 떨어지며 속껍질은 적홍색이다. 잎은 서로 어긋나며 가늘고 약한 가지에 2열로 밀집해 나있는 깃털모양 복엽이다. 개화기는 4~5월이고 결실기는9~11월이다.



약용부위

열매

채취시기

9~11월 열매가 성숙 되었을 때 채취하여 뜨거운 물에 데쳐 투명하게 되면 꺼내 햇볕에 말리거나 소금물에 담근 후 햇볕에 말린다.

약초의 성질

맛은 쓰고 달고, 시다. 성질은 약간 차갑다. 간경, 폐경, 비경, 위경에 속한다.

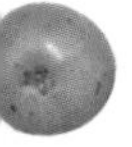
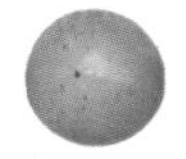
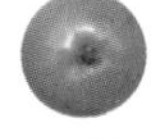
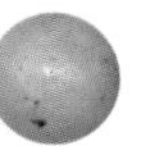
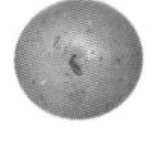
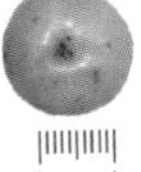

0 1cm

# 영춘화

생약명: 영춘화



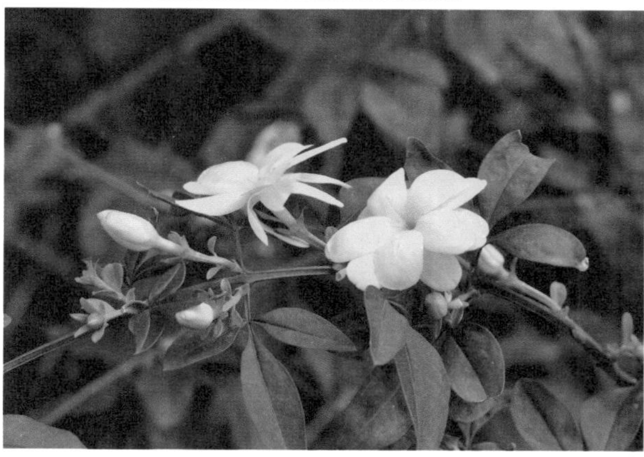

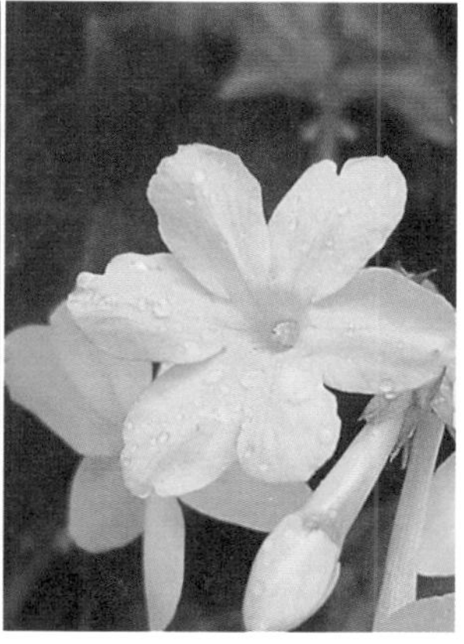

약초의 효능

해열 해독작용을 한다. 피를 통하게 해주고 부기를 가라앉힌다. 주로 발열, 두통, 목이 붓고 통증, 소변이 뜨겁고 통증, 악창, 회상 등을 치료한다.

생태와 특징

낙엽 관목이며 직립 혹은 눕거나 늘어져 자란다. 높이는 0.3~5m이다. 잎은 대생엽이다. 개화기는 4~5월이다. 주로 산비탈의 관목 숲에 자란다.

약용부위

꽃

채취시기

4~5월에 꽃이 필 때 따서 신선하게 사용하거나 그늘에 말린다.

약초의 성질

맛은 쓰고 약간 맵다. 평평한 성질이 있다. 신경과 방광경에 속한다.

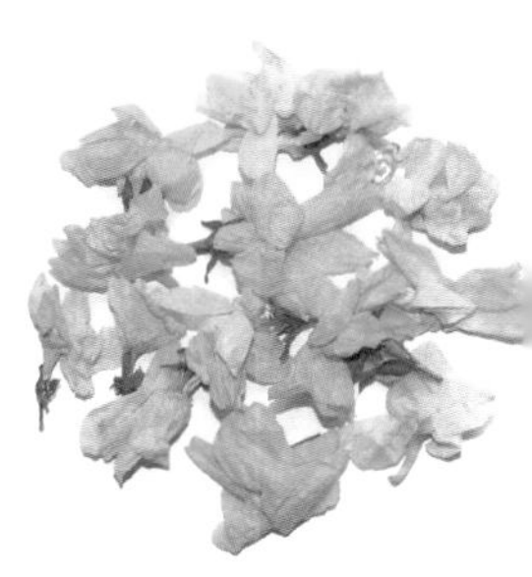

# 옥잠화

생약명: 옥잠화



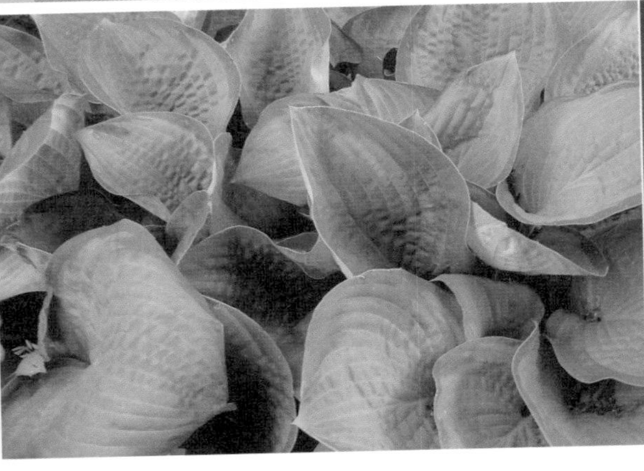

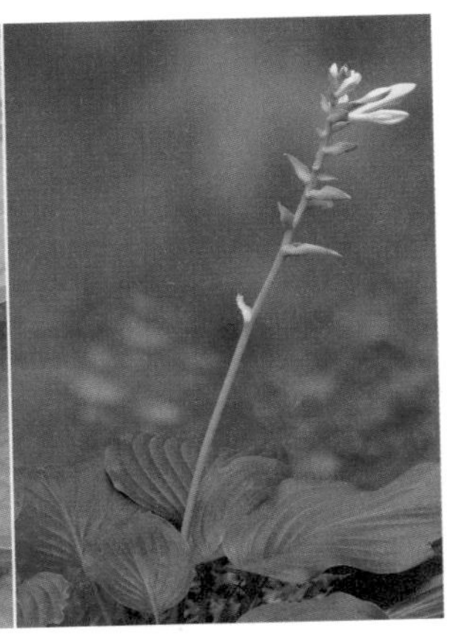

약초의 효능

열을 내려주고 해독 작용 한다.소변을 잘 보게 하고 생리를 잘 통하게 한다. 주로 인후통증, 부스럼성 부은 통증, 소변이 잘 나오지 않을 때, 폐경 등을 치료한다.

생태와 특징

다년생 초본식물 굵은 뿌리줄기에서 많은 잎이 총생한다. 높이20~40cm, 잎은 난형 혹은 심장난형이다. 꽃은 백색이고 향기가 좋다. 개화기는 7~8월이고 결실기는 8~9월이다.



약용부위

꽃

채취시기

7~8 꽃봉오리가 벌어지기 직전 채취하여 햇볕에 말린다.

약초의 성질

맛은 쓰고 달다. 성질은 약간 차갑다. 약간 독성이 있다.

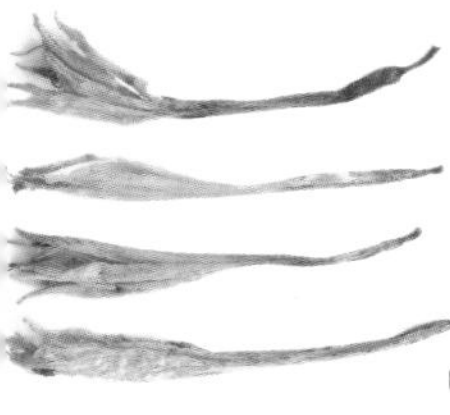

Tips 산나물 만들어 먹는방법

꽃, 뿌리, 줄기를 한약 재료로 이용한다. 봄에 돋아나는 연한 잎줄기는 나물로 먹는다.

# 개나리

학명: Forsythia koreana, F. saxatilis, Abeliophyllum distichum
이명: 연교, 한련자, 대교자, Forsythiae fructus



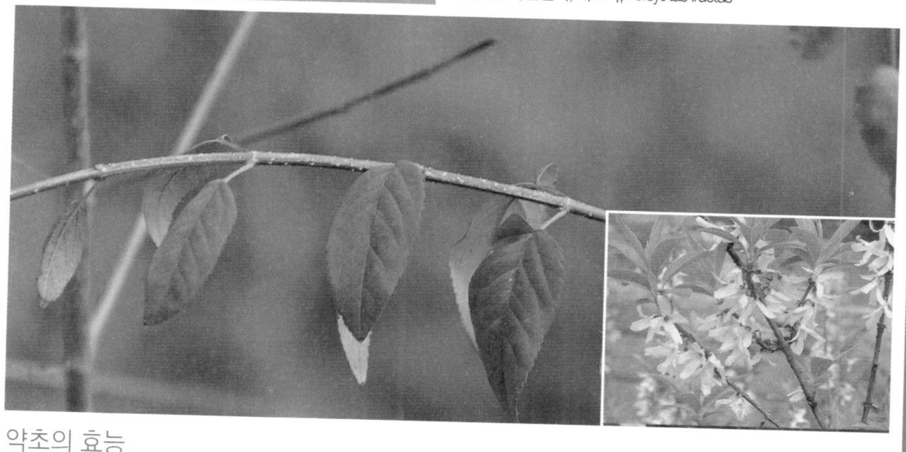

약초의 효능

열을 내려주고 해독작용 한다. 붓기를 내려주고 뭉친 것을 풀어준다. 주로 연주창, 유방종기, 단독, 감기, 열병, 고열갈증, 정신이 혼미하고 열꽃 날 때, 소변이 안 나올 때 등을 치료한다.

노래를 불러서 목이 쉰 것을 치료한다.
**향성파적환** 박하 160g, 연교, 길경, 감초 각각 100g, 백약전 80g, 천궁 60g, 사인, 가자(볶은 것), 대황(술에 축여 볶은 것) 각각 40g. 위의 약들을 가루내어 달걀 흰자위에 반죽하여 달걀 노른자위만하게 알약을 만든다. 한번에 1알씩 잠잘 무렵에 입에 물고 녹여서 먹는다[회춘].
**감기가 걸렸을 때** 금은화, 연교 각각 15g을 물에 달여서 하루 3번에 갈라 끼니 뒤에 먹는다.
**갑상선이 부어오를 때(갑상선종)** 곤포 50g, 해조 50g, 길경 25g, 연교 20g, 광목향 7.5g을 물로 달여서 하루에 2번 먹는다.
**늑막염일 때** 대황 10g, 황금 15g, 연교 25g, 길경 15g, 감초 10g을 물로 달여서 하루에 2번 먹는다.
**더위를 먹어 머리가 어지럽고 아프며 메스껍고 토하는 데** 곽향 10g, 연교 10g, 반하(법제한 것) 10g, 진피 7.5g을 물로 달여서 하루에 2번 먹는다.

생태와 특징 낙엽관목, 가지는 흑황색 또는 회갈색이고 사릉각이다. 마디중간은 비어있다. 잎은 단엽 혹은 3열 내지 3출 복엽이다.

약용부위 열매

채취시기 가을에 열매가 초기 성숙되고 색이 아직 녹색일 때 채취하여 이물 제거 후 쪄서 말린다. 이것을 청교라고 한다. 완전 성숙된 열매를 말린 것을 노교 라고 한다.

약초의 성질 맛은 쓰고 성질은 약간 차가운 편이다. 폐경 심경 대장경에 속한다.

사용방법 말린 약제 5~15g에 물 800ml를 넣고 약한 불에서 반으로 줄 때까지 달여 하루 2~3회로 나누어 마신다.

**Point** 약선요리

**열을 내리고 독소를 제거하는 연교차(개나리차열매)**
연교 6~15g
물600ml을 넣고 끓기 시작하면 약불로 줄여 30분 정도 달인 후 1일 2~3잔 마시면 된다.

# 작약

학명: Paeonia lactiflora, P. veitchii
이명: 목작약, 홍작약, Paeonia radix rubra

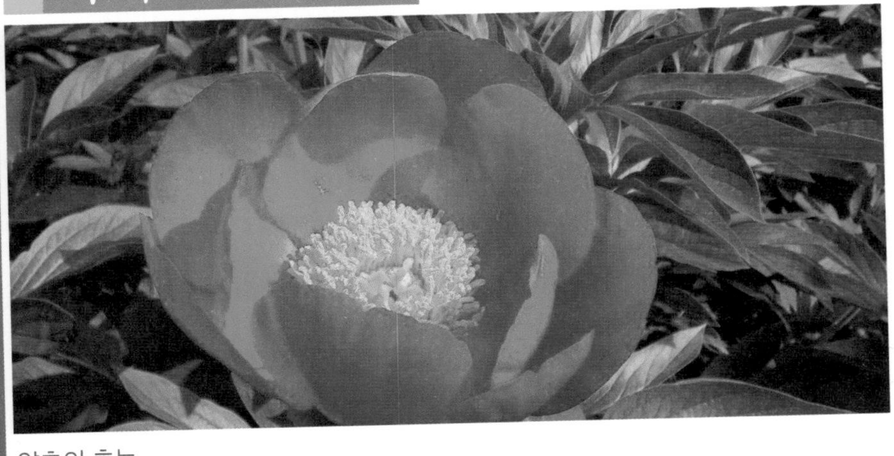

약초의 효능

열을 내려주고 피를 식힌다. 혈을 통하게 하고 어혈을 제거한다. 주로 열독, 토혈, 코피, 궤양성 직장 출혈, 하혈, 눈이 충혈 되고 붓고 통증이 있을 때, 독창, 폐경, 생리통, 소변이 탁하고 대하가 많을 시, 옆구리통증, 어혈, 산통, 외상 등을 치료한다.

생태와 특징

다년생 초본 식물이고 높이는 40~70cm이다. 뿌리는 흑갈색이며 비대하고 크다. 개화기는 5~6월이고 결실기는 6~8월이다.

약용부위 뿌리

채취시기 8~9월에 캐서 땅 위에 있는 부분과 흙을 제거하여 그늘에 말린다. 겉이 마르면 작은 묶음으로 묶어 완전히 마를 때까지 말린다.

약초의 성질 맛은 쓰고 약간 차가운 성질이 있다. 간경과 비경에 속한다.

사용방법

말린 약제 5~10g에 물 800ml를 넣고 약한 불에서 반으로 줄 때까지 달여 하루 2~3회로 나누어 마신다.

심장에 실열이 있어서 입과 혀가 헐고 놀라면서 가슴이 두근거리고 번갈이 나는 것을 치료한다. **십미도적산** 황련, 황금, 맥문동, 반하, 지골피, 복신, 적작약, 목통, 생지황, 감초 각각 2g. 위의 약들을 썰어서 1첩으로 하여 생강 5쪽과 함께 물에 달여 먹는대활인서].

**구토 설사가 심할 때** 이질풀과 함박꽃뿌리 각각 100g에 물 1l를 넣고 달여서 1주일분으로 나누어 하루에 세 번씩 먹는다. 이질풀은 수렴, 진통제로 쓰인다.

**난소결핵으로 결핵균이 난소에 감염되어 생길 때** 함박꽃뿌리 80g, 마른생강 20g을 잘게 썰어 물 600ml에 넣고 약한 불에 절반이 되게 달여서 찌꺼기는 짜버리고 한번에 6~8ml씩 하루 2번 끼니 사이에 먹는다.

**냉병으로 몸이 찰 때** 함박꽃뿌리(볶은 것)20g, 건강(볶은 것)5g의 비로 섞어서 보드랍게 가루 내어 한번에 3~4g씩 하루 2번 미음에 타서 먹는다.

# 즙채

학명: Houttuynia cordata
이명: 어성초, 자배어성초, Houttuyniae herba



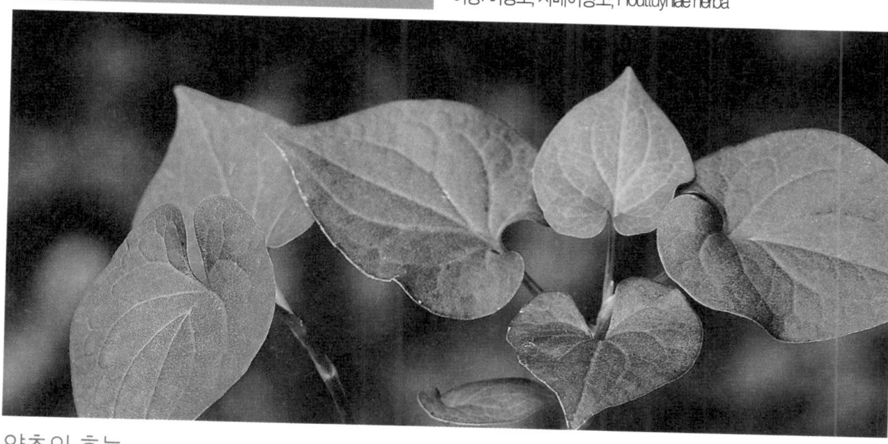

약초의 효능

열을 내려주고 해독한다. 독창과 고름을 없애주고 이뇨 효과가 있다. 주로 폐옹, 고름, 담열, 기침, 천식, 독창 등을 치료한다.

생태와 특징

다년생 비린내가나는 초본 식물이고 높이는 60cm이다. 줄기 아랫부분은 땅에 눕고 윗부분은 직립한다. 잎은 대생엽이다. 개화기는 5~6월이고 결실기는 10~11월이다. 도랑가, 시냇가 그리고 습한 숲에 자란다.



약용부위 땅 윗부분

채취시기 신선한 것은 년중 모두 채취할 수 있다. 건조시킬 것은 여름에 줄기와 잎이 무성하고 이삭이 많을 때에 채취한다. 이물을 제거하고 햇볕에 말린다.

약초의 성질

맛은 맵고 약간 차가운 성질이 있다. 폐경, 방광경, 대장경에 속한다.

사용방법

말린 약제 10~30g에 물 500ml를 넣고 약한 불에서 조금만 달여 하루 2~3회로 나누어 마신다.

**감기가 걸렸을 때** 약모밀이라고 하는 어성초는 갖가지 균을 죽이는 작용이 뛰어나다. 감기에 물로 달여서 먹는다.
**늑막염일 때** 시호 15g, 황백 15g, 포공영 15g, 어성초 25g, 감초 5g을 물로 달여서 하루에 2번 먹는다.
**항문열상일 때** 즙채 1줌을 300ml의 물에 100ml 되게 달여서 하루 3번 끼니 사이에 먹는다.

**Tips** 산나물 만들어 먹는방법

연한 잎과 땅속줄기를 먹는다. 독특한 냄새가 나므로 끓는 물에 데친 후 찬물에 충분히 우려내고 나물무침을 하거나 기름으로 볶는다. 생잎에 밀가루 옷을 입히고 튀김을 만들면 냄새가 없어진다.

# 쭉방망이

생약명: 천리광

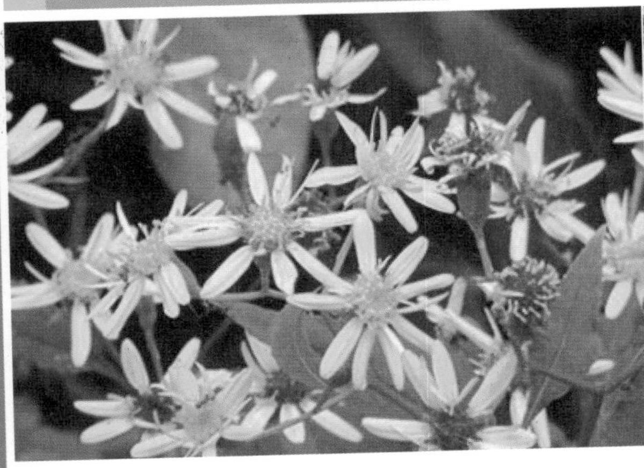

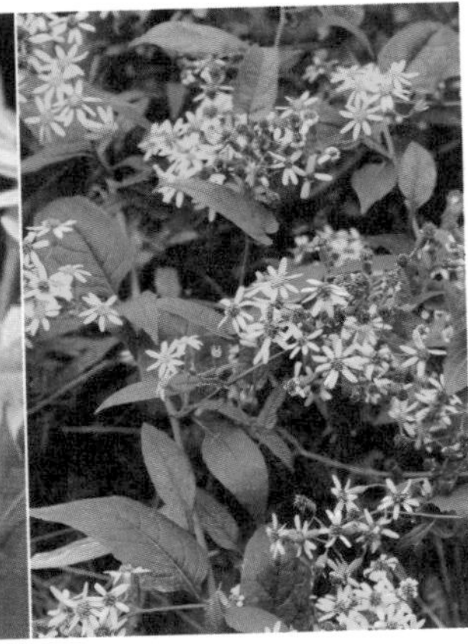

약초의 효능

열을 내려주고 해독 작용한다. 눈을 맑게 하고 백내장을 없앤다. 살충과 가려움증을 없앤다. 주로 유행성감기, 상기도감염, 폐렴, 편도체염, 이하선염, 급성장염, 이질, 황달형간염, 담낭염, 급성 요로감염, 눈충혈, 백내장, 종기, 단독, 습진, 피부염, 적충성 음도염, 화상 등을 치료한다.

생태와 특징

쌍떡잎 다년생초본식물이며 높이는 2~5m이다. 근상경목질, 다분지 한다. 초기는 털이 나 있으나 나중엔 없어진다. 목질로 변하며 갈색이다. 잎은 어긋나기 한다. 개화기는 10월에서 다음해 3월이며 결실기는 2~5월이다.

약용부위

전초

채취시기

9~10월 채취하여 햇볕에 말리거나 생것으로 이용한다.

약초의 성질

맛은 쓰고 맵다. 성질은 차갑다.

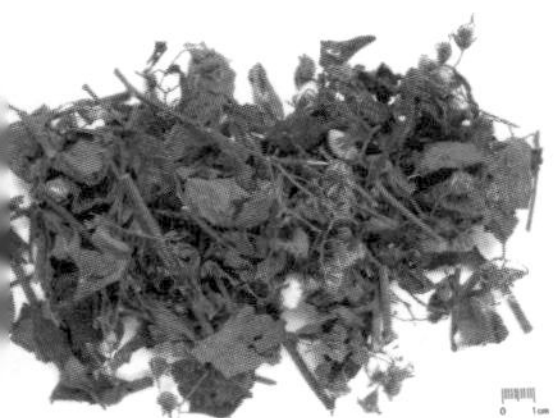

# 천심련

생약명: 천심련

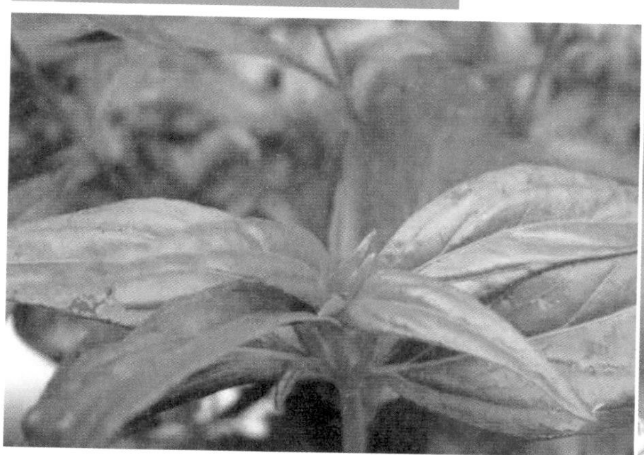
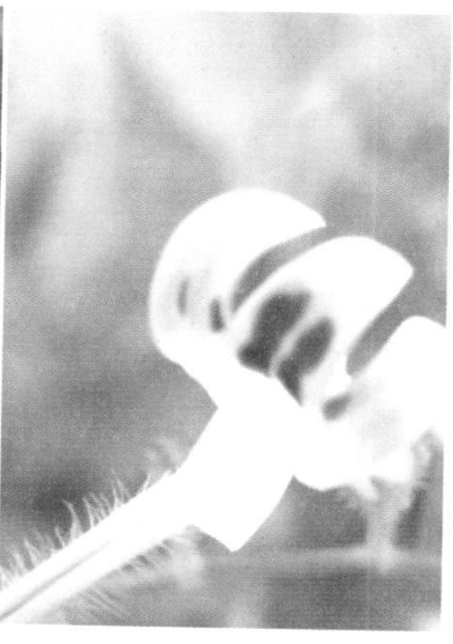

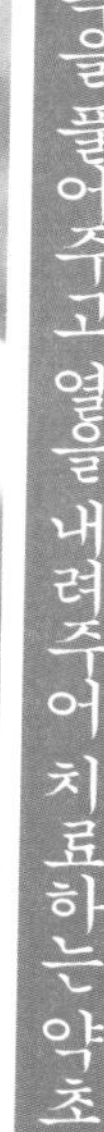




약초의 효능

열을 내려주고 해독 작용을 한다. 피를 차갑게 해주고 붓기를 내려준다. 주로 감기로 인한 열, 인후통증, 구강염, 만성기침, 이질 설사, 임 증 통증, 종기, 독사 물린데 등을 치료한다.

생태와 특징

일년생 초본 식물. 줄기는 곧게 서고 4각이며, 가지가 많고, 마디 부분이 굵고 잘 부러진다. 잎은 서로 마주나며 얇고 피침 형이며 가장자리는 약간 물결 모양이고 양면엔 털이 없다. 개화기는 9~10월이고 결실기는 10~11월이다.

약용부위

지상부분

채취시기 초가을 잎과 줄기가 무성할 때 채취하여 햇볕에 말린다.

약초의 성질

맛은 쓰고 성질은 차갑다. 심경, 폐경, 대장경, 방광경에 속한다.

사용방법

말린 약제5~10g에 물 800ml를 넣고 약한 불에서 반으로 줄 때까지 달여 하루 2~3회로 나누어 마신다.

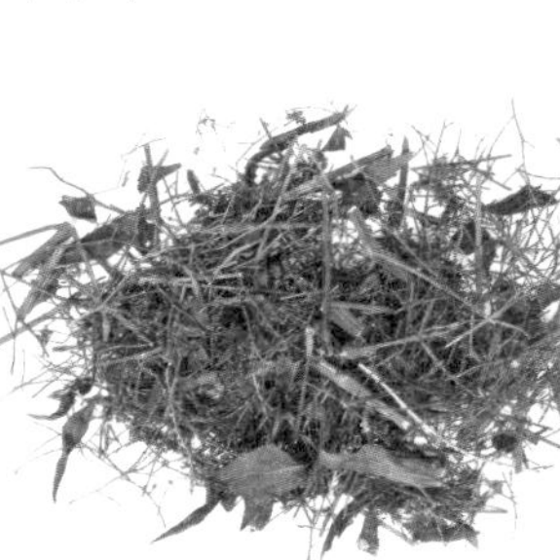

# 칸나

생약명: 초우



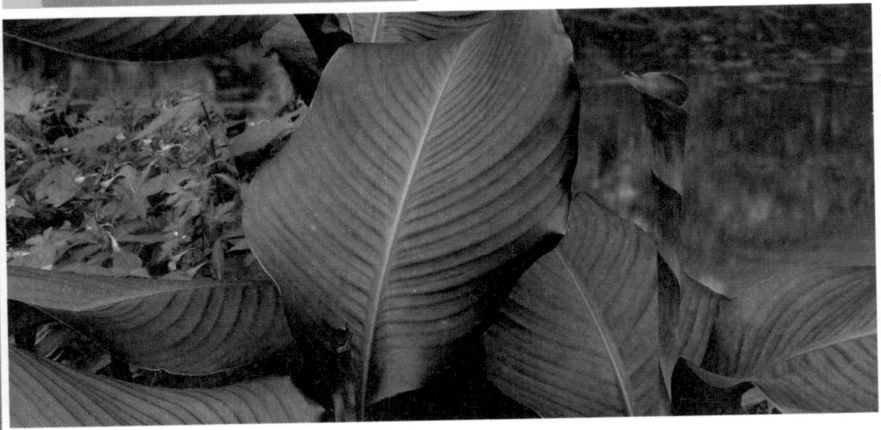

약초의 효능

열을 내려주고 해독작용을 한다. 주로 이질, 설사, 황달, 독창 등을 치료한다.

생태와 특징

다년생 초본 식물이고 높이는 3m이다. 뿌리는 괴상이고 줄기는 자주색이며 직립하여 굵다. 잎은 대생엽이다. 개화기는 9~10월이다.

약용부위

뿌리



채취시기

연중 모두 채취할 수 있다. 줄기와 잎을 제거하고 햇볕에 말리거나 신선하게 사용한다.

약초의 성질

맛은 달고 담백하다. 차가운 성질이 있다.

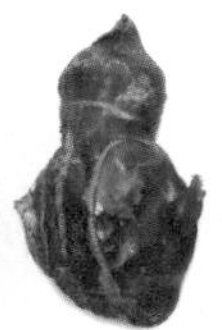

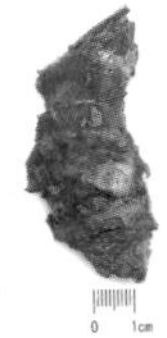

# 할미꽃

학명: *Pulsatilla koreana*
이명: 백두옹, 조선백두옹, 노고초, *Pulsatillae radix*

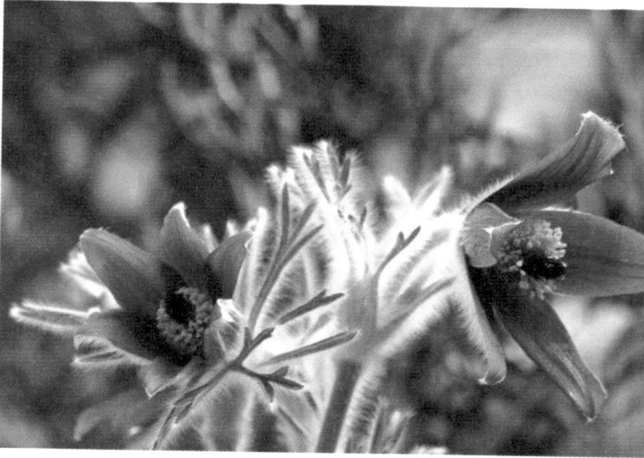

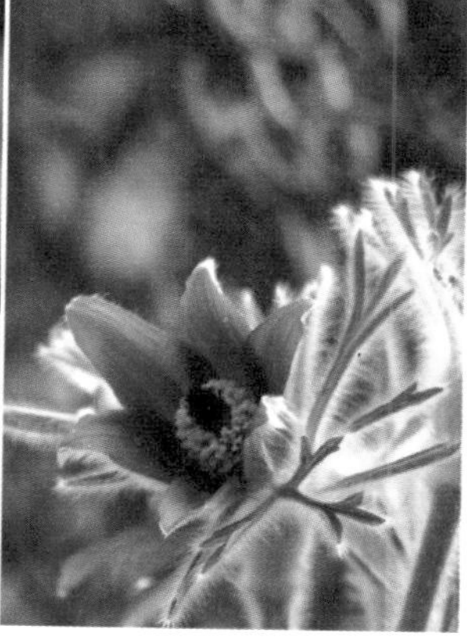

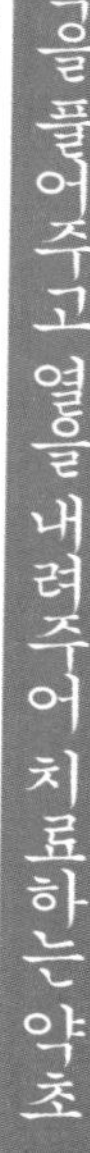




약초의 효능

열을 내려주고 해독한다. 피를 식히고 이질을 멎게 해준다. 주로 열독, 적리, 음부 가려움, 대하, 아메바 성 이질 등을 치료한다.

● 할미꽃뿌리(백두옹) 1kg을 물 5l에 달여서 찌꺼기를 짜버리고 다시 전체 양이 1l가 되게 졸여서 외용약으로 쓴다. 염증으로 이슬이 많을 때 특히 트리코모나스질염으로 생긴 이슬 때 소독된 솜뭉치에 이 약물을 묻혀 질강 안에 하루에 한번씩 5~8시간 동안 넣어둔다.

**걸렸을 때** 할미꽃뿌리(백두옹), 생강 각각 10g을 잘게 썰어 물에 달여서 하루 3번에 나누어 끼니 뒤에 먹는다.

**적리(붉은배앓이)일 때** 할미꽃 뿌리(백두옹) 15~30g을 잘게 썰어 물에 달여서 하루 2~3번에 나누어 먹는다. 또는 잘 말려 보드랍게 가루내어 한번에 3~5g씩 하루 3번에 나누어 끼니 사이에 먹는다.

생태와 특징

다년생 초본 식물이며 높이는 15~35cm이다. 뿌리와 줄기는 굵다. 개화기는 4~5월이고 결실기는 6~7월이다. 평원 혹은 낮은 산비탈의 잔디밭, 숲가에 혹은 가물고 돌이 많은 산비탈에서 자란다.

약용부위 뿌리

채취시기

봄과 가을에 캐서 흙을 씻고 햇볕에 말린다.

약초의 성질

맛은 쓰고 차가운 성질이 있다. 위경과 대장경에 속한다.

사용방법

말린 약제 6~15g에 물 800ml를 넣고 약한 불에서 반으로 줄 때까지 달여 하루 2~3회로 나누어 마신다. 가려움 대하에는 고삼과 같이 달여 씻으면 좋다.

# 돼지감자

학명 Helianthus tuberosus
이명 국우, 뚱딴지 , 미국감자, 당뇨감자





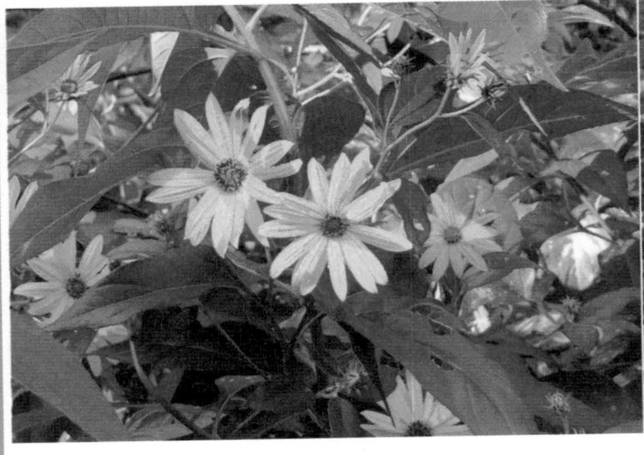

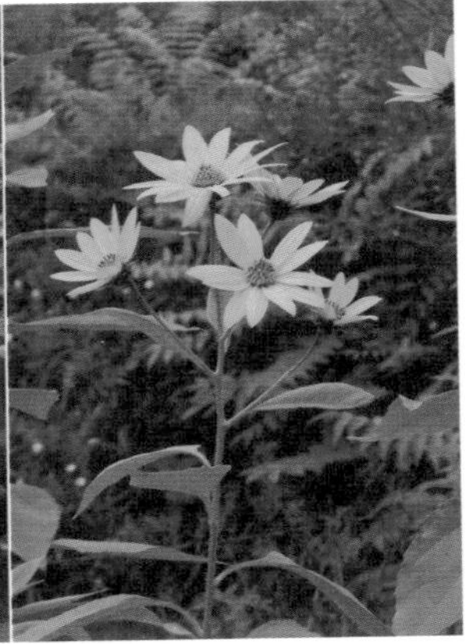

약초의 효능

열을 내려주고 피를 차갑게 한다. 부기를 가라앉힌다. 주로 열병, 장열출혈, 삔데, 골절부 은통증 등을 치료한다.

생태와 특징 다년생 초본 식물이고 높이는 1~3m이다. 지하경이 덩이뿌리이다. 줄기는 직립하고 짧고 거친 털이 있다. 개화기는 8~10월이다.

약용부위 지하경과 줄기, 그리고 잎

채취시기 가을에 지하경을 캐고, 여름과 가을에 줄기와 잎을 딴다. 신선하게 사용하거나 햇볕에 말린다.

약초의 성질 맛은 달고 약간 쓰다. 차가운 성질이 있다.

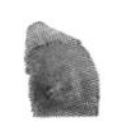

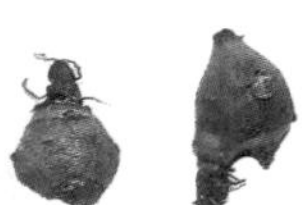

Point 약선요리

**당뇨나 다이어트에 마시는 돼지감자차**

말린 돼지감자 30g, 물 2L

잘 말려진 돼지감자를 6조각 정도를 다관에 넣고 우려서 마신다. 처음에는 강한불로 하다가 물이 끓이기 시작하면 약한 불로 우려내면 된다. 구수한 향이 일품이다. 맛은 향처럼 구수하지는 않고 밋밋한 편. 진한 돼지감자차를 느끼고 싶으면 물의 양을 조절하면 된다.

**당뇨에 좋다.** 돼지감자의 경우, 칼로리가 매우 적으며 소화가 잘 안되기 때문에 흡수율 또한 낮다. 그 때문에 돼지감자의 섭취를 많이 한다고 해도 혈당이 높아지거나 하지 않아 당뇨에 좋다. 또한 돼지감자의 이눌린 성분은 인슐린을 정상치로 유지하는데 유효한 성분이다. 이 때문에 오래 전부터 돼지감자의 사용이 당뇨 환자들에게만은 꾸준히 되었다. 돼지감자는 열에 약하기 때문에 생으로 껍질까지 먹어야 한다.

**변비에 좋다.** 돼지감자의 식이섬유 함유율은 매우 높은 편으로 장내의 유산균을 증식시키는 역할까지 하기 때문에 변비에 특효이다. 특히, 다이어트 시 나타나는 변비가 만성이 되는 것을 돼지감자의 섭취를 통해 예방할 수 있으며 대사를 촉진시켜주어 장운동을 좋게 하는 기능이 있다. 먹는 법은 껍질과 함께 먹어야 좋다. 우유랑 같이 갈아 먹어도 좋다.

**췌장에 좋다.** 췌장은 당뇨와도 연관이 있는 기관으로 인슐린을 분비하는 작용을 한다. 효능을 보려면 생식으로 먹어야 한다.

**체지방분해** 돼지감자의 이눌린은 체지방을 분해하는 효과도 있는데, 실제로 꾸준한 돼지감자의 섭취는 체내의 중성지방의 농도를 줄여주었다는 연구결과도 있다.먹는 법은 돼지감자는 익히면 효능이 거의 떨어지고, 껍질에도 이눌린과 식이섬유가 함유되어 있기 때문에 역시 생식으로 먹어야 한다. 돼지감자즙으로 만들어서 먹거나, 말린 돼지감자 같은 경우에는 과자처럼 먹거나 반찬으로 활용해도 된다.

# 모란

학명: Paeonia suffruticosa
이명: 목단피, 목작약, 모란뿌리껍질, Moutan cortex

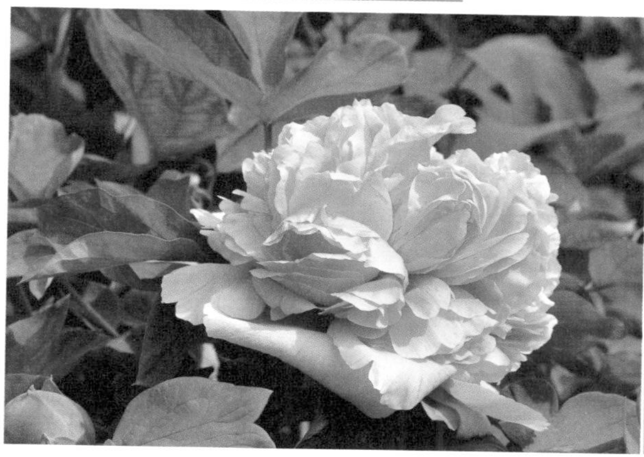
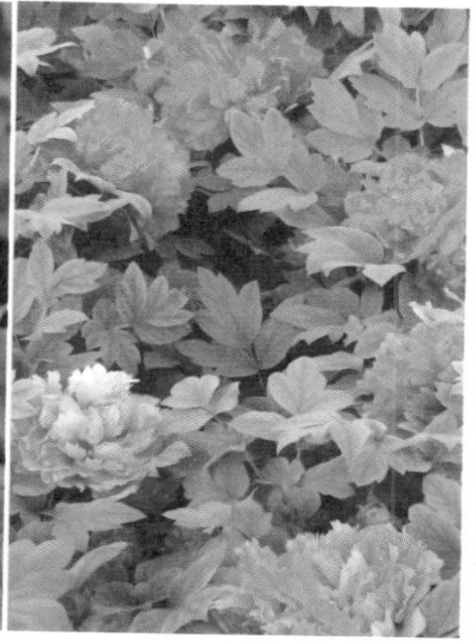

약초의 효능

열을 내려주고 피를 식힌다. 피를 잘 통하게 해주고 어혈을 분산시킨다. 주로 온병과 열병으로 인한 붉은 반점, 비출혈, 열병 후기의 발열, 음허, 폐경, 통경, 독창, 외상, 풍습열비 등을 치료한다.

간경에 혈이 허하기 때문에 성을 잘 내고 화가 동하는 것을 치료한다. **청간탕**
백작약 6g, 천궁, 당귀 각각 4g, 시호 3.2g, 산치자, 모란껍질(목단피) 각각 1.6g. 위의 약들을 썰어서 물에 달여 먹는다[입문].
**비염(코염)일 때** 모란뿌리껍질(목단피) 한번에 5~6g을 물에 달여 하루에 한번씩 10일 동안 자기 전에 먹는다.
율무 3.8g, 도인 3g, 모란과 과루인 각각 1.9g을 섞어 360ml의 물로 180ml 되게 달여서 복용한다. **만성맹장염에는 10일 동안 계속 복용한다.**

생태와 특징 낙엽 작은 관목이고 높이는 1~2m이다. 뿌리는 굵고 크다. 줄기는 직립하고 가지는 굵다. 껍질은 검회색이다. 잎은 대생엽이다.

약용부위 뿌리와 껍질

채취시기 씨앗을 파종한지 4~6년이 되면 채취, 포기 번식은 3~4년이면 수확한다. 땅 위에 있는 부분이 시들었을 때 뿌리를 캐서 흙과 잔뿌리를 제거한다. 신선할 때 목심을 뽑아 햇볕에 말린다. 이것은 바로 원단피이다. 단피를 깐 다음에 목심을 제거한 것은 괄단피이다.

약초의 성질 맛은 쓰고 맵다. 약간 차가운 성질이 있다. 심경, 간경, 신경에 속한다.

사용방법 말린 약제 5~10g에 물 800ml를 넣고 약한 불에서 반으로 줄 때까지 달여 하루 2~3회로 나누어 마신다. 지혈에는 볶은 것을 사용한다.

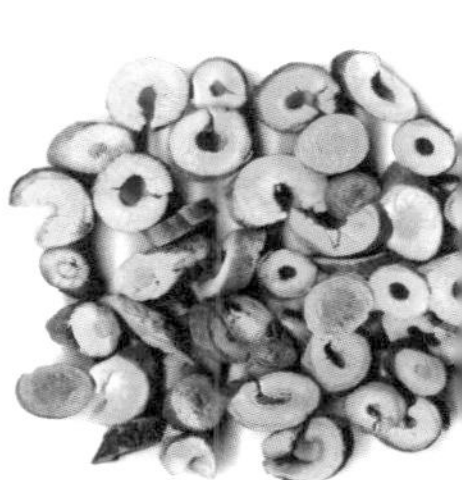

# 자초

학명: Lithospermum erythrorhizon
이명: 자초, 자단, 자근, 자초용, Lithospermi radix



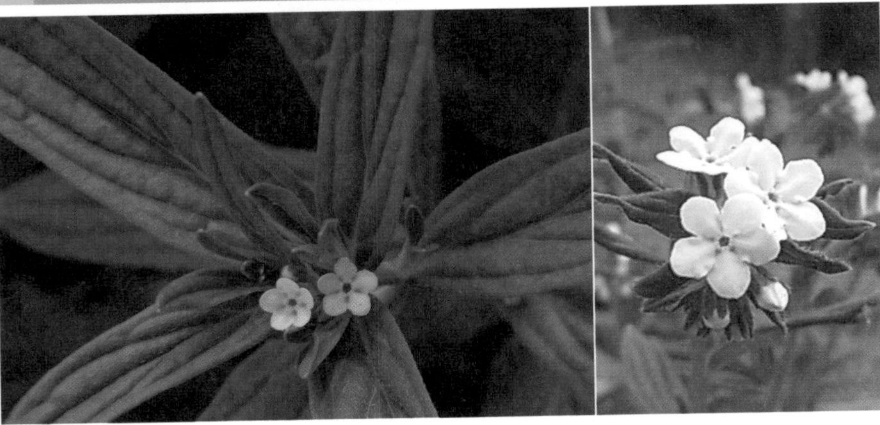

약초의 효능

피를 차갑게 하고, 잘 통하게 해준다. 해독작용이 있다. 발진시킨다. 주로 발진, 홍역, 토혈, 비출혈, 혈뇨, 자반병, 황달, 독창, 화상 등을 치료한다.

생태와 특징

다년생 초본 식물이고 높이는 50~90cm이다. 뿌리는 굵고 크며, 다육이다. 뿌리는 원추형이고 약간 구부러져있고 잔뿌리가 있으며 껍질은 붉은 자주색이다. 줄기는 직립하고 둥근모양이며 가지가 없다. 개화기는 6~8월이고 결실기는 8~9월이다. 양지 산비탈의 잔디밭, 관목 숲에 자란다.



약용부위

뿌리

채취시기

봄과 가을에 캐서 흙을 제거하고 햇볕에 말린다.

약초의 성질

맛은 달고 짜다 차가운 성질이 있다. 심경과 간경에 속한다.

사용방법

말린 약제 3~10g에 물 800ml를 넣고 약한 불에서 반으로 줄 때까지 달여 하루 2~3회로 나누어 마신다.

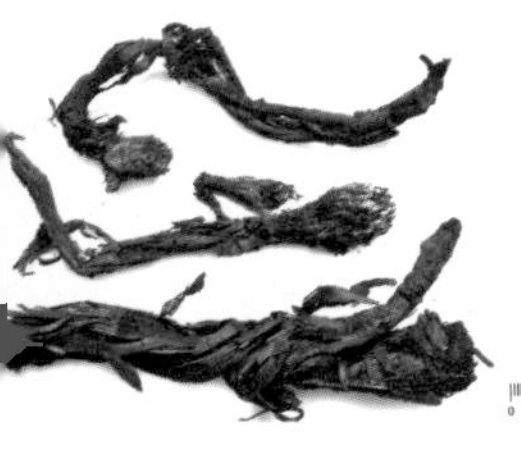

# 지황

학명: Rehmanniaglutinosa, R. glutinosa f. hueichingensis
이명: 생지황, 원생지, 건지황, Rehmanniae radix



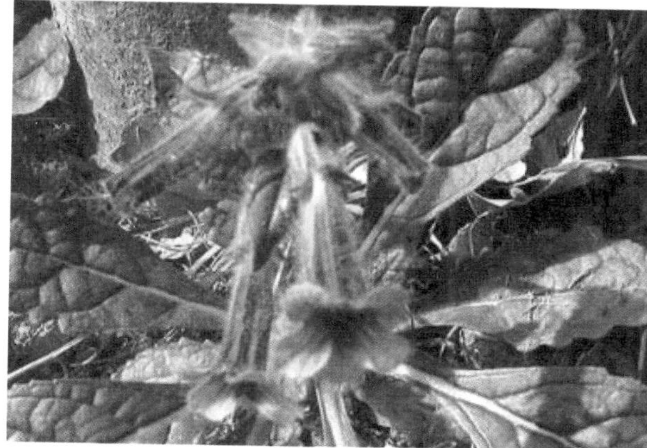

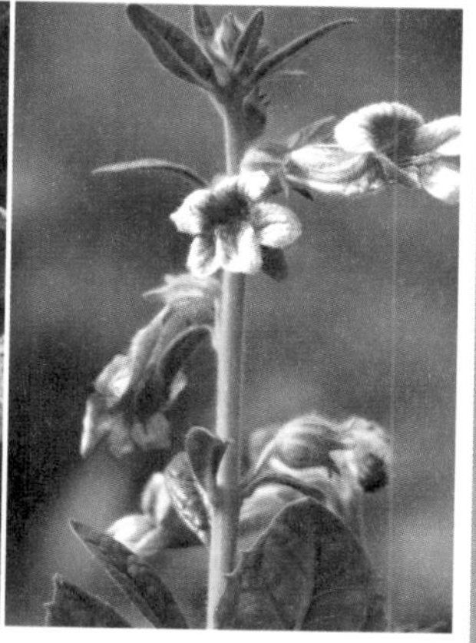

약초의 효능

열을 내려주고 피를 차갑게 한다. 체액의 분비를 촉진시키고 건조함을 막고 촉촉하게 해준다. 주로 급성 열병, 고열, 반진, 체액이 부족해서 나타난 갈증, 뜨거운 혈이 함부로 행해서 나타난 토혈, 자궁 출혈, 혈변, 그리고 입과 혀에 있는 독창, 목이 붓고 아픔, 기침 등을 치료한다.

생태와 특징 다년생 초본 식물이다. 주로 재배한다. 야생도 있는데 일반적으로 해발 50~1100m의 산비탈과 길가, 공터에 자란다.

약용부위 뿌리

채취시기 이른 지황은 10월 상순과 하순에 캐고, 늦 지황은 10월 하순과 11월 상순에 캔다. 뿌리를 캐서 줄기와 잎, 윗부분과 잔뿌리를 제거하고 깨끗이 씻은 것이 바로 '선지황' 이다. 2~3개월 보관된다.

약초의 성질 맛은 달고 쓰다. 차가운 성질이 있다. 심경, 간경, 신경에 속한다.

사용방법 말린 약제 10~30g에 물 800ml를 넣고 약한 불에서 반으로 줄 때까지 달여 하루 2~3회로 나누어 마신다. 생즙으로 먹을 수도 있다.

일명 사폐산이라고도 하는데 폐가 실한 것을 치료 **사백산**
상백피, 지골피 각각 8g, 감초 4g. 위의 약들을 썰어서 1첩으로 하여 물에 달여 먹는다. 그리고 지모, 패모, 길경, 산치자, 맥문동, 생지황을 넣어서 쓰는 것도 좋다[입문].

**자궁암일 때** 지치뿌리(자초근) 신선한 뿌리 20~30g을 잘게 썰어 물에 달여서 하루 2~3번에 나누어 먹는다. 한 치료주기를 10일로 하고 4 치료주기 동안 쓴다.

**후두암일 때** 지치뿌리(자초근) 8~10g을 잘게 썰어 물에 달여서 하루 3번에 나누어 끼니 전에 먹는다.

# 천계자

생약명: 천계자



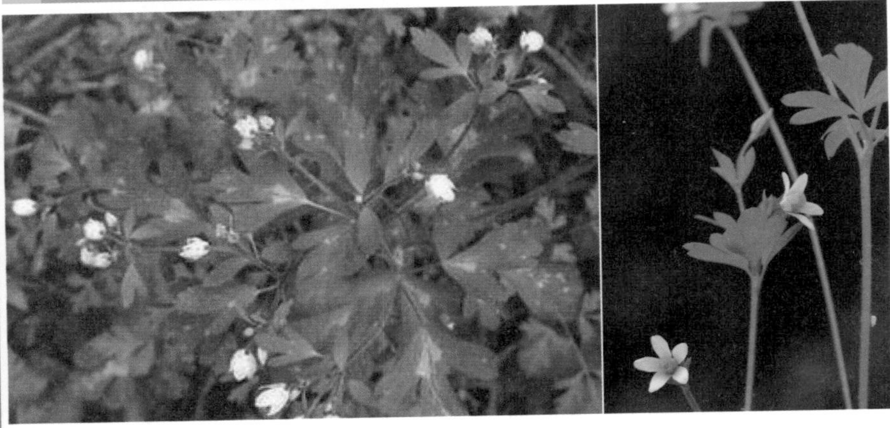

약초의 효능

열을 내려주고 해독 작용을 한다. 붓기를 빼주고 맺혀 있는 것을 풀어 준다. 이뇨작용을 한다. 주로 소아경기, 간질, 용종, 종기, 유방종기, 연주창, 피부가려움 상처, 눈 충혈과 통증, 인후 통, 독사 물린데, 임 중 등을 치료한다.

생태와 특징

다년생 초본 식물, 높이10~30cm 덩이뿌리 외피는 흑색이다. 줄기는 직립하며 1~3개이며 줄기상부에서 분지하며 백색의 털이 나 있다. 잎은 삼출 복엽이며 난원형이고 소엽은 부채모양 으로 세 곳이 깊게 갈라져있다.



약용부위

덩이뿌리

채취시기 잎이 고사전채취하여 햇볕에 말린 후 흙과 수염 뿌리 를 제거한다.

약초의 성질

맛은 달고 약간 쓰고 시다. 성질은 차갑고, 약간의 독성이 있다. 간경, 비경, 방광경에 속한다.

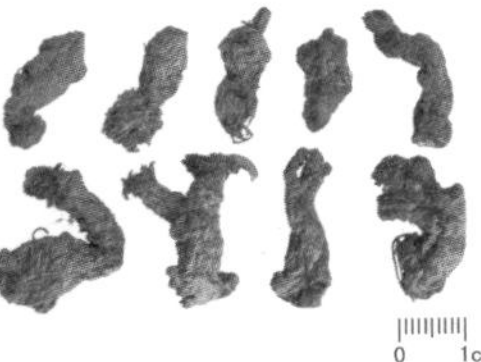

# 층꽃풀

생약명: 고지담



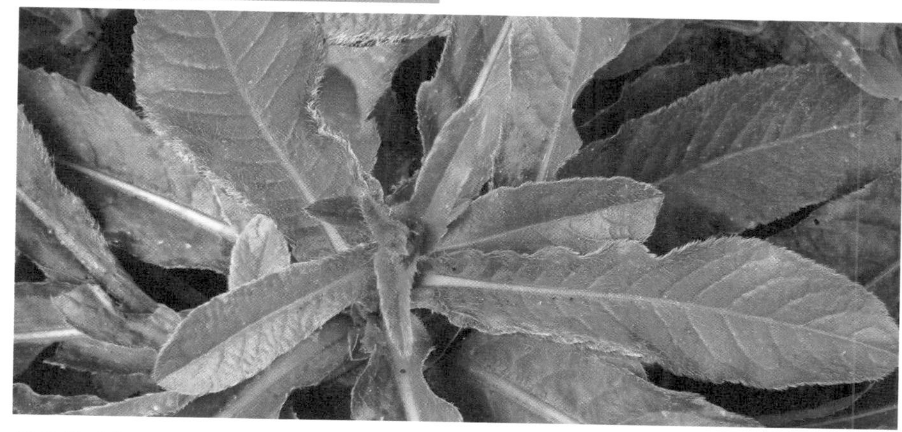

약초의 효능

열을 내려주고, 피를 차갑게 한다. 해독하고, 습을 없애준다. 주로 감기, 백일해, 편도선염, 인후염, 눈 결막염, 황달, 신염 수종, 월경 불순, 백태, 종기, 습진, 뱀이나 벌레에 물림 등을 치료한다.

생태와 특징

다년생 초본 식물이고 높이는 30~60cm이다. 줄기는 직립하여 굵다. 줄기에 단단한 회색 털이 있다. 개화기는 7~11월이고 결실기는 11월에서 다음 해 2월까지이다. 주로 산비탈, 길가에 자란다.



약용부위

전초

채취시기

늦여름에 캐서 깨끗이 씻어 신선하게 사용하거나 햇볕에 말린다.

약초의 성질

맛은 쓰고 맵다 차가운 성질이 있다. 폐경, 간경, 신경에 속한다.

# 현삼

학명: Scrophularia buergeriana, S. koraiensis, S. kakudensis
이명: 중태, 정마, 녹장, 현태, Scrophulariae radix



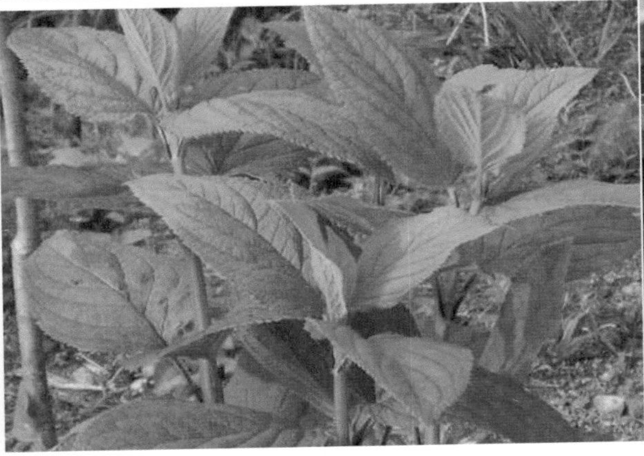

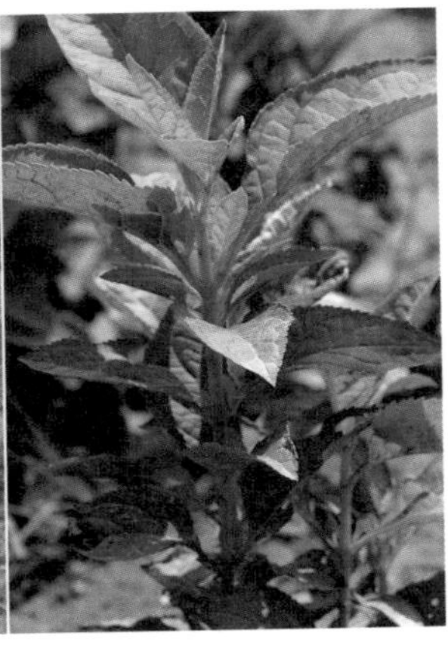

약초의 효능
열을 내려주고 피를 차갑게 한다. 음허를 보양하고 열을 내려준다. 해독작용과 뭉친 것을 풀어준다. 주로 온병과 열병으로 인한 갈증, 진홍색 혀, 발반, 기침, 허약해서 잠이 오지 않을 때, 진액이 부족해서 생긴 변비, 눈이 빽빽하고 침침할 때, 목구멍이 붓고 아픔, 독창 등을 치료한다.

정충증, 경계증을 치료한다. **안신보심탕** 당귀, 생지황, 복신, 황금 각각 4.8g, 맥문동 8g, 백작약, 백출 각각 4g, 원지, 산조인(볶은 것) 각각 3.2g, 천궁 2.8g, 현삼 2g, 감초 1.2g. 위의 약들을 썰어서 물에 넣고 달여 먹는다[의감].
**비염(코염)일 때** 현삼 신선한 것을 짓찧어 즙을 내어 코 안에 바르든가 또는 햇볕에 말려 가루낸 것을 코 안에 뿌려주기도 한다.
**임파절결핵에 걸렸을 때** 현삼, 굴조가비(모려), 패모 각각 같은 양을 보드랍게 가루 내어 알약을 만들어 한번에 8~12g씩 하루 3번 먹는다.

생태와 특징 다년생 초본 식물이며 높이는 60~120cm이다. 아랫부분은 늘 가지가 있고 껍질은 회황색 혹은 회갈색이다.

약용부위 뿌리

채취시기 심은 지 1년 후 10~11월에 줄기와 잎이 모두 시들었을 때에 캔다. 전초를 캔 후에 덩이뿌리를 따서 햇볕에 말리거나 온돌에서 반 건조시 포개놓고 위에 풀로 덮는다. 뿌리가 검은색으로 변하면 다시 햇볕에 말리거나 온돌에 완전히 말린다.

약초의 성질 맛은 달고 쓰고 짜다. 약간 차가운 성질이 있다. 폐경, 위경, 신경에 속한다.

사용방법 말린 약제 10~15g에 물 800ml를 넣고 약한 불에서 반으로 줄 때까지 달여 하루 2~3회로 나누어 마신다.

# 개똥쑥

학명: Artemisia annua
이명: 청호, 야란호, 제비쑥, Artemisiae annuae herba

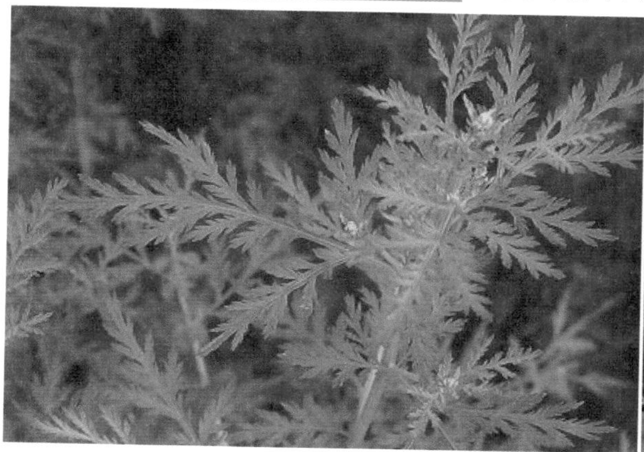
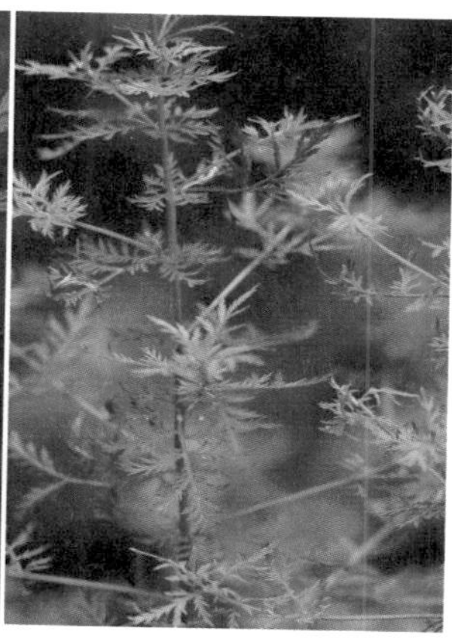



약초의 효능

열을 내려주고 더위를 식힌다. 주로 더위, 습열, 음허 발열, 학질, 황달 들을 치료한다.

생태와 특징

일년생 초본 식물이고 높이는 40~150cm이다. 식물에서 비교적 강한 휘발유 냄새가 난다. 줄기는 직립한다. 개화기는 8~10월이고, 결실기는 10~11월이다. 주로 뻘, 산비탈, 길가, 시냇가 등에 자란다.

**골증과 열로를 치료하는 데** 제일 좋은 약이다. 제비쑥을 물에 달여 먹거나 알약을 만들어 먹거나 다 좋다.[본초]
**폐결핵일 때** 꿀풀 40g을 물에 달여 제비쑥가루 4g, 자라등딱지가루 2g과 함께 3번에 갈라 끼니 뒤에 먹는다. 침윤성 결핵에 쓴다.
**더위를 먹고 구토 설사하는 데**는 생청호 25~50g을 물로 달여서 하루에 2번 먹는다.


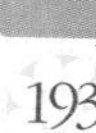

약용부위

전초

채취시기

꽃망울 시기에 캐서 작게 썰어 햇볕에 말린다.

약초의 성질

맛은 쓰고 약한 맵다. 차가운 성질이 있다.

사용방법

말린 약제 10~15g에 물 500ml를 넣고 약한 불에서 끓기 시작 후 5~6분 정도 달여 하루 2~3회로 나누어 마신다. 학질엔 20~40g을 사용한다.

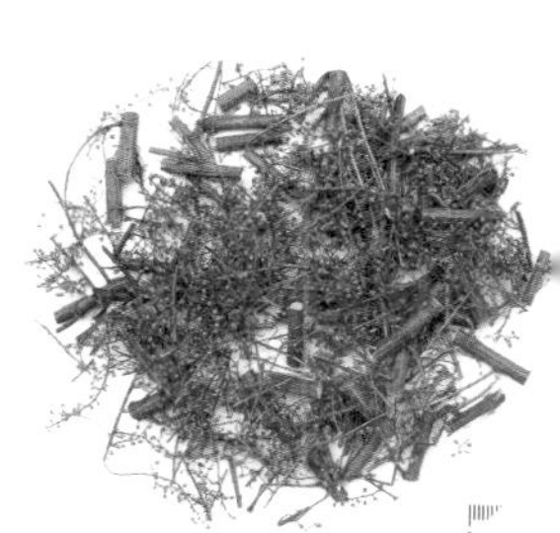

# 백미꽃

학명: Cynanchum atratum
이명: 백미, 미초, 골미, Cynanchi atrati radix

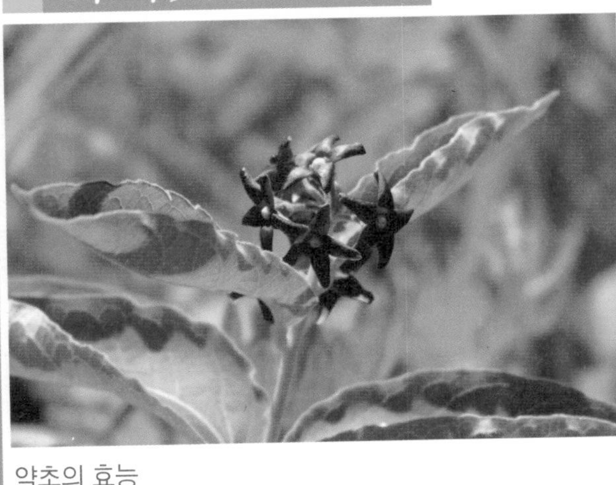

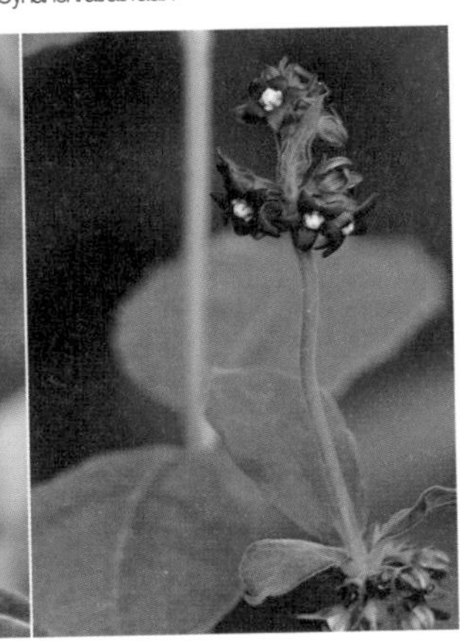

약초의 효능

열을 내려주고 음을 도와준다. 이뇨와 해독 효과가 있다. 주로 온병과 열병으로 인한 발열, 반진, 폐열 기침, 산후 허약과 답답함, 혈임증, 인후통, 독창, 뱀이나 벌레에 물림 등을 치료한다.

생태와 특징

다년생 초본 식물이고 높이는 40~70cm이다. 식물에 흰색 액체가 있다. 뿌리는 짧고 막대기 모양의 뿌리가 많다. 뿌리는 20cm정도 된다. 개화기는 5~7월이고 결실기는 8~10월이다. 산비탈 혹은 숲가에 자란다.

약용부위 뿌리

채취시기

2~3년이 심은 후에 이른 봄 혹은 늦은 가을에 뿌리를 캐서 깨끗이 씻어 햇볕에 말린다.

**흰이슬이 흐르는 것과 백음을 치료 보궁환** 녹각상, 백복령, 백지, 백출, 오징어뼈(오적어골), 백미, 백작약, 모려, 서여 각각 같은 양. 위의 약들을 가루내어 풀에 반죽하여 벽오동씨만하게 알약을 만든다. 한번에 50알씩 미음으로 먹는다[단심].

**오줌이 저절로 나올 때,** 특히 부인들의 임신 전후에 오줌이 자기도 모르게 저절로 나올 때, 백미꽃과 함박꽃뿌리를 각각 같은 양씩 섞어서 보드랍게 가루 내어 한번에 한 숟가락씩 하루에 세 번 아무 때나 술에 타서 먹으면 효과가 좋다.

**대하(이슬)가 있을 때** 흰삽주(약간 구운 것) 40g, 백미 10g, 황백(약간 구운 것) 50g을 보드랍게 가루 내어 한번에 8g씩 끼니 전에 먹는다.

약초의 성질

맛은 쓰고 짜다. 차가운 성질이 있다. 폐경, 간경, 위경에 속한다.

사용방법

말린 약제 5~10g에 물 700ml를 넣고 약한 불에서 반으로 줄 때까지 달여 하루 2~3회로 나누어 마신다.

# 구기자

학명: Lycium chinense L., barbarum
이명: 지골, 구기근, 구기자뿌리껍질, Lycii radicis cortex



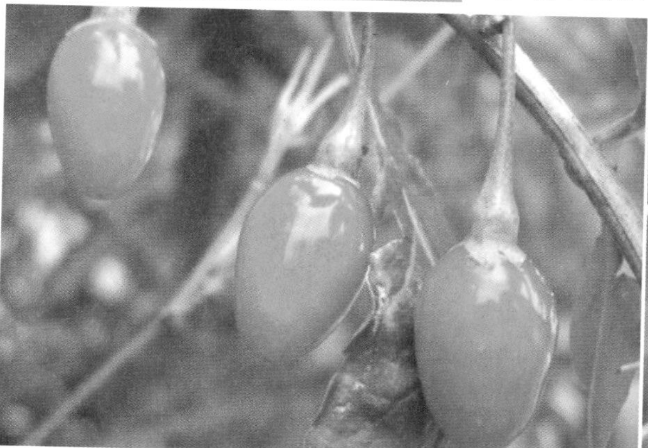

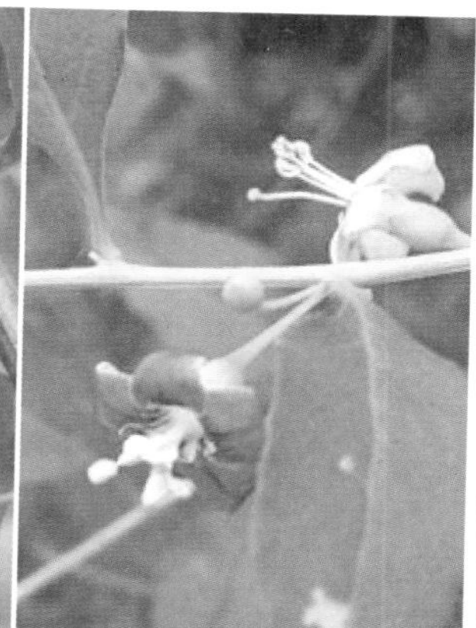

약초의 효능

열을 내려주고 폐열도 내려준다. 피를 식힌다. 주로 음허로 인한 발열, 식은땀, 유아 식체로 인한 발열, 폐열 기침, 토혈, 코피, 혈뇨, 소갈증 등을 치료한다.

생태와 특징 낙엽 관목이며 높이는 약 1m이다. 만생이고 줄기는 비교적 가늘다. 껍질은 회색이다.

약용부위 뿌리

채취시기 이른 봄과 늦은 가을에 뿌리를 캐서 흙을 깨끗이 씻고 껍질을 벗긴다. 벗긴 껍질은 햇볕에 말린다.

약초의 성질 맛은 달고 차가운 성질이 있다. 폐경과 신경에 속한다.

사용방법

말린 약제 5~15g에 물 800ml를 넣고 약한 불에서 반으로 줄 때까지 달여 하루 2~3회로 나누어 마신다.

**유정(정액이 무의식적으로 나오는 증)일 때** 가루 내어 졸인 꿀로 반죽해서 3g 되게 알약을 만들어 한 번에 5~7알씩 하루 3번 빈속에 먹는다.

**음위증(발기불능)일 때** 구기자 15~20g을 물 200ml에 달여 하루 2~3번에 나누어 끼니 전에 먹는다. 또는 보드랍게 가루 내어 한번에 3~4g씩 하루 3번 끼니 전에 먹거나 졸인 꿀로 반죽하여 알약을 만들어 한번에 4~5g씩 먹어도 좋다. 지골피 잘게 썬 것 15~20g씩 물에 달여 하루 2~3번에 나누어 끼니 뒤에 먹는다. **소갈로 찬물이 당기고 속이 답답한 데 쓴다.**

**피로회복과 혈액순환에 좋은 구기자차**

구기자(또는 구기자 잎) 15g, 물 600㎖, 꿀 약간.
봄에 어린잎을 따서 물로 깨끗이 씻은 후 물기를 제거한다. 재료를 차관에 넣고 물을 부어 끓인다. 물이 끓으면 불을 줄인 후 은근하게 오래 달인다. 건더기를 채로 걸러낸다. 찻잔에 달인 물을 붓고 꿀을 타서 마신다.

**Tips** 산나물 만들어 먹는방법

연한 순을 나물 또는 나물밥으로 해먹는다. 쓰거나 떫은맛이 없으므로 가볍게 데쳐 찬물에 한 번 헹구면 바로 조리할 수 있다. 나물밥은 연한 순을 잘게 썰어 쌀과 섞어서 밥을 지으면 된다.

**Point** 약선요리

**눈의 노화방지와 현기증에 효과적인 구기자 죽**

구기자열매 5개, 백미 1컵, 소주 1컵, 잘게 썬 파 1/2개
백미를 미리 물에 불려둔다. 구기자열매를 술에 불려둔다. 백미를 질그릇냄비에 넣고 물 10컵을 부어 강한 불로 끓인다. 한소끔 끓은 다음 약한 불로 줄이고 구기자열매를 넣어 퍼질 때까지 쑤면 완성된다. 소금으로 간을 맞추고 먹을 때 잘게 썬 파를 넣으면 된다.

# 환삼덩굴

생약명: 율초

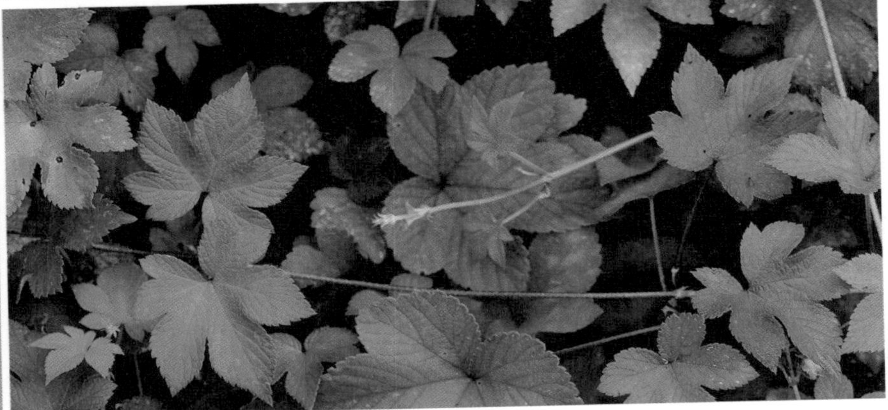

### 약초의 효능

열을 내려주고 해독한다. 이뇨효과가 있다. 주로 폐열 기침, 폐옹, 허열 갈증, 임증, 수종, 소변이 잘 나오지 않음, 열독 독창, 피부 가려움 등을 치료한다.

### 생태와 특징

일년생 혹은 다년생 만성 초본 식물이다. 줄기는 연녹색이며 수 미터나 자란다. 개화기는 6~10월이고 결실기는 8~11월이다. 주로 길가, 도랑가의 습지 관목 숲에 자란다.

### 약용부위

전초

### 채취시기

9~10월에 수확한다. 맑은 날씨에 땅 위에 있는 부분을 캐서 이물을 제거하여 햇볕에 말린다.

### 약초의 성질

맛은 달고 쓰다. 차가운 성질이 있다. 폐경과 신경에 속한다.

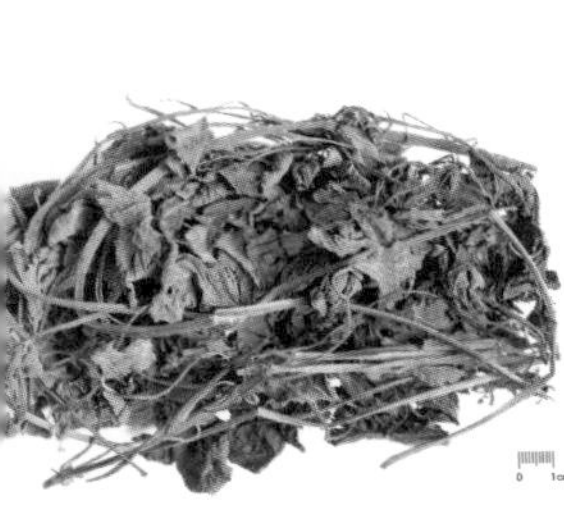

**5가지 임병을 치료하는데 오줌을 잘 나가게 한다.** 짓찧어 즙을 내 먹거나 물에 달여서 먹는다. 고림에는 이 즙 2되에 식초 2홉을 타서 쓰는데 빈속에 1잔씩 먹으면 곧 낫는다.[본초]

**폐결핵일 때** 환삼덩굴(율초) 신선한 환삼덩굴의 전초를 하루 40~50g씩 물로 달여서 2~3번에 나누어 먹는다.

**급성콩팥염, 급성신염일 때** 한삼덩굴(율초) 신선한 풀을 깨끗이 씻어 잘게 썬 다음 5~8% 정도 되게 소금을 넣고 잘 짓찧어 숫구멍 부위에 붙이고 붕대를 감아 3일 동안 두었다가 뗀다. 다음에는 명치끝 부위에 8~10g을 붙였다가 떼고 다시 아랫배에 같은 양을 붙였다가 3일 지난 다음에 뗀다. 이런 방법으로 2~3번 거듭한다.

**신장결석(콩팥결석)일 때** 한삼덩굴(봉루) 신선한 줄기 또는 뿌리 200~250g을 짓찧어 즙을 내어 그대로 마시거나 즙에 더운 물을 타서 먹는다

# 호랑가시나무

생약명: 공노엽

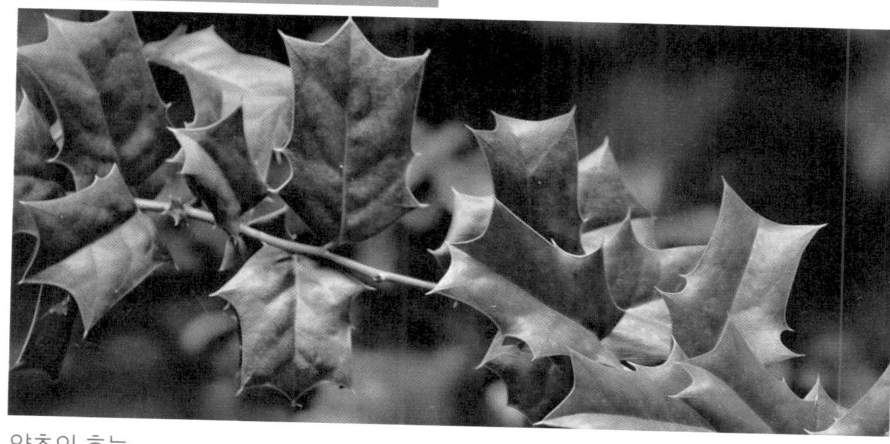

### 약초의 효능

열을 내려주고 음을 도와준다. 신장을 좋게 해준다. 주로 폐결핵으로 인한 각혈, 허열, 어지러움, 고혈압 등을 치료한다.

### 생태와 특징

상록 작은 교목 혹은 관목이며 높이는 3~8m이다. 껍질은 회백색이다. 개화기는 4~5월이고 결실기는 9~10월이다.

### 약용부위

잎

### 채취시기

연중 모두 채취할 수 있다. 대부분 8~12월에 따서 햇볕에 말린다.

### 약초의 성질

맛은 쓰고 차가운 성질이 있다. 간경과 신경에 속한다.

### 사용방법

말린 약제 5~10g에 물 800ml를 넣고 약한 불에서 반으로 줄 때까지 달여 하루 2~3회로 나누어 마신다.

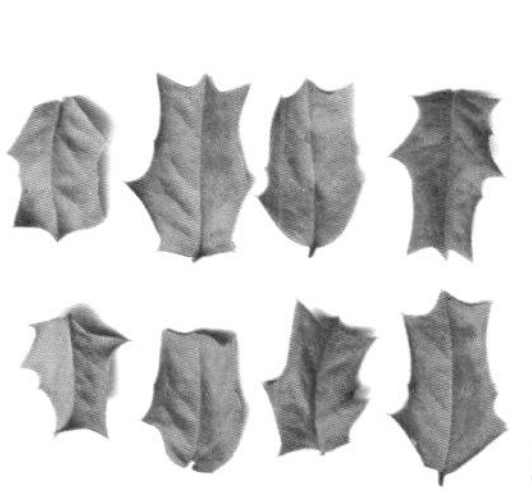

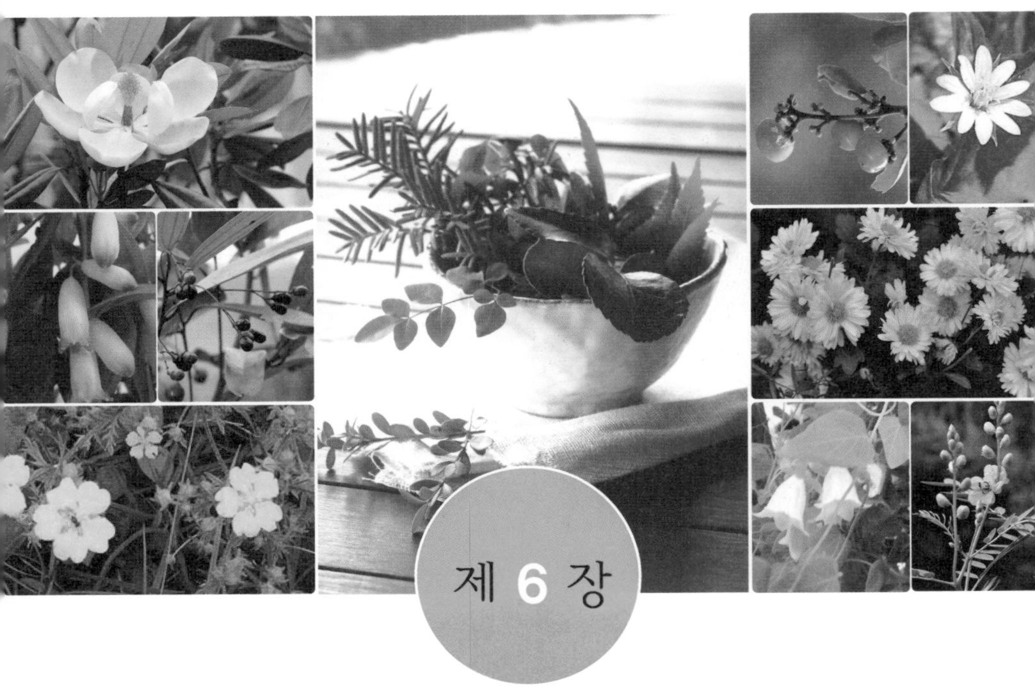

# 제 6 장

# 가래를 제거하고 기침, 천식을 그치게 하는 약초 약재

- 따뜻한 성분으로 찬성질의 가래를 풀어주는 약초
- 찬 성분으로 가래를 풀어주는 약초
- 기침을 그치게 하고 천식을 가라앉게 하는 약초

# 금불초

학명: Inula britannica var. chinensis
이명: 선복화, 금전화, 하국, 금비초, Inulae flos



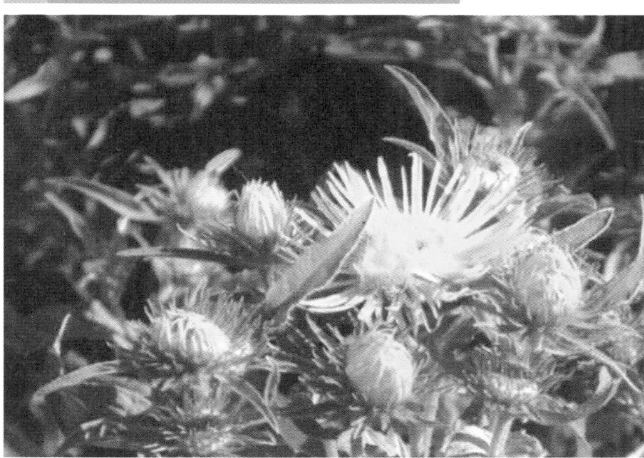

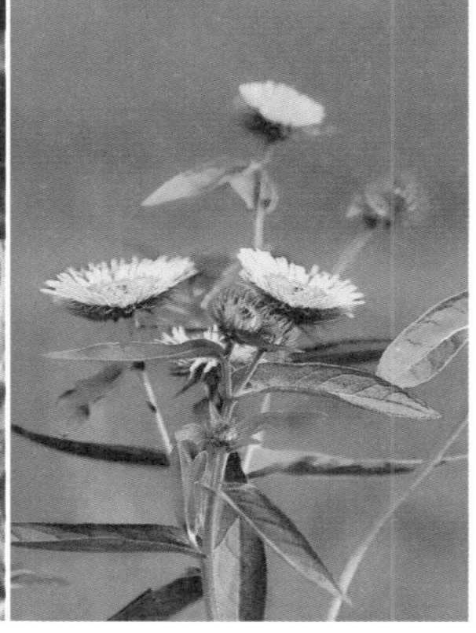

약초의 효능

기를 내려주고 담을 없애주며 구역 구토를 그치게 한다. 주로 기침, 담음이 쌓여 있는 것, 천식, 기침 가래가 많은 것, 구토, 등을 치료한다.

생태와 특징 다년생 초본 식물이고 높이는 30~80cm이다. 뿌리모양의 줄기는 짧고 옆으로 뻗어 있다. 잔뿌리가 있다. 줄기는 단생이다.

약용부위 꽃차례

채취시기 여름과 가을에 꽃이 필 때 따서 이물을 제거하고 그늘에 말리거나 햇볕에 말린다.



중완에 담수가 있어서 명치 밑이 그득하고 쓰리며 가래침이 많고 멀건 물을 토하며 음식을 먹으려 하지 않는 것은 위가 허랭하기 때문인데 이것을 치료한다.

**반하온폐탕** 반하, 진피, 선복화, 인삼, 세신, 계심, 길경, 백작약, 적복령, 감초 각각 4g. 위의 약들을 썰어서 1첩으로 하여 생강 5쪽과 함께 물에 달여 먹는다.

**기침(해수,해소)이 심할 때** 금불초꽃, 총백(파흰밑) 신선한 금불초꽃 한 줌과 총백(파흰밑) 3개를 물에 달여 한 번에 먹는다.

약초의 성질 맛은 쓰고 맵고 짜다. 약간 따뜻한 성질이 있다. 폐경, 비경, 위경, 대장경에 속한다.

사용방법

말린 약제 3~10g에 물 800ml를 넣고 약한 불에서 반으로 줄 때까지 달여 하루 2~3회로 나누어 마신다.

**Tips** 산나물 만들어 먹는방법

풀밭에 자라나는 어린순을 채취하여 나물로 해 먹거나 국거리로 한다. 맵고 쓴맛이 강하므로 끓는 물로 데친 다음 찬물로 하루 정도 담갔다가 나물로 무치거나 된장국에 넣어 먹는다.

**Point** 약선요리

선복화차/금불초꽃차

선복화 3~10g에 물 600ml를 부직포에(융모가 있어 인후를 자극하므로) 넣고 끓기 시작하면 약불로 줄여 30분 정도 달인 후 1일 2~3잔 기호에 따라 꿀이나 설탕을 가미해서 음용한다. 치료되면 섭취를 중단한다.

# 꽃무릇

생약명: 석산

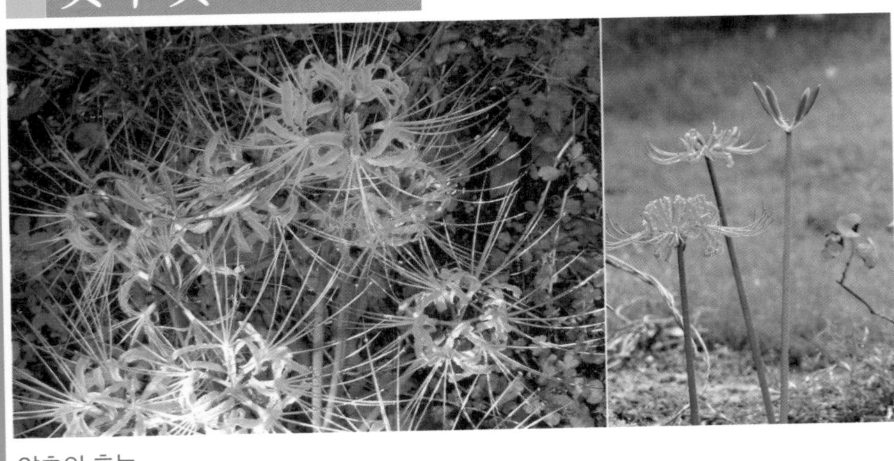





약초의 효능

담을 제거하고 토하도록 한다. 해독작용하며 뭉친 것을 풀어준다. 주로 인후통증, 식물중독, 가슴 배의복수, 악창, 연주창, 치루, 염좌, 류머티즘, 화상, 독사에 물린 데 등을 치료한다.

생태와 특징

다년생 초본 식물이고 비늘줄기의 직경은 2~4cm이다. 껍질은 자갈색이다. 가을에 잎이 나온다. 개화기는 8~10월이다. 그늘이 있고 습한 곳에서 자란다.

약용부위

비늘줄기

채취시기

가을에 비늘줄기를 캐서 큰 것을 선택하여 깨끗이 씻어 햇볕에 말린다. 작은 것은 종자로 한다. 만약 야생이면 연중모두 캘 수 있다. 캐서 신선하게 사용하거나 햇볕에 말린다.

약초의 성질

맛은 맵고 달다. 따뜻한 성질이 있고 독이 있다. 폐경, 위경, 간경에 속한다.

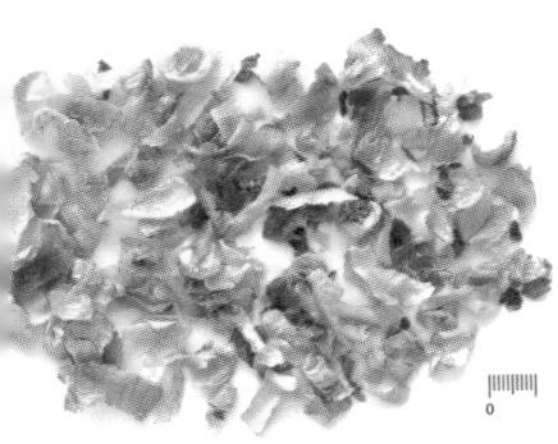

# 바디나물

학명: Angelica decursiva
이명: 전호, 야근채, 생치나물뿌리, Peucedani radix

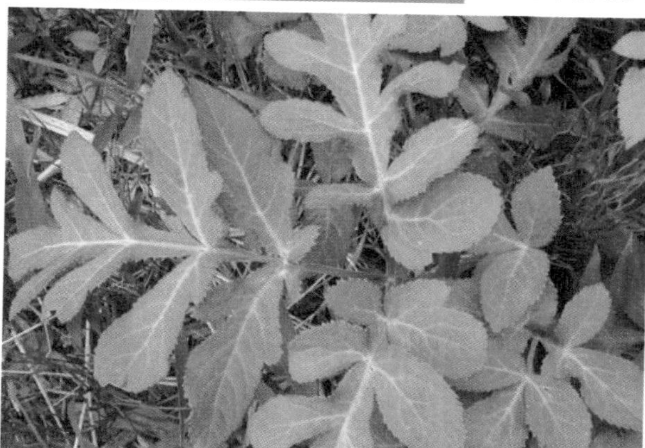

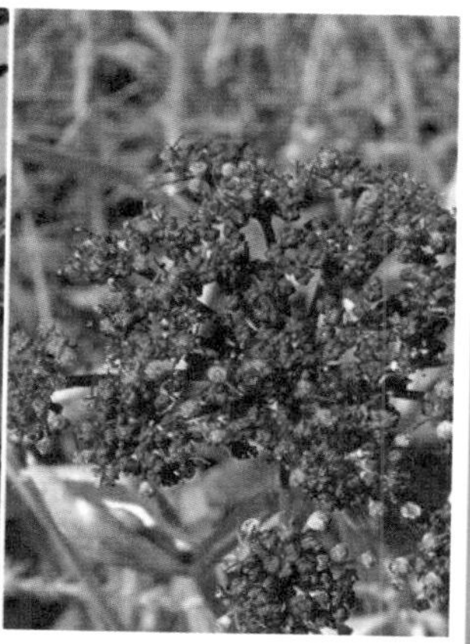

약초의 효능

풍열을 없애주고, 기를 내려주고 가래를 풀어준다. 주로 풍열, 폐열과 담이 막힌 것, 기침과 가래가 많은 것, 노란 덩어리가래, 구역과 식사량이 적을 때, 가슴이 답답함 등을 치료한다.

생태와 특징 다년생 초본 식물이고 높이는 1~2m이다. 뿌리는 원추형이고 작은 뿌리도 있으며 황갈색이다. 줄기는 직립하며 자주색이다.

약용부위 뿌리

채취시기 심은 지 2~3년 후의 가을과 겨울에 뿌리를 캐서 지상의 줄기와 흙을 제거하고 햇볕에 말린다.

약초의 성질 맛은 쓰고 맵다. 약간 차가운 성질이 있다. 폐경, 비경, 간경에 속한다.

사용방법 말린 약제 5~10g에 물 800ml를 넣고 약한 불에서 반으로 줄 때까지 달여 하루 2~3회로 나누어 마신다.

음식을 지나치게 먹었거나 무거운 것을 지고 힘을 쓰다가 위를 상해서 피를 토하는 것을 치료한다. **시재백출산**
백출 8g, 인삼, 백복령, 황기 각각 4g, 서여, 나리 각각 3g, 감초 2g, 전호, 시호 각각 1g. 위의 약들을 썰어서 1첩으로 하여 생강 3쪽, 대추 2알과 함께 물에 달여 먹는다.[간이]
**가래(담, 담음)가 있을 때** 전호 잘게 썰어서 한번에 12g씩 하루 2~3번 물에 달여 끼니 사이에 먹는다. 가루 내어 한번에 4~6g씩 하루 2~3번 찬물에 타서 끼니 사이에 먹어도 된다.
**갓난아이 밤울음증(야제증)** 전호 40g을 가루 내어 졸인꿀로 반죽해서 0.2g 되게 알약을 만든다. 한번에 5알씩 하루 3번 더운물로 먹인다.

**바디나물 약술**
연삼은 건조를 하여 물2리터에 연삼 30g 정도를 넣고 첨에는 샌 불에 놓고 물이 끓어오르기 시작을 하면 약한 불에 놓고 30~40분정도 달여서 냉장 보관하여 음용하면 좋다

**Tips** 산나물 만들어 먹는방법

잎은 나물과 쌈, 장아찌로 만들어 먹는다.

**Point** 약선요리

**전호차/바디나물차**
전호 3~9g을 물 600ml에 넣고 끓기 시작하면 약불로 줄여 30분 정도 달인 후 1일 2~3잔 기호에 따라 꿀이나 설탕을 가미해서 음용한다.

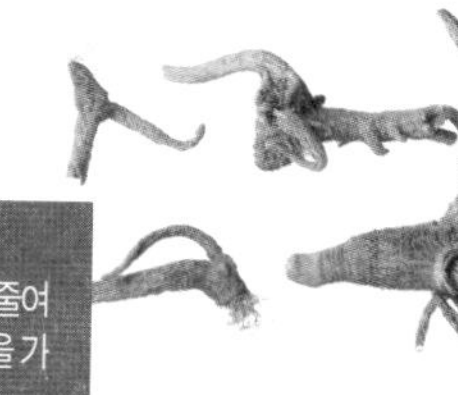

# 반하

학명: Pinellia ternata, P. tripartita
이명: 반하, 양인반하, 대반하, 끼무릇, Pinelliae rhizoma

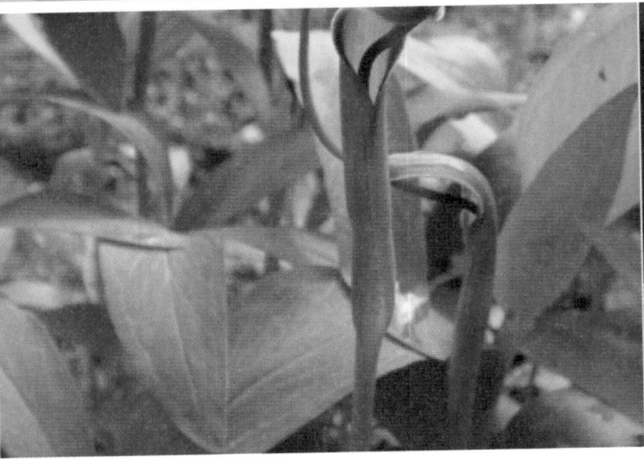

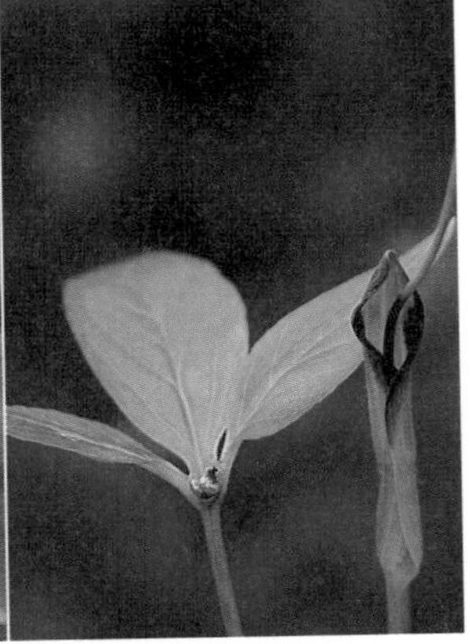

약초의 효능
습을 말려주고, 가래를 삭인다. 구역질을 없애준다. 막히고 뭉친 것을 풀어준다. 주로 가래가 많은 기침 천식, 어지럼증, 두통, 구토, 위암, 가슴 배가 답답한 것, 목에 이물감이 있는 것과 같은 증상 등을 치료한다.

생태와 특징 다년생 초본 식물이고 높이는 15~30cm이다. 덩이줄기는 공 모양이다. 잎은 단엽에서 복엽으로 변한다.

약용부위 덩이줄기

채취시기 여름과 가을에 캐서 깨끗이 씻어 껍질과 잔뿌리를 제거하여 햇볕에 말린다.

약초의 성질 맛은 맵고 따뜻한 성질이 있다. 독이 있다. 비경, 위경, 폐경에 속한다.

사용방법 말린 약제 5~10g에 물 800ml를 넣고 약한 불에서 반으로 줄 때까지 달여 하루 2~3회로 나누어 마신다. 생것은 외용으로 용종을 치료하고, 강반하는 구역 구토를 치료한다.

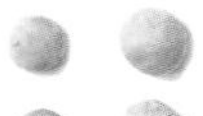

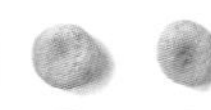
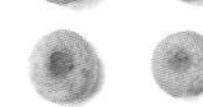
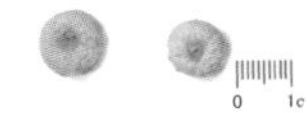

지나치게 속을 써서 피를 토하는 것을 치료한다. **복령보심탕**
집함박꽃부리(백작약) 8g, 숙지황 6g, 당귀 5.2g, 천궁, 백복령, 인삼, 전호, 반하 각각 2.8g, 진피, 지각, 길경, 갈근, 자소엽, 감초 각각 2g. 위의 약들을 썰어서 1첩으로 하여 생강 5쪽, 대추 2알과 함께 달여 먹는다[삼인].

**구토(게우기)할 때** 끼무릇 10g, 파 3개, 보리길금 12g을 물 200ml에 넣고 절반이 되게 달인 것을 하루 3번에 나누어 먹는다. 또는 끼무릇 8g을 물에 달여 하루 3~4번에 나누어 먹어도 된다.

**기관지염일 때** 천남성, 끼무릇(반하), 생강 불에 약간 구운 천남성과 생강즙에 법제한 끼무릇(반하)을 각각 같은 양으로 보드랍게 가루낸 것 8~10g에 물을 20ml 넣고 달여서 하루 2번에 갈라 끼니 뒤에 먹는다.

**기관지 천식일 때** 반하를 가루 내어 한 번에 2~3g씩 생강즙으로 먹는다. 반하 3~4g, 생강 2~3g을 함께 물에 달여 먹어도 된다. 목에서 가래가 끓을 때 좋다.

# 백전

학명: Dictamnus albus
이명: 백전, 백양, 금작아초, 백선, Dictamni radicis cortex

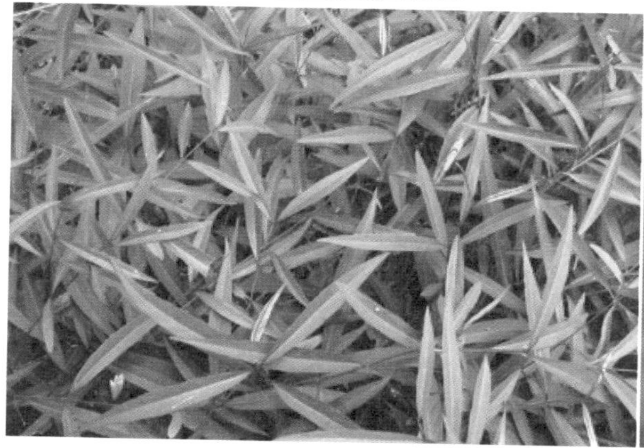
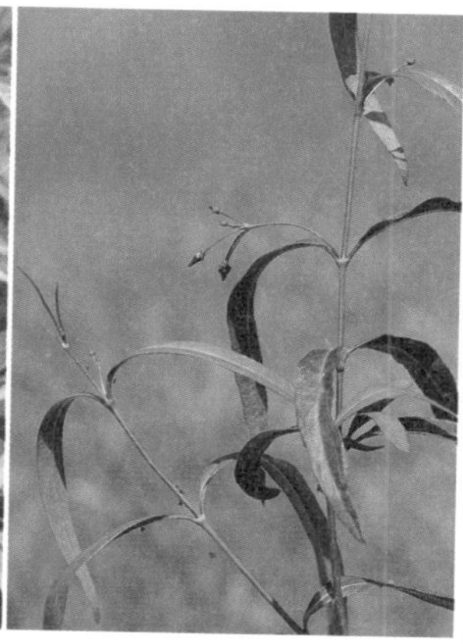



약초의 효능

기를 내려주고, 담을 없애며, 기침을 멎게 한다. 주로 기침 가래가 많을 때, 호흡이 촉박하고 숨찬 증세 등을 치료한다.

생태와 특징

다년생 직립 반 관목이며 높이는 0.5~1m이다. 뿌리줄기는 옆으로 뻗어 있으며 황백색 혹은 약간 갈색이다. 줄기는 둥근모양이고 잎은 대생엽이다. 개화기는 5~8월이고 결실기는 9~10월이다. 물가에 자란다.



약용부위

뿌리와 줄기

채취시기

가을에 캐서 깨끗이 씻어 햇볕에 말린다.

약초의 성질

맛은 맵고 쓰다. 약간 따뜻한 성질이 있다. 폐경에 속한다.

사용방법

말린 약제 5~10g에 물 800ml를 넣고 약한 불에서 반으로 줄 때까지 달여 하루 2~3회로 나누어 마신다.

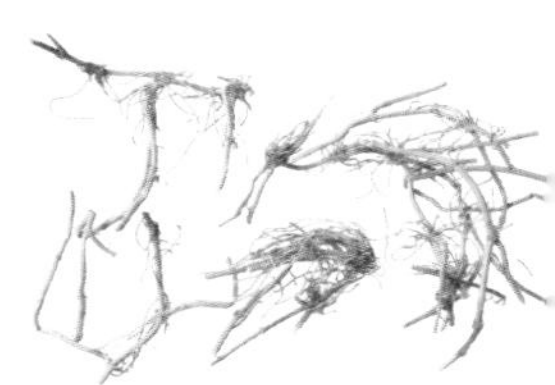

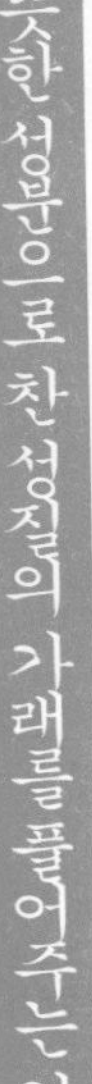




# 천남성(호장)

학명: Arisaema amurense var. serratum, A. amurense
이명: 남성, 반하정, 천남성, Arisaematis rhizoma

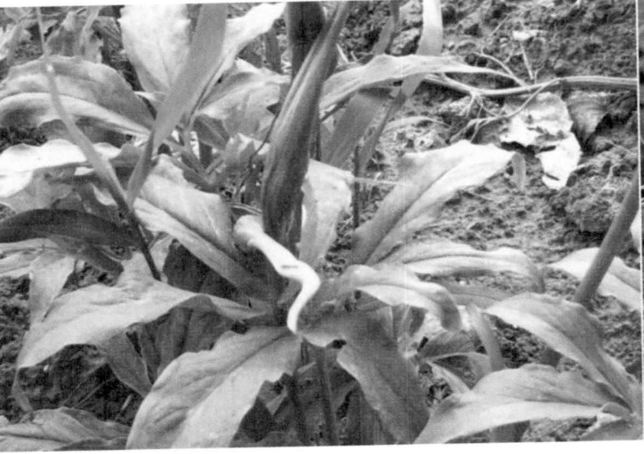

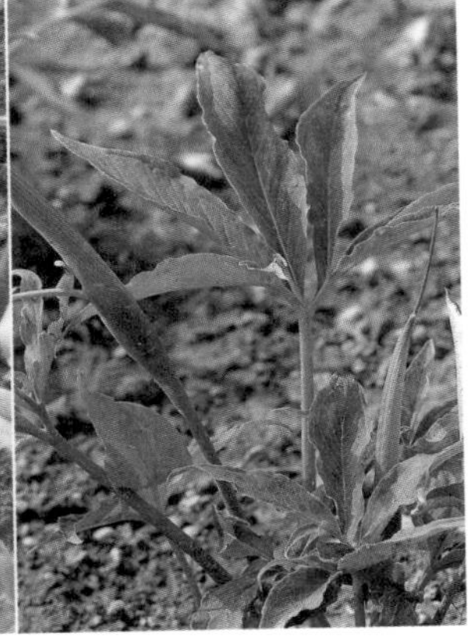

약초의 효능
풍을 제거하고 경련을 멈추게 한다. 가래가 뭉친 것을 풀어준다. 주로 중풍, 가래 뭉친 것, 안면마비, 수족마비, 반신불수, 경기, 정신질병, 어지럼증, 용종, 파상풍, 염좌, 독사에 물린 것 등을 치료한다.

생태와 특징 다년생 초본 식물이다. 1~2년 된 덩이줄기는 원모양이고, 3년 된 덩이줄기에는 2~5개의 작은 덩이줄기가 생긴다.

약용부위 덩이뿌리

채취시기 10월에 덩이줄기를 캐서 줄기와 잎, 잔뿌리와 흙을 제거한다. 깨끗이 씻어 다음에 유황으로 훈제하여 흰색으로 변하면 햇볕에 말린다. 독이 있어서 가공할 때 조심해야 한다.

약초의 성질 맛은 쓰고 맵다. 따뜻한 성질이 있고 독이 있다. 폐경, 간경, 비경에 속한다.

사용방법 말린 약제 3~10g에 물 800ml를 넣고 약한 불에서 반으로 줄 때까지 달여 하루 2~3회로 나누어 마신다.(내복은 포제남성을 쓰며, 임산부는 복용하면 안 된다)

풍담증을 치료한다. **도담탕**
반하(생강즙에 법제한 것) 8g, 천남성(싸서 구운 것), 귤홍, 지각, 적복령, 감초 각각 4g. 위의 약들을 썰어서 1첩으로 하여 생강 5쪽과 함께 물에 달여 먹는다[득효].

**기관지 확장증일 때** 천남성, 끼무릇(반하) 불에 약간 구운 천남성과 생강즙으로 법제한 끼무릇 각각 같은 양을 보드랍게 가루낸 것 8~10g에 물 200ml를 넣고 달여서 하루 2번에 나누어 끼니 뒤에 먹는다.

**기침(해수,해소)이 심할 때** 천남성(법제한 것), 끼무릇(끓는 물에 여러 번 씻어 미끈미끈한 것을 없앤 것) 각각 40g을 거칠게 가루 내어 고루 섞는다. 한번에 8g씩 하루 3번 생강 5쪽을 넣고 물에 달여 끼니 뒤에 조금씩 먹는다.

**중풍으로 말을 못하고 가래가 많이 나오는 데는** 내복자 15g, 아조 15g, 반하 15g, 천남성 15g을 물로 달여서 하루에 3번 나누어 더운 것을 먹는다.

# 꼬막

생약명: 와릉자

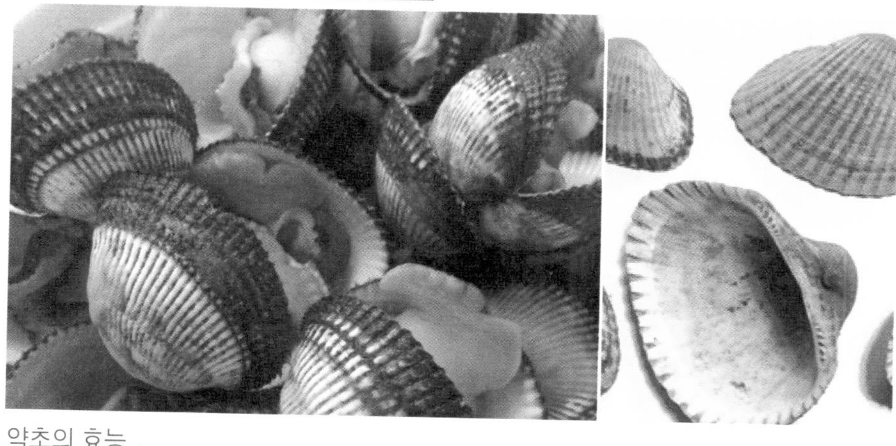





약초의 효능

담과 어혈을 제거한다. 단단한 것을 부드럽게 풀어주고, 모여있는 것을 풀어준다. 제산과 진통작용을 한다. 주로 진한 가래, 갑상선종류, 연주창, 물혹, 위통 위산 등을 치료한다.

생태와 특징

고막 사각형 혹은 부채 모양이다. 길이는 4~5cm이고 높이는 3~4cm이다. 껍질 밖에 황갈색의 털이 있다. 안다미조개 길이는 2.5~4cm이고 높이는 2~3cm이다. 껍질 밖에 황갈색 털이 없다. 괴감 길이는 7~9cm이고 높이는 6~8cm이다.

약용부위

조개

채취시기

겨울철에 체취한다.

약초의 성질

맛은 짜고 약성은 평하다. 폐경, 위경, 간경에 속한다.

사용방법

말린 약제 10~30g에 물 800ml를 넣고 약한 불에서 반으로 줄 때까지 달여 하루 2~3회로 나누어 마신다.(빻아서 달인다)

# 도라지

학명: Platycodon grandiflorum
이명: 길경, 고경, 고길경, 길경채, Platycodi radix



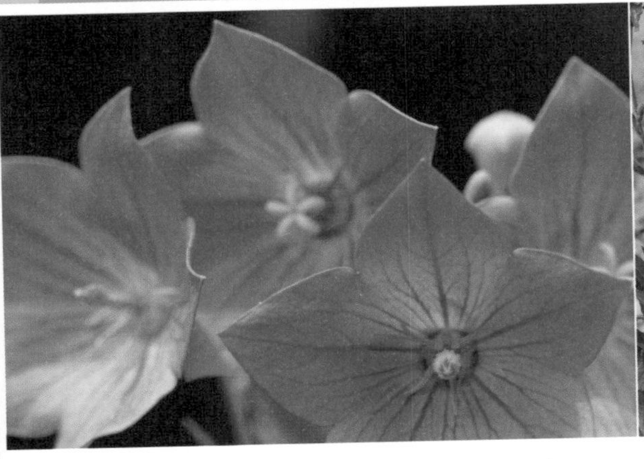

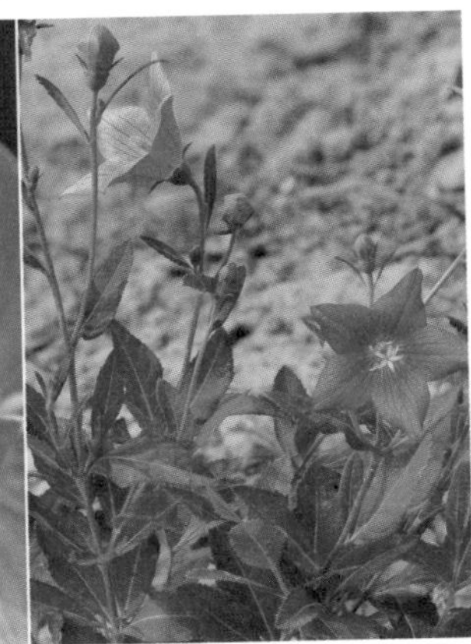

약초의 효능
폐와 인후를 부드럽게 하고, 가래를 제거하고 농양을 빼낸다. 주로 가래가 많은 기침, 가슴 답답함, 인후통, 목쉰데 종기 등을 치료한다.

생태와 특징 다년생 초본 식물이고높이는 30~120cm이다. 흰 액체가 있다. 주요한 뿌리는 원추형이며 가지가 적다.

약용부위 뿌리



채취시기 봄과 가을에 캐서 깨끗이 씻어 잔뿌리를 제거한다. 껍질을 제거하여 건조시키거나 껍질을 제거하지 않아도 된다.

약초의 성질 맛은 쓰고 맵다. 약성은 평하다. 폐경에 속한다.

사용방법 말린 약제 3~6g에 물 800ml를 넣고 약한 불에서 반으로 줄 때까지 달여 하루 2~3회로 나누어 마신다.

**오줌이 나오지 않는 소변불통일 때** 패랭이꽃(구맥, 석죽), 도라지씨, 대싸리씨 패랭이꽃의 이삭이나 잎(이삭이 더 좋다), 또는 풀 전체, 도라지씨와 대싸리씨 각각 한 줌에 물을 적당히 넣고 달여서 두 번에 나누어 아침저녁 빈속에 먹는다.

**인후두염(인두염, 후두염)일 때** 도라지 20g, 감초 8g을 물에 달여 하루 2~3번에 나누어 끼니 뒤에 먹는다. 또는 위의 약을 보드랍게 가루 내어 염증 부위에 불어 넣으면 더욱 좋다.

**천식일 때** 도라지(길경) 가루 내어 한번에 8~12g씩 하루 2~3번 물에 달여 설탕을 알맞게 타서 먹는다.

**진해, 거담에 효과가 있는 길경차**
말린 도라지 10g, 감초 10g, 꿀 약간
차관에 재료를 넣고 물을 부어 끓이는데, 끓기 시작하면 불을 줄여 뭉근하게 달이면 된다. 달인 다음 체로 받쳐 꿀을 타서 마시면 좋다.

## Point 약선요리

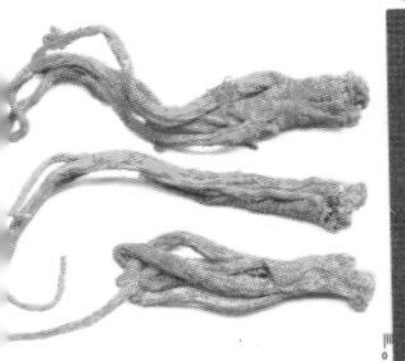

**항암작용에 효과적인 도라지 죽**
도라지 30g, 잣 10g, 쌀 1/2컵
백미를 물에 넣어 충분하게 불린 다음 물기를 제거한다. 도라지는 껍질을 벗긴 다음 곱게 다져둔다. 잣은 손질하여 백미와 함께 믹서에 넣어 물을 약간 붓고 곱게 간다. 질그릇냄비에 넣고 약한 불로 죽을 쑨다. 쌀알이 퍼지면 불을 끄고 내리면 완성된다.

## Tips 산나물 만들어 먹는방법

가늘게 쪼개 물에 담가서 우려낸 다음 생채로 하거나 가볍게 데쳐서 나물로 해서 먹는다. 또는 고추장 속에 박아 장아찌로 먹기도 하고 고기, 파와 함께 꽂아 산적을 하기도 한다.

# 동아

학명: Benincasa hispide
이명: 동과자, 과자, 동과인, 동아, Benincasae semen

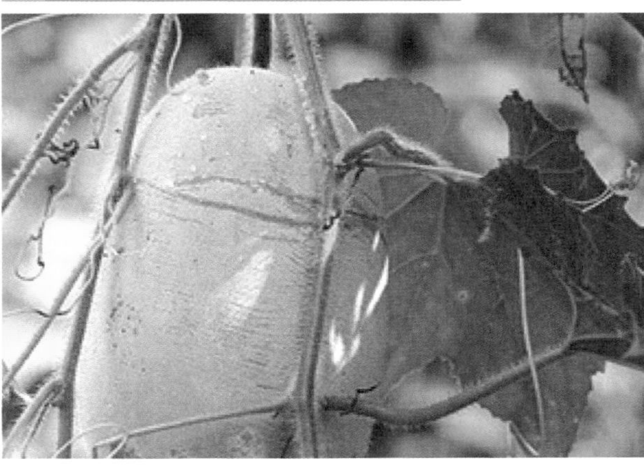
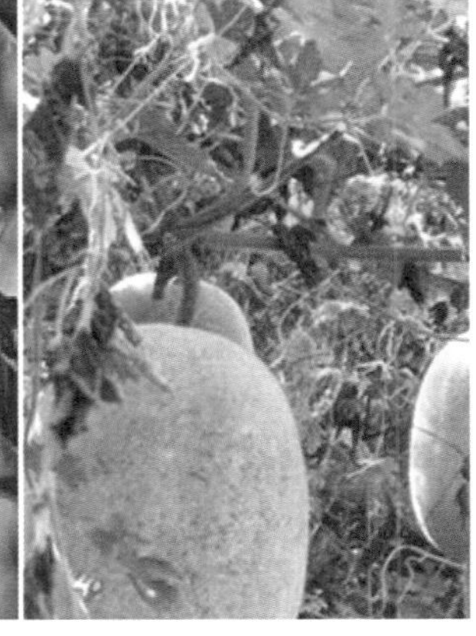





약초의 효능
폐열을 내려주어 가래를 제거한다. 용종을 없애고 농을 배출한다. 습을 다스린다. 주로 기침, 폐용, 장용종, 대하, 각기, 수종, 임증 등을 치료한다.

생태와 특징 동과피와 같음

약용부위 씨앗

채취시기 동과를 따서 씨앗을 채취한다. 깨끗이 씻어 햇볕에 말린다.

약초의 성질
맛은 달고 약간 차가운 성질이 있다. 폐경과 대장경에 속한다.

사용방법
말린 약제 10~15g에 물 800ml를 넣고 약한 불에서 반으로 줄 때까지 달여 하루 2~3회로 나누어 마신다.

**얼굴이 윤택해지며 고와지게 하고 검버섯과 기미를 없어지게 한다.** 크림처럼 만들어 늘 바르면 좋다. 동아씨 3~5되를 껍질을 버리고 가루를 내서 꿀에 반죽하여 알약을 만들어 한번에 30알씩 빈속에 먹는다. 오랫동안 먹으면 얼굴이 옥같이 깨끗해지고 고와진다.[본초]
**동아는 이뇨를 촉진해서 부종을 치유하는 작용과 열을 내리는 작용을 한다.** 물에다가 동아 말린 것과 맥문동을 각각 30~60g과 황련 9g을 넣어 달여서 복용하면 된다. 특히 오줌이 잦은 사람과 갈증을 느끼는 사람에게 효과가 있다.
**당뇨병일 때** 수박껍질 15g, 동아껍질 15g, 천화분 12g을 함께 넣어 달여서 복용하면 효과가 좋다.
**주근깨가 생겼을 때** 그늘에서 말린 복숭아꽃과 말린 동아씨를 같은 양 섞어서 갈아 채로 쳐서 꿀에 개어 자기 전에 바르는데 찐득찐득하기 때문에 그 위에 분가루를 뿌리고 자며 아침에 씻어 버린다.

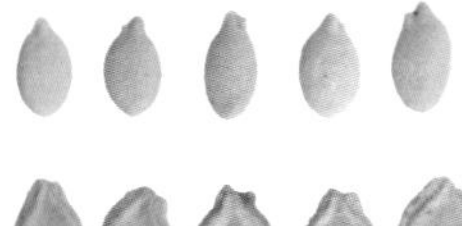

Point 약선요리

**부종을 제거해주는 동과자 죽**
동과자 15g, 백미 15g
백미를 물에 넣어 충분하게 불려둔다. 동과자를 냄비에 넣고 끓인 후 동과자즙을 만든다. 질그릇냄비에 불린 백미와 달인 동과자즙을 넣어서 은은한 불로 죽을 쑤면 완성된다. 불을 끄고 내린 다음 식혀서 먹으면 된다.

# 둥근마

생약명: 황약자



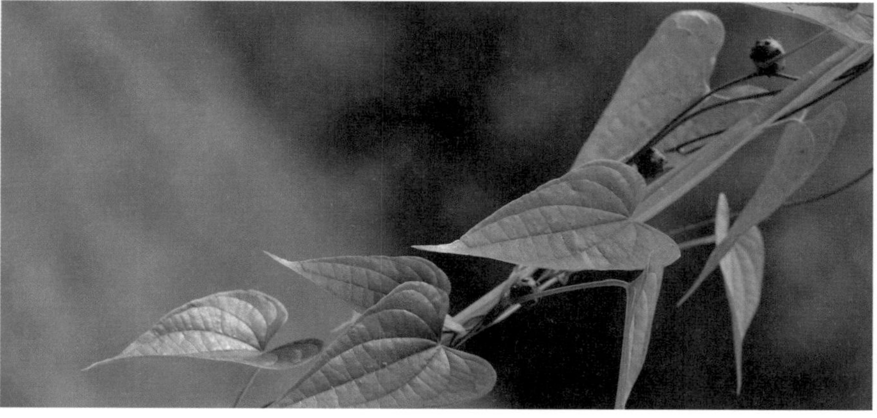

약초의 효능

갑상선종을 풀어준다. 해열 해독작용을 한다. 피를 차갑게 하고 지혈작용을 한다. 주로 갑상선종양, 목구멍이 막힌 데, 종기, 독사에 물린 데, 종양, 각혈, 백일해, 비출혈, 천식 기침 등을 치료한다.

생태와 특징

덩굴식물이다. 덩이줄기는 원형이며 황갈색이다. 줄기는 둥근모양이고 털이 없다. 잎은 단엽이며 대생엽이다. 개화기는 7~10월이고 결실기는 8~11월이다. 해발 2000m이하의 산 계곡의 그늘에 자란다.



약용부위

덩이줄기

채취시기 심은 지 2~3년 후의 겨울에 채취한다. 흙과 잔뿌리를 제거하여 1cm크기로 썰어 햇볕에 말리거나 온돌에 말린다. 신선하게 사용해도 된다.

약초의 성질

맛은 쓰고 차가운 성질이 있다. 약간 독이 있다. 폐경과 간경에 속한다.

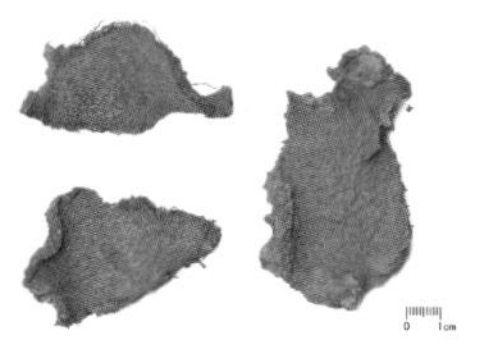

사용방법

말린 약제 5~10g에 물 800ml를 넣고 약한 불에서 반으로 줄 때까지 달여 하루 2~3회로 나누어 마신다. 가루는 1~2g을 복용한다.

# 천패모

학명: Fritillaria verticillata var. thunbergii, F. cirrhosa
이명: 천패모, 평패모, Fritillariae cirrhosae bulbus

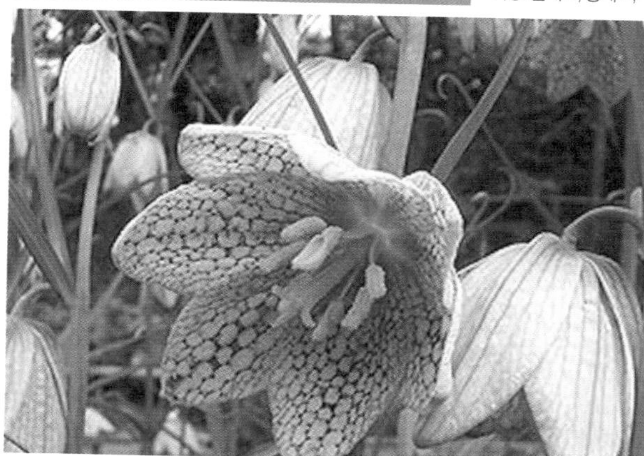
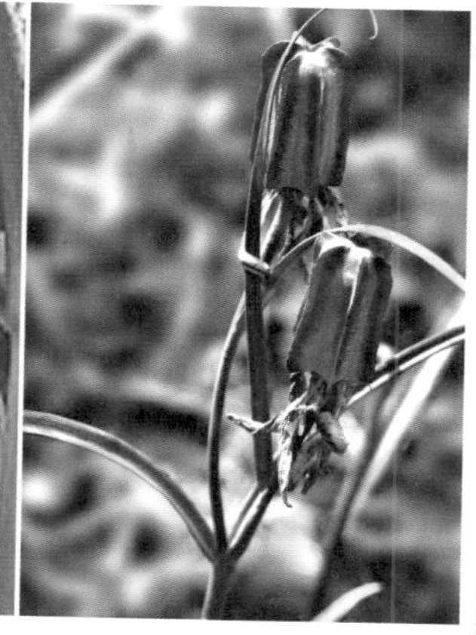



약초의 효능

열을 내려주고 폐를 윤택하게 한다. 가래를 풀어주고 기침을 멎게 한다. 맺혀 있는 것을 풀어주고 붓기를 내려준다. 주로 폐가 허한 만성기침, 허한 기침, 건조하고 열이 있는 기침, 연주창, 폐옹, 유옹 등을 치료한다.

생태와 특징 다년생 초본. 높이15~50cm. 비늘줄기구형이며, 두 개의 비늘로 조성되어있다. 잎은 마주나며, 잎은 긴 피침형이다. 개화기는 5~7월이고, 결실기는 8~10월이다.



약용부위 비늘줄기

사기가 기의 범주에 있을 때 **감로소독단**
곽향4g 천목통5g 사간4g 금인진11g 천패모5g 활석15g 연교4g 백두구4g 박하(나중에 넣어 약5~10분만 끓인다)4g 석창포6g 황금10g 약제를 가루 내어 꿀로 반죽한 다음 직경6~8mm의 환으로 만들어 하루 약9g(약30~40알)을 복용한다. 또는, 약제에 적당량의 물을 부어 달여서, 아침, 저녁으로 식후30분에 복용한다.
발열 권태, 가슴이 답답하고 배가 더부룩함, 눈이 붓고, 갈증, 소변이 붉은색, 또는 토하고 설사 등에 사용한다.

**폐기종(폐의 확장으로 인한 호흡곤란)일 때** 인삼, 복령, 지모, 천패모, 상백피 각각 60g, 행인, 구감초 각각 150g, 합개 한쌍(두족을 제거하고 노랗게 닦은 것)을 가루 내어 한번에 3g씩 하루에 3번 먹는다.

**가래(담, 담음)가 있을 때** 곶감의 속씨를 파내고 그 안에 패모 가루 4g을 넣고 쪄서 한 번에 먹는다. 하루에 2번씩 먹으면 더 좋다.

채취시기 6~7월 줄기 잎이 마른 후 맑은 날 채취하여 햇볕에 말린다.

약초의 성질 맛은 달고 쓰다. 성질은 약간 차갑다. 폐경, 심경에 속한다.

사용방법 말린 약제3~10g에 물 800ml를 넣고 약한 불에서 반으로 줄 때까지 달여 하루 2~3회로 나누어 마신다. 분말은1~1.5g복용한다.

**Point** 약선요리

**만성기관지염의 기침, 천식 등에 효과가 좋은 패모죽**
패모의 분말 5~10g, 백미 60g
먼저 백미를 끓여 죽을 쑨다. 그 속에 패모의 분말 5~10g을 넣어 섞은 후에 두세 차례 끓이면 죽은 완성된다. 식으면 맛이 없기 때문에 가능한 한 따뜻할 때 먹는 것이 좋다.

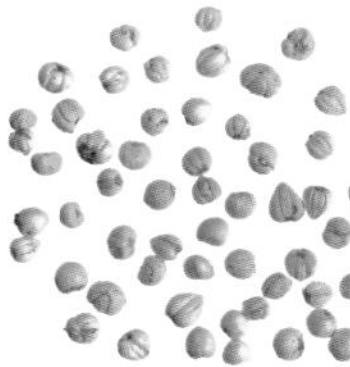

# 하늘타리

학명: Trichosanthes kirilowii
이명: 과루인, 하늘타리, 과루인, Platycodi radix



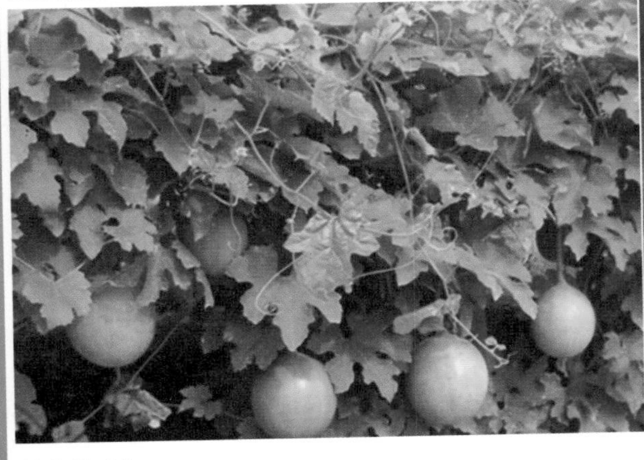

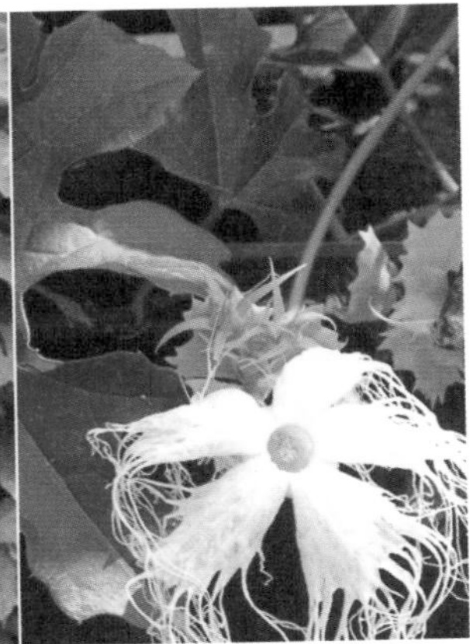

약초의 효능
열을 내려주고 가래를 제거한다. 가슴의 막힌 것을 뚫어주고 맺은 것을 풀어준다. 장을 윤택하게 하고 매끄럽게 한다. 주로 기침, 끈적끈적하고 노란 가래, 가슴 답답하고 심장이 아플 때, 유방종기, 폐렴, 변비 등을 치료한다.

생태와 특징 덩굴식물이다. 덩이뿌리는 둥근모양이며 다육이다. 줄기는 가지가 많고 잎은 대생엽이다. 개화기는 5~8월이고 결실기는 8~10월이다.



약용부위 씨앗

채취시기 가을에 열매가 성숙되었을 때 따서 씨앗을 채취한다.

약초의 성질 맛은 달고 약간 쓰다. 차가운 성질이 있다. 폐경, 위경, 대장경에 속한다.

사용방법 말린 약제 10~15g에 물 800ml를 넣고 약한 불에서 반으로 줄 때까지 달여 하루 2~3회로 나누어 마신다. (찧어 각질을 부순 다음 쓴다)

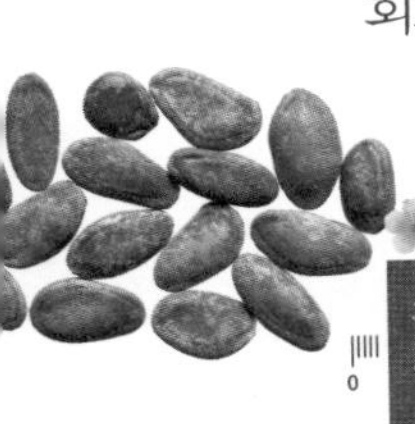

**Point** 약선요리

**소염, 관상동맥확장, 거담에 좋은 하늘타리씨차**
과루인 6~18g
씨를 볶아서 깍지를 버리고 기름기를 제거한 후 용기에 넣고 끓기 시작하면 약불로 줄여 30분 정도 달인 후 1일 2~3잔 마시면 된다.

**흉통(가슴아픔)이 있을 때** 하늘타리씨(과루인) 보드랍게 가루 내어 한번에 4~6g씩 하루 2~3번 더운 술에 타서 끼니 사이에 먹는다. 또는 50~100g을 물 500ml에 달여 하루 2~3번에 나누어 술 반 잔에 타서 끼니 사이에 먹는다.

**가래(담, 담음)가 있을 때** 한번에 15~20g을 물에 달여서 꿀이나 설탕을 타서 하루 3번 먹는다. 하늘타리열매를 그대로 달여서 먹어도 좋다. 하늘타리 열매와 씨에는 사포닌 성분이 있기 때문에 가래를 잘 삭인다. 마른기침을 할 때 쓴다.

**폐암일 때** 하늘타리 뿌리(과루근) 10~15g을 잘게 썰어 물에 달여서 하루 3번에 나누어 먹는다. 또는 하늘타리씨도 쓸 수 있는데 이때는 6~12g을 물에 달여서 하루 3번에 나누어 먹는다.

**당뇨병일 때** 하늘타리 뿌리는 초겨울에, 칡뿌리는 초여름에 채취하여 햇볕에 말려서 곱게 가루를 만들어 반반씩 잘 섞어서 한번에 2g씩 하루에 3번 따뜻한 물에 타서 식전에 복용하면 된다.

# 한 채

생약명: 한 채

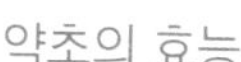
약초의 효능

가래를 제거하고 기침을 멎게 한다. 한기를 없애준다. 혈액을 잘 통하게 하며 해독작용을 한다. 습을 제거해 황달을 빼준다. 주로 기침과 가래천식, 감기발열, 마진, 류머티즘, 인후통, 종기, 염좌, 폐경, 황달, 수종 등을 치료한다.

생태와 특징

일년생 또는 이년생 초본. 줄기는 비교적 굵다. 잎 형태는 다변화이고, 기생 엽과 줄기 밑 부분 엽은 잎자루가 길다. 잎은 날개모양으로 갈라져 있고 윗부분 갈라짐이 크다. 가장자리는 불규칙한 톱니가 있다. 개화기는 4~5월이다.

약용부위

전초

채취시기

5~7월 채취하여 햇볕에 말린다.

약초의 성질

맛은 맵고 쓰다. 성질은 약간 따뜻하며 폐경, 간경에 속한다.

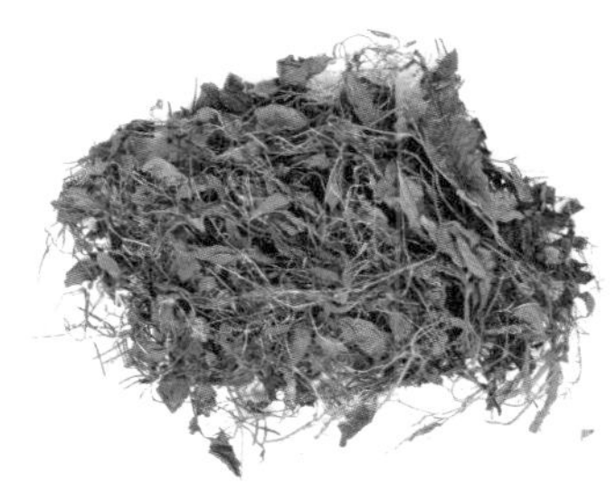

# 개미취

학명: Aster tataricus, A. koraiensis
이명: 자원, 자완, 자채, 산백채, 반혼초, Asteris radix





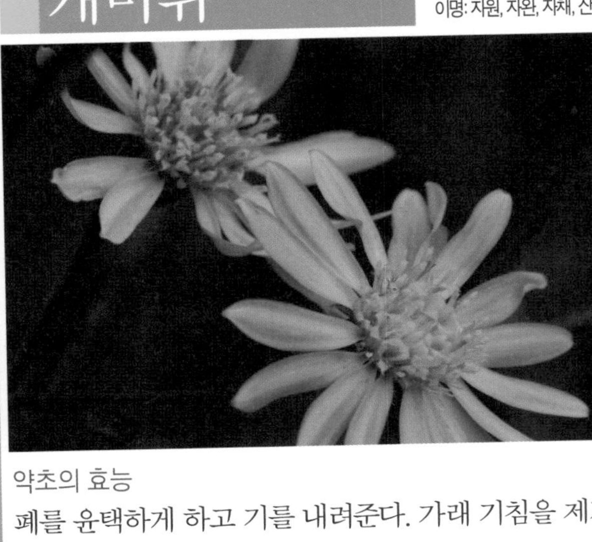

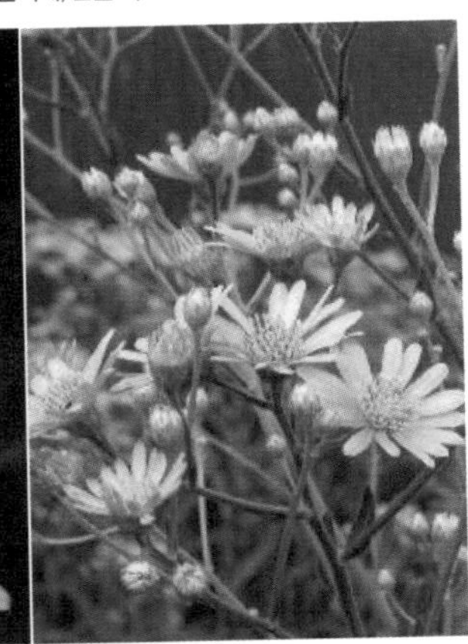

약초의 효능
폐를 윤택하게 하고 기를 내려준다. 가래 기침을 제거한다. 주로 가래 기침, 오래된 기침, 각혈 등을 치료한다.

생태와 특징
다년생 초본 식물이고 높이는 40~150cm이다. 줄기는 직립한다. 가지가 없고 굵다. 뿌리줄기는 짧다. 잎은 기생엽이며 대생엽이다. 개화기는 7~9월이고 결실기는 9~10월이다.

약용부위 뿌리와 뿌리줄기

채취시기 봄과 가을에 캔다. 마디가 있는 뿌리줄기와 흙을 제거하여 말린다.

약초의 성질 맛은 맵고 쓰다. 따뜻한 성질이 있다. 폐경에 속한다.

사용방법 말린 약제 5~10g에 물 800ml를 넣고 약한 불에서 반으로 줄 때까지 달여 하루 2~3회로 나누어 마신다. 폐가 허한 만성기침은 꿀을 넣어 볶은 것을 사용한다.

**편도선염일 때** 개미취 뿌리 6~8g을 물 200ml에 달여 하루 3번에 나누어 끼니 뒤에 먹는다.
**가래(담, 담음)가 있을 때** 관동꽃, 개미취 각각 12g을 물에 달여서 하루 3번에 나누어 먹는다.
**소아 급성 기관지염(어린이 급성 기관지염)일 때** 개미취 2~3g을 물 200ml 넣고 달여서 60ml 정도가 된 다음 이것을 하루 양으로 하여 1살 된 소아에게 3번에 나누어 끼니 뒤에 먹인다.

**Tips 산나물 만들어 먹는방법**

취나물의 하나로서 흔히 채식되고 있으나 쓴맛이 강하므로 데쳐서 여러 날 흐르는 물에 우려낸 다음 말려 오래 동안 갈무리해 두었다가 조리한다. 오래도록 갈무리해 두는 것은 쓴맛을 없애기 위한 것이다.

# 관동화(머위)

학명: Tussilago farfara
이명: 광동, 동화, 봉즙채, 봉두채, Farfarae Flos

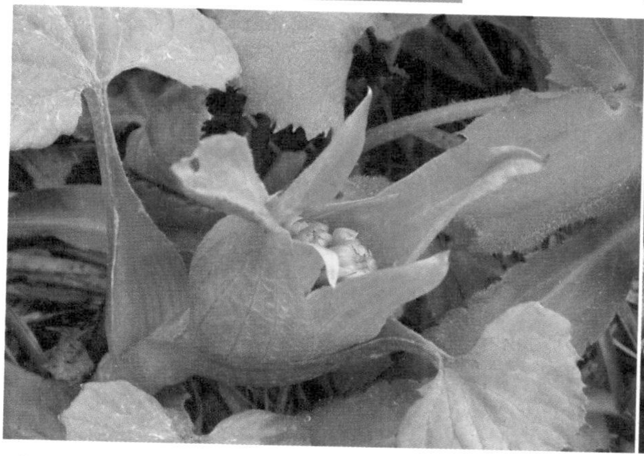

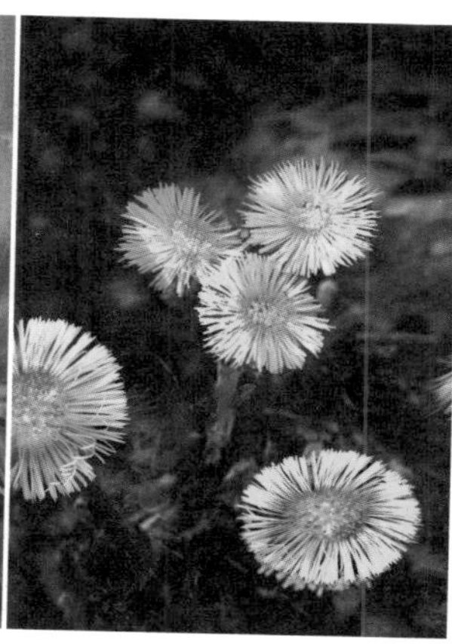





약초의 효능

폐를 윤택하게 하고 기를 내려준다. 기침을 멎게 하고, 가래를 풀어준다. 주로 기침, 천식 기침, 가래, 각혈 등을 치료한다.

생태와 특징

다년생 초본 식물이다. 뿌리줄기는 갈색이며 옆으로 뻗어 있다. 잎은 꽃이 핀 후에 나오며 하트모양이다. 개화기는 1~2월이고 결실기는 4월이다. 양지의 물가에 자란다.

약용부위 꽃망울

가래가 나오면서 기침이 나고 목이 마르며 목소리가 나오지 않는 것을 치료한다.
**인삼청폐산** 인삼, 진피, 패모(볶은 것) 각각 6g, 반하, 길경, 백복령, 상백피, 지모, 지각, 행인, 황련 각각 4g, 관동화 2.8g, 맥문동, 지골피, 감초 각각 2g, 오미자 20알. 위의 약들을 썰어서 2첩으로 하여 1첩에 생강 3쪽씩 넣어서 물에 달여 먹는다[단심].
**기관지 천식일 때** 관동꽃(관동화), 술 100g을 60% 알콜 또는 40%의 술 100ml에 7~10일 동안 담가 우려서 한 번에 5~6ml씩 하루 3번 빈속에 먹는다.

**Tips** 산나물 만들어 먹는방법

봄에 어린잎은 나물로, 여름에는 줄기를 말려 탕에 넣어 먹는다. 잎자루는 산채로서 식용한다.

채취시기 12월 혹은 얼기 전에 꽃이 아직 나오지 않을 때에 캔다. 꽃자루와 흙을 제거하여 그늘에 말린다.

약초의 성질 맛은 맵고 약간 쓰다. 따뜻한 성질이 있다. 폐경에 속한다.

사용방법

말린 약제 5~10g에 물 800ml를 넣고 약한 불에서 반으로 줄 때까지 달여 하루 2~3회로 나누어 마신다.

# 목형

생약명: 목형엽

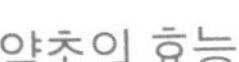
약초의 효능

피부를 풀어주고 습을 제거한다. 가래를 제거하고, 천식을 가라앉게 한다. 해독작용을 한다. 주로 감기, 기침, 천식, 위통, 복통, 설사, 각기, 가려움, 유용통증, 뱀 물린데 등을 치료한다.

생태와 특징

낙엽관목 또는 소교목, 높이1~5m. 가지가 많으며, 향기가 나고, 작은가지는 사각형이며 녹색이고 굵은 털이나 있으며, 오래된 가지는 갈색이며 원형이다. 잎은 장상 복엽으로 마주난다. 개화기와 결실기는7~10월이다.

약용부위

잎

채취시기

생장 계절은 모두 채취가능 하며, 햇볕에 말린다.

약초의 성질

맛은 맵고, 쓰다. 성질은 평하다.

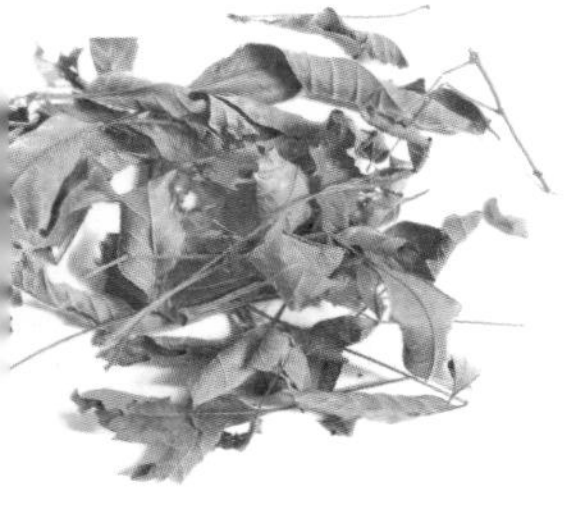

# 비파나무

학명: Eriobotrya japonica
이명: 노귤, 비파잎, 비파나무 잎, Eriobotryae folium

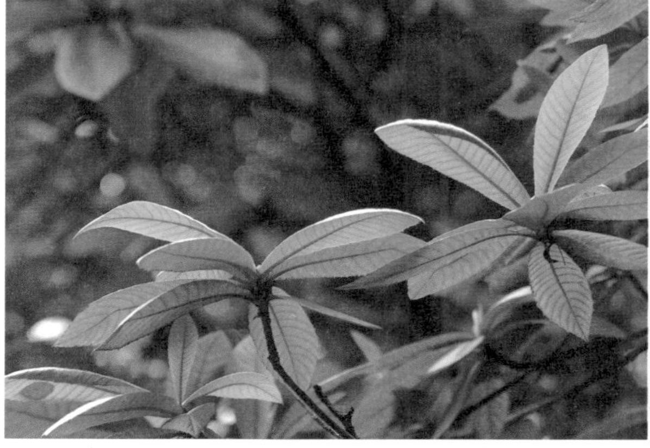
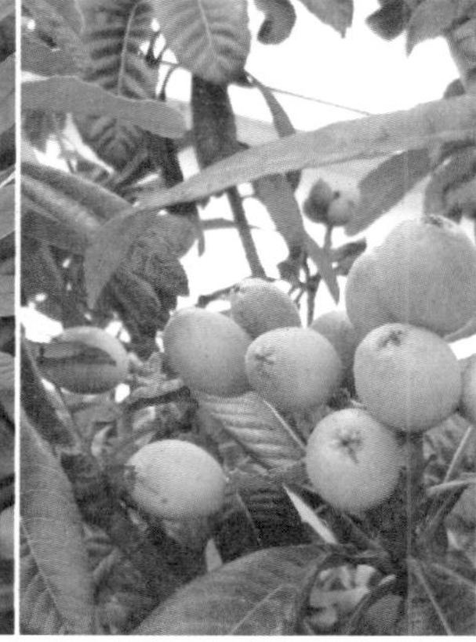





약초의 효능

폐의 열을 내려, 기침을 멎게 한다. 구역을 멈추게 한다. 주로 폐열기침, 천식 위열 구역, 열과 갈증 등을 치료한다.

생태와 특징

상록 작은 교목이며 높이는 약 10m이다. 작은 가지는 굵고 황갈색이다. 잎자루는 짧고 회갈색의 부드러운 털이 있다. 개화기는 10~12월이고 결실기는 5~6월이다.

약용부위 잎

채취시기 연중 모두 채취할 수 있다. 약간 말린 후에 다시 작은 다발로 묶어 다시 햇볕에 말린다.

약초의 성질

맛은 쓰고 약간 차가운 성질이 있다. 폐경과 위경에 속한다.

사용방법

말린 약제 5~10g에 물 800ml를 넣고 약한 불에서 반으로 줄 때까지 달여 하루 2~3회로 나누어 마신다. 기침엔 꿀을 넣어 볶은 것을, 구역엔 생강즙을 넣어 볶은 것을 사용한다.

**Point** 약선요리

진해거담, 더위, 피로회복, 식욕증진에 비파잎차
비파 잎 100g
말린 비파 잎 한 개를 가제 천에 싸서 찻잔에 넣고 끓는 물 1컵을 붓습니다. 1~2분 정도 엑기스를 우려낸 후 마시면 된다. (주의사항은 비파 잎의 뒷면에는 작은 가시털이 있어 반드시 가제 천으로 싸서 달여야 한다)

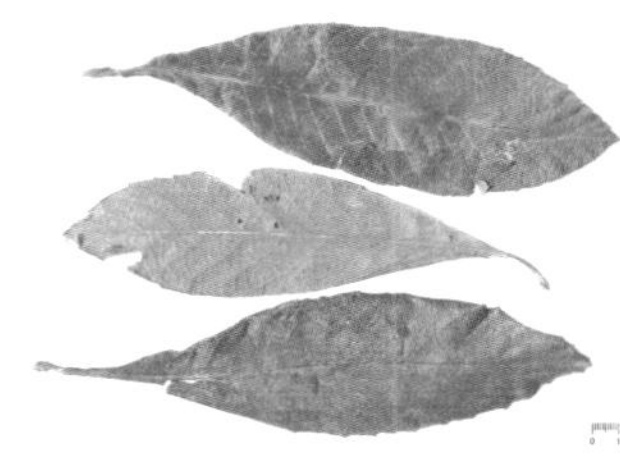

# 뽕나무

학명: Morus alba, M. bombycis, M. dissecta
이명: 상백피, 상근백피, 오목이, Mori cortex





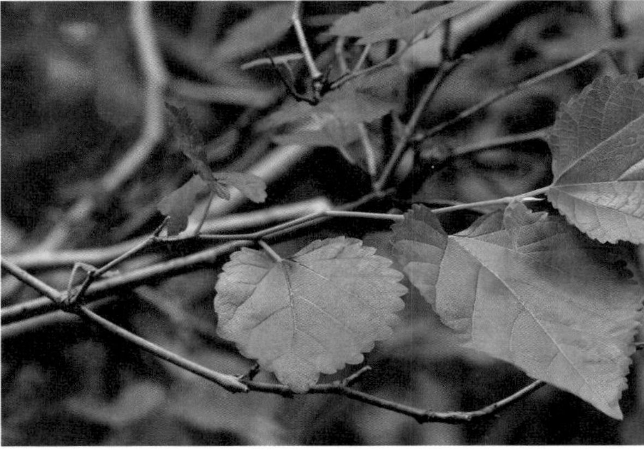

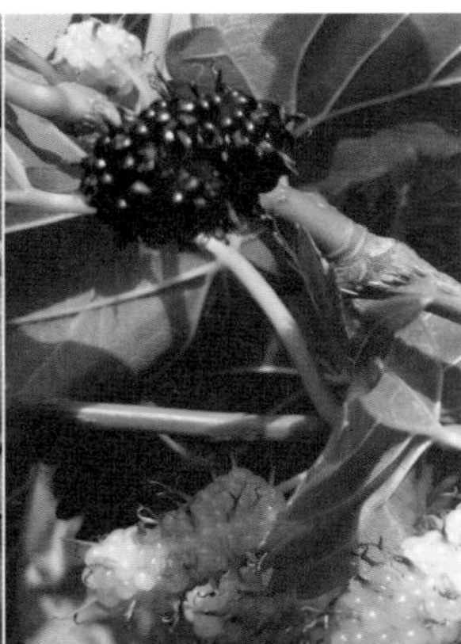

약초의 효능
폐에 열을 내려 천식증을 없앤다. 소변을 잘 보게 하여 붓기를 제거한다. 주로 폐열기침, 수종, 적은 소변, 얼굴과 눈 그리고 피부 부종 등을 치료한다.

생태와 특징 작은 가지는 회색빛을 띄는 갈색 또는 회색으로 잔 털이 있으나 점차 없어진다.

약용부위 뿌리껍질

채취시기 가을 말부터 다음 해 봄에 뿌리를 캐서 황갈색의 껍질을 벗겨 뿌리껍질을 채취한다.

약초의 성질 맛은 달고 차가운 성질이 있다. 폐경에 속한다.

사용방법 말린 약제 5~15g에 물 800ml를 넣고 약한 불에서 반으로 줄 때까지 달여 하루 2~3회로 나누어 마신다. 폐가 허한 기침은 꿀을 넣어 볶은 것을 사용한다.

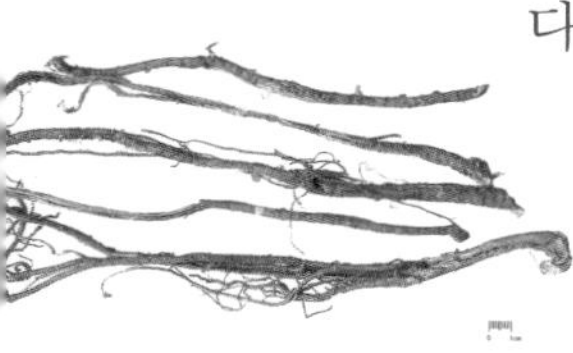

**기관지 천식일 때** 복숭아씨(도인), 살구씨(행인), 뽕나무뿌리껍질(상백피) 먼저 복숭아씨와 살구씨를 보드랍게 가루내고 뽕나무뿌리껍질은 꿀을 발라 구워서 쌀 씻은 물에 하룻밤 담가 두었다가 말려 가루낸 다음 각각 같은 양으로 섞어서 꿀로 알약을 만들어 한 번에 5~6g씩 하루 3번 식후에 먹는다.

**반신불수, 고혈압**에는 상백피 5kg, 감초 1kg을 물 20l를 넣고 엿처럼 달여서 한번에 5g씩 하루에 3번 끼니 사이에 먹는다.

**육체적인 과로와 스트레스로 상한 간에 효과적인 신선엽차(상엽차)**
충분한 마른뽕잎, 오디 10~16g, 가지뿌리껍질 5~12g
다관에 충분하게 넣은 재료 위에 꿀을 부어 차츰차츰 스며들게 하여 적셔지면 15g정도를 꺼내어 물 600cc를 붓고 달입니다. 절반으로 줄면 찌꺼기를 없애고 하루 3회에 나누어 마시면 된다. 이때 국화 2g, 결명차 4g을 더하면 더더욱 맛이 좋다. 또 뽕나무 잎과 열매를 반반씩 섞어 끓여 마셔도 무방한데, 이때 역시 꿀 1~2숟갈씩 타서 마시면 된다.

**Point 약선요리**

**가래와 담, 혈압에 좋은 상백피차**
상백피 30g
뽕나무의 겉 부분을 가볍게 긁어 물에 담가 깨끗이 씻은 후 얇게 썰어서 말려둔다. 물 600ml을 끓인 후 얇게 썬 상백피를 넣어 3~5차례 더 끓인다. 물이 끓으면 불을 끄고 뚜껑을 덮어서 몇 분간 뜸을 들인 후 찻잔에 따라 자유롭게 마시면 된다.

# 살구

학명: Prunus armeniaca
이명: 행인, 고행인, Armeniacae amarum semen

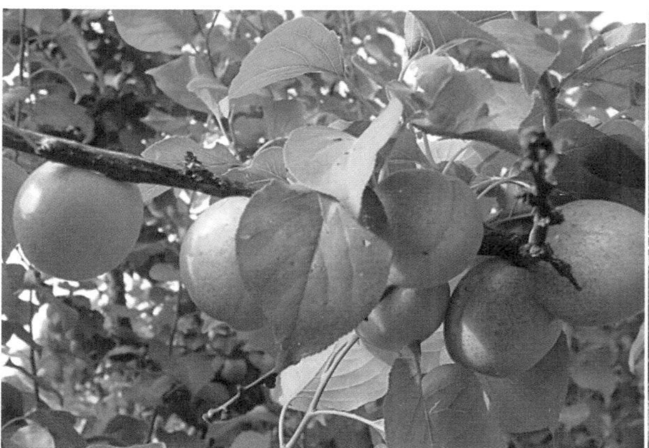
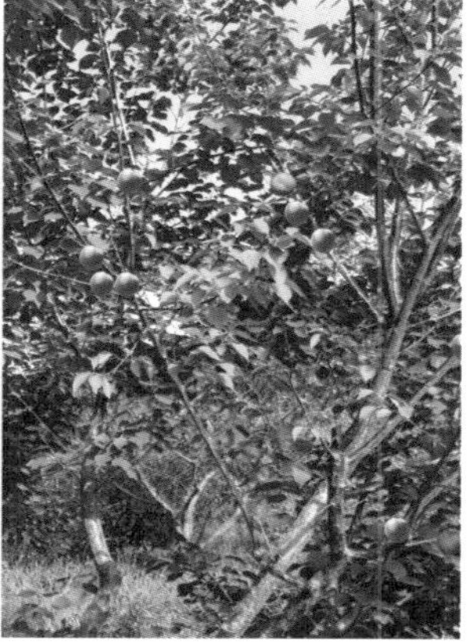



약초의 효능
기를 내려주고 가래를 제거한다. 기침과 천식증을 멎게 한다. 장을 윤택하게 하여 변을 잘 보게 한다. 주로 기침, 천식증, 변비 등을 치료한다.

생태와 특징 큰 교목이며 높이는 5~15m이다. 어린 가지는 털이 없다.

약용부위 씨앗

채취시기 과실이 성숙되면 과실을 채취할 때 살을 제거하여 깨끗이 씻어 햇볕에 말린다. 핵을 깨드리고 씨앗을 채취한다. 그늘에 말리고 방충해야 한다.

약초의 성질 맛은 쓰고 성질은 약간 온성이며 약간 독이 있다. 폐경, 대장경에 속한다.

사용방법 말린 약제 5~10g에 물 800ml를 넣고 약한 불에서 반으로 줄 때까지 달여 하루 2~3회로 나누어 마신다.(씨를 으깬 다음 달인다)

담궐을 치료한다. **가미이진탕**
반하(법제한 것), 진피, 백복령, 당귀, 지실, 길경, 행인 각각 4g, 양강, 사인 각각 2g, 목향, 계피, 감초 각각 1.2g 위의 약들을 썰어서 1첩으로 하여 생강 5쪽과 함께 물에 달여 먹는다[회춘].
오줌이 나오지 않는 소변불통일 때 살구씨 20g과 장군풀뿌리 12g에 적당량의 물을 넣고 달여서 한번에 먹거나, 두 번에 나누어 먹는다.
**월경통(월경곤란증)일 때** 잇꽃 2g, 살구씨 12g, 현호색 8g을 물에 달여 하루 3번에 나누어 끼니 뒤에 먹는다.
**중풍(뇌졸증, 뇌출혈)** 살구씨(행인) 꺼풀을 벗기지 않고 생것으로 한번에 7알씩 하루 3번 끼니 뒤에 먹는다. 살구씨를 먹어서 다른 증세가 없으면 점차 양을 늘여도 된다. 한쪽 팔다리를 잘 쓰지 못하고 말을 잘하지 못하는 데 쓴다.

### Tips 산나물 만들어 먹는방법

**행인차/살구씨차**
살구속씨 6g, 쌀 6g, 물 600ml.
행인을 끓는 물에 살짝 데친 뒤 껍질을 벗기고 쌀과 함께 믹서기에 넣고 갈아 놓는다. 용기에 모든 재료 넣고 끓기 시작하면 약불로 줄여 은근하게 끓인 뒤 설탕을 가미해서 섭취한다. 많이 복용하면 중독될 수 있으므로 1일 1회만 복용한다.

### Point 약선요리

**건강증진과 암 예방에 효과적인 살구씨(행인)죽**
불린 백미 1/2컵, 살구 씨 7개
불린 백미와 살구 씨를 믹서에 넣어 곱게 간다. 질그릇냄비에 1을 넣고 물을 무어 약한 불로 은근하게 쑨다. 눋지 않도록 천천히 저어준다. 완성되면 소금으로 간을 맞춰 먹으면 된다.

# 은행나무

학명: Ginkgo biloba
이명: 백과, 압각수, 은행씨,. 은행나무, 은행, Ginkgo semen



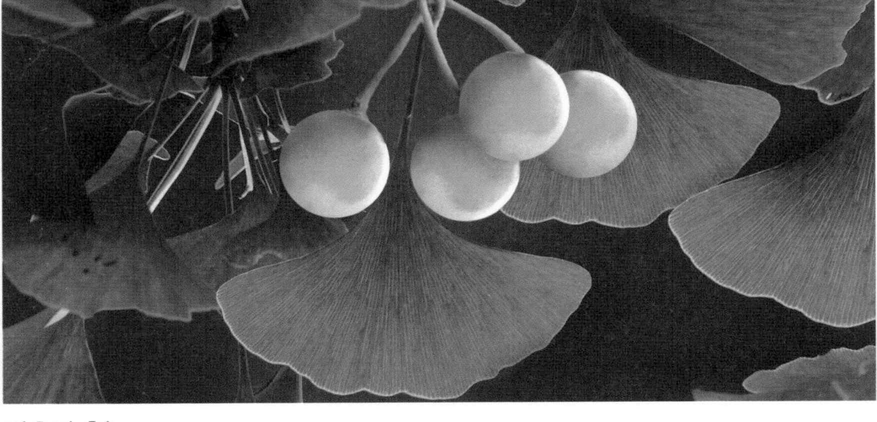

약초의 효능
천식을 안정시키고, 대하를 그치게 하며, 소변을 적게 보게 하는 작용이 있다. 주로 가래 천식기침, 대하증, 유뇨, 소변 자주 보는 것 등을 치료한다.

생태와 특징 낙엽 대 교목이고 높이는 40m이 된다. 직경은 4m이 될 수 있다. 겉질은 회갈색이다. 잎은 부채모양이다.

약용부위 열매



채취시기 가을에 열매가 성숙된 때 채취한다. 겉껍질을 제거하고 깨끗이 씻은 다음에 약간 찜통에 찐 후에 온돌에 말린다.

약초의 성질 맛은 달고 쓰고 떫다. 약성은 평하고 독이 있다. 폐경에 속한다.

사용방법 말린 약제 5~10g에 물 800ml를 넣고 약한 불에서 반으로 줄 때까지 달여 하루 2~3회로 나누어 마신다.

**폐결핵일 때** 은행씨를 식물성 기름에 담가 100일 동안 어두운 곳에 두었다가 아침, 저녁에 각각 한 알씩 먹는다. 간혹 약 먹는 동안 가슴이 답답하고 열이 나며 게우거나 피부에 붉은 얼룩점이 돋으면 7일 동안 끊었다가 다시 먹는다.
**협심증일 때** 은행 나뭇잎 보드랍게 가루 내어 한번에 3~4g씩 하루 3번 끼니 뒤에 먹는다. 또는 20~30g을 물에 달여 하루 3번에 나누어 끼니 뒤에 먹어도 된다.
**가래(담, 담음)가 있을 때** 은행씨 6~12g을 물에 달여 하루 3번에 나누어 먹는다. 또는 보드랍게 가루 내어 먹어도 된다.
**기관지염일 때** 은행씨(행인), 차조기잎(자소엽) 각각 같은 양을 보드랍게 가루 내어 꿀에 반죽해서 알약을 만들어 한번에 5~6g씩 하루 3번 끼니 뒤에 먹는다.

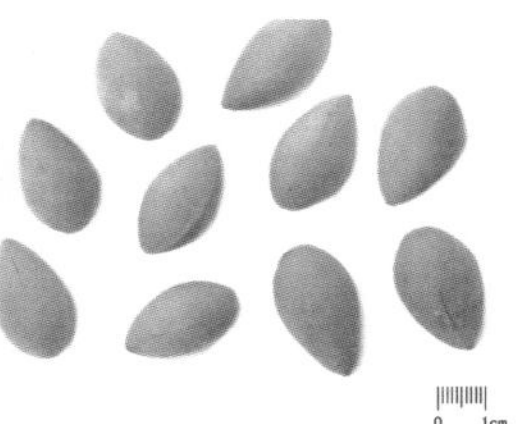


**Point** 약선요리

**알레르기 천식질환에 좋은 은행 죽**
은행 80g, 백미 1컵, 우유 1컵, 참기름,·식용유,소금 약간
백미를 물에 넣어 충분하게 불린 다음 물기를 제거한다. 은행은 기름을 두룬 프라이팬에서 볶다가 소금을 약간 넣어 더 볶는다.(속껍질은 자동적으로 벗겨진다) 질그릇냄비에 참기름을 두르고 백미를 넣어 볶다가 물을 붓고 죽을 쑨다. 한소끔 끓으면 은행을 넣어 5분가량 더 쑨다. 쌀알이 충분하게 퍼지면 한번 식힌 다음 믹서에 넣어 곱게 간다. 다시 냄비에 넣어 2분가량 끓인다. 한소끔 끓으면 우유를 넣고 소금으로 간을 맞추면 완성된다.

# 자소

학명: Perilla frutescens var. acuta, P. frutescens var. crispa
이명: 소자, 자소자, Periliae semen

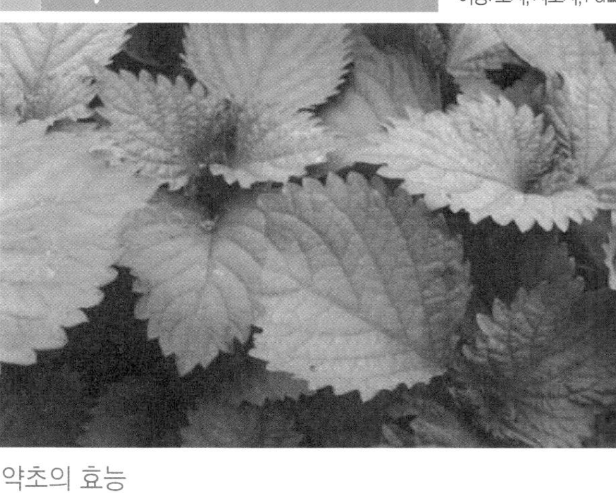
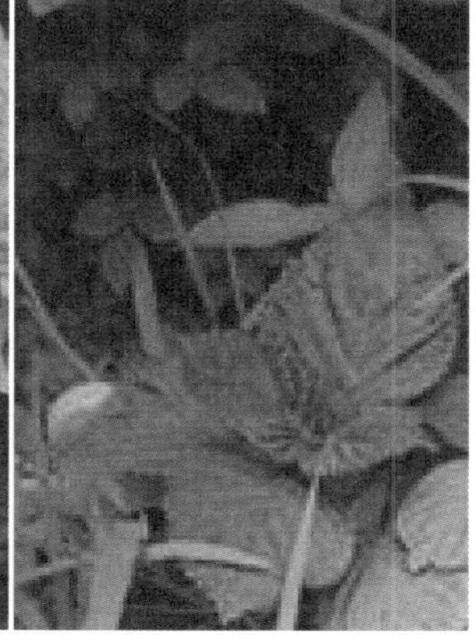



약초의 효능

기를 내려주고, 가래를 제거한다. 천식을 가라앉게 하고, 장을 윤택하게 한다. 주로 가래가 뭉친 것, 기침과 천식증, 변비 등을 치료한다.

생태와 특징 자소와 같음

약용부위 열매

채취시기

가을에 열매가 성숙되었을 때 채취한다. 이물을 제거하고 햇볕에 말린다.



약초의 성질

맛은 맵고 따뜻한 성질이 있다. 폐경과 대장경에 속한다.

사용방법

말린 약제 5~10g에 물600ml를 넣고 약한 불에서 반으로 줄 때까지 달여 하루2~3회 나누어마신다.

**기관지염일 때** 은행씨(행인), 차조기잎(자소엽) 각각 같은 양을 보드랍게 가루 내어 꿀에 반죽해서 알약을 만들어 한번에 5~6g씩 하루 3번 끼니 뒤에 먹는다.
**기관지 확장증일 때** 차조기씨(자소자), 무씨(나복자), 겨자 각각 8~10g을 약한 불에서 약간 볶아서 거칠게 가루 내어 물에 달여서 하루 3번에 나누어 끼니 뒤에 먹는다.

**자소/차조기차**
자소엽 6~9g을 물 600ml에 넣고 용기에 넣고 끓기 시작하면 약불로 줄여 30분 정도 달인 후 1일 2~3잔 식전이나 식간에 음용한다.

**Tips** 산나물 만들어 먹는방법

차조기의 떡잎은 향신료로 생선회에 곁들인다. 덜 익은 열매와 연한 잎은 소금에 절여 저장식품으로 사용하기도 한다.어린잎을 나물로 먹고(독특한 향미가 있음), 김치로도 담가 먹는다.

**Point** 약선요리

**온몸이 마비된 데는 자소죽**
자소 75g을 짓찧은 데 물 5.4l를 넣어 즙을 짜내고 그 즙으로 멥쌀 360ml를 끓여 죽을 쑤어 파와 후추, 생강을 섞어 먹는다.

# 흰독말풀

생약명: 양금화





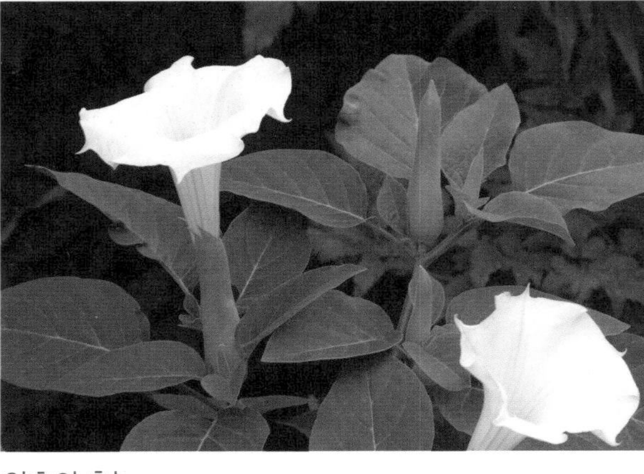

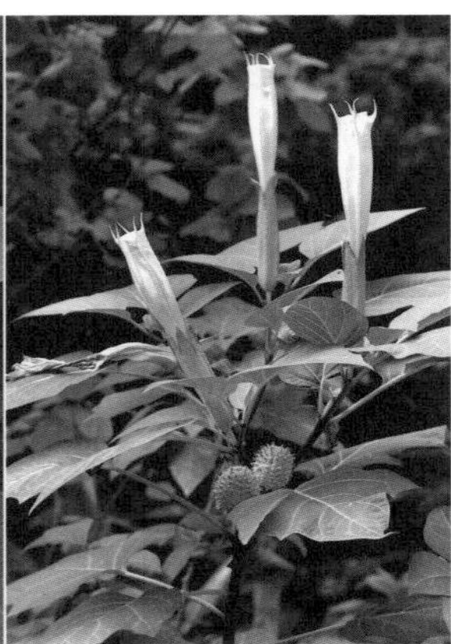

약초의 효능

천식을 안정시키고 기침을 그치게 한다. 진통, 진경작용을 한다. 주로 천식기침, 복부가 차가운 복통, 류머티즘 등을 치료한다. 외과적으론 마취제로 응용되기도 한다.

생태와 특징

일년생 초본 식물이고 높이는 30~100cm이다. 털이 없고 줄기는 직립이며 둥근모양이다. 잎은 대생엽이다. 개화기는 3~11월이고 결실기는 4~11월이다.

약용부위 꽃

채취시기

4~11월에 꽃이 필 때 채취한다. 햇볕에 말리거나 저온 건조시킨다.

**독말풀은 농약으로 많이 쓰이는 약재이다.** 독말풀은 양을 많이 썼을 때 중독이 일어난다. 중독증상은 먹고 1~3시간 지나서부터 나타난다. 처음에는 입 안이 마르고 타는 듯한 감이 있다. 점차 목이 쉬고 넘기기 힘들어 하며 숨이 차한다. 이와 함께 머리가 아프고 어지러우며 심장이 두근거리면서 빨리 뛴다.

**기관지 천식일 때** 독말풀(양금화)잎 태우면서 그 연기를 코에 쏘인다. 독말풀잎을 부스러뜨려 담배처럼 말아서 피워도 좋다. 독말풀꽃 7g, 원지 70g, 감초 50g을 함께 보드랍게 가루 내어 꿀로 알약을 만들어 한 번에 2~3g씩 하루 3번 식후에 먹는다.

**담낭염일 때** 독말풀잎(만타라잎) 보드랍게 가루 내어 한번에 0.03g씩 하루 3번 먹는다.

약초의 성질

맛은 맵고 따뜻한 성질이 있다. 독이 있다. 폐경과 간경에 속한다.

사용방법

말린 약제 0.3~0.6g을 환제나 과립제로 복용한다.

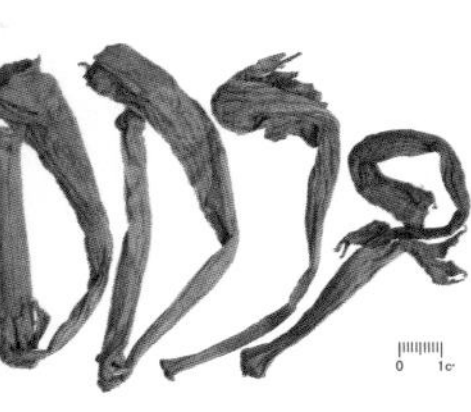

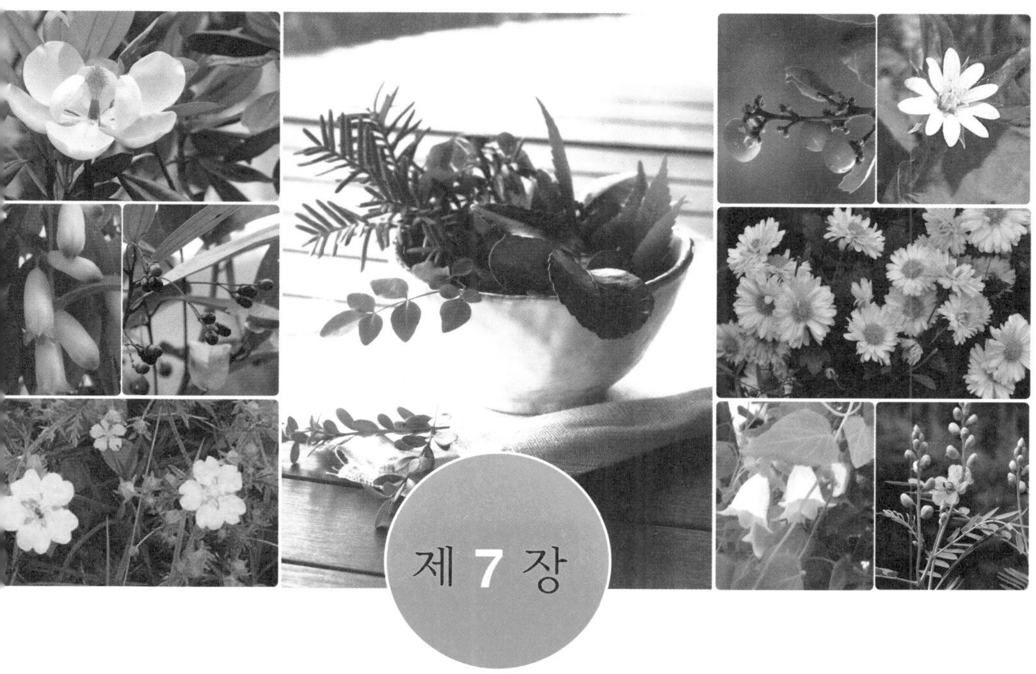

# 제 7 장

# 바람과 습이 결합된 나쁜 기운으로 인한 통증을 제거하는 약초 약재

- 바람과 습으로 인한 통증을 제거 하는 약초
- 바람과 습으로 인한 통증을 없애주는 약초
- 통증을 제거하고 근육과 뼈를 튼튼히 하는 약초

# 녹나무

생약명: 장목자

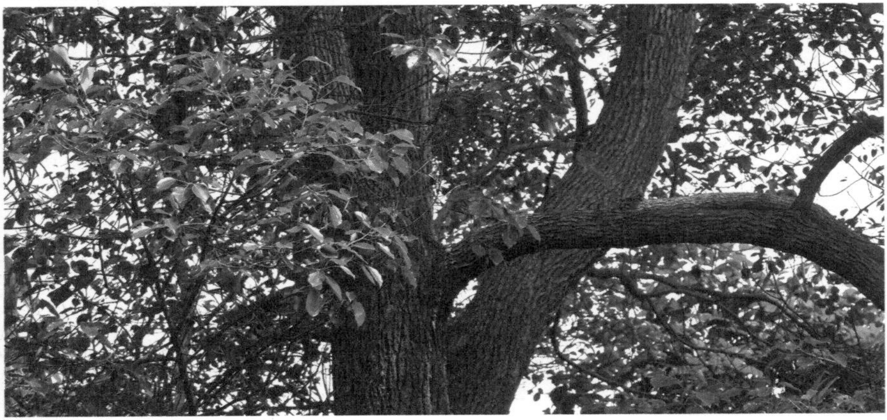

약초의 효능

풍한을 없애고 배속을 따뜻하게 하여 기를 잘 다스린다. 경락과 혈액순환을 촉진해준다. 주로 풍한감기, 위가 냉해서 일어난 복통, 구토 설사, 풍습 비통, 각기, 외상과 염좌, 개선과 가려움 등을 치료한다.

생태와 특징

상록 큰 교목이고 높이는 30m이다. 껍질은 회황갈색이다. 가지, 잎과 목재에는 모두 장뇌의 냄새가 있다. 가지에 털이 없다. 잎은 대생엽이다. 개화기는 4~5월이고 결실기는 8~11월이다. 산비탈과 고랑에 자란다.

약용부위

열매

채취시기

11~12월에 성숙한 열매를 따서 햇볕에 말린다.

약초의 성질

맛은 맵고 따뜻한 성질이 있다. 간경과 비경에 속한다.

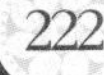

# 누에

학명: Bombyx mori
이명: 원잠사, 잠시, 잠분, Bombycis excrementum



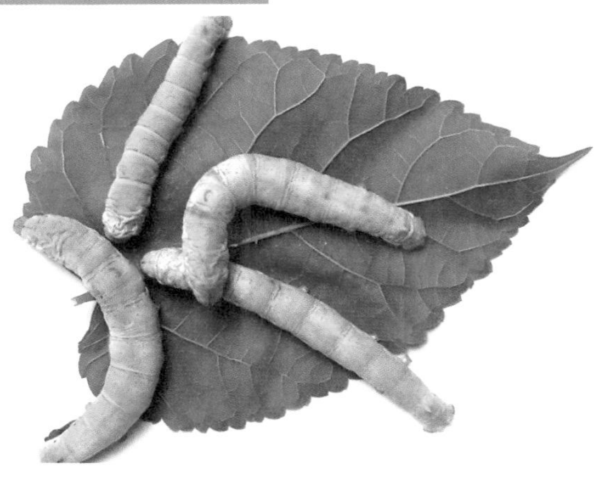

약초의 효능

풍한과 습을 없애고 경락을 통하게 해주고 혈액순환을 촉진해준다. 주로 풍습 비통, 사체불수, 풍진으로 인한 가려움, 토하고 설사함, 폐경, 자궁 출혈 등을 치료한다.

생태와 특징 집누에 나방, 나방의 암컷과 수컷은 모두 흰 비늘이 있다. 길이는 1.6~2.3cm이고, 날개가 펼치면 3.9~4.3cm이 된다.

약용부위 똥

채취시기 여름에 둘 째 잠과 세 째 잠 잘 때 배출한 똥을 채집하여 이물을 제거하고 햇볕에 말린다.



약초의 성질 맛은 달고 맵다. 따뜻한 성질이 있다. 간경, 비경, 위경에 속한다.

사용방법 말린 약제5~10g에 물 800ml를 넣고 약한 불에서 반으로 줄 때까지 달여 하루 2~3회로 나누어 마신다.

**풍비로 팔다리를 쓰지 못하고 감각이 둔해진 것을 치료한다.** 누에똥을 뜨겁게 볶아서 주머니에 넣어 찜질하는데 식으면 바꾼다. 술에 버무려 볶아 쓰면 더 좋다.[본초]

**봉과직염(벌집염)일 때** 송진(송지), 누에고치 같은 양을 약한 불에 볶아서 보드랍게 가루내어 식물성 기름이나 꿀에 개어 상처에 바른다. 상처를 깨끗하게 하며 염증이 퍼져 나가는 것을 막는다.

**비듬이 생겼을 때** 누에가 풀을 먹고 내보낸 찌꺼기를 태워서 가루낸 다음 물에 타서 찌꺼기를 건져 버리고 그 물에 머리를 감으면 낫는다.

**중풍으로 말을 못하는 데**는 병들어 절로 죽은 누에를 찹쌀뜨물에 하루 밤 담그었다가 약한 불에 구워 가루를 내어 한번에 5g씩 술로 먹는다.

**Point** 약선요리

**풍과 열을 제거하는 백강잠차**

백강잠 3~9g

물 600ml에 백장잠을 빻아서 부직포 주머니에 넣고 끓기 시작하면 약불로 줄여 30분 정도 달인 후 1일 2~3잔 기호에 따라 꿀이나 설탕을 가미해서 마시면 된다.

# 명자나무

생약명: 목과

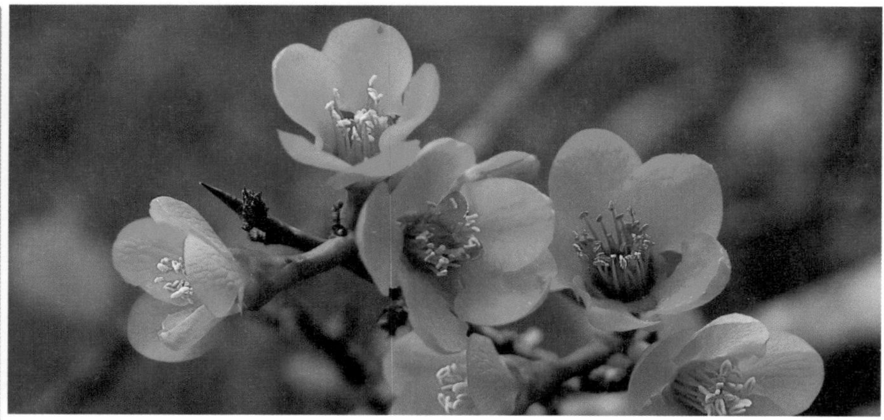

약초의 효능

근육을 풀어 혈맥과 경락이 잘 통하게 한다. 습을 제거하여 위를 편안하게 해준다. 주로 류머티즘, 팔다리가 시고 아플 때, 근육에 쥐가 날 때, 토하고 설사할 때, 각기수종 들을 치료한다.

생태와 특징

낙엽 관목이며 높이는 약 2m이다. 가지는 직립으로 자라고 가시가 있다. 개화기는 3~5월이고 결실기는 9~10월이다.

약용부위 열매

채취시기

7~8월 상순에 목과의 껍질이 청황색이 될 때 따고 구리로 만든 칼로 양쪽을 나눈다. 씨앗은 제거하지 않는다. 햇볕에 며칠간 말려 색깔이 빨강색으로 변하면 다시 뒤집어 완전히 말리면 된다.

약초의 성질

맛은 시고 따뜻한 성질이 있다. 간경, 비경, 위경에 속한다.

사용방법

말린 약제 5~10g에 물 800ml를 넣고 약한 불에서 반으로 줄 때까지 달여 하루 2~3회로 나누어 마신다.

# 모사향

생약명: 모사향

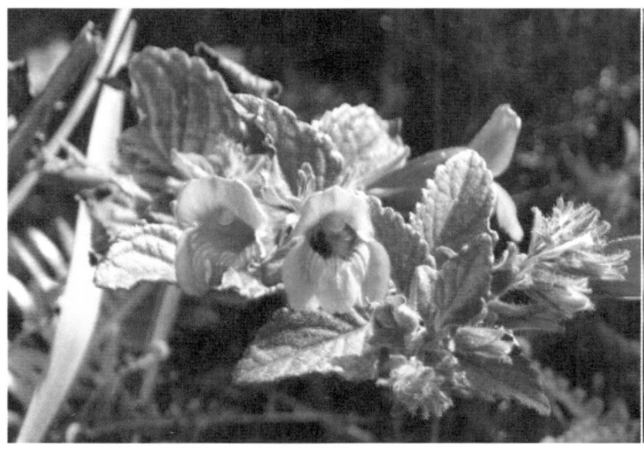
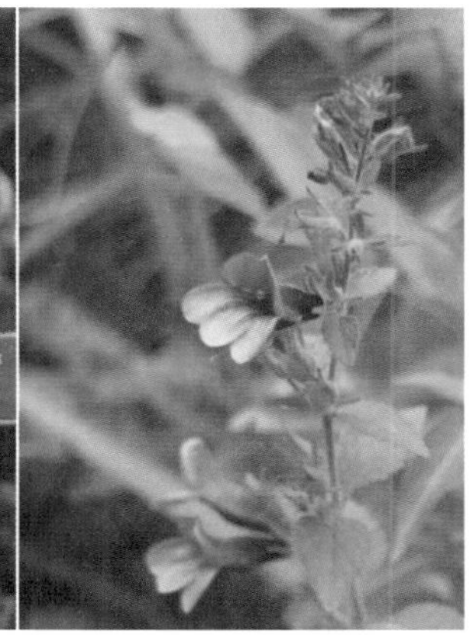



약초의 효능

풍습을 제거한다. 부은 독을 빼준다. 기혈을 잘 돌게 한다. 통증과 가려움을 그치게 한다. 주로 풍습 뼈 통증, 소아마비, 기가 막힌 복통, 종기, 피부습진, 염좌, 뱀이나 벌레에 물렸을 때 등을 치료한다.

생태와 특징

다년생 초본, 높이30~60cm줄기는 곧게 서고 굵으며 부드러운 털이나 있고 밑에 부분은 목질화가 되어있다. 잎은 마주나며 가장자리는 톱니가 있다. 개화기와결실기는7~10월이다.



약용부위

전초

채취시기

여름과 가을에 채취하여 썰어 햇볕에 말린다.

약초의 성질

맛은 맵고, 성질은 따뜻하다.

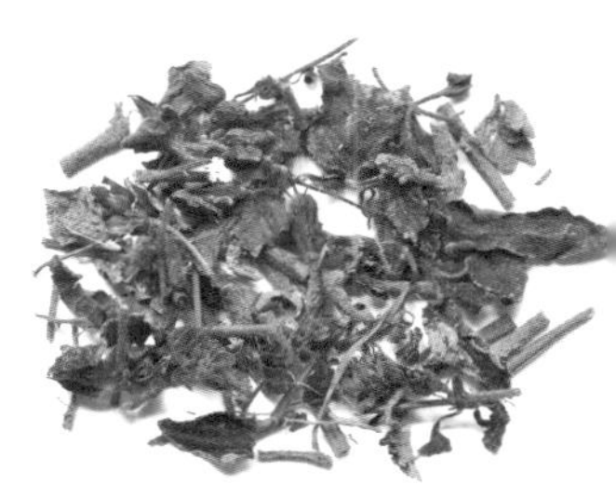

# 투구꽃

학명: Aconitum carmichaeli
이명: 부자, 오두, 바곳, Aconiti iateralis preparata radix



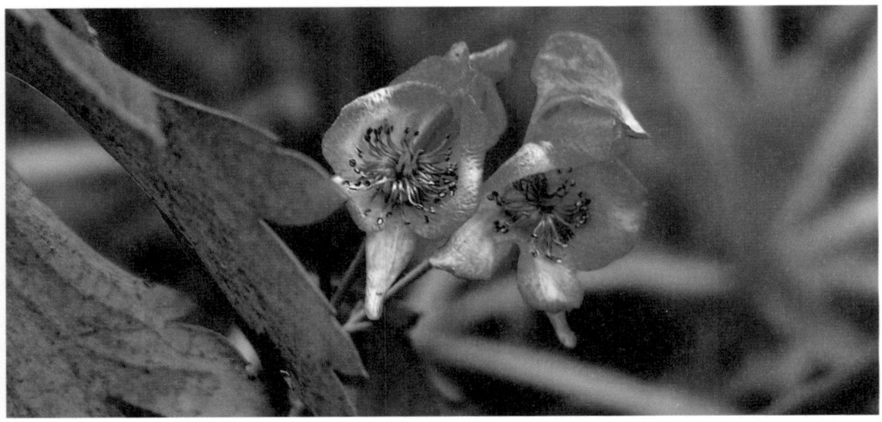

약초의 효능

풍한과 습을 없애고 경락을 따뜻하게 해주고 통증을 없애준다. 주로 풍한 비통, 관절 통, 팔다리 저림, 반신불수, 두통, 심장과 배가 차가워서 오는 통증, 관절이 삐어 어혈이 생겨오는 통증 등을 치료한다.

생태와 특징

다년생 초본 식물이고 높이는 60~150cm이다. 잎은 대생엽이다. 개화기와 결실기는 모두 8~10월이다.



약용부위 뿌리

채취시기 6월 하순부터 8월 상순까지 모두 캘 수 있다. 땅 위에 있는 부분의 줄기와 잎을 제거하고 자근을 제거한다. 모근에 있는 잔뿌리와 흙을 제거하고 햇볕에 말린다.

약초의 성질 맛은 맵고 쓴다. 뜨거운 성질이 있고 강한 독성이 있다. 심경, 간경, 비경, 신경에 속한다.

**반신불수가 된 데**

는 천오 150g, 오령지 150g, 천남성 100g, 용뇌 1.5g, 사향 1.5g을 가루 내어(사향은 따로 가루 낸 다음 한데 섞는다) 물로 반죽하여 오동씨 크기에 환약을 만들어 한번에 10알씩 하루에 2번 더운물로 먹는다.

사용방법 말린 약제 3~6g에 물 1000ml를 넣고 약한 불에서 최소2시간 이상 달여 반으로 줄 때까지 달인다음 하루 3번으로 나누어 마신다. 일반적으로 독성을 빼준 포제를 사용한다.(강한 독성이 있으므로 주의해야 한다. 임산부는 복용하면 안 된다.)

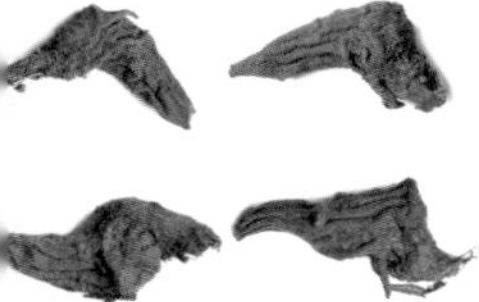

# 산해박

생약명: 서장경



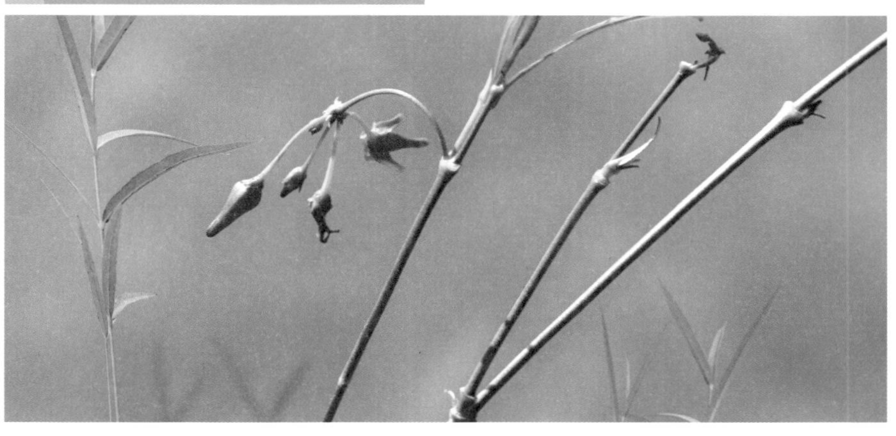

약초의 효능

풍한과 습을 없애고 기를 잘 통하게 해주고 혈액 순환을 촉진해준다. 통증과 가려움을 없애주고 해독 효과가 있다. 부기도 가라앉힌다. 주로 류머티스염, 요통, 복통, 치통, 외상 통증, 소변이 잘 나오지 않을 때, 설사, 이질, 습진, 두드러기, 독사에 물렸을 때 등을 치료한다.



생태와 특징

다년생 직립 초본 식물이고 높이는 1m이다. 뿌리는 가늘고 특별한 향기가 있다. 개화기는 5~7월이고 결실기는 9~12월이다.

**멀미가 날 때**
산해박뿌리 12g을 물에 달여서 하루 3번에 나누어 먹는다. 또는 보드랍게 가루 내어 먹어도 된다.

약용부위 뿌리와 줄기

채취시기 여름과 가을에 캔다. 뿌리와 줄기를 깨끗이 씻어 햇볕에 약간 말린 다음 단으로 묶어 그늘에 말린다.

약초의 성질 맛은 맵고 따뜻한 성질이 있다. 간경과 위경에 속한다.

사용방법

말린 약제 3~9g에 물 800ml를 넣고 약한 불에서 반으로 줄 때까지 달여 하루 2~3회로 나누어 마신다.

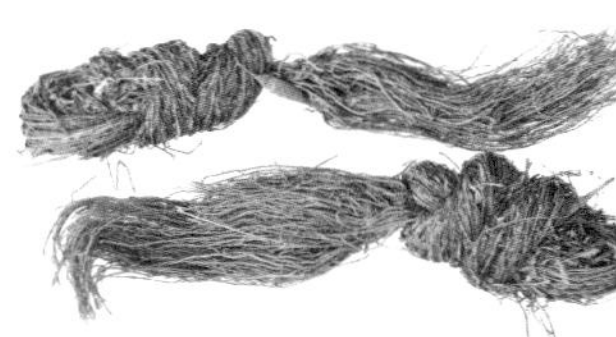

# 소나무

생약명: 송향(송지)



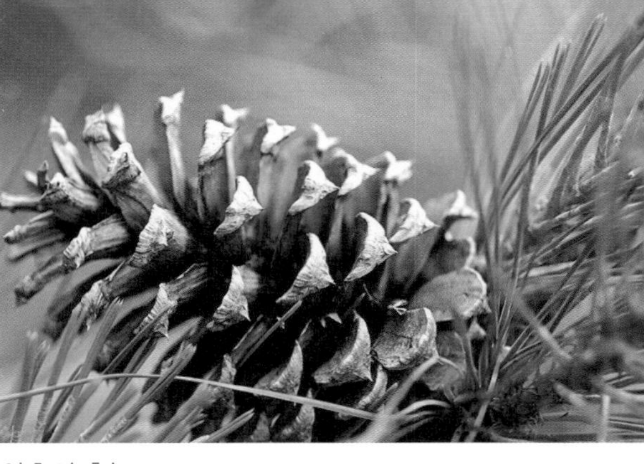

약초의 효능

풍한과 습을 없애고 고름을 배출하고 독을 빼준다. 통증을 멈추게 하고 살을 돋아나게 한다. 주로 독창, 악창, 임파결핵, 개선, 두부백선, 창질, 비증, 금창, 염좌, 대하, 혈관염 등을 치료한다.

생태와 특징

교목이다. 껍질은 붉은 갈색이고 잎은 바늘 모양이다. 개화기는 4~5월이고, 결실기는 10~12월이다.



약용부위 진액

채취시기 기온이 30~35도에 채집하면 가장 좋다.

약초의 성질 맛은 쓰고 달다. 따뜻한 성질이 있다. 간경과 비경에 속한다.

사용방법 1회 0.5~1g을 환제나 분말로 복용한다. 주로 외용으로 많이 사용한다.

**귀가 먹은 지 오래되지 않은 것이나 오래된 것, 귀가 아픈 것을 치료** 파두살 40g과 송진(송지) 120 을 함께 넣고 잘 짓찧은 다음 대추씨만큼을 솜에 싸서 귓구멍을 막는데 매일 한 번씩 갈아야 한다.[본초]

**봉과직염(벌집염)일 때** 송진(송지), 누에고치 같은 양을 약한 불에 볶아서 보드랍게 가루 내어 식물성 기름이나 꿀에 개어 상처에 바른다. 상처를 깨끗하게 하며 염증이 퍼져 나가는 것을 막는다.

**사마귀가 생겼을 때** 송진과 측백나무 진(측백나무에서 송진처럼 흘러내리는 진)을 받아서 고루 섞이도록 잘 저어서 바르면 하룻밤 사이에 없어진다.

**Point** 약선요리

**중풍, 고혈압, 류머티스, 불면증에 좋은 솔잎차**
갓 따낸 솔잎을 솔 머리에 붙은 잡물을 떼어내고 잘게 자른다. 물 2000㎖ 에 솔잎 100g과 감초 7g을 넣어 끓이는데 분량은 구미에 따라 가감하면 된다. 하루에 1잔씩 기호에 따라 꿀이나 설탕을 넣어 마시면 된다.

**Tips** 송화차 만들어 먹는방법

**중풍, 고혈압, 신경통, 두통에 좋은 송화차**
송화 가루 약간
송화를 모아 말려서 가루로 만든 다음 끓는 물에 그 가루를 타면 된다. 복용할 때는 꿀물이나 설탕을 첨가하기도 합니다.

# 신근초

생약명: 신근초

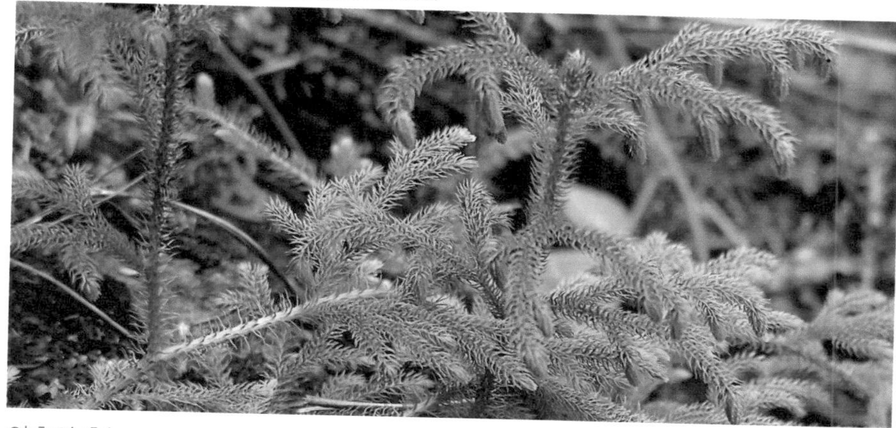

약초의 효능

풍한과 습을 없애고 경락과 혈액순환을 촉진해 근육을 풀어준다. 기침을 멈추게 해주고 해독 효과도 있다. 주로 풍한 습비, 관절이 시큰거리고 쑤시고 아픈 데, 피부가 마비되고 저린데, 사지에 힘이 빠질 때, 황달, 기침, 외상, 관절 염좌, 종기, 포진, 화상 등을 치료한다.

생태와 특징

주요한 줄기는 직립하여 높이는 40cm정도 된다. 잎은 밀생이며 나선형이다. 낮은 산의 산성토양에 자란다.

약용부위

전초

채취시기

여름에 캔다. 뿌리와 함께 뽑아서 흙을 제거하여 햇볕에 말린다.

약초의 성질

맛은 쓰고 맵다. 약성은 평하다. 간경, 비경, 신경에 속한다.

사용방법

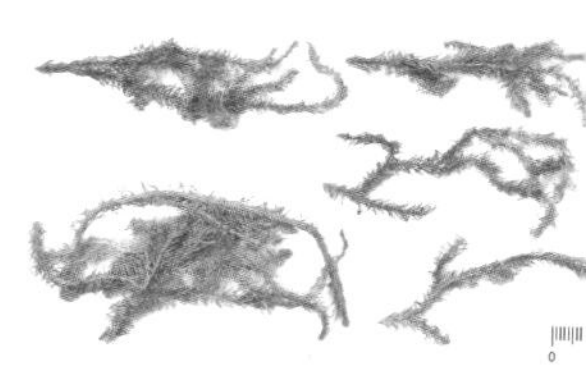

말린 약제 10~15g에 물 800ml를 넣고 약한 불에서 반으로 줄 때까지 달여 하루 2~3회로 나누어 마신다.

# 으아리

학명: Clematis manshurica
이명: 능소, 로선, Clematidis radix



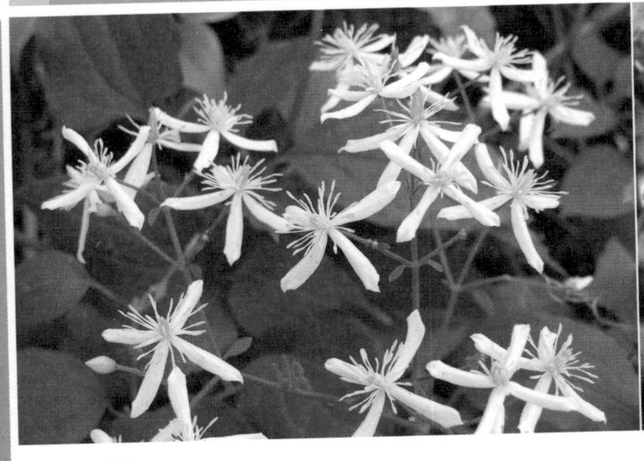

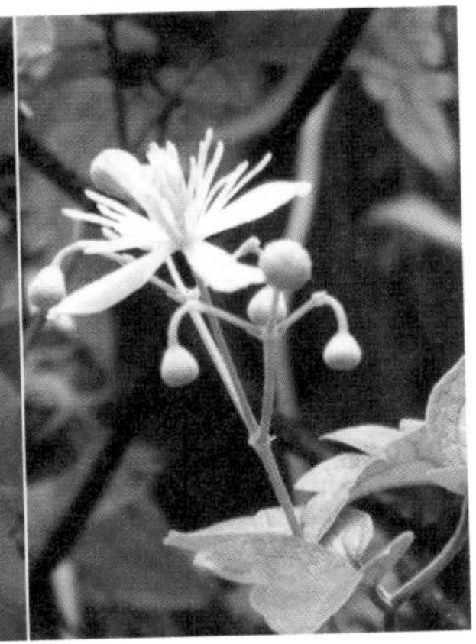

약초의 효능
풍한과 습을 없애고 경락을 통하게 해주고 통증을 없애준다. 주로 풍습성 통증, 팔 다리 저림, 근육에 쥐 나는 증세, 팔다리 굽히고 펴는 것이 잘 안 되는 증상 등을 치료한다.

생태와 특징 목질 덩굴 식물이며 길이는 3~10m이다. 말린 후에 검은색으로 변한다. 줄기는 거의 털이 없다.



약용부위 뿌리와 줄기

채취시기 가을에 캐서 흙을 제거하여 깨끗이 씻고 햇볕에 말리거나 혹은 짧게 잘라 말린다.

약초의 성질 맛은 맵고 짜고 조금 쓰다. 따뜻한 성질이 있으며 약간 독이 있다.

사용방법 말린 약제 5~10g에 물 800ml를 넣고 약한 불에서 반으로 줄 때까지 달여 하루 2~3회로 나누어 마신다.

**소아 척수마비 후유증이 있을 때** 으아리뿌리를 술에 축여 여러 번 쪄서 말려 가루낸 것을 한 알의 질량이 0.3g 정도 되게 알약을 만든다. 1살 된 어린이는 한번에 10알씩 하루 3번 먹인다.

**허리가 아플 때(요통)** 으아리 15g, 두충 20g을 물 300ml에 달여 하루 2~3번에 나누어 끼니 전에 먹는다. 또는 으아리 20g에 물 100ml를 넣고 달여서 하루 3번에 나누어 먹거나 가루 내어 한번에 3~5g씩 하루 2~3번 술에 타서 끼니 전에 먹기도 한다. 두충 한 가지만을 쓸 수 있는데 약한 불에 볶아 보드랍게 가루낸 것을 한번에 3~4g씩 하루 3번 술에 타서 먹는다.

### Point 약선요리

**위령선차/으아리차**
6~12g을 물 600ml에 넣고 끓기 시작하면 약불로 줄여 30분 정도 달인 후 1일 2~3잔 기호에 따라 꿀이나 설탕을 가미해서 음용한다.

### Tips 산나물 만들어 먹는방법

으아리와 마찬가지로 이른 봄에 연한 순을 따서 묵나물로 해서 먹는다. 유독성분이 함유되어 있으므로 데쳐서 우려낸 다음 말려서 오래도록 저장해 두었다가 나물로 조리할 필요가 있다. 식용으로 하는 데에는 세심한 주의를 기울여야 하므로 많이 먹는 일이 없도록 해야 한다.

# 장경오미자

생약명: 홍목향



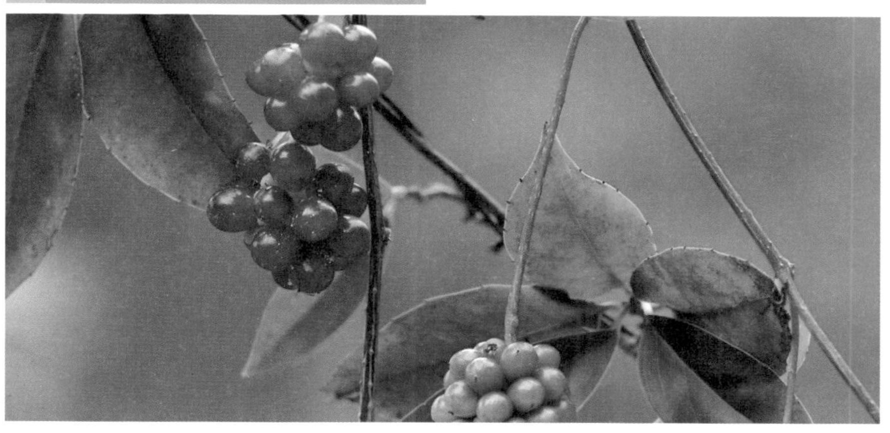

약초의 효능

기를 다스려 진통 작용을 한다. 풍을 제거하여 경락을 통하게 한다. 피를 잘 통하게 하고 붓기를 내리게 한다. 주로 위통, 복통, 생리통, 생리불순, 치질, 종기, 염좌 등을 치료한다.

생태와 특징 상록 목질 등본, 길이2.5~4m, 작은가지는 갈색이며 줄기에 껍질구멍이 선명하다. 잎은 길고 둥근 모양의 피침형이다.

약용부위 뿌리 또는 뿌리껍질

채취시기 입동 전후에 채취하여, 흙과 잔뿌리를 제거하고 껍질을 벗겨 햇볕에 말린다.

약초의 성질

맛은 맵고 쓰며, 성질은 따뜻하다. 비경, 위경, 간경에 속한다.

마음을 편안하게 하고 신기를 보하여 심신을 좋게 한다. **천왕보심단**
생건지황(술로 씻은 것) 160g, 황련(술을 축여 볶은 것) 80g, 석창포 40g, 인삼, 당귀(술로 씻은 것), 오미자, 천문동, 맥문동, 백자인, 산조인(볶은 것), 현삼, 백복신, 단삼, 길경, 원지 각각 20g.
위의 약들을 가루를 내어 봉밀로 반죽한 다음 벽오동씨만하게 알약을 만들어 겉에 주사를 입힌다. 한번에 30~50알씩 잠잘 무렵에 등심초과 죽엽을 달인 물로 먹는다[회춘].
**기침(해수,해소)이 심할 때** 오미자 20~30g을 물에 달여 하루 2~3번에 나누어 끼니 뒤에 먹는다. 오미자 100g에 더운 물 1l를 부어 10시간 이상 우린 물을 한번에 30ml씩 하루 3번 먹어도 좋다.

**만성 바이러스성 간염과 약물성 간염, 기억력 감퇴, 주의력 감퇴에 좋은 오미자술**
오미자 100g, 소주 1000ml, 설탕 150g, 과당 50g
오미자를 용기에 넣고 20°짜리 소주를 부은 후에 뚜껑을 덮어 밀봉한 다음 시원한 곳에 보관하면 된다. 침전을 막아주기 우해 5일 동안 매일 1회 정도 용기를 가볍게 흔들어 줘야만 한다. 10일 후에 마개를 열어 술을 천으로 받힌 다음에 그 술을 다시 용기에 붓고 설탕과 과당을 넣어 충분하게 녹인다. 여기에다가 생약찌꺼기 1/10을 다시 용기 속에 넣고 밀봉하여 보관한다. 1개월 후에 마개를 열어 술을 천이나 여과지로 걸러내면 술이 완성된다.

**Point** 약선요리

**집중력과 기억력을 증진시키는 인삼 오미자차**
인삼 6g, 오미자 4g, 물 600ml
다관에 인삼 6g, 오미자 4g, 물 600ml를 부어 끓이다가 오미자를 넣어 맛과 빛깔이 곱게 우러나면 꿀을 타서 마시면 된다.

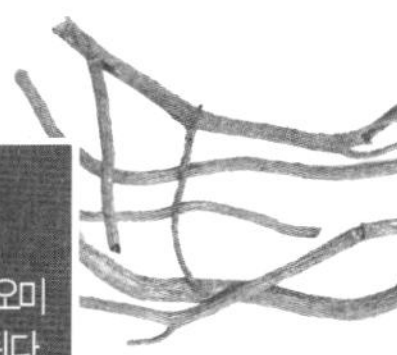

# 청미래덩굴

학명: Smilax glabra, Smilax china
이명: 토복령, 우여량, smilacisglabrae rhizoma



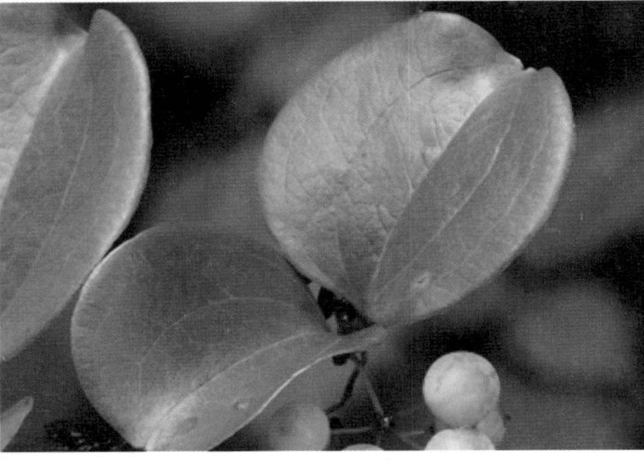

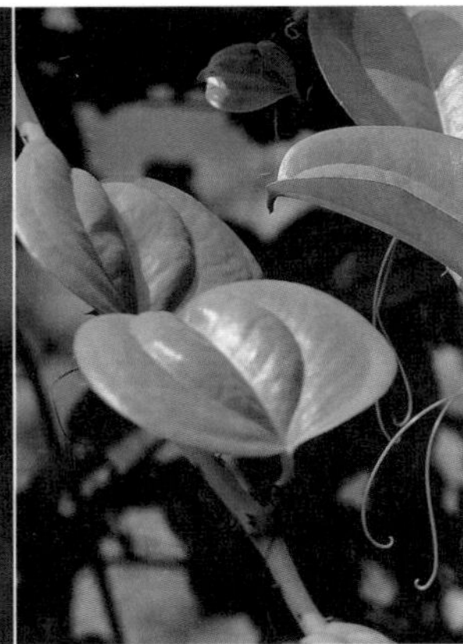

약초의 효능

풍한과 습을 없애고 해독 효과도 있다. 주로 풍습비통, 이질, 대하, 설사, 이질, 종기, 개선, 화상 등을 치료한다.

생태와 특징

덩굴 관목이며 높이는 1~3m이다. 가시가 있다. 뿌리는 굵고 다육하며 단단하다. 잎은 대생엽이고 타원형이다. 잎에 덩굴손이 있다. 관목 숲에 자란다.



약용부위 뿌리

채취시기 늦가을부터 다음 해 봄까지 채취할 수 있다. 캐서 잔뿌리를 제거하고 깨끗이 씻어 햇볕에 말리거나 혹은 얇게 썰어 건조시킨다.

약초의 성질

맛은 달고 조금 쓰고 떫다. 약성은 평하다. 간경과 신경에 속한다.

**위암일 때** 청미래덩굴뿌리 깨끗이 씻어 햇볕에 말린 것 250~500g에 6~7배 양의 물을 붓고 한 시간 담가두었다가 약한 불에 3시간 동안 달인 다음 찌꺼기를 짜버리고 돼지비계 50~100g을 넣고 전량이 500ml 되게 졸인다. 이것을 한 번에 20~30ml씩 하루 2~3번 먹는다.

**백혈병일 때**는 청미래덩굴뿌리 60g, 황기 30g, 만삼, 숙지황, 산두근 각 15g, 당귀, 용안육, 백작약, 아교 각 12g, 백화사설초 30g 물 2되(3.6리터)를 붓고 물이 반으로 줄어들 때까지 은은한 불로 달여서 하루 세 번에 나누어 마신다.

**봉과직염(벌집염)일 때** 청미래덩굴 60~90g을 물에 달여 하루 3번에 나누어 끼니 뒤에 먹거나 달인 물로 아픈 부위에 자주 바른다.

**Tips** 산나물 만들어 먹는방법

봄에 연한 순을 나물로 먹는다. 옛날에는 흉년에 뿌리줄기를 캐어서 녹말을 만들어 먹었다고 한다. 이 녹말을 계속 먹으면 뒤가 막히는 현상이 생겨난다.

# 구척

학명: Cibortium barometz
이명: 구척, 금모구척, 백지, Cibotii rhizoma

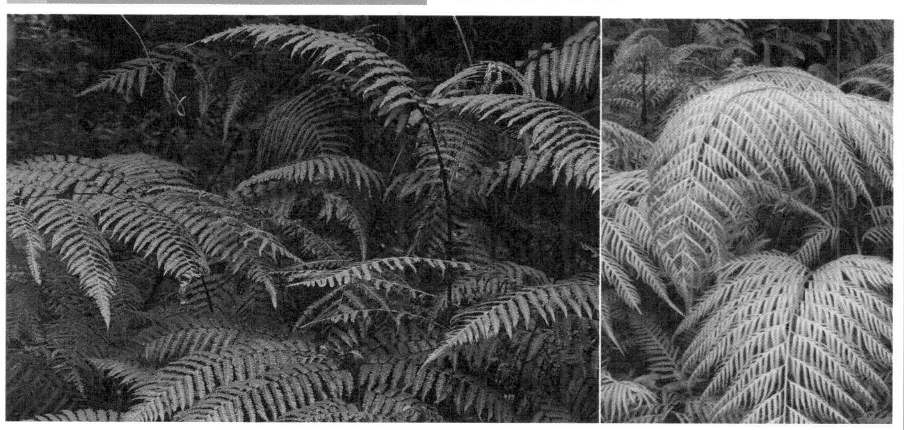

약초의 효능

허리와 무릎을 튼튼하게 해준다. 관절을 부드럽게 해준다. 주로 신허, 요통을 치료하고 척추를 튼튼하게 해준다. 발과 무릎관절이 약할 때, 풍습 비통, 소변이 너무 많을 때, 유정, 냉대하증 등을 치료한다.

생태와 특징 대형 토착 양치식물이고 높이는 2~3m이다. 뿌리는 옆으로 뻗으면서 굵다. 뿌리에 금색 긴 털이 있고 윤태가 있다. 잎은 족생이다.

약용부위 뿌리

채취시기 가을부터 겨울에 캐서 흙을 제거하고 건조시킨다. 단단한 뿌리와 잎자루, 금색 털을 제거하고 두껍게 잘라 건조시킨다.

약초의 성질 맛은 쓰고 달다. 따뜻한 성질이 있다. 간경, 신경, 신경, 방광경에 속한다.

사용방법 말린 약제 6~15g에 물 800ml를 넣고 약한 불에서 반으로 줄 때까지 달여 하루 2~3회로 나누어 마신다.

충맥과 임맥이 허하고 차서 흰이슬이 흐르는 것을 치료한다. **백렴원**
녹용(솜털이 없게 구워서 식초에 찐 다음 약한 불기운에 말린 것) 80g, 가위톱(백렴), 금모구척 각각 40g. 위의 약들을 가루낸다. 다음 약쑥(애엽)을 달인 물과 식초를 섞은데 찹쌀을 넣고 풀을 쑨다. 여기에 약가루를 반죽해서 벽오동씨 만하게 알약을 만든다. 한번에 50-70알씩 빈속에 데운 술로 먹는다[득효].

## Tips 산나물 만들어 먹는방법

고사리의 어린순은 고사리나물을 만들어 먹고 또한 잎과 뿌리줄기 모두 맥주를 만드는데 사용되며, 뿌리줄기의 전분은 빵을 만드는데 사용하기도 한다.

# 뽕나무

학명: *Morus alba*
이명: 상지, 눈상지, 상조, *Mori ramulus*

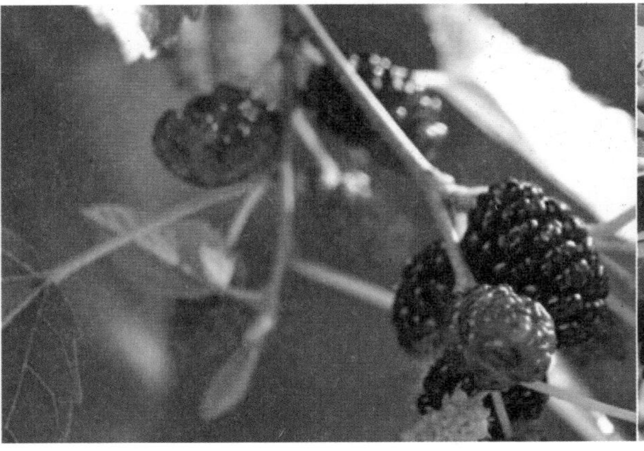
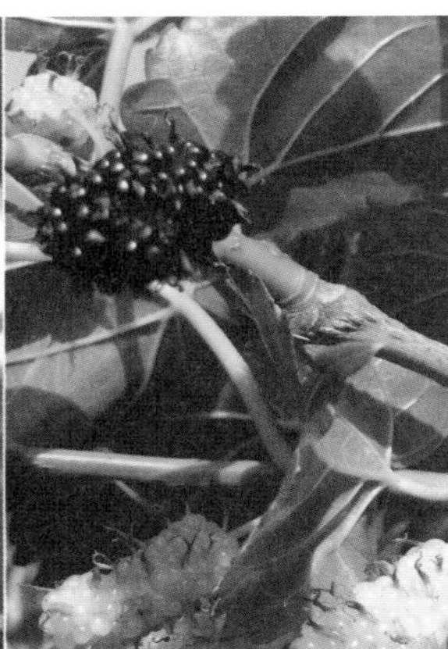

약초의 효능
풍습을 제거하고 경락을 잘 통하게 해다. 주로 풍습 비통, 반신불수, 수종, 각기, 피부 가려움증 등을 치료한다.

생태와 특징 작은 가지는 회색빛을 띠는 갈색 또는 회색으로 잔 털이 있으나 점차 없어진다.

약용부위 가지

채취시기 늦은 봄부터 초여름 에 채취하여 잎을 제거하고 햇볕에 약간 말린 후 신선할 때 30~60cm로 토막 내어 말린다.

약초의 성질 맛은 쓰고 약성은 평하다. 간경에 속한다.

사용방법 말린 약제 10~15g에 물 800ml를 넣고 약한 불에서 반으로 줄 때까지 달여 하루 2~3회로 나누어 마신다.

**편풍과 모든 풍증을 치료한다.** 잎이 돋기 전의 뽕나무가지를 썰어서 물에 달여 차처럼 한번에 1잔씩 마신다. 오랫동안 마시면 일생동안 편풍(몸 한쪽이 풍을 맞은 것 즉 중풍으로 한쪽 팔다리를 쓰지 못하는 것과 입과 눈이 한 쪽으로 비뚤어진 것)에 걸리지 않고 또한 풍기도 미리 막을 수 있다. 서리 맞은 잎을 달여서 그 물에 손발을 담그고 씻으면 풍비를 없애는데 아주 좋다.[본초]

**견통(어깨아픔)일 때** 뽕나무가지(상지) 40~50g을 잘게 썰어 물 500ml에 달여서 하루 3번에 나누어 끼니 뒤에 먹는다.

**경련(풍, 경풍)으로 온몸의 오그라들 때** 뽕나무가지 12g, 진교 10g을 물에 달여 하루 3번에 나누어 먹는다.

**늑막염일 때** 선인장, 뽕나무가지(상지) 각각 같은 양으로 잘게 썰어 짓찧어 앓는 쪽에 붙인다. 옆구리가 몹시 결리고 아픈 때에 쓴다.

### Point 약선요리

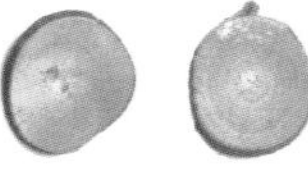
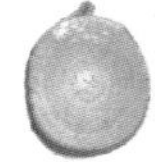
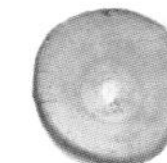

**건망증을 치료하는 오디 죽**
오디 1.5kg, 백미 50g
오디를 물에 넣고 20분정도 삶는다. 삶은 오디를 헝겊으로 싼 다음 오디진액을 축출한다. 벌꿀정도의 농도로 달인 다음 식혀서 병에 담는다. 백미로 흰죽을 쑨 다음 오디진액을 넣어 5분가량 더 쑤면 완성된다.

### Tips 오디주 만들어 먹는방법

**고혈압에도 효능이 있는 오디주**
오디 600g, 소주 2ℓ, 설탕 200g
준비한 오디를 깨끗이 씻어 물기를 제거 한다. 주둥이가 넓은 용기에 넣는다. 소주를 붓고 설탕을 넣어 밀봉해 서늘한 곳에 둔다. 침전을 막기 위해 3일 동안 하루에 1번씩 용기를 흔들어준다. 3개월 후 천으로 건더기를 걸러낸다. 용기의 뚜껑을 밀봉해 3개월 동안 숙성시키면 완성된다.

# 수세미

학명: Luffa cylindrica
이명: 사과락, 사과망, Luffae fructus retinervus



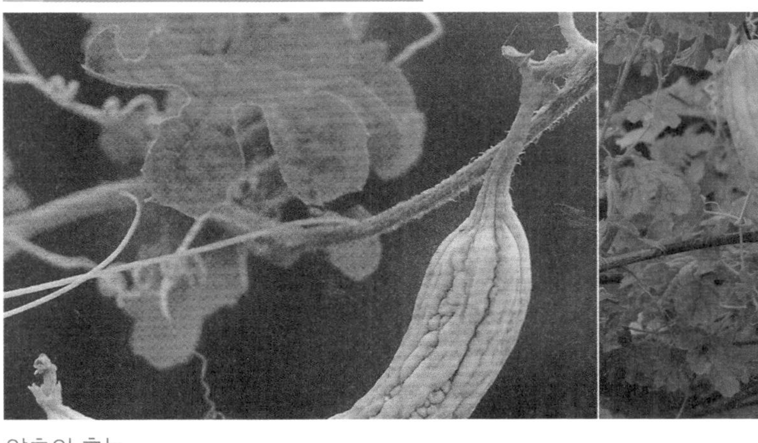

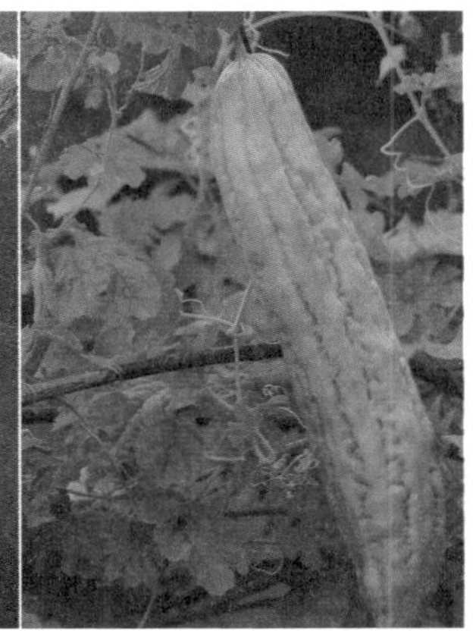

약초의 효능
경락을 통해준다. 해독작용과 부기를 가라앉힌다. 주로 가슴과 옆구리가 아플 때, 폐열 기침, 독창, 화농성 유선염 등을 치료한다.

생태와 특징 일년생 덩굴 초본 식물이다. 줄기와 가지는 거칠면서 가볍고 부드러운 털이 있다. 잎은 삼각형 혹은 원형과 비슷하다.

약용부위 열매

채취시기 가을에 열매가 성숙되면 열매의 겉껍질이 노란색으로 변하고 안에 있는 조직이 마른 후에 딴다. 껍질과 살을 제거하거나 혹은 물에 담그고 껍질과 살이 썩은 후에 꺼내서 깨끗이 씻어 씨앗을 제거하고 햇볕에 말린다.

약초의 성질 맛은 달고 차가운 성질이 있다. 폐경, 간경, 위경에 속한다.

사용방법 말린 약제 5~10g에 물 800ml를 넣고 약한 불에서 반으로 줄 때까지 달여 하루 2~3회로 나누어 마신다.

**만성신장염(만성콩팥염, 만성신염)일 때** 수세미오이줄기 늦은 여름에 수세미오이줄기를 땅에서부터 40~50cm정도 올라가 자르고 그 끝에 깨끗한 병 아가리에 연결시켜 즙액을 받아 한번에 30~50ml씩 하루 3~4번 끼니 사이에 먹는다. 또는 줄기 40~80g을 물에 달여서 하루 2~3번에 나누어 1주일 정도 먹어도 좋다.
**비염(코염)일 때** 수세미오이 줄기를 적당한 크기로 썬 것 10~15g을 물에 달여 한 번에 먹거나 약한 불에 볶아서 보드랍게 가루 내어 코 안에 불어 넣는다. 달여 먹는 것이 더 효과가 있다. 1~2번 먹으면 막혔던 코가 뚫리고, 5~6번만 먹으면 만성 단순성 코염은 낫는다.

**Point** 약선요리

**해열, 거담, 이뇨작용, 비염, 축농증에 좋은 사과락차**
수세미 10~20g
건조된 수세미외열매를 잘라 약간 볶아서 사용하고, 10~20g(1회 복용량) 정도를 다려서 마십니다. 1~2개월 이상은 복용하여야 서서히 효과를 볼 수가 있다.

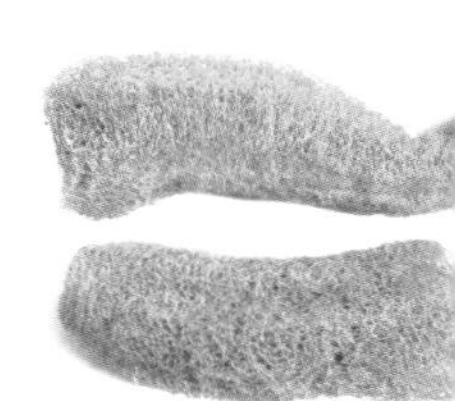

# 오갈피

학명: Acanthopanax sessiliflorus, A. seoulense, A. chiisanensis
이명: 남오가피, 엽목, Acanthopanacis cortex

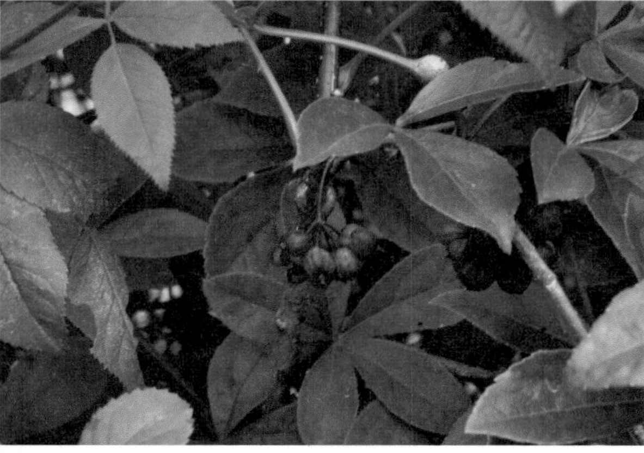

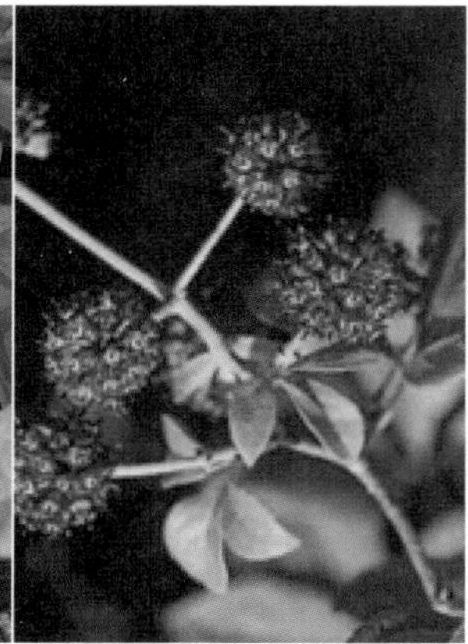

약초의 효능

풍한과 습을 없애고 간과 신장을 튼튼하게 해준다. 근골을 튼튼하게 해주고 혈액순환을 촉진해준다. 주로 풍한 습비, 요통과 무릎통증, 체질이 허하고 연약할 때 등을 치료한다.

생태와 특징 관목이고 덩굴 모양이 된 것도 있다. 높이는 2~3m이다. 가지는 회갈색이고 가시는 없다. 잎은 손바닥 모양이고 복엽이다.

약용부위 뿌리와 껍질

채취시기 심은 지 3~4년이 되면 여름과 가을에 채취한다.

약초의 성질 맛은 맵고 쓰고 조금 달다. 따뜻한 성질이 있다. 간경과 신경에 속한다.

사용방법 말린 약제 5~10g에 물 800ml를 넣고 약한 불에서 반으로 줄 때까지 달여 하루 2~3회로 나누어 마신다.

기가 위로 치미는 것과 기가 잘 오르내리지 못하여 머리가 어지럽고 눈앞이 아찔하여 허리와 다리에 힘이 없는 것을 치료한다. **비전강기탕** 상백피 4g, 진피, 지각, 시호, 감초(볶은 것) 각각 2g, 지골피, 오가피, 골쇄보, 가자피, 초과, 길경, 반하국 각각 1.2g. ● 위의 약들을 썰어서 생강 3쪽, 차조기 3잎과 함께 물에 넣고 달여 먹는다 [국방].

**비타민B1 부족한 각기병일 때** 오가피, 창출 각각 같은 양을 가루 내어 밀가루로 반죽하여 작은 콩알만큼 알약을 지어 한번에 30~40알씩 하루에 2번 끼니 30분 전에 더운물이나 국물로 먹는다.

**고혈압일 때** 두릅나무 뿌리와 오가피를 각 50g에 물 3ℓ를 붓고 2ℓ가 되게 달인 다음에 음용수로 상복하면서 메밀을 곱게 갈아서 녹두환으로 빚어서 매식 후 50환씩 복용하면 된다.

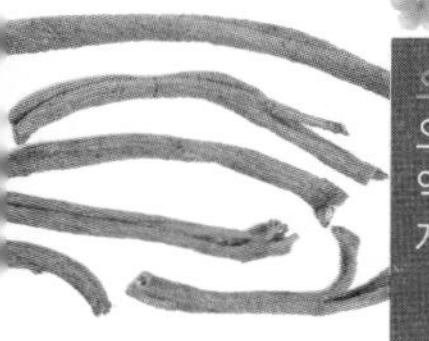

**Point** 약선요리

오가피차

오가피 15g을 물 600ml에 넣고 용기에 넣고 끓기 시작하면 약불로 줄여서 30분 정도 달여준 후 꿀등을 첨가해서 뜨겁게 음용한다.

**Tips** 산나물 만들어 먹는방법

4월 상, 중순경에 자라나는 새순을 데쳐서 나물로 먹는다.

# 음나무

학명: Kalopanax pictus
이명: 음나무, 호랑가시나무, 정동피, 자동피, 자통, Kalopanacis Cortex

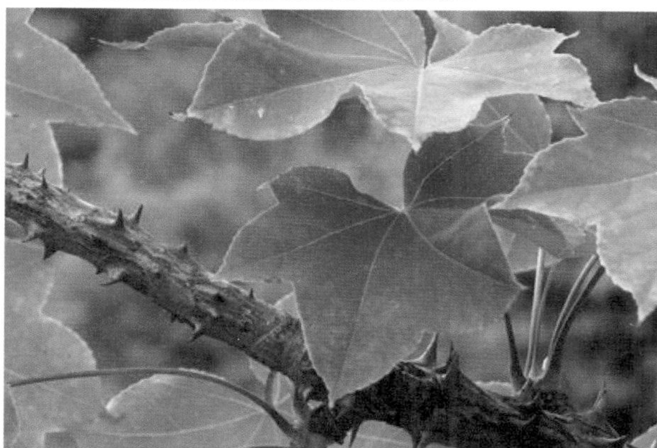

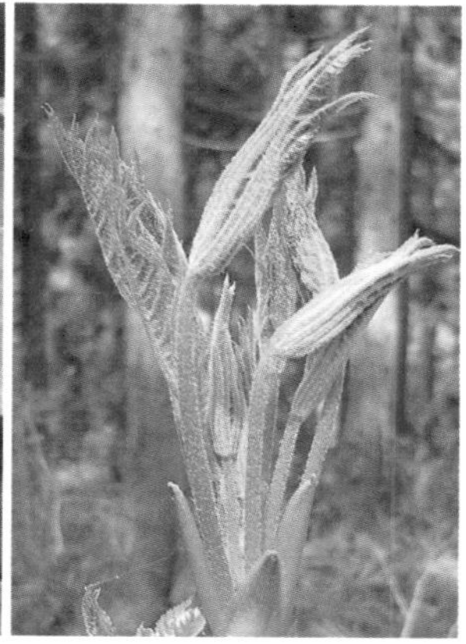



약초의 효능

풍한과 습을 없애주고 경락을 잘 통하게 한다. 살충효과가 있고 가려움을 멎게 해준다. 주로 풍습비통, 몸과 관절 저림, 염좌, 개선, 습진 등을 치료한다.

생태와 특징 큰 교목이며 높이는 20m이다. 나무껍질은 회갈색이고 가지는 옅은 노란색이나 황갈색이며 털이 있다.

약용부위 나무껍질 혹은 뿌리껍질

채취시기 수령 약8년 된 것, 여름부터 가을까지 나무껍질을 벗긴 다음 먼지를 제거하고 햇볕에 말린다.

약초의 성질 맛은 쓰고 맵다. 약성은 평하다. 간경과 비경에 속한다.

사용방법 말린 약제 6~12g에 물 800ml를 넣고 약한 불에서 반으로 줄 때까지 달여 하루 2~3회로 나누어 마신다.

**관절염일 때** 엄나무의 겉껍질을 벗겨 버리고 속껍질을 잘게 썰어서 쓴다. 엄나무껍질 20~30g에 물 200~300ml를 넣고 달여서 절반 정도가 되면 찌꺼기를 하루 세 번에 나누어 끼니 30분 전에 먹는다.

**중풍으로 몸을 움직이지 못하는 데**는 수탉 한 마리를 잡아서 내장을 버리고 그 속에 엄나무껍질과 금은화 각각 250g을 넣고 꿰맨 다음 단지에 넣고 물 다섯 사발을 넣는다. 다음 가마에다 물을 적당히 두고 단지를 그 가마 속에 넣고 끓인다. 단지 안의 물이 절반쯤 준 다음 닭의 배 속의 약을 버리고 닭고기와 그 물을 3번에 나누어 끼니 사이에 먹는다.

**저산성 만성 위염**에 엄나무껍질 보드랍게 가루 내어 한번에 3~4g씩 하루 3번 끼니 전에 먹는다.

**Point** 약선요리

엄나무차

말린 뿌리껍질 15g을 500cc의 물을 부어 절반으로 달인 다음 하루 3회 나누어 복용하면 혈당이 낮아지고, 위염과 위궤양, 이뇨 등에도 효능이 있다.

# 진득찰

학명: Sigesbeckia pubescens, S. glabresecenes
이명: 희렴, 희렴초, 화렴, 진득찰, Sigesbeckia herba



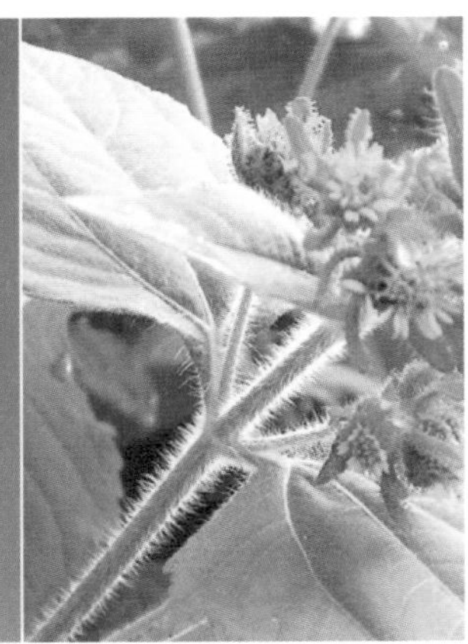

약초의 효능
풍습을제거하고 경락을 잘 통하게 한다. 열을 내려주고 해독작용을 한다. 주로 풍습 비통, 인대 뼈 등이 부드럽게 움직여지지 않을 때, 허리와 무릎에 힘이 없을 때, 반신불수, 고혈압, 이질, 황달, 독창, 풍진, 습창, 벌레나 짐승에 물렸을 때 등을 치료한다.

생태와 특징 일년생 초본 식물이며 높이는 30~100cm이다. 줄기는 직립이고 잎은 대생엽이다. 개화기는 4~9월이고 결실기는 6~11월이다.

약용부위 지상 부분(뿌리를 제외한 부분)

채취시기 여름 꽃이 피기 전에 혹은 꽃이 필 때. 땅 윗부분을 수확하고 햇볕에 반 건조 후 바람이 잘 통하는 그늘에서 말린다.

**중풍이 오래되어 온갖 치료를 다 하여도 낫지 않는 것을 치료**한다. 음력 5월 5일에 잎사귀와 연한 가지를 따서 술과 꿀에 버무려 아홉 번 쪄서 아홉 번 볕에 말려 가루를 낸다. 다음 꿀에 반죽하여 벽오동씨 만하게 알약을 만든다. 한번에 50~70알씩 데운 술이나 미음으로 먹는다. 오랫동안 먹으면 눈이 밝아지고 몸이 든든해지며 희어졌던 머리털이 다시 검어진다.[본초]

**말라리아(학질)에 걸렸을 때** 진득찰(희렴)풀 40g을 잘게 썰어 물에 달여서 하루 2~3번에 갈라 끼니 뒤에 먹는다.

약초의 성질 맛은 쓰고 맵다. 차가운 성질이 있다. 약간 독이 있다. 간경과 신경에 속한다.

사용방법 말린 약제 10~15g에 물 800ml를 넣고 약한 불에서 반으로 줄 때까지 달여 하루 2~3회로 나누어 마신다.

# 육영

생약명: 육영

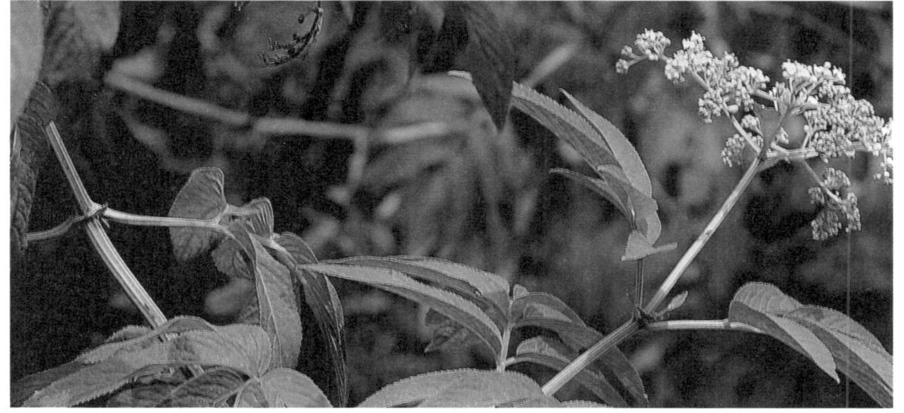

약초의 효능

풍과 습을 제거한다. 근육을 풀어준다. 혈액을 잘 통하게 한다. 주로 류머티즘, 요통, 다리통증, 수종, 황달, 염좌, 산후에 오로가 잘나오지 않는 것, 풍진, 가려움, 단독, 부스럼 등을 치료한다.

생태와 특징

큰 초본 또는 반 관목, 높이2m 줄기는 각이 있고 속은 백색이다. 잎은 날개모양의 복엽이며 소엽은 5~9개이다. 개화기는 4~5월이고, 결실기는 8~9월이다. 마주난다.

약용부위

줄기와 잎

채취시기 여름, 가을에 채취하여 썰어 햇볕에 말린다.

약초의 성질

맛은 달고 조금 쓰다. 성질은 평하다.

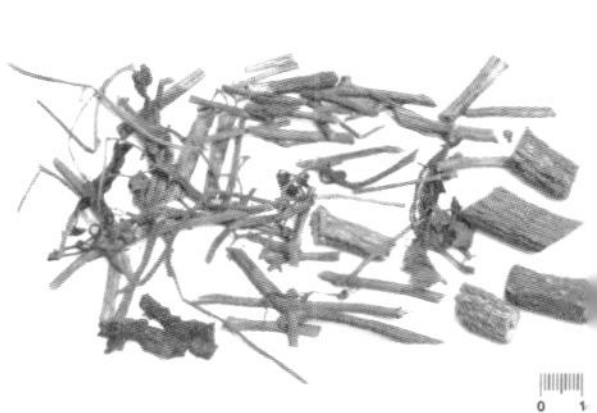

# 천년건

생약명: 천년건

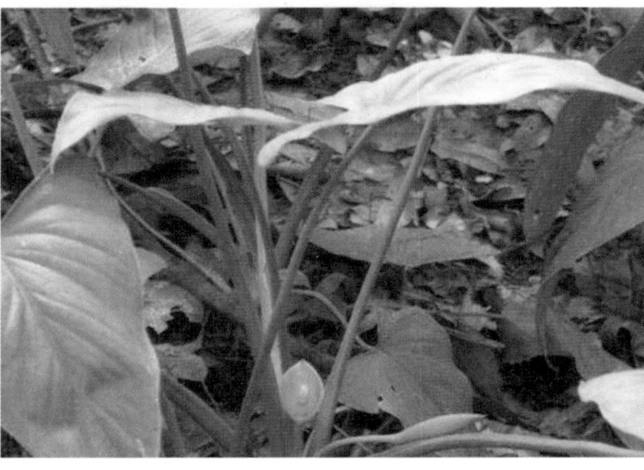

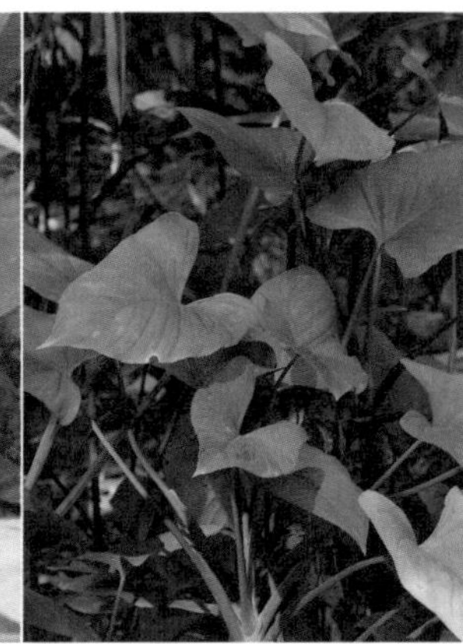



약초의 효능

풍습을 제거하고, 근육을 풀어 주고 경락을 잘 통하게 하며 진통과 붓기를 빼주는 작용을 한다. 주로 류머티즘, 관절 통증, 근육과 뼈가 약할 때, 염좌, 위통, 종기 부스럼 등을 치료한다.

생태와 특징

다년생 초본 식물, 뿌리줄기는 땅위로 기는줄기이고 굵기 지름 1.5cm 이며 다육질이다. 담갈색 털이나 있다. 높이 30~50cm의 직립 지상 줄기가 있다. 비늘잎은 선상 피침 형이고 비교적 길며 위쪽은 점점 좁아지고 뾰쪽하며 잎자루는 길다. 개화기는 7~9월이다.

약용부위 뿌리줄기

채취시기 가을, 겨울에 채취하여 잔뿌리를 정리하고 깨끗이 씻은 다음 햇볕에 말린다.

약초의 성질

맛은 쓰고 맵다. 성질은 따뜻하고 약간의 독성이 있다. 간경, 신경, 위경에 속한다.

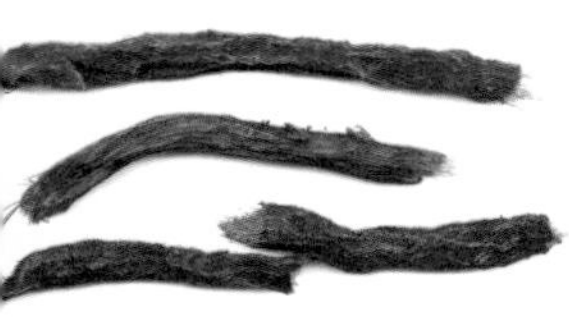

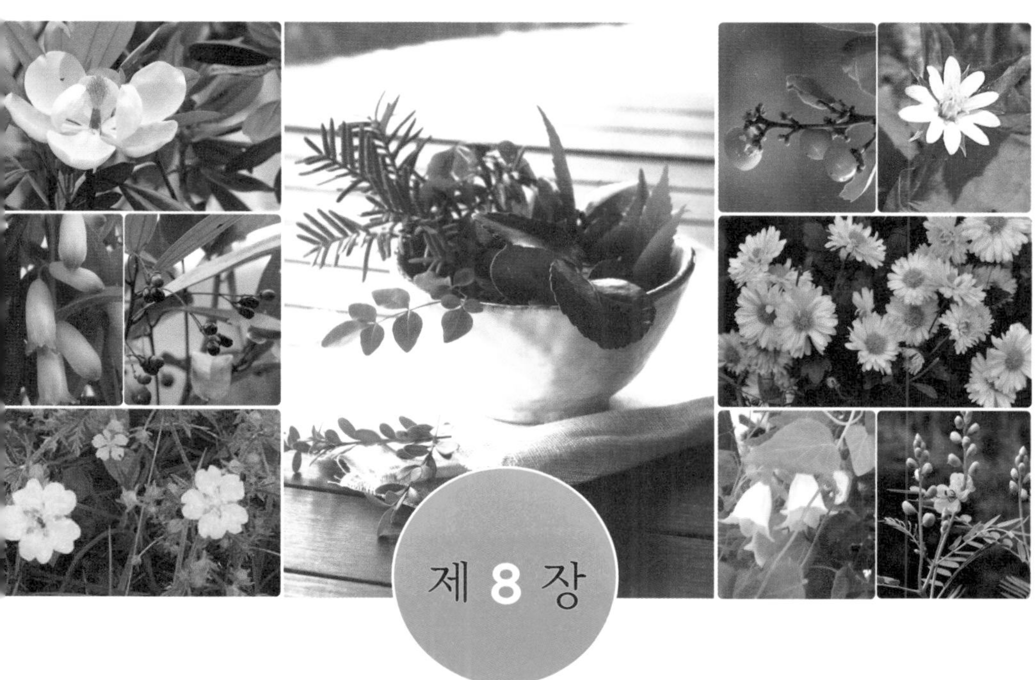

제 8 장

# 기의 흐름과 비장을 튼튼히 하는 약초 약재

- 기의 흐름과 비장을 튼튼히 하는 약초

# 곽향

학명: Agastache rugosa
이명: 곽향, 토곽향, 배초향, Agastachis herba



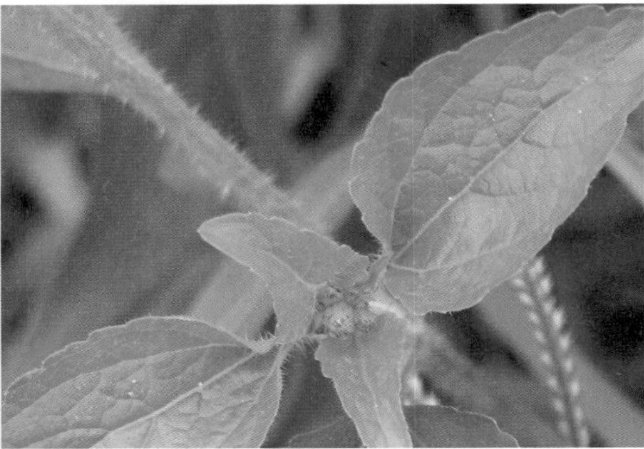
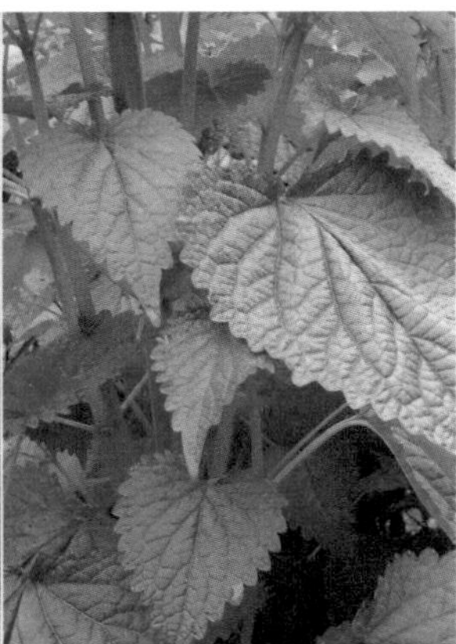

**약초의 효능** 더위 먹은 것을 없애주고 표증을 풀어준다. 습을 제거하여 위를 편안하게 한다. 주로 여름 감기, 한, 열에 의한 두통, 가슴 답답함, 구토, 설사, 임신구토, 축농증, 무좀 등을 치료한다.

**생태와 특징** 일년생 혹은 다년생 초본식물이며 높이는 40~110cm이다. 줄기는 직립하여 약간 붉은색 있다. 잎은 대생엽이다.



**약용부위** 지상 부분

**채취시기** 첫 번째는 6~7월에 꽃이 피기 전 맑은 날씨에 전초를 채취한 후 햇볕에 말린다. 두 번째는 10월에 채취하고 말린다.

**약초의 성질** 맛은 맵고 약간 따뜻한 성질이 있다. 폐경, 비경 위경에 속한다.

**사용방법** 말린 약제 5~10g에 물 800ml를 넣고 약한 불에서 반으로 줄 때까지 달여 하루 2~3회로 나누어 마신다. 생것은 두 배로 사용한다.

기가 울체된 것을 치료한다. **목향균기산** 곽향, 감초(볶은 것) 각각 32g, 사인 16g, 침향, 목향, 정향, 백단향, 백두구 각각 8g. ● 위의 약들을 가루를 내어 한번에 8g씩 생강 3쪽과 자소엽 5개 소금을 조금 넣고 달인 물에 타 먹는다(입문).

**더위를 먹어 메스껍고 갈증이 나는 데**는 활석 30g, 감초 5g, 폐란 15g, 곽향 15g, 죽엽 5g을 물로 달여서 하루에 2번 먹는다.

**더위를 먹고 구토 설사하는 데**는 곽향, 향유, 인진 각각 10g을 물로 달여서 하루에 2번 먹는다.

### Point 약선요리

**곽향차/배향초차**

곽향 4.5~9g을 물 600ml에 넣고 끓기 시작하면 약불로 줄여 30분 정도 달인 후 1일 2~3잔 기호에 따라 꿀이나 설탕을 가미해서 음용한다.

### Tips 산나물 만들어 먹는방법

봄철에 어린순을 나물로 해 먹는다. 향기로운 냄새를 짙게 풍기면서 약간 쓴맛을 지니고 있다. 그러므로 가볍게 데친 다음 찬물로 서너 차례 헹궈 쓴맛을 우려낸 후 간을 해야 한다. 깻잎 냄새에 가까운 독특한 향취가 입맛을 돋우는데 특별한 맛을 지니고 있다.

# 백편두

학명: Dolichos lablab
이명: 백편두, 남편두, 편두, 작두, Dolichoris semen

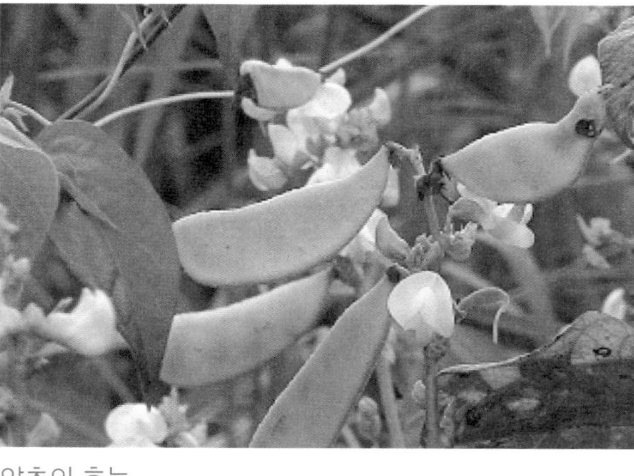
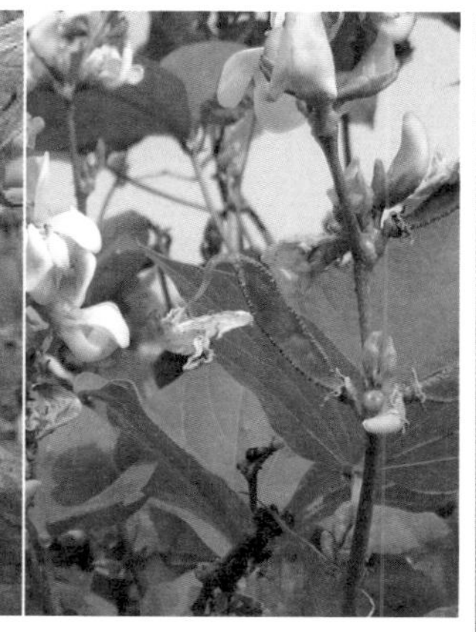



약초의 효능

중서(더위 먹은 것)를 치료하고 습을 없애준다. 비위를 튼튼하게 해준다. 주로 발열, 설사, 이질, 적백대하, 염좌 등을 치료한다.

생태와 특징

일년생 초질 덩굴이며 길이는 6m가 된다. 줄기는 옅은 자주색이다. 개화기는 6~8월이고 결실기는 9월이다.

약용부위 꽃

채취시기 7~8월에 꽃봉오리를 따서 햇볕에 말리거나 그늘에 말린다.

약초의 성질 맛은 달고 약성은 평하다. 비경, 위경, 대장경에 속한다.

사용방법

말린 약제 5~10g에 물 700ml를 넣고 약한 불에서 반으로 줄 때까지 달여 하루 2~3회로 나누어 마신다.

이 처방은 중병을 앓은 후에 비장과 위를 고르게 하는 효과 **삼령백출산**
인삼9g, 백복령9g, 감초9g, 연육4.5g, 사인 4.5g, 백출9g, 산약9g, 의이인4.5g, 길경4.5g, 백편두4.5g 고운가루로 하여 대추를 달인 물로 복용한다. 어린이는 나이에 따라 가감한다. 위의 약을 가루 내어 한 번에 8g씩 대추 달인 물에 타서 먹는다. 또는, 한 번에 40g씩 생강 3쪽, 대추 2개와 함께 물에 달여서 먹는다.
**팔다리에 힘이 없을 때.** 식욕이 부진하다, 매우 피곤하고 힘이 없다, 숨이 가쁘고 가슴이 잘 놀란다, 설사를 하거나 구토를 한다,
**소아마비일 때** 들국화, 인동등, 까지콩(백편두) 각각 20~30g을 물에 달여 하루 2~5번에 갈라 먹인다.

**Point** 약선요리

**비허로 인한 한습, 대하에 먹는 백편두차**
백편두(까치콩) 100g, 흑설탕 30~50g, 마 50g
백편두 100g을 쌀뜨물에 충분히 불린 다음 껍질을 벗기고 용기에 불린 백편두와 흑설탕이나 황설탕, 마를 넣고 물2L를 붓고 끓기 시작하면 약불로 줄여 1시간 정도 달인 후 1일 2회 1회 1잔씩 마시면 된다.

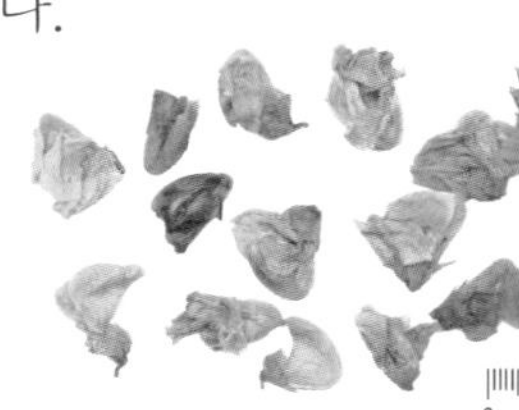

# 삽주

학명: Atractylodes japonica
이명: 창출, 선출, 삽주, 산정, Atractylodis rhizoma

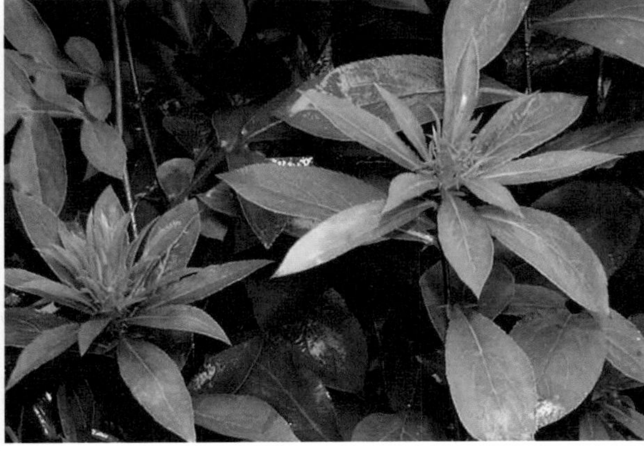

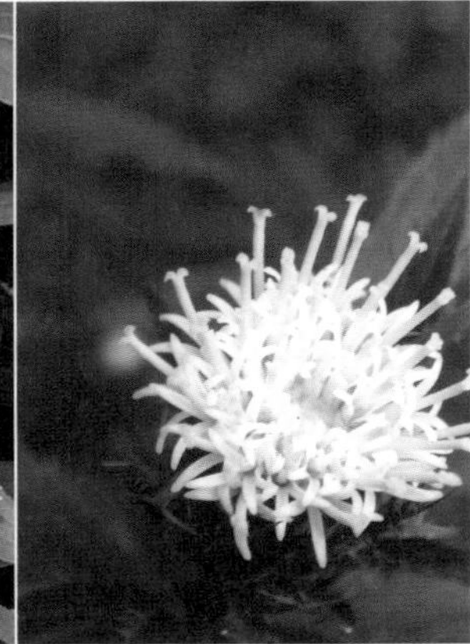

약초의 효능
풍습을 제거하여 비장을 튼튼하게 해준다. 눈을 맑게 해준다. 주로 비위가 습할 때, 눕고 싶고 피곤할 때, 복부 팽만, 식욕 부진, 구토, 설사, 몸이 무겁고 두통이 있을 때, 관절통, 야맹 등을 치료한다.

생태와 특징 다년생 초본 식물이며 높이는 30~100cm이다. 잎은 대생엽이다. 개화기는 8~10월이고 결실기는 9~12월이다.



약용부위 뿌리

채취시기 심은 지 2~3년 후, 9월 상순과 11월 상순 사이, 혹은 다음 해의 2~3월에 뿌리를 캔다.

약초의 성질 맛은 맵고 쓰다. 따뜻한 성질이 있다. 비경, 위경, 간경에 속한다.

사용방법 말린 약제 5~10g에 물 800ml를 넣고 약한 불에서 반으로 줄 때까지 달여 하루 2~3회로 나누어 마신다.

**신물이 넘어오는 신트림일 때** 삽주(창출) 또는 흰삽주(백출) 쌀 씻은 물에 담그었다가 햇볕에 말리거나 불에 말려 보드랍게 가루내서 한 번에 4~6g씩 하루 3번 끼니 뒤에 먹는다. 명치 밑이 트직하고 신물이 올라오는 데 쓴다.

**위 신경증일 때** 족두리풀뿌리와 삽주 각각 같은 양을 보드랍게 가루 내어 한번에 2~3g씩 하루 3번 끼니 뒤에 먹는다.

**입맛이 없고 소화력이 약할 때** 창출이나 백출을 가마솥에 넣고 달인 즙을 다른 냄비로 옮겨서 계속해서 달이면 고약처럼 된다. 이것을 먹을 때마다 당귀와 백복령을 넣어서 1회에 한 그릇 정도를 데워서 복용하는데, 1일 2~3차례 공복에 복용한다.

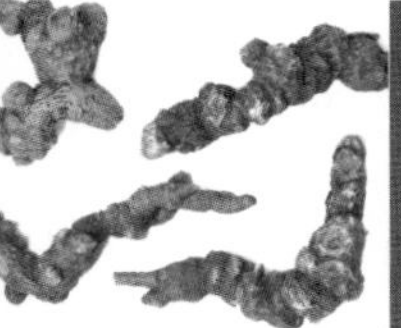

**Point** 약선요리

**이뇨작용, 혈당강하, 항암작용도 있는 삽주주**
말린 삽주뿌리 200g, 소주 2ℓ
재료를 깨끗하게 씻어서 물기를 닦아내고 잘게 썬다. 주둥이가 넓은 용기에 넣는다. 소주를 붓고 밀봉해 서늘한 곳에 둔다. 침전을 막기 위해 4일 동안 하루에 1번씩 용기를 흔들어준다. 6개월 후 건더기를 건져내면 완성된다.

**Tips** 산나물 만들어 먹는방법

어린순은 나물로 해 먹는다. 쓴맛이 나므로 데쳐서 여러 번 물을 갈아가면서 잘 우려낸 후 조리한다. 산채 가운데서도 맛이 좋은 것으로 손꼽힌다. 때로는 생채로 먹기도 하는데 쓴맛이 입맛을 돋우어 준다.

# 사인(축사)

학명: Amomum xanthioides, A. villosum(양춘사인), A. longiligulare
이명: 축사인, 축사밀, 공사인, 축사씨, Amomi fructus

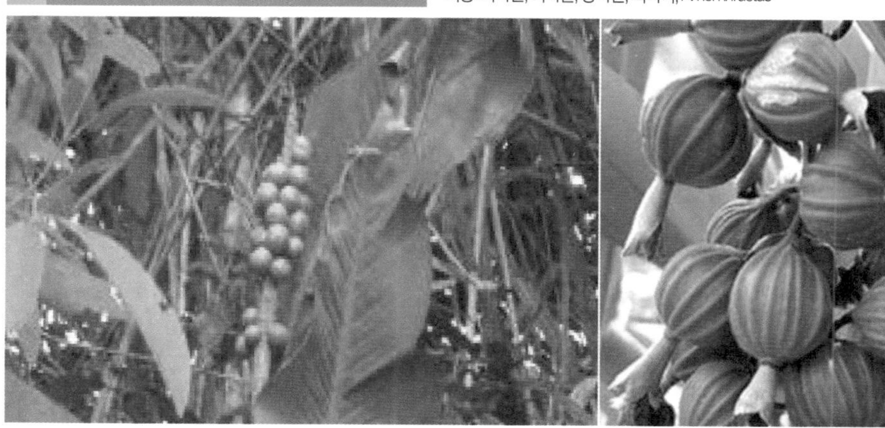



약초의 효능

비위의 작용을 돕고, 체하거나 속이 차면서 구토, 설사를 할 때 효과를 나타내며 또한 태아를 안정시켜 태동불안을 치료하는 작용도 있다.

생태와 특징

미얀마와 타이 원산, 크기는 90~120cm, 잎은 2갈래로 갈라짐, 꽃은 수상화서로 50~60개 과실이 달린다.

약용부위 열매

채취시기

여름과 가을 사이에 성숙한 과실을 채취하여 햇볕에 말려서 이용한다.

약초의 성질

맛은 맵고 성질은 따뜻하다. 비장과 위, 신장에 작용한다.

사용방법

하루에 4~8g을 복용한다.

담의 기운이 몰려서 목구멍을 막았기 때문에 뱉어도 나오지 않고 삼켜도 넘어가지 않는 것을 매핵기라고 하는데 이것을 치료한다. **가미사칠탕**
반하, 진피, 적복령 각각 4g, 신국(볶은 것), 지실, 천남성(싸서 구운 것) 각각 2.8g, 청피, 후박, 자소엽, 빈랑, 사인 각각 2g, 백두구, 익지인 각각 1.2g. 위의 약들을 썰어서 1첩으로 하여 생강 5쪽과 함께 물에 달여 먹는다[의감].
**입덧일 때** 사인 5g을 붕어 또는 잉어 뱃속에 넣고 쪄 익혀서 먹는다. 하루 한 마리분씩 먹는다.
**헛배가 부를 때** 무씨(나복자), 사인 각각 같은 양을 약한 불에 볶아서 가루 내어 한번에 3~4g씩 하루 3번 끼니 사이에 생강 달인 물로 먹는다.

## Tips 사인차 만들어 먹는방법

**습을 말려 기의 순행을 순조롭게 하는 사인차**
사인 3~6g
물 600ml를 넣고 사인은 빻아서 부직포 주머니에 넣고 끓기 시작하면 약불로 줄여 30분 정도 달인 후 1일 2~3잔 기호에 따라 꿀이나 설탕을 가미해서 마시면 된다.

## Point 약선요리

**비장을 따뜻하게 하여 소화를 돕고 체내의 기를 조절해주는 사인죽**
사인 분말 3~5g, 백미 60g.
먼저 백미로 죽을 쑨 다음 사인분말을 넣어 3차례 보글보글 끓인다. 아침저녁으로 따뜻하게 하여 복용한다.

# 후박

학명: Magnolia officinalis, M. obovata
이명: 중피, 후피, 적박, 열박, Magnoliae cortex

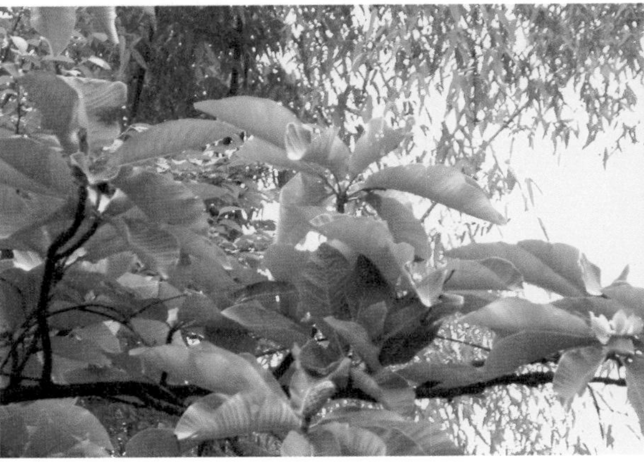
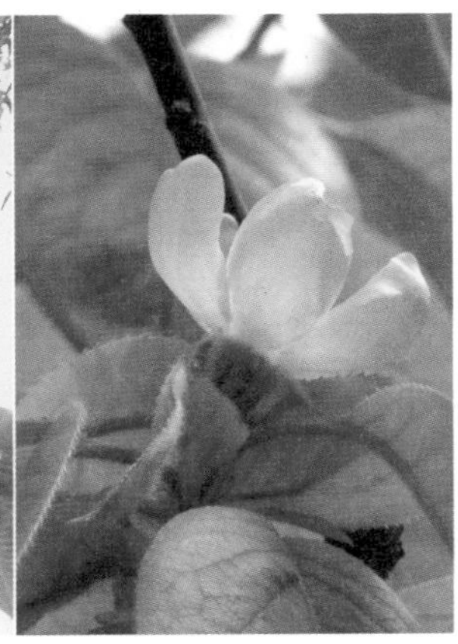

약초의 효능

체한 것을 풀어준다. 습을 없애주고 기침을 멎게 한다. 주로 식체하여 기가 막힌 것, 복부 팽만된 변비, 장에 습이 적체되어 있을 때, 구토와 설사로 속이 막힌 것, 가슴 답답함과 기침천식 등을 치료한다.

생태와 특징 낙엽 교목이다. 껍질은 자갈색이고 잔가지는 굵으며 담황색이나 회황색이다. 개화기는 4~5월이고 결실기는 9~10월이다. 산비탈과 길가나 냇가 옆의 숲에서 자란다.

약용부위 나무껍질, 뿌리껍질

채취시기 20년 이상 된 나무에서 4~8월에 채취하는 것이 가장 좋다.

약초의 성질 맛은 쓰고 맵다. 따뜻한 성질이 있다. 비경, 위경, 대장경에 속한다.

사용방법 말린 약제 3~10g에 물 800ml를 넣고 약한 불에서 반으로 줄 때까지 달여 하루 2~3회로 나누어 마신다.

**Point** 약선요리

**후박차**
후박 3~9g을 물 600ml에 넣고 끓기 시작하면 약불로 줄여 30분 정도 달인 후 1일 2~3잔 기호에 따라 꿀이나 설탕을 가미해서 음용한다.

5가지 담음을 치료한다. **오음탕**
선복화, 인삼, 진피, 지실, 백출, 복령, 후박, 반하, 택사, 저령, 전호, 계심, 백작약, 감초 각각 2.8g. 위의 약들을 썰어서 1첩으로 하여 생강 10쪽과 함께 물에 달여 먹으면 아주 잘 낫는다 [해장].

**가래(담, 담음)가 있을 때** 후박 40g을 생강즙에 버무려 누렇게 닦아서 가루낸다. 이것을 한 번에 8g씩 하루 3번 미음에 타서 아무 때나 먹는다.

**무월경일 때** 후박 생강즙에 축여 닦아 잘게 썰어서 한번에 20g을 진하게 달여 찌꺼기를 짜서 버린다. 이것을 따끈하게 데워 하루 3번 끼니 전에 먹는다.

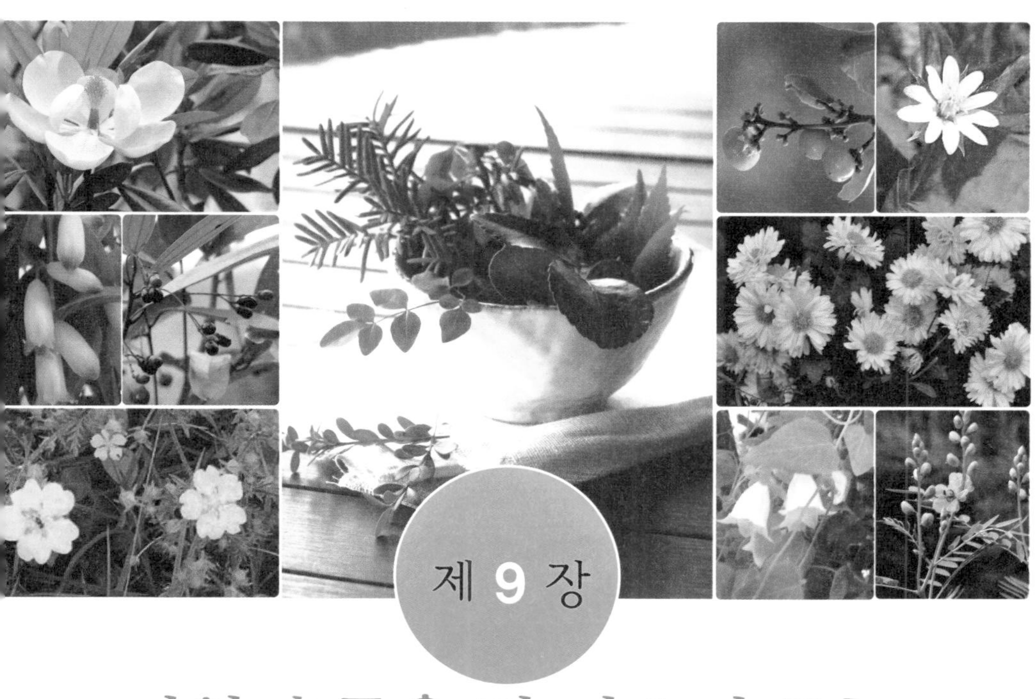

# 제 9 장

# 기의 흐름을 잘 다스려 주는 약초 약재

• 기의 흐름을 잘 다스려주는 약초

# 감

학명: Diospyros kaki
이명: 시체, 시전, 시정, 시악, Kaki calyx



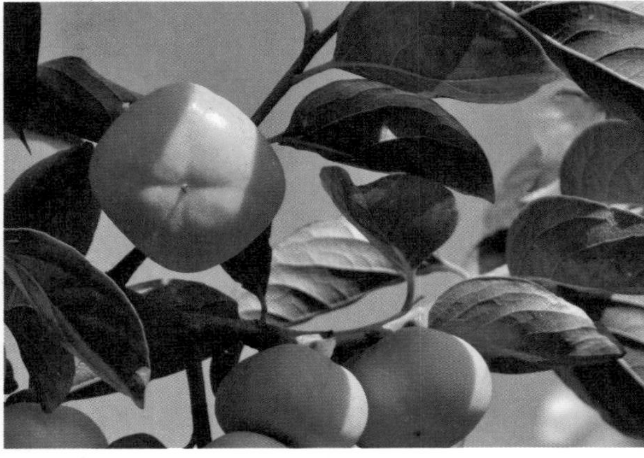
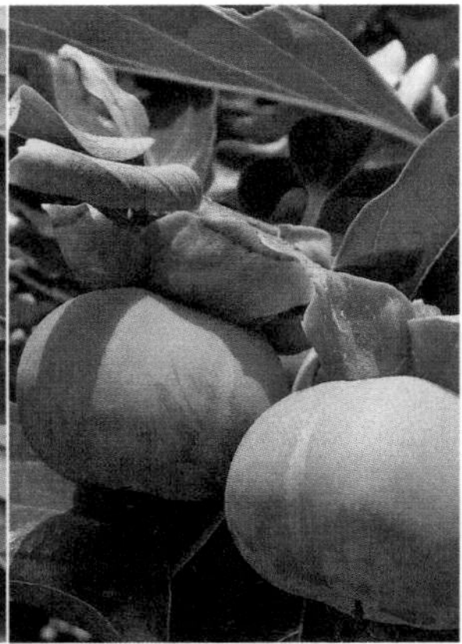

약초의 효능
너무 오른 기를 내려준다 주로 딸꾹질을 치료한다.

생태와 특징 낙엽 대 교목이고 높이는 14m이다. 나무껍질은 짙은 회색 혹은 회흑색이다. 잎은 대생엽이다.

약용부위 꽃받침

채취시기 열매가 성숙할 때 채취하고 먹을 때 수집한다. 깨끗이 씻어 햇볕에 말린다.

약초의 성질 맛은 쓰고 떫다. 약성은 평하다. 위경에 속한다.

사용방법
말린 약제 5~10g에 물 800ml를 넣고 약한 불에서 반으로 줄 때까지 달여 하루 2~3회로 나누어 마신다.



**동맥경화증일 때** 감나무잎 햇볕에 잘 말린 것을 한번에 10g을 끓는 물 한 컵에 넣고 우려서 마신다. 감나무 잎을 물에 적셔서 밀가루를 묻혀 기름에 튀겨서 먹어도 된다. 잎에 들어 있는 성분 비타민 C와 P는 핏속의 콜레스테롤 양을 낮추는 작용이 있으므로 고혈압과 동맥경화증을 치료하는 데 쓴다.
**술중독일 때** 감나무잎차 잎을 적당히 뜯어서 물에 달여 먹으면 술이 빨리 깬다.

**고혈압, 신경통, 혈액순환에 감꼭지주**
감꼭지 150g, 소주 2 ℓ
감꼭지를 응달에서 말린다. 말린 감꼭지를 깨끗하게 씻는다. 주둥이가 넓은 용기에 넣는다. 소주를 붓고 밀봉해 서늘한 곳에 둔다. 침전을 막기 위해 5일 동안 하루에 한 번씩 용기를 흔들어준다. 3개월 후 천으로 건더기를 걸러내면 완성된다.

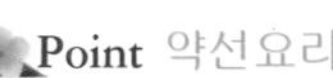

**Point** 약선요리

**지혈효과에 좋은 곶감 죽**
곶감 2~3개, 백미 60g
곶감을 잘게 썰어서 처음부터 백미와 같이 넣어서 죽을 쑨다. 아침식사대용으로 먹는 것도 좋으며, 여름과 가을철에 복용하는 것이 좋다. 위가 냉한 사람은 좋지 않으며, 곶감 죽을 먹을 때에는 게를 먹어서는 안 된다.

**Tips** 산나물 만들어 먹는방법

**당뇨환자, 고혈압예방효과도 뛰어난 감잎차**
5~6월경에 어린잎을 따서 말린 것과 7월 이후에 딴 잎은 폭 5㎜정도로 얇게 썰어 찜통에서 몇 분간 쪄서 둔 것이다. 물 300㎖에 재료를 넣고 5~10분정도의 시간을 두어 엑기스를 우려내면 된다. 하루 1~2회 마시는데, 마시기 전에 잣을 띄워 마시면 좋다.

# 귤

학명: Citrus unshiu
이명: 진피, 귤피, 광진피, 귤껍질, Citri pericarpium

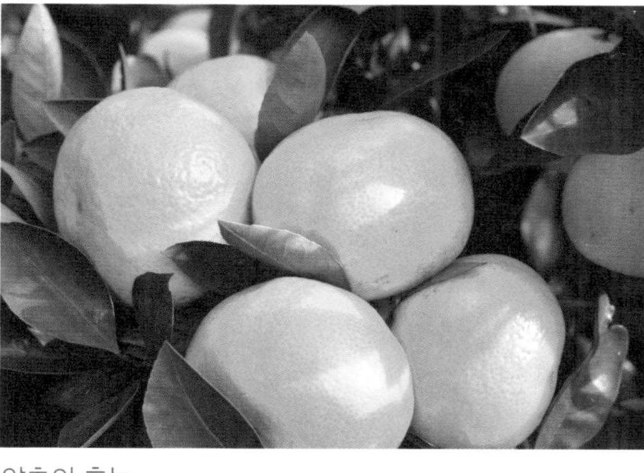
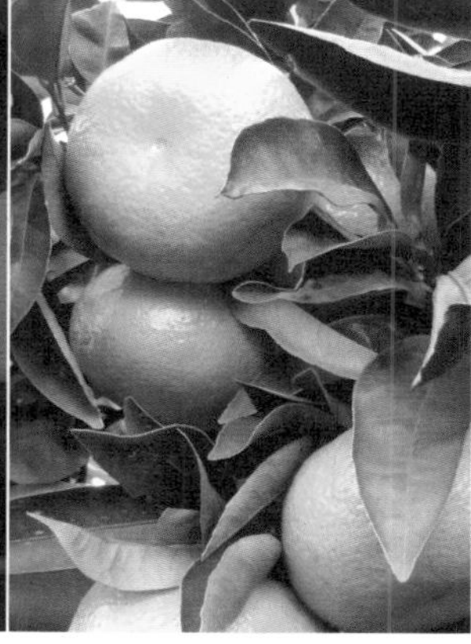



약초의 효능

기를 통하게 하고, 비장을 튼튼하게 해준다. 습을 제거하고 담을 없애준다. 주로 가슴과 윗배부름, 식사량이 적고, 토하고 설사하는 증상, 기침, 가래 등을 치료한다.

물을 몰아내고 담음을 없애는 데 두루 쓴다.
**궁하탕** 천궁, 반하(법제한 것), 적복령 각각 4g, 진피, 청피, 지각 각각 2g, 백출, 감초(볶은 것) 각각 1g. 위의 약들을 썰어서 1첩으로 하여 생강 5쪽과 함께 물에 달여 먹는다[직지].

생태와 특징

상록 작은 교목 혹은 관목이고 높이는 3~4m이다. 가지는 가늘고 가시가 많다. 잎은 대생엽이다. 개화기는 3~4월이고 결실기는 10~12월이다. 구릉, 낮은 산, 냇가 등에 자란다.

약용부위 과일 껍질

채취시기 성숙한 과실을 따고 껍질을 까서 햇볕에 말리거나 저온 건조시킨다.

약초의 성질 맛은 쓰고 맵다. 따뜻한 성질이 있다. 폐경과 비경에 속한다.

사용방법 말린 약제 3~10g에 물 800ml를 넣고 약한 불에서 반으로 줄 때까지 달여 하루 2~3회로 나누어 마신다.



**Point** 약선요리

**복부창만과 트림 및 헛배가 부를 때 좋은 진피차**
진피 20g, 물 300㎖
진피를 물에 씻어 차관에 넣고 물을 붓는다. 물이 끓으면 약한 불로 줄여서 은은하게 달인다. 건더기는 건져내고 달여진 물에 설탕이나 꿀을 타서 마시면 된다.

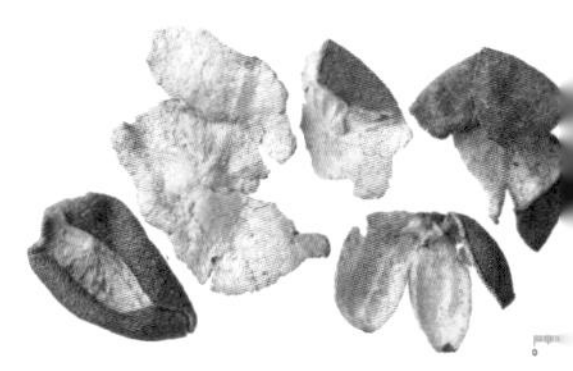

# 금귤

생약명: 금귤

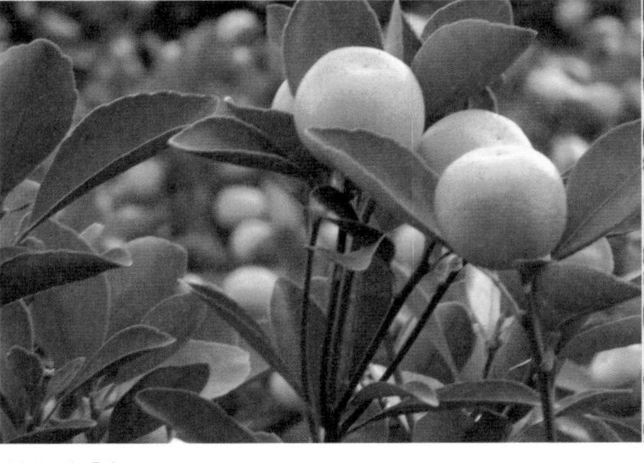

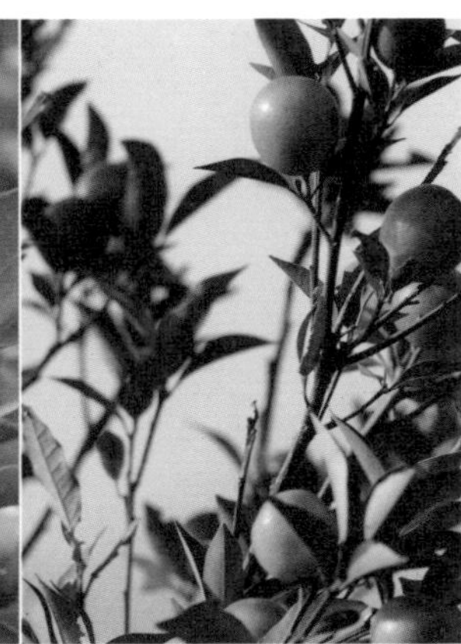

약초의 효능

기를 통하게 하고 울체된 것을 풀어준다. 소화를 돕고 담을 녹여준다. 숙취를 제거한다. 주로 가슴 답답함, 복부팽만, 식체, 입맛 없음, 가래 기침, 음주 갈증 등을 치료한다.

생태와 특징

상록관목 혹은 작은 교목이며 높이는 3m이다. 가지는 밀생이며 일반적으로 가시가 없다. 잎은 단엽이고 대생엽이다. 개화기는 6월이고 결실기는 12월이다.

약용부위

열매

채취시기

여러 무리로 나누어 성숙한 열매를 딴다.

약초의 성질

맛은 맵고 달다. 따뜻한 성질이 있다. 간경, 비경, 위경에 속한다.

음을 몰아내고 담을 삭이며 기를 잘 돌게 하고 가슴을 시원하게 한다. **견음지실환** 견우자(맏물가루) 120g, 지실(밀기울과 함께 볶은 것), 반하(법제한 것), 귤홍 각각 40g. 위의 약들을 가루내서 밀가루풀에 반죽하여 벽오동씨만하게 알약을 만든다. 한번에 50알씩 생강을 달인 물로 먹는다[동원].

**딸꾹질이 날 때** 귤껍질(진피) 40g을 진하게 달여서 뜨겁게 하여 한번에 먹는다. 귤껍질은 방향성 건위작용이 있으므로 위액 분비를 항진시키며 위병으로 오는 딸꾹질을 잘 멈춘다.

**만성대장염일 때** 도토리(상실), 아편꽃열매깍지, 귤껍질(진피) 각각 80g을 보드랍게 가루 내어 한번에 3~4g씩 하루 3번 끼니 사이에 먹는다.

0 1cm

# 소철협

생약명: 소철협

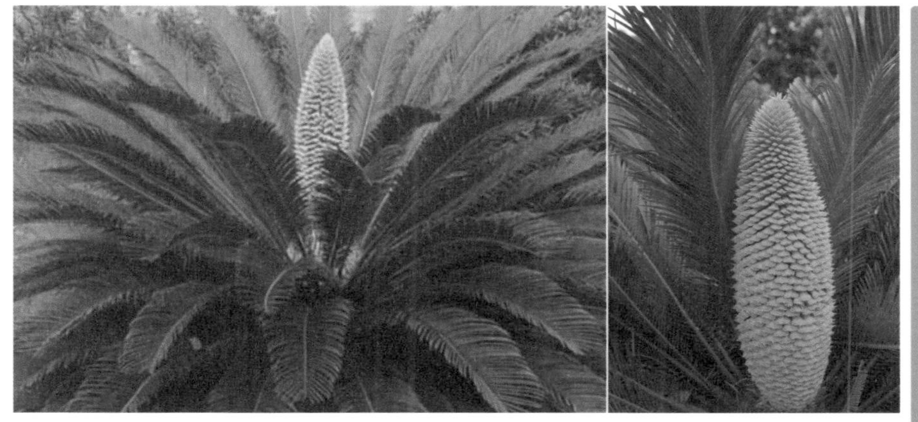



약초의 효능

기를 다스려 통증을 제거한다. 어혈을 풀고 지혈작용을 한다. 붓기를 내려주고 해독작용을 한다. 주로 간장 위장의 기가 막혀오는 동통, 폐경, 토혈, 변혈, 이질, 종기, 외상출혈, 염좌 등을 치료한다.

생태와 특징

상록 목본 식물이고 높이는 1~4m이다. 8m이 되는 것도 있다. 잎은 우상엽이고 기부에 가시가 있다. 잎은 선상 피침형이다. 개화기는 6~7월이고 씨앗은 10월에 성숙한다.



약용부위

잎

채취시기

연중 채취할 수 있다. 신선하게 사용하거나 햇볕에 말린다.

약초의 성질

맛은 달고 담백하다. 약성은 평하고 약간 독이 있다.
간경과 위경에 속한다.

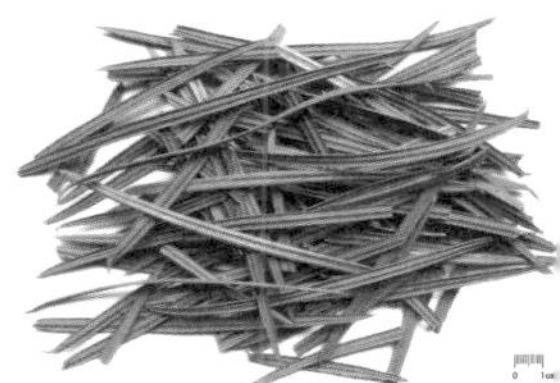

# 선인장

학명: Opuntia ficus-indica
이명: 선장자, Phyllostachys culmus, Opuntiae caulis et radix

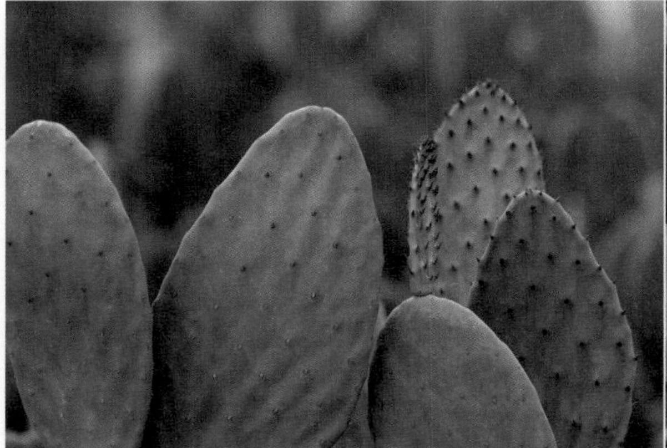
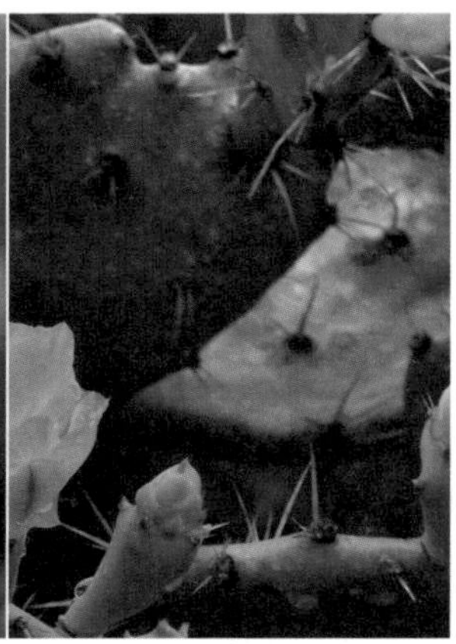

약초의 효능

줄기는 해열 · 행기 · 건위 · 진해 · 활혈 · 소종의 효능이 있어 한방에서는 약재로 이용한다. 약성은 차고 쓴 것으로 알려져 있으며, 위나 십이지장의 궤양, 인후염 · 유선염 · 유행성시선염 등의 치료제로 쓰인다.

생태와 특징

다년생 육질 식물이고 높이는 0.5~3m이다. 줄기 아랫부분은 약간 목질이며 둥근 모양이다. 윗부분은 가지가 있으며 마디가 많다.

약용부위 뿌리와 줄기

채취시기

심지 1년 후에 바로 채취할 수 있다.

약초의 성질

맛은 쓰고 차가운 성질이 있다. 위경, 폐경, 대장경에 속한다.

**만성대장염일 때** 선인장 가루 내어 한번에 5~6g씩 하루 2~3번 먹는다.
**소아 유행성 이하선염(볼거리)일 때** 신선한 선인장의 가시를 뜯어 버리고 짓찧어 얇은 천에 싸서 부은 곳에 붙인다. 곪는 때에 붙이면 빨리 곪아터지며 곪기 전에 붙이면 부은 것이 내리고 곪지 않게 하는 등 소염작용이 세다.
**소아 장염일 때** 신선한 선인장에서 가시를 뜯어버리고 잘게 썰어서 햇볕 또는 불에 말려 가루낸다. 1~2살은 0.5~1g, 3살은 1~1.5g씩 하루 3~4번 먹인다.

**Point** 약선요리

**천식, 감기, 폐렴, 거담을 비롯해, 신장염, 류머티즘에 효과가 큰 명주인 선인장술**

선인장 적당량, 소주 준비한 재료의 3배

선인장을 2cm정도로 잘라 용기에 넣고 그 양의 3배정도의 소주를 부어 밀봉한 다음 시원한 곳에 보관하면 된다. 약 1개월쯤 지나면 술이 익는데, 옅은 호박색에 약간 쌉쌀한 맛을 내며, 풀잎향이 난다. 알맹이는 건져 체에 받혀내고, 술은 주둥이가 좁은 병으로 옮긴다. 선인장은 수시로 구할 수 있는 재료이기 때문에 연중 아무 때나 담글 수가 있다.

# 작두콩

생약명: 도두

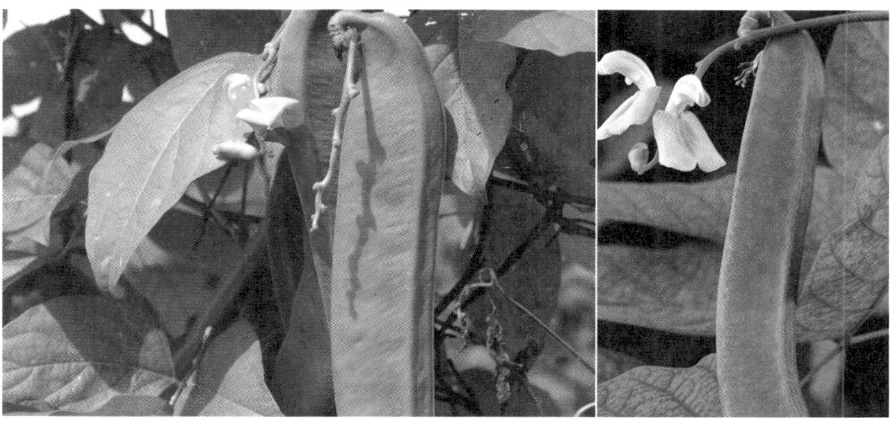





약초의 효능

속을 따뜻하게 하고 기를 내려준다. 주로 허하고 한증 구역, 구토를 치료한다.

생태와 특징

일년생 덩굴 식물이고 길이는 3m이다. 줄기에는 털이 없고 잎은 복엽이다. 개화기는 6~7월이고 결실기는 8~11월이다.

약용부위 씨앗

채취시기

가을에 성숙한 열매를 따서 씨앗을 채취하여 햇볕에 말린다.

약초의 성질

맛은 달고 따뜻한 성질이 있다. 위경과 신경에 속한다.

사용방법

말린 약제 5~10g에 물 800ml를 넣고 약한 불에서 반으로 줄 때까지 달여 하루 2~3회로 나누어 마신다.

**Point** 약선요리

작두콩차

작두콩깍지 10~15g을 물 600ml에 넣고 끓기 시작하면 약불로 줄여 30분 정도 달인 후 1일 2~3잔 기호에 따라 꿀이나 설탕을 가미해서 음용한다.

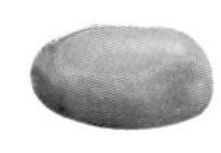

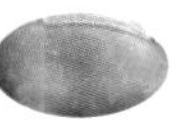

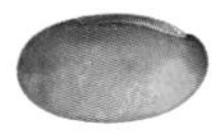

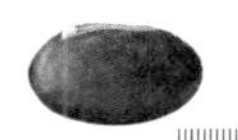

0 1cm

# 장미

생약명: 매괴화



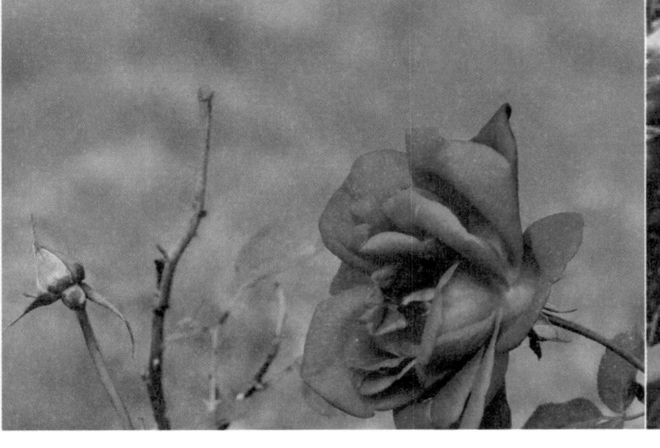

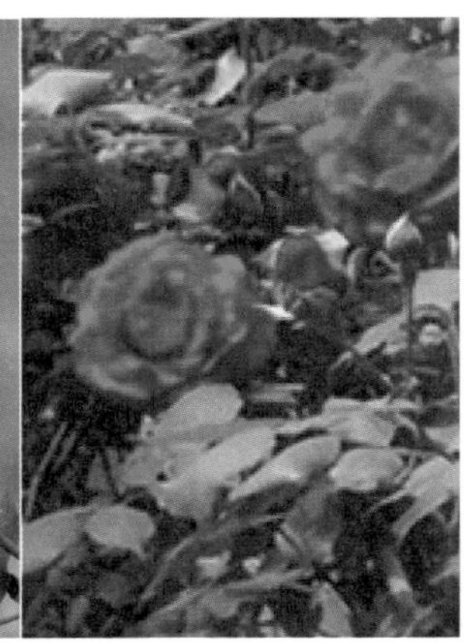

약초의 효능

기를 돌게하여 울체된 것을 풀어준다. 혈액을 조화롭게 하고 진통 작용한다. 주로 간이나 위 통증, 소식과 구역, 생리불순, 염좌 등을 치료한다.

생태와 특징

직립 관목식물이고 높이는 약 2m이다. 가지는 굵고 가시가 있다. 잎은 우상복엽이다. 개화기는 5~6월이고 결실기는 8~9월이다.

약용부위 꽃망울

채취시기 봄 말부터 초여름에 꽃이 피려고 할 때 따서 저온에 건조시킨다.

**입 안과 혀가 헐어서 헤어진 것이 오랫동안 낫지 않는 것을 치료**한다. 진하게 달여서 그 물로 양치하는데 더울 때에 머금었다가 식은 다음 뱉어 버리기를 자주 하면 낫는다. 겨울에는 뿌리를 쓰고 여름에는 줄기와 잎을 써야 한다.[본초]

**담낭염일 때** 장미열매 20g을 물 150ml에 달여 하루 2~3번에 나누어 먹는다.

**백혈병**에는 찔레나 장미뿌리 40~60g을 진하게 달여서 물 대신 마신다.

약초의 성질

맛은 달고 약간 쓰다. 따뜻한 성질이 있다. 간경과 비경에 속한다.

사용방법

말린 약제 2~5g에 물 800ml를 넣고 약한 불에서 반으로 줄 때까지 달여 하루 2~3회로 나누어 마신다.

0 1cm

# 쥐방울덩굴

학명: *Aristolochia contorta*
이명: 마두령, 마도령, 방울풀열매, *Aristolochiae fructus*



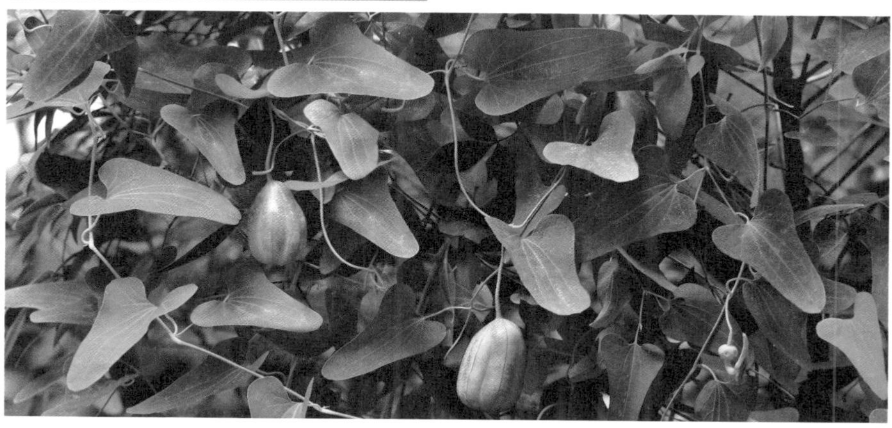

약초의 효능

기를 통하게 하고 통증을 없앤다. 해독하고 부종을 없앤다. 간을 풀어준다. 주로가슴 옆구리 복부통증, 이질성 복통, 장염, 기침 가래, 종기, 습진, 고혈압 등을 치료한다.

생태와 특징

덩굴식물이다. 잎자루는 연하고 잎은 하트 모양으로 되어 있다. 개화기는 5~7월이고 결실기는 8~11월이다.

약용부위 뿌리

채취시기

10~11월에 줄기와 잎이 시들면 뿌리를 캐서 잔뿌리와 흙을 제거하여 햇볕에 말린다.

약초의 성질

맛은 맵고 쓰다. 차가운 성질이 있다. 폐경, 위경, 간경에 속한다.

사용방법

말린 약제 3~6g에 물 800ml를 넣고 약한 불에서 반으로 줄 때까지 달여 하루 2~3회로 나누어 마신다.

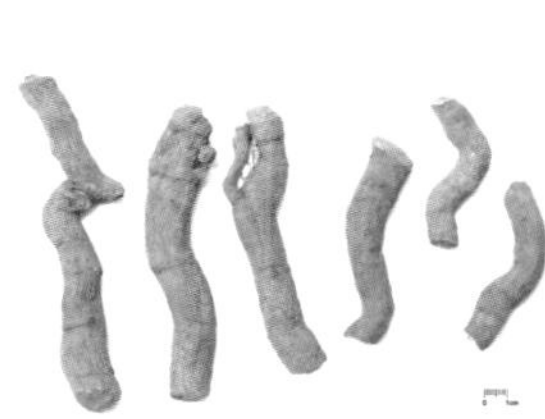

# 탱자

학명: Citrus aurantium
이명: 상각, 지각, Auranti fructus



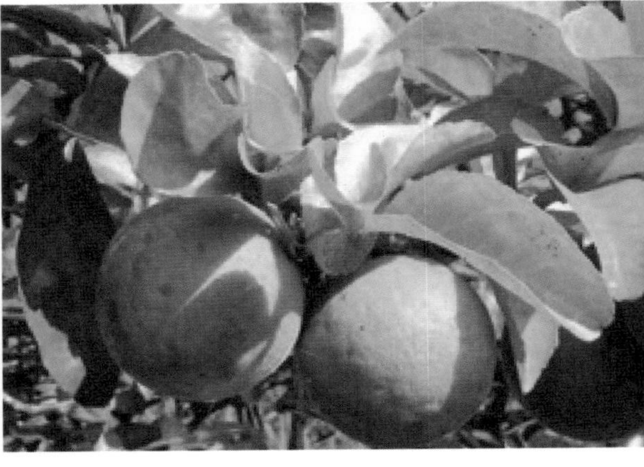
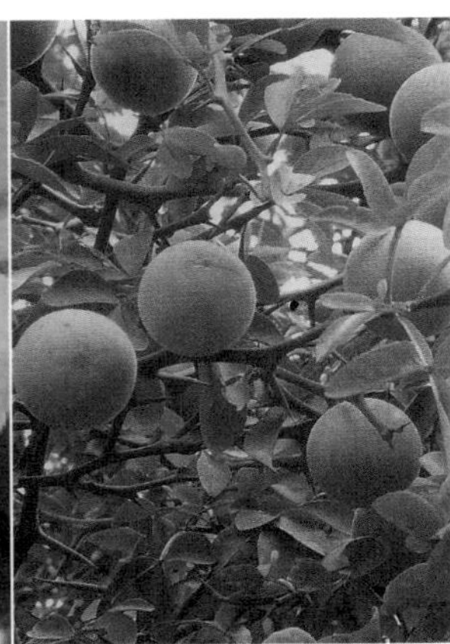

약초의 효능
쌓여 있는 것을 풀어준다. 담을 풀어주고 막힌 것을 뚫어준다. 주로 소화기에 적체되고 멈춰있는 것, 속이 더부룩한 통증, 변비, 이질성 설사, 가슴이 뭉쳐 있고 막혀 있는 것과 같은 증상 등을 치료한다.

생태와 특징 상록 작은 교목이고 가지는 삼각형이고 긴 가시가 있다. 잎은 대생엽이다. 개화기는 4~5월이고 결실기는 6~11월이다.

약용부위 어린 열매

채취시기 씨로 심으면 심은 지 8~10년 후에 열매를 맺고, 접붙이면 4~5년 후에 열매를 맺는다. 5~6월에 어린 열매를 채취한다.

약초의 성질 맛은 쓰고 맵다. 약간 차가운 성질이 있다. 비경, 위경, 대장경에 속한다.

사용방법
말린 약제 3~10g에 물 800ml를 넣고 약한 불에서 반으로 줄 때까지 달여 하루 2~3회로 나누어 마신다.

**비만증일 때** 지실을 밀기울과 함께 볶아서 가루낸 것을 한번에 7~8g씩 하루 2~3번 미음에 타서 아무 때나 먹는다.
**흉통(가슴아픔)이 있을 때** 도라지 20g, 지각 10g을 물에 달여 하루 2~3번에 나누어 끼니 사이에 먹는다.

**Point** 약선요리

기를 순환시키며 가슴과 배가 답답한 것을 없애주는 지실차(탱자열매차)
지실 3~9g
물 600ml를 넣고 끓기 시작하면 약불로 줄여 30분 정도 달인 후 1일 2~3잔 기호에 따라 꿀이나 설탕을 가미해서 마시면 된다. 비장과 위장의 기능이 허약한 사람과 임산부, 만성장염 환자는 섭취를 금한다.

**Tips** 탱자주 만들어 먹는방법

**피부가 노쇠해 건조해지고 지방분이 부족해 가려울 때도 좋은 탱자주**
탱자 150g, 설탕 50g, 소주 2 ℓ
준비한 재료를 깨끗이 씻어 물기를 제거 한다. 주둥이가 넓은 용기에 넣는다. 소주를 붓고 설탕을 넣어 밀봉해 서늘한 곳에 둔다. 침전을 막기 위해 4일 동안 하루에 1번씩 용기를 흔들어준다. 한 달 후 탱자를 천으로 건져내 술을 짜면 완성된다.

# 향부자

학명: Cyperus rotundus
이명: 향부미, 뇌공두, 사초근, Cyperi rhizoma



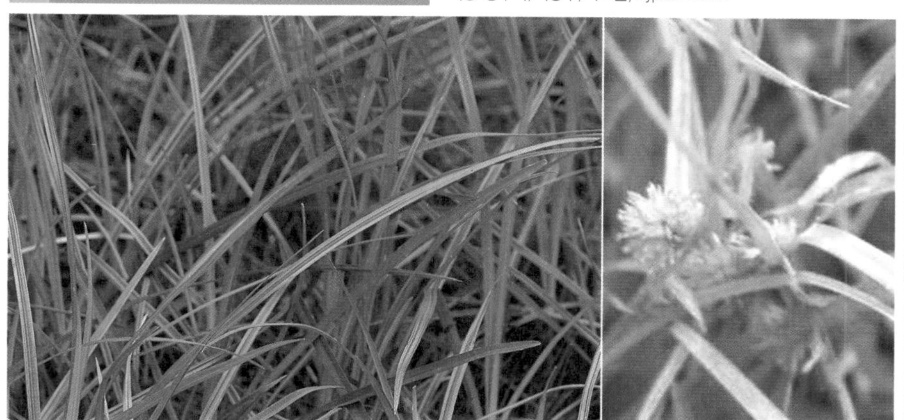

약초의 효능

막힌 기를 잘 통하게 하고, 생리를 조절하여 통증을 없앤다. 주로 간기가 울체된 것, 가슴, 옆구리 위, 복부통증, 소화불량, 가슴 답답함, 유방통, 월경불순, 폐경통경 등을 치료한다.

생태와 특징 다년생 초본 식물이고 높이는 15~95cm이다. 줄기는 직립하고 삼각형이다. 뿌리 모양의 줄기는 옆으로 뻗는다.



**월경통(월경곤란증)일 때** 향부자, 단삼 1:2의 비율로 보드랍게 가루 내어 한번에 5~6g씩 끼니 전에 먹는다.
**자궁경관염일 때** 향부자, 집함박꽃뿌리(백작약) 각각 같은 양을 보드랍게 가루 내어 한번에 3~4g씩 소금물에 타서 하루 2번 먹는다.
**건망증으로 기억력이 낮아져 잘 잊어먹을 때** 향부자 10g과 복숭아씨 6g을 물에 달여 하루 2번에 나누어 끼니 사이에 먹든가 또는 가루 내어 한번에 4~6g씩 하루 3번 끼니 사이에 먹는다.

**여성건강과 보건을 위한 약술 우향연육술**
향부자 30g, 연육 30g, 우슬 30g, 소주 2ℓ, 꿀 100g
말린 향부자 뿌리와 줄기를 잘게 썰어둔다. 흑갈색의 연육과 황갈색의 우슬 역시 깨끗하게 씻어둔다. 재료들을 주둥이가 넓은 용기에 넣는다. 소주를 붓고 밀봉해 서늘한 곳에 둔다. 2개월이 지난 후 맑은 술만 따라낸다. 천으로 생약건더기는 걸러내고 따라낸 술과 합친다. 꿀을 넣으면 약술이 완성된다.

약용부위 뿌리

채취시기 가을에 채취하고 수염뿌리를 제거하여 끓는 물에 조금 삶거나 혹은 찜통에 찐 다음에 햇볕에 말린다.

약초의 성질 맛은 맵고 약간 쓰고 달다. 약성이 평하다. 간경과 비경에 속한다.

사용방법 말린 약제 5~10g에 물 800ml를 넣고 약한 불에서 반으로 줄 때까지 달여 하루 2~3회로 나누어 마신다.

**Point** 약선요리

**향부자차**
향부자 6~9g을 물 600ml에 넣고 끓기 시작하면 약불로 줄여 30분 정도 달인 후 1일 2~3잔 기호에 따라 꿀이나 설탕을 가미해서 음용한다.

# 후박

학명: Magnolia officinalis, M. obovata
이명: 중피, 후피, 적박, 열박, Magnoliae cortex

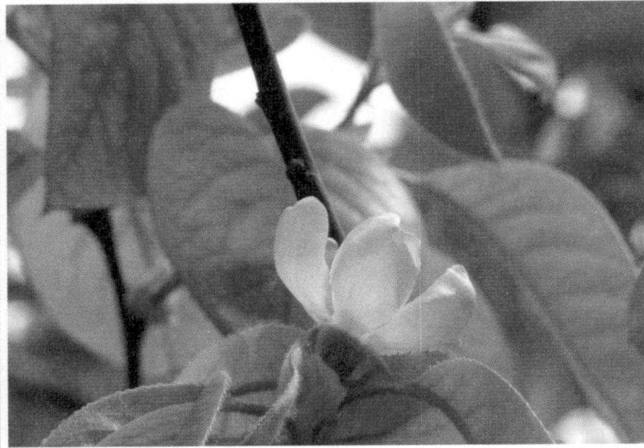

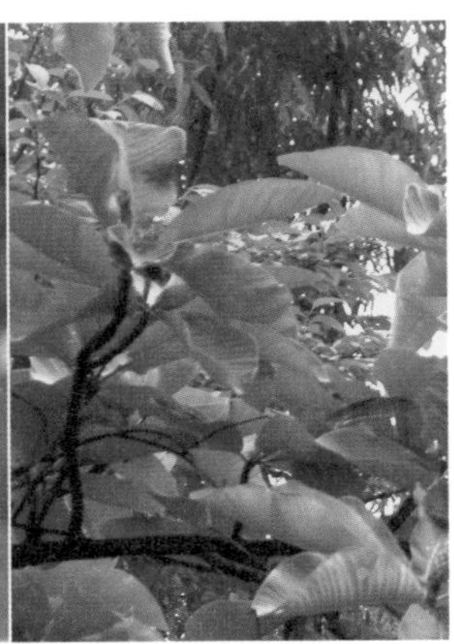

약초의 효능

비장 위장 기를 잘 통하게 한다. 울체된 것을 풀어주고 습을 제거한다. 주로 간이나 위의 막힌 것, 가슴 윗배의 더부룩함, 식욕부진, 감기 기침 등을 치료한다.

생태와 특징 후박과 같음

약용부위 꽃망울



채취시기 봄 말과 초여름에 꽃망울을 따서 햇볕에 말린다.

약초의 성질

맛은 맵고 약간 쓰다. 따뜻한 성질이 있다. 비경, 위경, 폐경에 속한다.

사용방법

말린 약제 3~5g에 물 600ml를 넣고 약한 불에서 반으로 줄 때까지 달여 하루 2~3회로 나누어 마신다.

5가지 담음을 치료한다. **오음탕**
선복화, 인삼, 진피, 지실, 백출, 복령, 후박, 반하, 택사, 저령, 전호, 계심, 백작약, 감초 각각 2.8g. 위의 약들을 썰어서 1첩으로 하여 생강 10쪽과 함께 물에 달여 먹으면 아주 잘 낫는다[해장].

**가래(담, 담음)가 있을 때** 후박 40g을 생강즙에 버무려 누렇게 닦아서 가루낸다. 이것을 한 번에 8g씩 하루 3번 미음에 타서 아무 때나 먹는다.

**무월경일 때** 후박 생강즙에 축여 닦아 잘게 썰어서 한번에 20g을 진하게 달여 찌꺼기를 짜서 버린다. 이것을 따끈하게 데워 하루 3번 끼니 전에 먹는다.

**Point** 약선요리

**후박차**
후박 3~9g을 물 600ml에 넣고 끓기 시작하면 약불로 줄여 30분 정도 달인 후 1일 2~3잔 기호에 따라 꿀이나 설탕을 가미해서 음용한다.

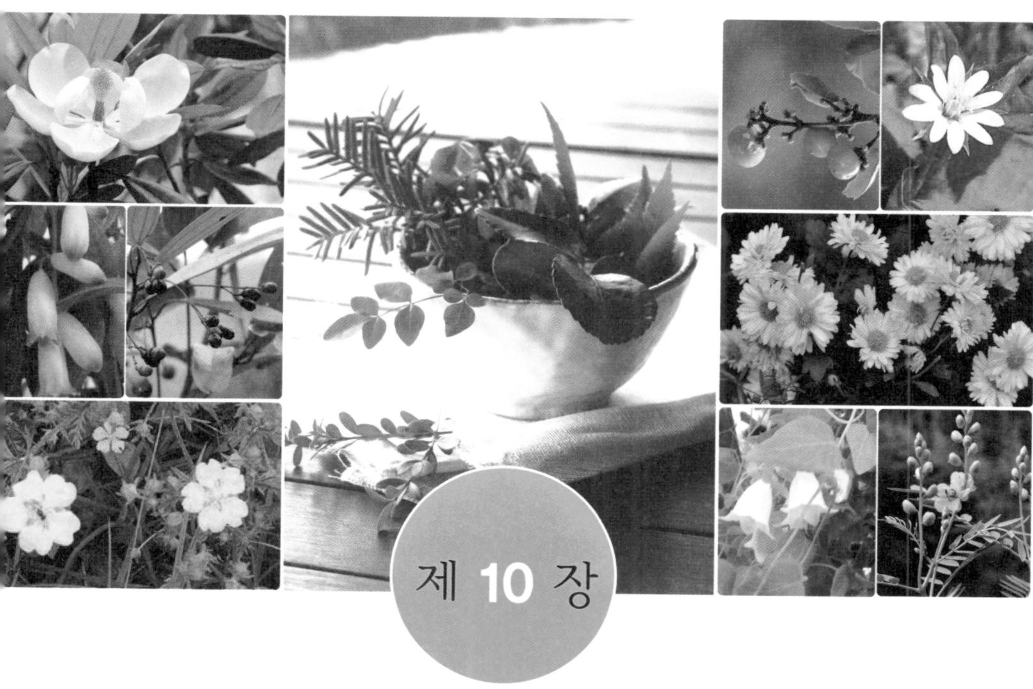

제 10 장

# 간양기가 치밀어 오르거나 간에 잠재한 내증이 동하는 것을 치료하는 약초 약재

- 풍을 잠재우는 약초
- 간양기가 너무 왕성한 것을 억제하여 정상이 되게 하는 약초
- 간에 잠재한 내풍을 억제하여 경련을 치료하는 하는 약초

# 결명자

학명: Casssia tora
이명: 결명자, 결명씨, 초결명, 결명초, Cassiae semen



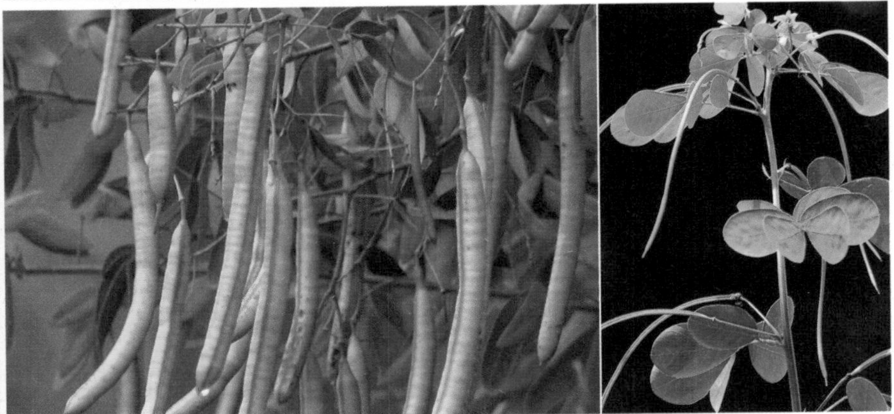

약초의 효능
열을 내려주고 눈을 맑게 해준다. 장을 윤택하게 하여 대변을 잘 나오게 해준다. 주로 눈충혈과 통증, 눈물을 많이 흘릴 때, 두통, 어지러움, 눈이 침침할 때, 변비 등을 치료한다.

생태와 특징
일년생 반 관목 초본식물이며 높이는 0.5~2m이다. 윗부분은 가지가 많다. 잎은 대생엽이고 우상복엽이다.



약용부위 씨앗
채취시기 가을에 성숙한 열매를 채취한다.
약초의 성질 맛은 달고 쓰고, 짜다. 약간 차가운 성질이 있다. 간경과 대장 에 속한다.
사용방법 말린 약제 10~15g에 물 500ml를 넣고 약한 불에서 반으로 줄 때까지 달여 하루 2~3회로 나누어 마신다. 다른 약제와 같이 쓰지 않을 경우 30g까지 사용 가능하다.

**청맹과 부예나 운예가 생기고 벌겋거나 흰 막이 끼며 붓고 아프면서 눈물이 나오는 것을 치료**하는데 간열을 없앤다. 매일 아침에 1숟가락씩 빈속에 먹는다. 1백일만 지나면 어두운 밤에도 물건을 보게 된다.
**눈이 보이지 않은 지 오래된 데**는 결명씨(결명자) 2되를 가루를 내어 한번에 8g씩 미음에 타서 식사 후에 먹으면 좋다.
**밤눈증을 치료**하는 데는 결명씨(결명자) 40g과 댑싸리씨(지부자) 20g을 쓰는데 가루를 내어 죽에 반죽해서 알약을 만들어 먹으면 낫는다[천금].

**Point** 약선요리

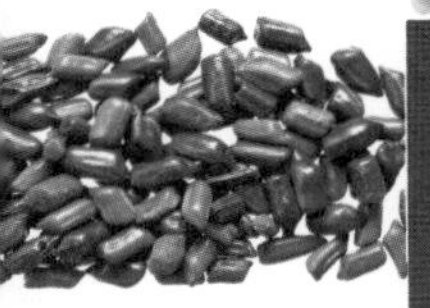

**결명자차**
물 1.5L, 결명자 20g.
결명자를 깨끗이 씻어 팬에 넣고 볶아서, 냄비에 물을 붓고 끓어 오르면 볶은 결명자 넣어 중불에서 20분 정도 달인 다음 걸러내어 1일 3회 1회 1C(200ml), 1일 3회 음용한다.

**Tips** 산나물 만들어 먹는방법

이른 봄에 연한 결명잎으로 나물을 만들어 늘 먹으면 눈을 밝게 하는 데 아주 좋다.[본초]

# 백질려

학명: Tribulus terrestris
이명: 백질려, 자질려, 질려자, Tribuli fructus

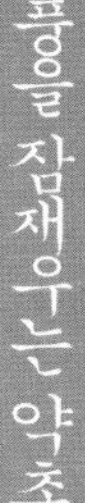


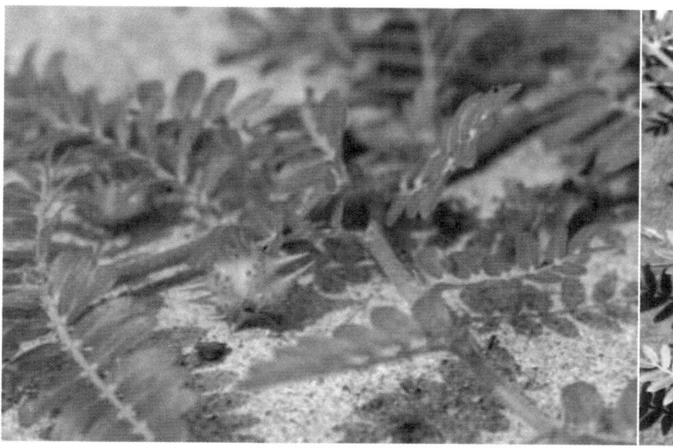

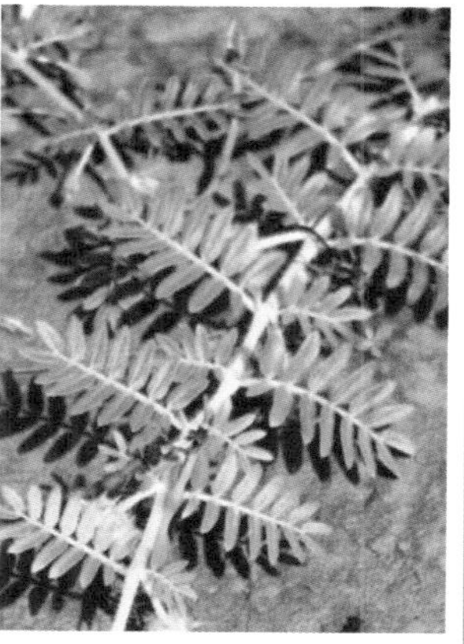

약초의 효능

혈을 잘 돌게 하고 뭉친 것을 풀어주며 간의 기를 잘 통하게 하고 눈을 밝게 하는 작용이 있어 간의 기운이 상승하여 나타나는 두통과 어지러움, 가슴과 옆구리에 통증이 있고 젖이 잘 나오지 않을 때, 풍열로 인해 눈이 충혈 되거나 몸이 가려울 때 등에 효과가 있다.

**풍으로 이빨이 아프거나 치감으로 패어 들어가는 것을 치료**한다. 가루를 내서 8g을 소금 1숟가락과 함께 물에 달인 다음 뜨겁게 하여 양치하면 통증이 잘 멎는데 이빨도 든든해진다.[입문]

생태와 특징 열매는 다섯 개의 조각으로 구성되어 있고 방사상으로 배열되어 있으며 지름은 7-12㎜이다. 각각은 도끼모양으로 생겼으며 윗부분은 황록색으로 볼록 나와 있고 그 하나의 길이는 3-6㎜이다.



약용부위 씨앗

채취시기 가을에 열매가 익었을 때 채취하여 햇볕에 말린 후 껍질을 제거하고 볶거나 또는 소금물에 담갔다가 볶아서 사용한다. 볶을 때는 열매의 잔가시가 다 떨어질 때까지 볶아야 한다.

약초의 성질 맛은 쓰고 매우며 성질은 따뜻하며 약간의 독성을 가지고 있다. 간에 작용한다.

사용방법 하루에 6-10g을 복용한다. 외용약으로 사용할 때에는 찧어서 환부에 붙이기도 한다.

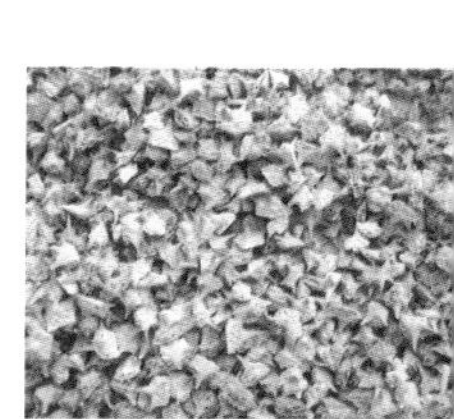

# 전갈

학명: Buthus martensi
이명: 갈자, 두백, 주박충, Scorpio



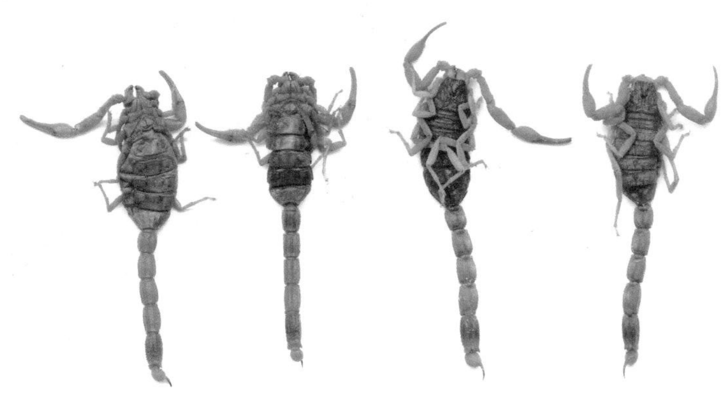

약초의 효능
풍을 없애고 진경작용을 한다. 해독하여 맺힌 것을 풀어준다. 경락을 통하게 하여 통증을 제거한다. 주로 소아경기, 경련, 중풍, 구안와사, 반신불수, 파상풍, 풍습병, 편두통, 부스럼, 연주창 등을 치료한다.

생태와 특징
길이는 약 60mm이고 몸체는 녹갈색이고 꼬리는 황갈색이다. 가슴은 삼각형이다. 돌 틈새 등 그늘이 있고 습한 곳을 좋아한다.

약용부위 건조체

채취시기 늦봄부터 초가을까지 채취하고 흙을 제거한 다음 끓는 물에 온 몸이 뻣뻣하도록 삶는다. 다음에 바람이 잘 통한 곳에서 말린다.

여러 가지 기가 몰려서 아픈 것과 가슴아픔, 배와 옆구리의 아픔, 신기통 등을 치료한다. 신보원
전갈(온전한 것) 7개, 파두 10개(껍질을 버리고 상을 만든다), 목향, 후추 각각 10g, 주사 4g(절반은 약에 넣고 절반은 겉에 입힌다). 위의 약들을 가루를 내어 증병으로 반죽한 다음 삼씨만하게 알약을 만들어 겉에 주사를 입힌다. 한번에 5-7알씩 생강을 달인 물이나 데운 술로 먹는다[국방].
폐기종(폐의 확장으로 인한 호흡곤란)일 때 마황 15g, 행인 30g, 오미자 15g, 감초 10g, 전갈 5g을 가루 내어 6번에 나누어 하루에 3번 먹는다.



약초의 성질 맛은 맵고 약성은 평하다. 독이 있다. 간경에 속한다.

사용방법 말린 약제 2~6g에 물 600ml를 넣고 약한 불에서 반으로 줄 때까지 달여 하루 2~3회로 나누어 마신다.(분말은 1회0.6~1g복용한다)

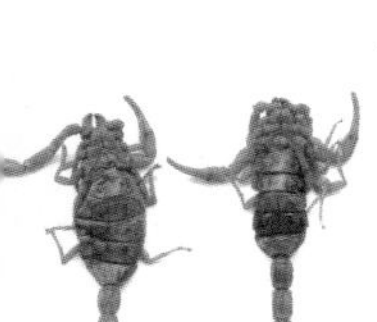

# 굴

학명: Ostrea gigas
이명: 모려, 려합, 모합, 참굴, 긴굴, Ostreae concha





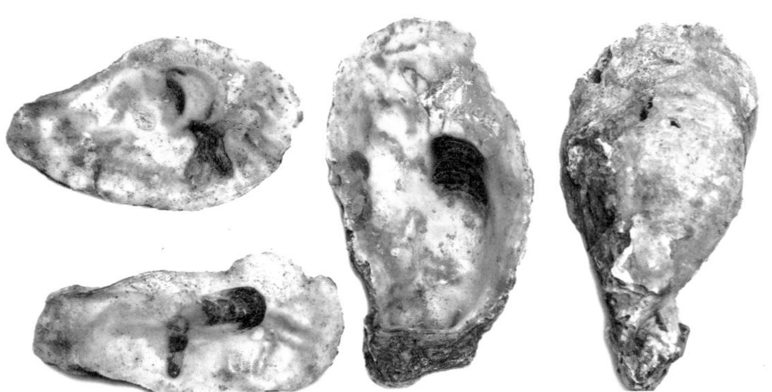

약초의 효능

간 양기의 상승을 내려준다. 신경을 진정시키고 안정시킨다. 주로 어지러움, 이명, 불면증, 갑상선종양, 다한증, 유정, 대하증 등을 치료한다.

생태와 특징 네 가지로 나눈다. ①근강 굴 원형, 타원형, 삼각형이 있다. 왼쪽의 껍질은 크고 두껍다. 오른쪽의 껍질은 비교적 작다. ②긴 굴 장편 모양이고 오른쪽의 껍질은 비교적 작다. ③ 대련만 굴 류 삼각형이고 등은 '八' 자모양이다. 오른쪽 껍질은 옅은 노란색이다. ④비늘이 치밀한 굴 원형 혹은 타원형이며 비교적 크다. 오른쪽 껍질은 비교적 평평하다.

약용부위 껍질

약초의 성질 맛은 짜고 약간 차가운 성질이 있다. 간경과 신경에 속한다.

사용방법 말린 약제 15~30g에 물 800ml를 넣고 약한 불에서 반으로 줄 때까지 달여 하루 2~3회로 나누어 마신다.

**저절로 땀이 나는 것을 멎게 한다. 삼기탕** 황기(봉밀물에 축여 볶은 것), 인삼, 백출, 백복령, 당귀, 숙지황, 백작약(술에 축여 볶은 것), 산조인(볶은 것), 모려 각각 4g, 진피 2.8g, 감초 0.8g. 위의 약들을 썰어서 1첩으로 하여 대추 2알, 밀쭉정이 한자밤, 오매 1개와 함께 달여 먹는다[의감].

**갑상선이 부어오를 때(갑상선종)** 패모, 해조, 모려 각각 200g을 가루 내어 한번에 10g씩 하루에 2번 식전에 술한잔에 타서 먹는다.

**늑막염일 때** 은시호 15g, 과루피 25g, 황금 15g, 모려 15g, 모려 15g, 감초 5g을 물로 달여서 하루에 2번 먹는다.

**음이 불안정해 식은 담이 날 때** 모려 6g을 불에 구워 가루로 만들어 1회 2g씩 1일 3번 나눠 따뜻한 물에 타서 복용한다.

**Point** 약선요리

**음허로 인한 간양이 상승하는 것을 치료하는 모려차**

모려 15~30g

물 600ml. 굴껍질을 깨끗이 씻어 말린 후 믹서에 넣고 곱게 갈아 부직포 주머니에 넣고 끓기 시작하면 약불로 줄여 30분 정도 달인 후 1일 2~3잔 기호에 따라 꿀이나 설탕을 가미해서 마시면 된다.(염증이 있고 고열, 맥은 실, 무한(땀이 없음)인 때는 사용하지 않는다)

# 구등

생약명: 구등

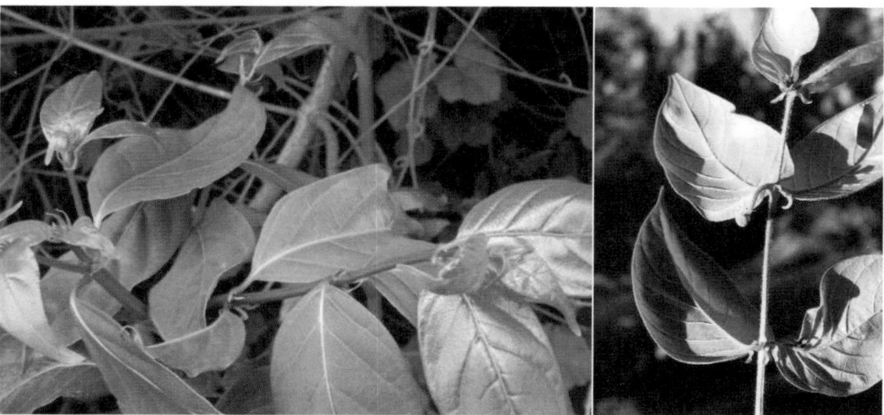

약초의 효능

열을 내려주고 간장을 부드럽게 해준다. 풍을 가라앉혀 경기를 안정시킨다. 주로 두통 어지러움, 감기로 인한 경기, 간질경련, 임신간질, 고혈압 등을 치료한다.

생태와 특징

상록 목질 덩굴 식물. 작은가지는 사각형이고 갈색이며 털이 없다. 잎 붙은 부분에 갈고리가 쌍으로 또는 하나가 나 있다. 밑을 향해 굽어 있고 끝이 뾰족하다. 잎은 마주나며, 잎자루는 짧고 난원형으로 끝이 뾰족하다.

약용부위

갈고리 붙은 줄기

채취시기

가을, 겨울 채취하여 잎을 제거하고 절단하여, 햇볕에 말린다.

약초의 성질

맛은 달고, 성질은 차갑다. 간경 심포경에 속한다.

사용방법

말린 약제6~15g에 물 800ml를 넣고 약한 불에서 반으로 줄 때까지 달여 하루 2~3회로 나누어 마신다.

# 누에

학명: Bombyx mori
이명: 원잠사, 잠시, 잠분, Bombycis excrementum



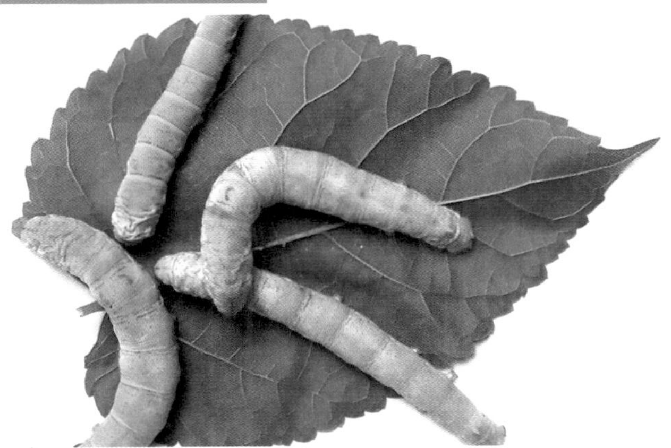

약초의 효능

풍을 없애고 진경 작용을 한다. 담을 풀고 맺혀있는 것을 푼다. 해독과 인후를 부드럽게 하는 작용을 한다. 주로 간질경련, 중풍, 구안와사, 편두통, 인후종통, 연주창, 볼거리, 풍진, 부스럼 등을 치료한다.

**뇌출혈 후 혀가 굳어지면서 언어장애가 왔을 때** 백강잠(흰가루병누에) 7마리를 볶아 가루로 만들어 술을 타서 먹이면 좋다.
**어린아이가 폐렴으로 불안과 경련이 있을 때** 백강잠(흰가루병누에) 1g을 가루로 만들어 1회 0.5g씩 1일 2번 나눠 따듯한 물에 타서 먹이면 된다.

생태와 특징 잠사와 같음.

약용부위 전충

채취시기 4번 허물을 벗은 누에에 접종을 한다. 접종한 누에는 죽는다. 죽은 누에를 수집하여 바람이 잘 통하는 곳에 말리거나 햇볕이 약한 곳에 말린다.

약초의 성질 맛은 맵고 짜다. 약성은 평하다. 간경, 폐경, 위경에 속한다.

사용방법 말린 약제 3~10g에 물 600ml를 넣고 약한 불에서 반으로 줄 때까지 달여 하루 2~3회로 나누어 마신다.(분말은 1회1~2g복용) 일반적으로 볶은 것을 이용한다.

**Point** 약선요리

**풍과 열을 제거하는 백강잠차**
백강잠 3~9g
물 600ml에 백장잠을 빻아서 부직포 주머니에 넣고 끓기 시작하면 약불로 줄여 30분 정도 달인 후 1일 2~3잔 기호에 따라 꿀이나 설탕을 가미해서 마시면 된다.(분말 섭취시: 0.9~1.5g 곱게 분쇄해서 물로 섭취한다)

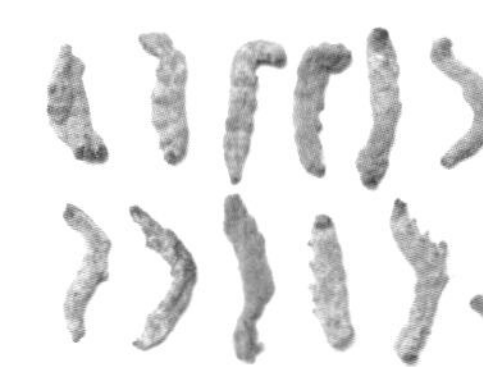

# 지네

학명: Scolopendra subepinipes multilans
이명: 오공, 천룡, 백각, 왕지네, Scolopendra corpus



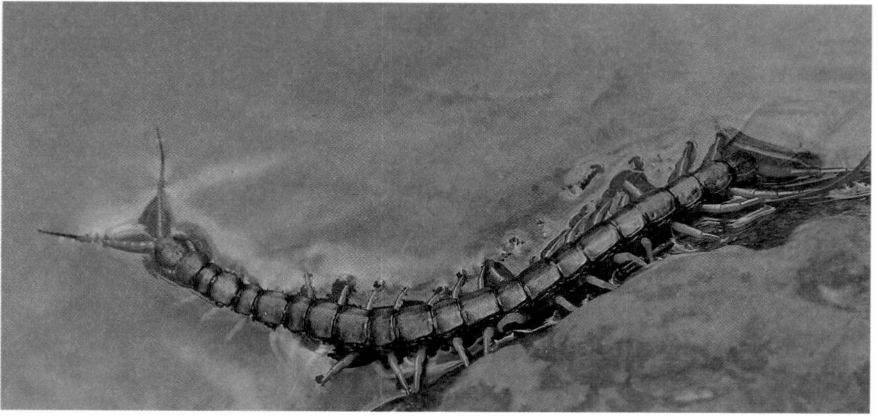

약초의 효능
풍을 없애고 진경작용을 한다. 해독하여 맺힌 것을 풀어준다. 경락을 통하게 하여 진통작용을 한다. 주로 소아경기, 경련, 중풍 구안와사, 반신불수, 파상풍, 풍습병, 부스럼, 연주창, 독사 교상 등을 치료한다.

생태와 특징 길이는 110~140mm이다. 머리와 첫 번째 배판은 금색이고, 두 번째부터 흑녹색이고, 마지막 배판은 황갈색이다.

약용부위 건조체

채취시기 봄과 여름에 잡고 건조시킨다.

약초의 성질 맛은 맵고 따뜻한 성질이 있다. 독이 있다. 간경에 속한다.

사용방법 말린 약제 1~5g에 물 600ml를 넣고 약한 불에서 반으로 줄 때까지 달여 하루 2~3회로 나누어 마신다. (분말은 1회 0.6~1g을 복용한다)

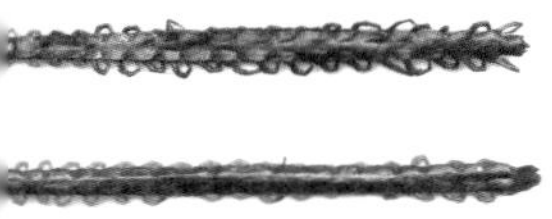

**전간이 갓 생겼거나 오래된 것이나 할 것 없이 모두 치료한다.** 오간환
반하(술로 씻어서 약한 불기운에 말린 것) 80g, 백강잠(볶은 것) 60g, 천남성(싸서 구운 것), 오사육, 백반 각각 40g, 노랑돌쩌귀 20g, 사향(따로 간 것) 12g, 주사(수비한 것) 10g, 전갈(볶은 것) 8g, 웅황(따로 간 것) 6g, 왕지네(오공, 머리와 발을 버린 것) 반개, 조협(짓찧어 물 반 되에 담갔다가 즙을 짜서 백반과 같이 끓인 다음 말려서 간다) 160g. 위의 약들을 가루를 내어 생강즙을 넣고 쑨 밀가루풀로 반죽한 다음 벽오동씨만하게 알약을 만든다. 한번에 30알씩 생강을 달인 물로 먹는다[강목].

**류머티스성 관절염일 때** 왕지네 7~10마리를 대가리와 다리를 떼어 버리고 40% 술 1병에 넣고 잘 봉하여 20~30일 동안 땅 속에 묻어 두었다가 왕지네는 꺼내서 버리고 한번에 5ml씩 하루 3번 끼니 전에 먹는다. 또는 6~7마리를 보드랍게 가루 내어 달걀 흰자위에 잘 개어 하루 3번에 나누어 끼니 뒤에 먹거나 술 150ml에 타서 하루 3번 먹어도 된다.

# 지렁이

생약명: 지룡





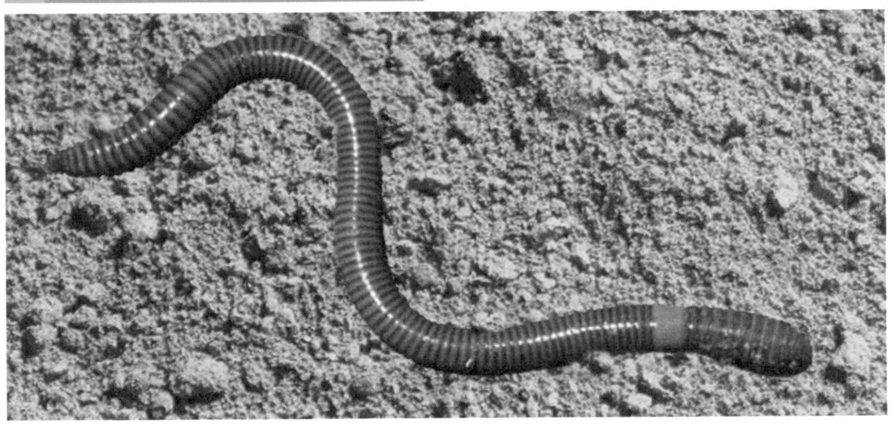

약초의 효능

열을 내려주고, 진경작용, 경락을 잘 통하게 하고, 천식을 멎게 하고, 이뇨작용을 한다. 주로 고열 혼미, 간질경련, 관절통, 팔다리마비, 반신불수, 폐열, 천식기침, 수종, 고혈압 등을 치료한다.

생태와 특징

길이는 100~150mm이다. 몸이 회자주색, 청황색 혹은 붉은 자주색이다. 몸에 마디가 있다.

약용부위 건조체

채취시기 봄부터 가을까지 채취하고 내장과 흙을 제거하여 깨끗이 씻어 햇볕에 말리거나 저온에 건조시킨다.

**오줌이 나오지 않는 것을 낫게 한다.** 빈속에 반 사발씩 먹으면 곧 오줌이 나온다.[본초]
**무좀에 걸려 가려울 때** 지렁이를 잘 썰어 소금을 쳐두면 희멀건 물이 나오는데 이것을 솜에 적셔서 무좀이 난 곳에 바른다. 하루 3~4번 바르되 잠자기 전에 좀 많이 바르는 것이 좋다.
**오줌이 나오지 않는 소변불통일 때** 지렁이 열 마리에 꿀을 적당히 넣고 짓찧어 음부에 붙인다. 만약 한번 붙여서 효과가 나타나지 않으면 다시 한번 만들어 붙인다.
**직장암일 때** 새로 잡은 지렁이를 3번 정도 깨끗한 물에 담그어 더러운 것을 게우게 하고 깨끗이 씻어 2~3마리를 짓찧은 다음 달걀이나 꿀에 개어 하루 3번에 나누어 먹는다.

약초의 성질 맛은 짜고 차가운 성질이 있다. 간경, 비경, 방광경에 속한다.

사용방법 말린 약제 5~10g에 물 600ml를 넣고 약한 불에서 반으로 줄 때까지 달여 하루 2~3회로 나누어 마신다. (분말은 1회1~2g복용한다)

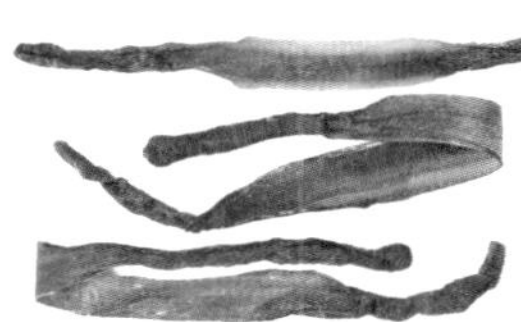

# 천마

학명: Gastrodia elata
이명: 명천마, 수양우, Gastrodiae rhizoma



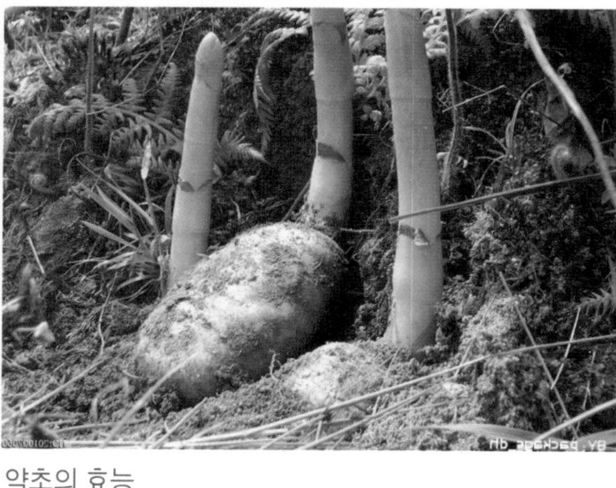

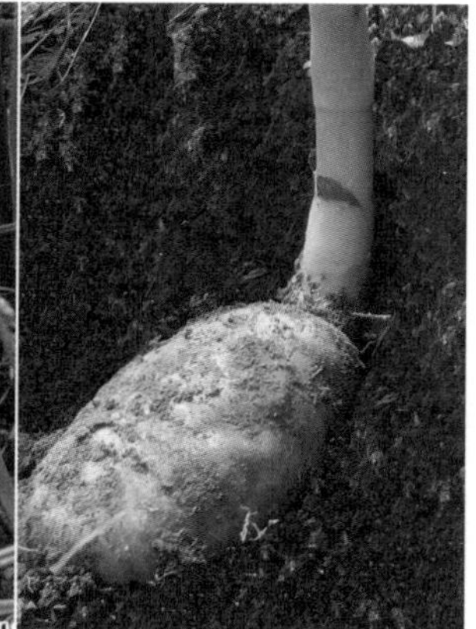

약초의 효능
간장을 풀어주어 풍을 없애고 진경작용을 한다. 주로 두통, 어지러움, 팔다리마비, 정신착란, 간질의 근육경련, 파상풍 등을 치료한다.
생태와 특징 다년생 기생 초본 식물이고 높이는 60~100cm이다. 식물에는 엽록소가 없다.
약용부위 덩이줄기



채취시기 입동 후부터 다음 해 청명 전에 캔다. 캐서 바로 깨끗이 씻고 찐 다음에 건조시킨다.

약초의 성질 맛은 달고 약성은 평하다. 간경에 속한다.

사용방법 말린 약제 3~10g에 물 800ml를 넣고 약한 불에서 반으로 줄 때까지 달여 하루 2~3회로 나누어 마신다.

놀라서 정신을 잃은 것이 원인이 되어 전간이 생겨서 발작할 때면 담이 끓어 오르면서 정신을 잃고 깨어나면 천치같이 되는 것을 치료한다. **경기원**
자소자 40g, 부자, 목향, 백강잠(볶은 것), 백화사, 귤홍, 천마, 천남성 각각 20g, 전갈 10g, 용뇌, 사향 각각 2g, 주사(수비한 것) 10g(절반은 겉에 입힌다). 위의 약들을 가루를 내어 봉밀로 반죽한 다음 용안씨만하게 알약을 만들어 겉에 주사를 입힌다. 한번에 1알씩 박하를 달인 물이나 데운 술에 풀어 먹는다[국방].
**중풍(뇌졸증, 뇌출혈)** 천마 보드랍게 가루 내어 한번에 3~4g씩 하루 3번 끼니 뒤에 먹인다. 천마싹 10~15g을 물에 달여 2번에 나누어 끼니 사이에 먹는다. 풍으로 머리가 어지럽고 아프며 경련이 자주 일어나는 데 쓴다.

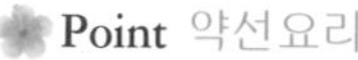

Point 약선요리

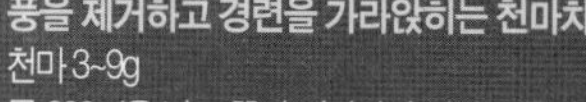

**풍을 제거하고 경련을 가라앉히는 천마차**
천마 3~9g
물 600ml을 넣고 끓기 시작하면 약불로 줄여 30분 정도 달인 후 1일 2~3잔 기호에 따라 꿀이나 설탕을 가미해서 마시면 된다.

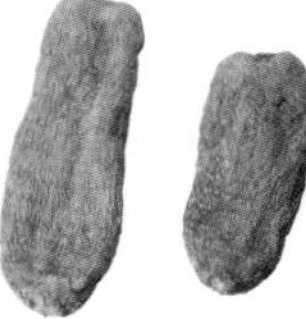

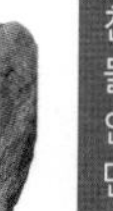

Tips 산나물 만들어 먹는방법

**강장 강정제**
천마를 잘게 썬 것 100g, 감미료 200g에 소주 1 l를 썩어서 병속에 넣은 후 밀봉하여 냉암소에 한 달가량 두었다가 공복에 한잔씩 복용하면 효과가 뛰어나다.

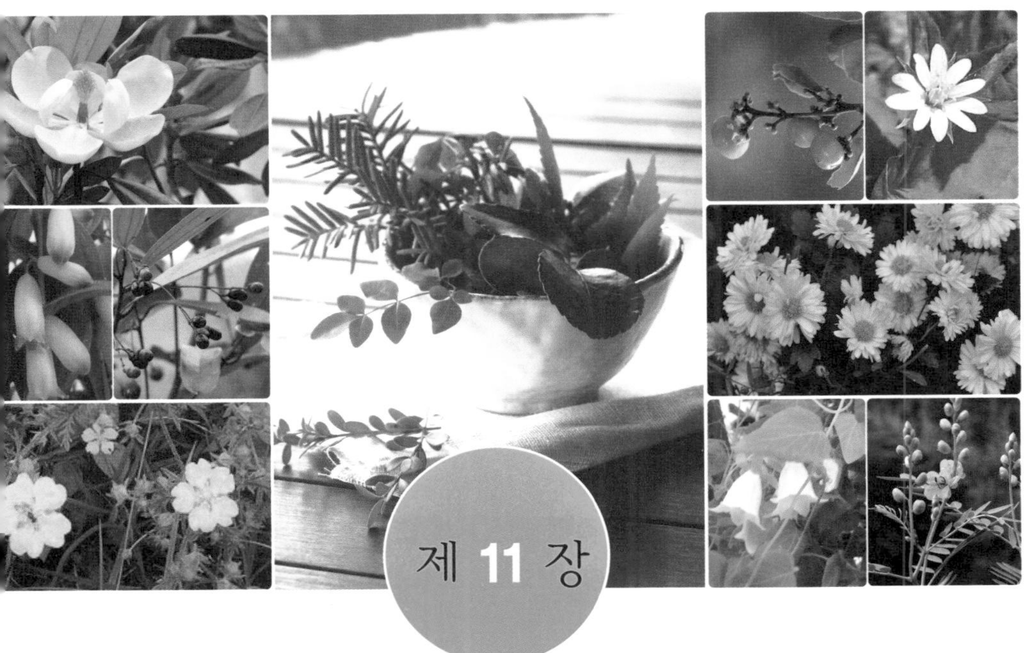

# 제 11 장

# 액체의 유실을 방지하고 제어하는 약초 약재

- 과도한 땀의 유실을 방지 하는 약초
- 폐를 수렴 하여 기침을 그치게 하는 약초
- 정액을 제어하고 대하증 등을 치료하는 약초

# 마황근

학명: Ephedra sinica, E. equisetina
이명: 초마황, 목적마황, 비염, Ephedrae herba



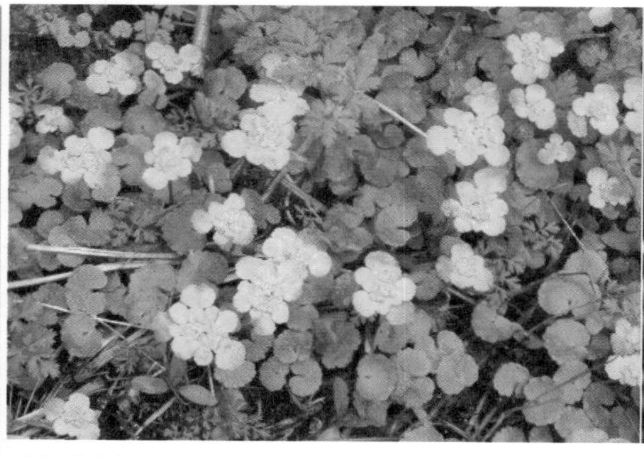

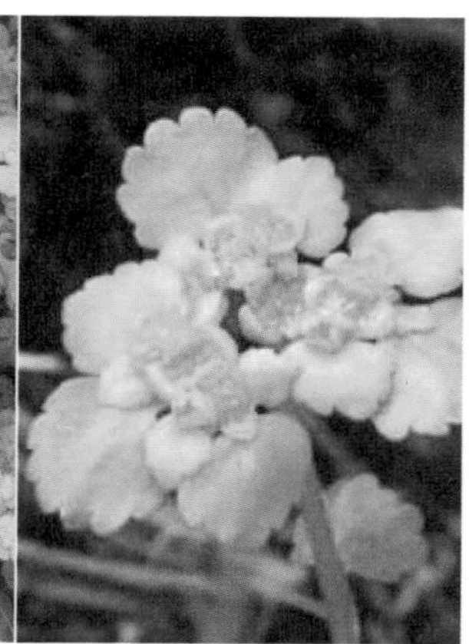

약초의 효능

땀을 멎게 한다. 주로 다한증, 식은 땀 등을 치료한다.

생태와 특징

마황과 같음.

약용부위

뿌리



채취시기

입추 후에 캐서 잔뿌리와 줄기를 제거하고 햇볕에 말린다.

약초의 성질

맛은 달고 약긴 떫다. 약성은 평하다. 폐경에 속한다.

사용방법

말린 약제 3~10g에 물 800ml를 넣고 약한 불에서 반으로 줄 때까지 달여 하루 2~3회로 나누어 마신다.

**가래가 많을 때 ●정천탕**
관동화9g 황금6g 반하9g 백과9g 마황9g 상백피6g 행인9g 자소자6g 감초3g
약제에 적당량의 물을 부어 달여서, 아침, 저녁으로 식후에 복용한다. 가래가 많고 호흡을 급하게 자주 할 때, 가래는 황색이고 진하게 뭉쳐 있는 천식 기침, 오한발열 등

**저절로 땀이 나는 것과 식은땀이 나는 것을 멎게 한다.** 물에 달여서 먹는다. 그리고 굴조개 껍질(모려)과 섞어서 몸에 발라도 땀이 멎는다.[본초]

**폐기종(폐의 확장으로 인한 호흡곤란)일 때** 마황 15g, 행인 30g, 오미자 15g, 감초 10g, 전갈 5g을 가루 내어 6번에 나누어 하루에 3번 먹는다.

**호흡곤란이 왔을 때** 은행씨 볶은 것 20개, 마황 8g, 감초 구운 것 6g을 물 500ml에 넣고 150ml 되게 달인다.

# 가자

학명: Terminalia chebula, T. chebula var. tomentella
이명: 가려늑, 가리늑, Chebulae fructus

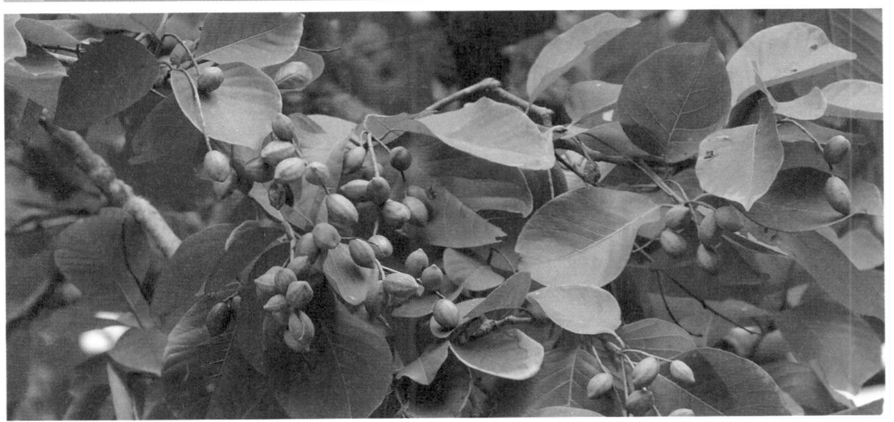



약초의 효능

장을 고섭하고, 폐를 수렴한다. 기를 내려주고, 인후를 부드럽게 한다. 주로 만성 설사, 만성 이질, 탈항, 가래 천식 기침, 만성기침, 목리변한 것 등을 치료한다.

폐에 피가 몰려서 아프고 목이 쉰 것과 오랫동안 기침을 하여 목이 쉰 것을 치료한다.
**합개환** 합개(식초를 발라 구운 것) 1쌍, 가자육, 아교주, 생지황, 맥문동, 세신, 감초 각각 20g. 위의 약들을 가루내어 봉밀에 반죽한 다음 대추알만하게 알약을 만든다. 한번에 1알씩 입에 물고 녹여서 먹는다[단심].

생태와 특징

교목, 높이30m. 가지는 털이 없다. 백색 혹은 담황색, 어린가지는 황갈색이며 털이 있다. 잎은 어긋나거나, 가까이 마주난다. 잎자루는 굵고 잎 양면 에 털이 없다. 개화기는 5월이고 결실기는 7~9월이다.

약용부위 열매



채취시기

열매가 성숙 되었을 때 맑은 날 채취하여 햇볕에 말린다.

약초의 성질

맛은 쓰고, 시고, 떫다. 성질은 평하다. 폐경, 대장경, 위경에 속한다.

사용방법

말린 약제3~10g에 물 800ml를 넣고 약한 불에서 반으로 줄 때까지 달여 하루 2~3회로 나누어 마신다.

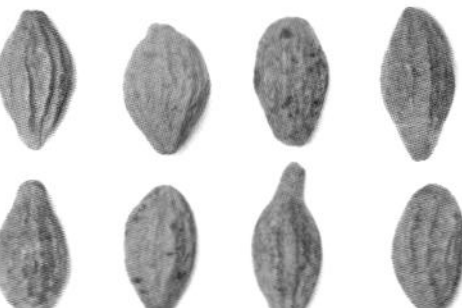

# 매실

학명: Prunus mume
이명: 오매, 매실, 훈매, Mume frutus

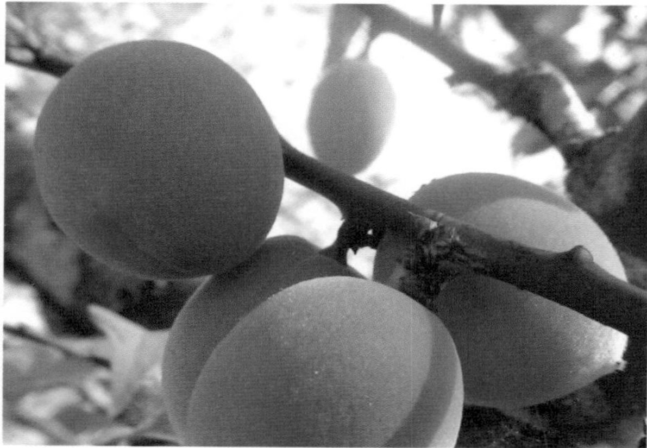

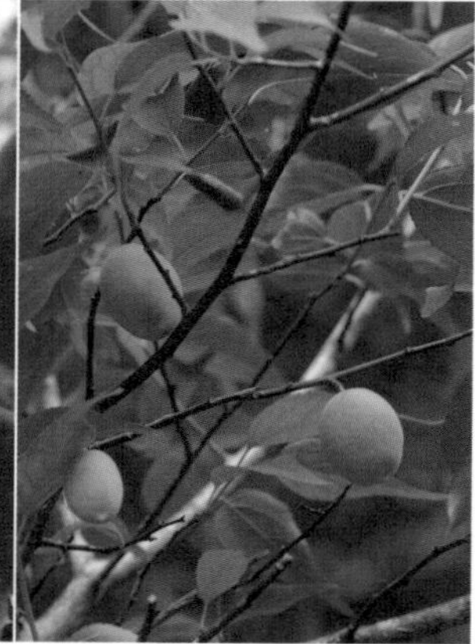

약초의 효능

폐를 다스려 기침을 멎게 한다. 장을 다스려 설사를 멎게 한다. 지혈, 성진, 작용이 있다. 주로 오랜 기침, 오랜 설사 이질, 혈변 혈뇨, 허혈성 갈증, 회충으로 인한 복통, 종기 등을 치료한다.

생태와 특징

낙엽교목이고 높이는 10m이다. 껍질은 회갈색이고 잎은 단엽이며 대생엽이다.



약용부위 열매

채취시기 5~6월에 따서 건조시킨다.

약초의 성질 맛은 시고 약성은 평하다. 간경, 비경, 폐경, 대장경에 속한다.

사용방법 말린 약제 3~10g에 물 800ml를 넣고 약한 불에서 반으로 줄 때까지 달여 하루 2~3회로 나누어 마신다.

**Point** 약선요리

**매실침주 담그는 법:**
상처가 없는 굵은 매실 30개, 술 2L, 황설탕 500g 정도를 잘 섞어서 병 속에 넣고 6개월 이후에 음용한다.

목소리를 맑게 하고 폐를 눅여 주며 기침을 멈추고 기분을 좋게 하며 정신을 편안하게 한다.

**가미상청환** 흰사탕 320g, 박하잎 160g, 시상 160g, 현명분, 붕사, 한수석, 오매육 각각 20g, 용뇌 2g. 위의 약들을 가루내서 감초를 물에 달여 만든 고약에 반죽한 다음 검인만하게 알약을 만든다. 한번에 1알씩 씹어서 찻물로 넘긴다.[회춘].

**땀이 몹시 나는 데**는 백작 25g, 산조인(닦은 다음 짓찧는다) 20g, 오매 20g을 물로 달여서 하루에 2번 먹는다.

**장염, 설사, 늑막염, 불면증, 피부미용 등에 좋은 매실차**

꽃은 활짝 필 무렵에 채취하여 햇볕에 말린 후, 한지 봉지 등에 넣어 보관하면서 이용하고, 청매는 상처가 없는 것으로 골라 채취하여 오매를 만들어 이용한다. 오매를 만드는 방법은 청매를 약 40℃내외의 저온으로 2~3시간 불에 쬐어 말리되 과육이 황갈색을 띠면서 주름이 생길 때까지 말린 다음, 2~3일간 뚜껑을 덮고 가온하면 흑색으로 변한다.

차의 분량은 물 600cc 에 재료 약 4~8g을 넣어 끓여서 하루 2~3잔으로 나누어 마시면 된다.

# 붉나무

학명: Rhus chinensis Schlechtendanria chinensis
이명: 문합, 백충창, 붉나무, Chinensis galla, Galla Rhois



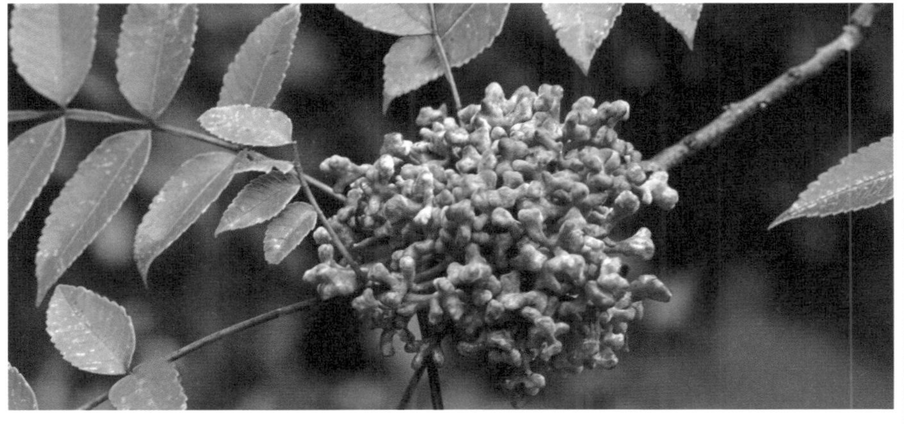

약초의 효능

수렴 고섭작용, 기를 돕고 진액을 나게 한다. 신장을 보하고 심장을 안정시킨다. 주로 만성기침 천식, 유정, 유뇨, 빈뇨, 만성설사, 다한증, 갈증, 단기적맥이 허한 것, 열 많은 당뇨, 심장이 뛰고 두근거림, 불면증 등을 치료한다.

오랜 기침으로 목이 쉬어 말소리가 나오지 않는 것을 치료한다.
**윤폐환** 가지피, 오배자, 오미자, 황금, 감초 각각 같은 양. 위의 약들을 가루낸 다음 봉밀에 반죽해서 앵두알만하게 알약을 만든다. 한번에 1알씩 입에 물고 녹여 먹는다[입문].
**유방암(젖암)일 때** 붉나무벌레집(오배자) 가루낸 것을 식초에 개서 앓는 부위에 붙인다. 유방암의 초기에 쓴다.



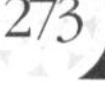

생태와 특징

낙엽 작은 교목 혹은 관목이며 높이는 2~10m이다. 작은 가지는 황갈색이며 부드러운 털이 있다.

약용부위 잎에 있는 벌레혹

채취시기 가을에 채취한다. 끓인 물에 약간 삶아 진드기를 죽인 다음에 꺼내서 건조시킨다.

약초의 성질 맛은 시고 달다. 따뜻한 성질이 있다. 폐경, 심경, 신경에 속한다.

사용방법 말린 약제 3~10g에 물 800ml를 넣고 약한 불에서 반으로 줄 때까지 달여 하루 2~3회로 나누어 마신다.

# 석류

학명: Punica granatum
이명: 석류각, 산류피, 석류과피, Granati pericatpium

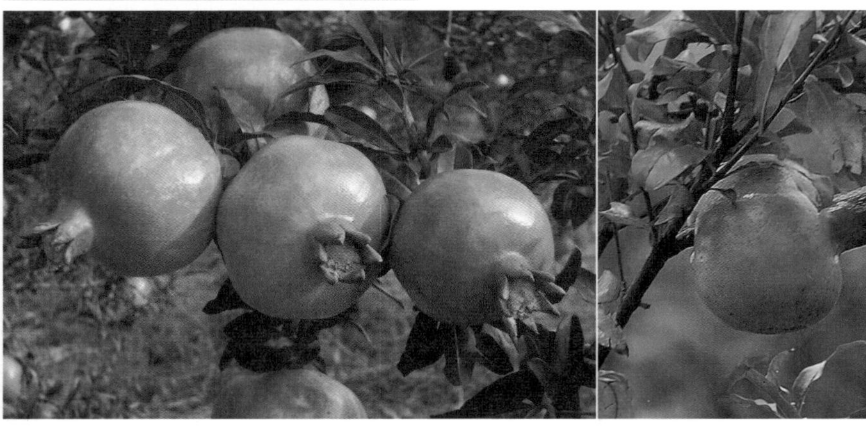

약초의 효능

지사 지혈작용을 한다. 구충, 설사, 이질, 하열, 대하, 복통, 종기, 무좀, 화상 등을 치료한다.

생태와 특징

낙엽관목 혹은 교목이며 높이는 3~5m이다. 가지 윗부분은 늘 길고 날카로운 가시가 있다. 어린 가지는 능각이 있고 오래된 가지는 둥근모양이다. 잎은 대생엽이다. 개화기와 결실기는 모두 여름과 가을이다.

풍리로 멀건 피만 누는 것을 치료한다.
**노숙탕** 행인 7알, 고목창(즉 가죽나무뿌리껍질이다) 손바닥만한 것, 오매 1개, 초과 1개, 산석류피 반 개, 청피 2개, 감초 1치. 위의 약들을 썰어서 1첩으로 하여 생강 3쪽과 함께 달인 다음 하룻밤 이슬을 맞혀서 다음날 아침 빈속에 먹는다[득효].
**트리코모나스성 질염일 때** 저담, 석류피 2:1의 비율로 섞어 보드랍게 가루 내어 식물성 기름에 갠 것을 미란 부위에 하루 한번씩 바른다.

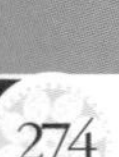



약용부위 껍질

채취시기 가을에 채취한다.

약초의 성질 맛은 시고 떫다. 따뜻한 성질이 있고 약간 독이 있다. 대장경에 속한다.

사용방법

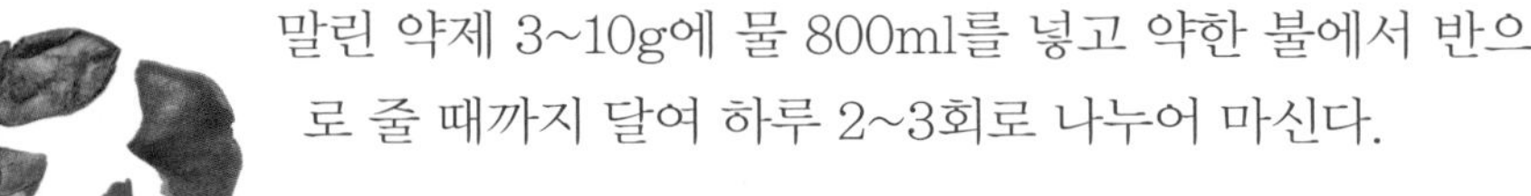

말린 약제 3~10g에 물 800ml를 넣고 약한 불에서 반으로 줄 때까지 달여 하루 2~3회로 나누어 마신다.

# 양귀비

학명: Papaver somniferum, P. radicatum var. pseudoradicatum
이명: 아편, 아편꽃열매깍지, 어미각, 속각, Papaveris fructus

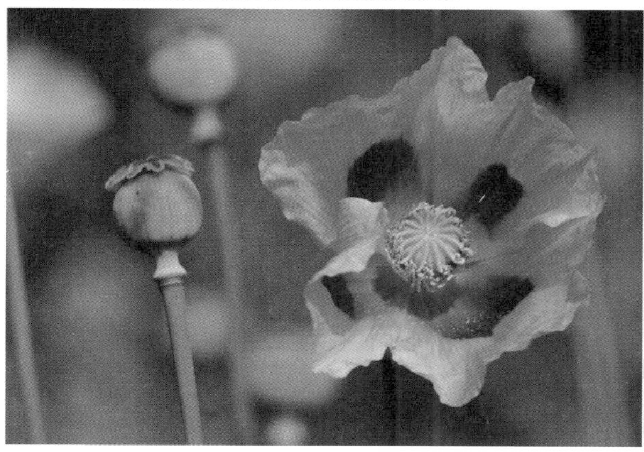
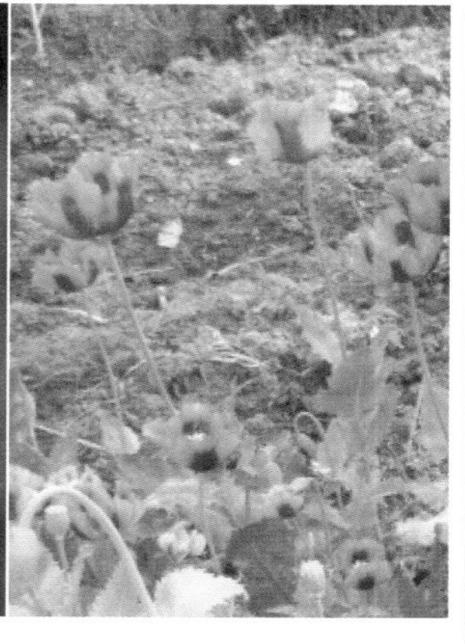
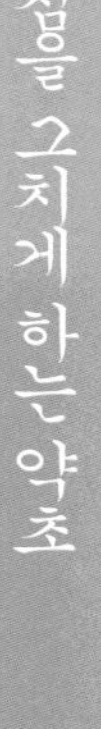




약초의 효능

폐장을 수렴, 대장 신장을 고섭작용을 한다. 진통작용을 한다. 주로 만성기침, 천식, 설사, 이질, 탈항, 유정, 대하, 심장통증, 복부통증, 근골통증 등을 치료한다.

여러 가지 설사나 이질로 피나 곱이 나오는 것을 치료한다.
**백출안위산** 앵속각(봉밀물에 축여 볶은 것) 8g, 적복령, 백출, 차전자 각각 4g, 오미자, 오매육 각각 2g. 위의 약들을 썰어서 1첩으로 하여 물에 달여 먹는다[단심].
**기관지 천식일 때** 오미자 80g, 꿀 100g, 참배(속씨를 파버린다) 5개, 도라지 6g, 아편꽃 열매깍지(꿀을 발라 구운 것) 40g을 물 2리터에 넣고 절반이 되도록 달여서 한번에 40~50ml씩 하루 3번 끼니 사이에 먹는다.

생태와 특징 일년생 혹은 이년생 초본 식물이다. 뿌리는 일반적으로 단생이며 곧게 뻗는다. 줄기는 직립하며 가지는 없고 털도 없다. 잎은 대생엽이다. 개화기는 4~6월이고 결실기는 6~8월이다.

약용부위 열매의 껍질

채취시기 6~8월에 열매를 따서 씨를 제거하고 햇볕에 말린다.

약초의 성질 맛은 시고 떫다. 약성은 평하고 독이 있다. 폐경, 대장경, 신경에 속한다.

사용방법 말린 약제 3~6g에 물 800ml를 넣고 약한 불에서 반으로 줄 때까지 달여 하루 2~3회로 나누어 마신다.

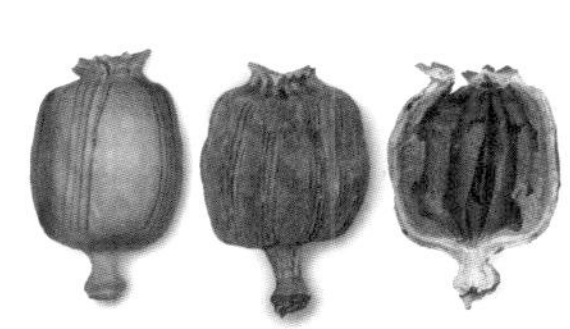

# 오미자

학명: Schisandra chinensis, S. nigra japonica
이명: 현급, 회급, 오매자, Schisandra fructus



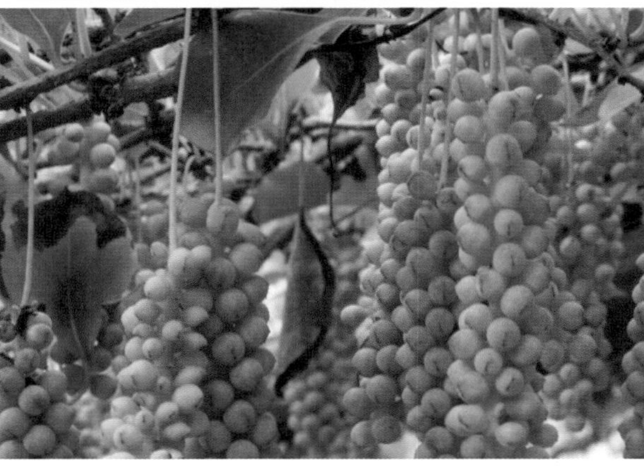

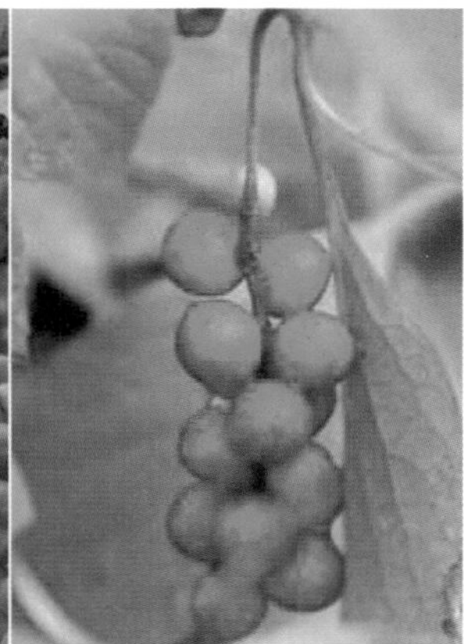

약초의 효능
풀어지고 늘어진 것을 잡아주고 뭉치게 한다. 기를 돕고 진액을 생기게 한다. 신경을 안정시킨다. 주로 오래된 기침, 유정, 소변을 자주 보며 실뇨, 구갈, 불면증 등을 치료한다.

생태와 특징 낙엽목질덩굴 식물이며, 어린 가지는 홍갈색이며 원줄기는 회갈색이다.

약용부위 열매

채취시기 8월 하순~10월 하순에, 열매가 자홍색일 때 채취하여 햇볕이나 음지에서 말린다.

약초의 성질 맛은 시고, 성질은 따듯하다. 폐경, 심경, 신경에 속한다.

사용방법 말린 약제 2~6g에 물 800ml를 넣고 약한 불에서 반으로 줄 때까지 달여 하루 2~3회로 나누어 마신다.

**Point** 약선요리

**집중력과 기억력을 증진시키는 인삼 오미자차**
인삼 6g, 오미자 4g, 물 600㎖
다관에 인삼 6g, 오미자 4g, 물 600㎖를 부어 끓이다가 오미자를 넣어 맛과 빛깔이 곱게 우러나면 꿀을 타서 마시면 된다.

마음을 편안하게 하고 신기를 보하여 심신을 좋게 한다. **천왕보심단**
생건지황(술로 씻은 것) 160g, 황련(술을 축여 볶은 것) 80g, 석창포 40g, 인삼, 당귀(술로 씻은 것), 오미자, 천문동, 맥문동, 백자인, 산조인(볶은 것), 현삼, 백복신, 단삼, 길경, 원지 각각 20g. 위의 약들을 가루를 내어 봉밀로 반죽한 다음 벽오동씨만하게 알약을 만들어 겉에 주사를 입힌다. 한번에 30~50알씩 잠잘 무렵에 등심초과 죽엽을 달인 물로 먹는다[회춘].
**기침(해수,해소)이 심할 때** 오미자 20~30g을 물에 달여 하루 2~3번에 나누어 끼니 뒤에 먹는다. 오미자 100g에 더운 물 1l를 부어 10시간 이상 우린 물을 한번에 30ml씩 하루 3번 먹어도 좋다.

**만성 바이러스성 간염과 약물성 간염, 기억력 감퇴, 주의력 감퇴에 좋은 오미자술**
오미자 100g, 소주 1000㎖, 설탕 150g, 과당 50g
오미자를 용기에 넣고 20°짜리 소주를 부은 후에 뚜껑을 덮어 밀봉한 다음 시원한 곳에 보관하면 된다. 침전을 막아주기 우해 5일 동안 매일 1회 정도 용기를 가볍게 흔들어 줘야만 한다. 10일 후에 마개를 열어 술을 천으로 받힌 다음에 그 술을 다시 용기에 붓고 설탕과 과당을 넣어 충분하게 녹인다. 여기에다가 생약찌꺼기 1/10을 다시 용기 속에 넣고 밀봉하여 보관한다. 1개월 후에 마개를 열어 술을 천이나 여과지로 걸러내면 술이 완성된다.

# 찰벼

학명: Oryzaq sative
이명: 나도근, 나도근수, Oryzae radix



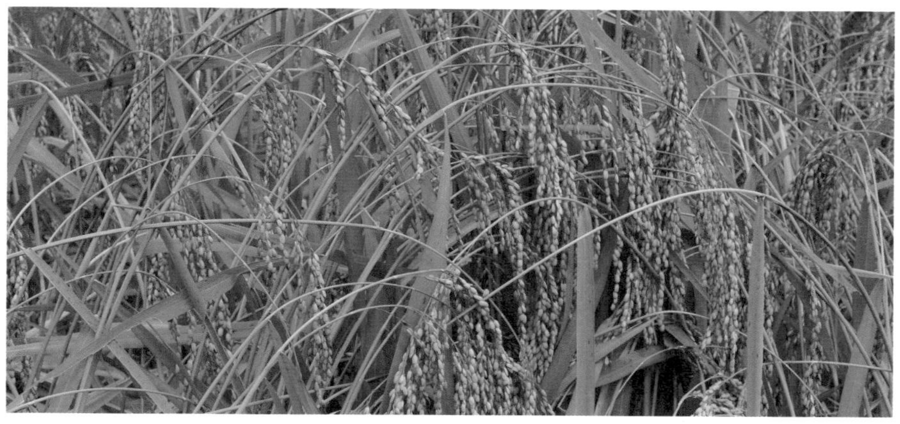

약초의 효능

음을 보하고 열을 제거한다. 땀을 멎게 한다. 주로 음허성 발열, 다한증, 식은 땀, 갈증, 목구멍 마름, 간염 등을 치료한다.

**식은땀이 날 때** 부소맥 50g, 찰벼뿌리 50g을 물 한사발을 두고 달여서 반사발이 되면 이것을 2번에 나누어 먹는다.
**황달일 때** 찰벼짚 150g에 물을 1l 붓고 센불에서 200ml 달여서 하루 2번에 나누어 먹는다.

생태와 특징

일년생 초본 식물이고 높이는 약 1m이다. 볏짚은 직립하며 둥근 모양이다. 개화기와 결실기는 7~8월이다.

약용부위 뿌리

채취시기

여름과 가을에 찰벼를 수확한 후에 뿌리줄기와 잔뿌리를 캐서 이물을 제거하고 햇볕에 말린다.

약초의 성질

맛은 달고 약성은 평하다. 폐경과 신경에 속한다.

사용방법

말린 약제 15~30g에 물 800ml를 넣고 약한 불에서 반으로 줄 때까지 달여 하루 2~3회로 나누어 마신다.

# 가시연

학명: Euryale ferox
이명: 검실, 가시연밥검인, Euryales semen



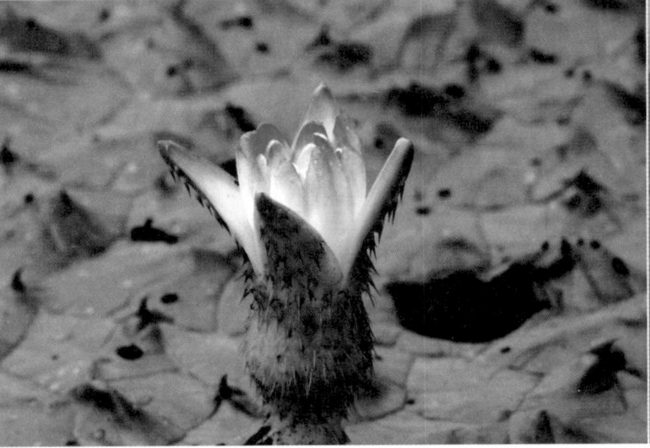
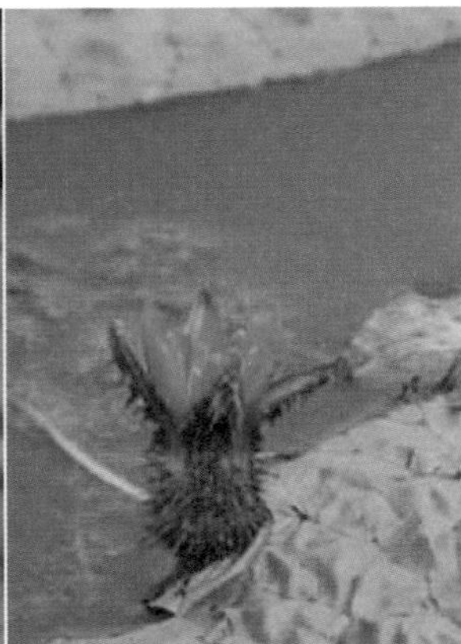

약초의 효능

신장과 정액을 고섭시킨다. 비장을 보하고 지사작용을 한다. 주로 유정, 쌀 뜬 물과 같은 소변, 대하, 요실금, 설사 등을 치료한다.

생태와 특징

일년생 대형 수생 초본 식물이다. 뾰족한 가시가 있다. 뿌리줄기는 굵고 짧다.

약용부위 씨앗

채취시기 늦가을부터 초겨울에 채취하여 겉껍질을 제거하여 씨앗을 빼낸다. 그 다음에 깨끗이 씻어 단단한 속껍질을 제거하고 햇볕에 말린다.

양기가 허하여 성생활을 하려고 할 때에 미리 정액이 나오는 것과 몽설을 치료하는 데 효과가 매우 좋다.

**검실환** 검인 500개, 7월 초순에 따온 연화수, 산수유 각각 40g, 남가새열매 200g, 복분자 80g, 용골 20g. 위의 약들을 가루내어 봉밀로 반죽한 다음 벽오동씨만하게 알약을 만든다. 한번에 60-70알씩 연실을 달인 물로 빈속에 먹는다[입문].

약초의 성질 맛은 달고 떫다. 약성은 평하다. 비경과 신경에 속한다.

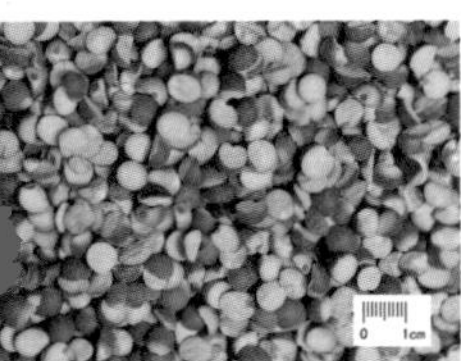

사용방법 말린 약제 10~15g에 물 800ml를 넣고 약한 불에서 반으로 줄 때까지 달여 하루 2~3회로 나누어 마신다.

**Point** 약선요리

**노화로 인한 신장기능쇠퇴, 배뇨곤란이나 요액의 혼탁, 장수죽인 검실복령죽**

검실 15g, 복령 10g, 백미 적당량

검실과 복령은 구입할 때 잘게 빻아 달라고 부탁하면 편리하다. 검실과 백복령을 부드러워질 때까지 삶는다. 그다음 적당한 분량의 백미를 넣고 죽으로 완성시킨다.

# 가죽나무

학명: Ailanthus altissima, A. altissima for. erythrocarpa
이명: 저근백피, 춘피, 춘백피, Ailanthi cortex

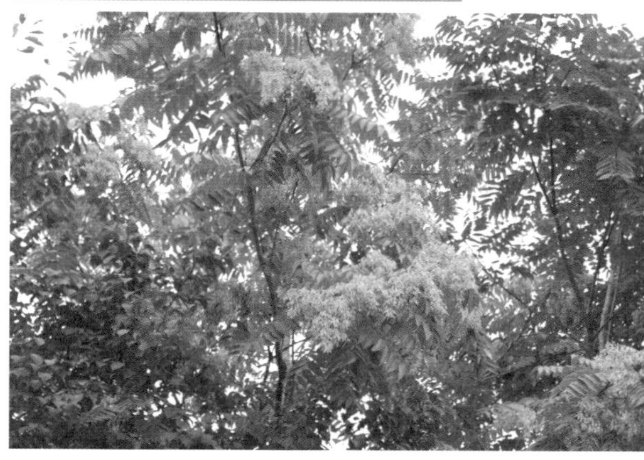

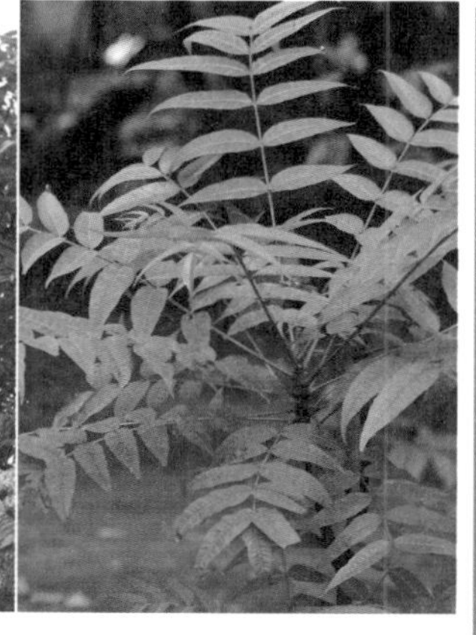

약초의 효능

열을 내려주고 습을 말려준다. 장을 고섭하고 지혈 작용한다. 대하를 그치게 하고 살충작용을 한다. 주로 설사, 이질, 혈변, 하혈, 대하, 회충병, 필라리아병, 부스럼 등을 치료한다.

생태와 특징 낙엽교목이고 높이는 16m이다. 껍질은 어두운 갈색이다. 잎은 우상복엽이며 대생엽이다. 특수한 향기가 있다. 개화기는 5~6월이고 결실기는 9월이다.

약용부위 껍질 혹은 뿌리껍질

채취시기 연중 채취할 수 있다. 줄기 껍질은 신선하게 사용하거나 혹은 햇볕에 말린다. 뿌리껍질은 뿌리를 캐서 검은 껍질을 제거하고 망치로 친 다음에 껍질을 깐다.

약초의 성질 맛은 쓰고 떫다. 약산 차가운 성질이 있다. 대장경과 위경에 속한다.

사용방법 말린 약제 5~10g에 물 800ml를 넣고 약한 불에서 반으로 줄 때까지 달여 하루 2~3회로 나누어 마신다.

**붕루와 벌겋고 흰 이슬이 흐르는 것을 치료한다.** 뿌리속껍질을 썰어서 크게 1줌을 물 1되에 넣고 달여 두 번 에 나누어 먹는다. 가루를 내어 꿀로 알약을 만들어 먹는 것도 좋다.[회춘]

**이질에 걸렸을 때** 가죽나무뿌리 속껍질 20g과 황경피나무 속껍질 8g을 말려서 보드랍게 가루 내어 말풀로 반죽하여 팥알 크기의 알약을 만들어 한 번에 15~20알씩 하루에 세 번 끼니 후 30분 있다가 먹는다. 혹은 가죽나무뿌리 속껍질을 가루 내어 한번에 3~4g씩 빈속에 먹는다.

# 금앵자

학명: Rosa laevigata
이명: 자유자, 자이자, Rosae laevigatae fructus

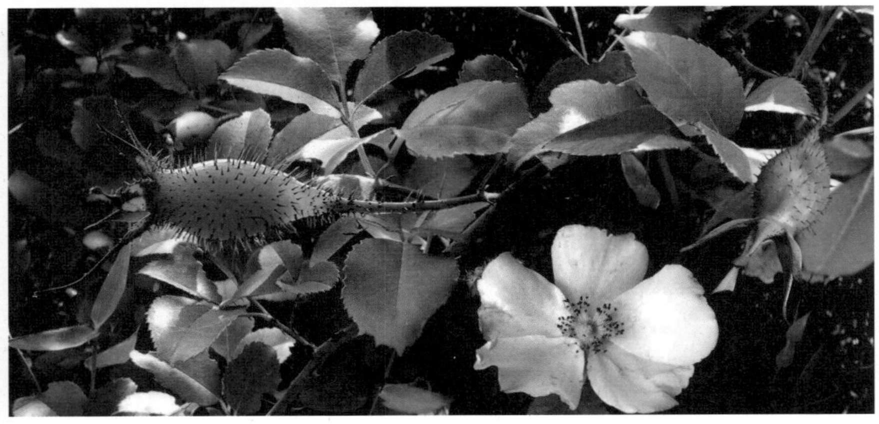

약초의 효능
정액을 고섭한다. 소변을 줄어들게 한다. 장을 고섭한다. 대하를 멈추게 한다. 주로 유정, 유뇨, 소변 자주 보는 것, 만성설사, 만성이질, 소변색이 쌀 뜬 물과 같은 증세, 대하, 하혈, 탈항, 자궁하수 등을 치료한다.

정액이 절로 나오는 것을 치료한다.
**구룡단** 구기자, 금앵자, 산사, 연씨, 연화예, 숙지황, 검인, 백복령, 당귀 각각 같은 양. 위의 약들을 가루내어 술을 두고 쑨 밀가루풀로 반죽한 다음 벽오동씨 만 하게 알약을 만든다. 한번에 50알씩 데운 술이나 소금 끓인 물로 빈속에 먹는다. 정액이 절로 나오면서 오줌이 뿌연 것도 2~3일 동안 먹으면 오줌이 물같이 맑고 음식을 평상시보다 곱절 먹으며 걸음걸이가 가볍고 건강하게 된다[정전].

생태와 특징
상록덩굴관목이고 높이는 5m이다. 줄기에는 털이 없고 가시가 있다. 잎은 우상복엽이다. 개화기는 4~6월이고 결실기는 7~11월이다. 양지의 산비탈에 자란다.

약용부위 열매

채취시기 10~11월에 따서 말린 후에 털을 제거하고 다시 말린다.

약초의 성질 맛은 시고 떫다. 약성은 평하다. 비경, 신경, 방광경에 속한다.

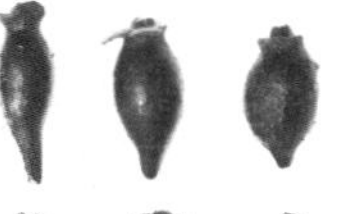

사용방법 말린 약제 6~15g에 물 800ml를 넣고 약한 불에서 반으로 줄 때까지 달여 하루 2~3회로 나누어 마신다.

# 산수유

학명: Cornus officinalis
이명: 산수유, 기실, 산수육, 석조, Corni fructus

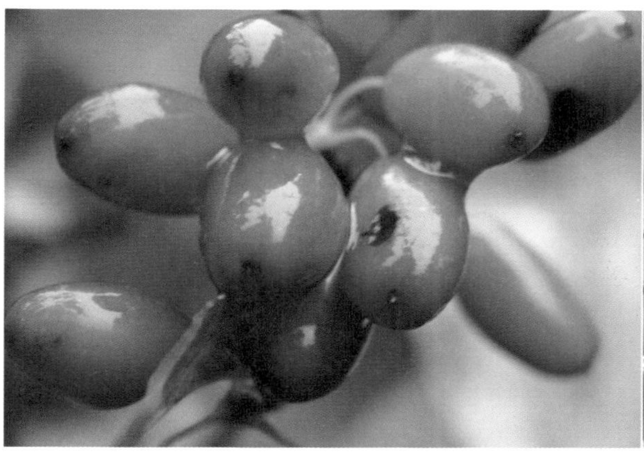
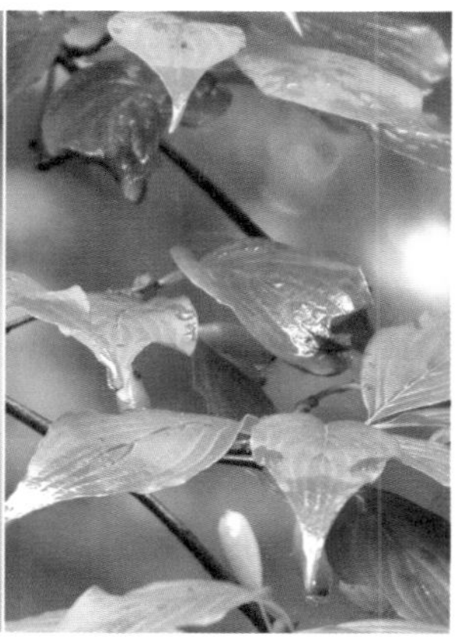



약초의 효능

간장 신장을 보한다. 정액을 고섭한다. 주로 어지럼, 이명, 허리 무릎 통증, 발기부전, 유정, 유뇨, 소변 너무 자주 보는 것, 하열, 대하, 다한증, 내열 당뇨 등을 치료한다.

생태와 특징 낙엽관목 혹은 교목이다. 가지는 흑갈색이고 잎은 대생엽이다.

신이 허하여 정액이 절로 나오는 것을 치료한다. 이 약은 정액을 간직하게 하고 정액이 절로 나오는 것을 나오지 않게 한다.

**고정환** 지모, 황백(다 소금물로 축여 볶은 것) 각각 40g, 모려(달군 것), 검인, 연화예, 백복령, 원지 각각 12g, 용골 8g, 산수유 20g. 위의 약들을 가루내어 마를 넣고 쑨 풀로 반죽한 다음 벽오동씨만하게 알약을 만들어 겉에 주사를 입힌다. 한번에 50알씩 소금을 끓인 물로 빈속에 먹는다[심법].

**가래(담, 담음)가 있을 때** 산수유 12g, 감초 6g을 물에 달여 하루 2번에 나누어 끼니 사이에 먹는다.

**유정(정액이 무의식적으로 나오는 증)일 때** 산수유 보드랍게 가루 내어 한 번에 4~5g씩 하루 3번 끼니 뒤에 먹는다.

약용부위 열매

채취시기 껍질이 붉은색으로 변할 때 채취한다. 끓인 물에 약간 데친 후에 핵을 제거하고 건조시킨다.

약초의 성질 맛은 시고 떫다. 약간 따뜻한 성질이 있다. 간경과 신경에 속한다.

사용방법 말린 약제 5~10g에 물 800ml를 넣고 약한 불에서 반으로 줄 때까지 달여 하루 2~3회로 나누어 마신다.



**Tips** 산나물 만들어 먹는방법

**음위나 유정 복용하면 좋은 산수유차**

산수유 30g

물 600ml에 재료를 넣고 끓인 후 건더기는 걸러내고 약간의 꿀을 타서 3~8번 정도 나누어 마시면 된다.

**Point** 약선요리

**정력보강과 몽정 및 이명을 치료하는 산수유 달임**

3~5g을 물 200cc되게 달여서 신경쇠약, 어지럼증, 강장약으로 하루 3번에 나누어 마시면 된다.

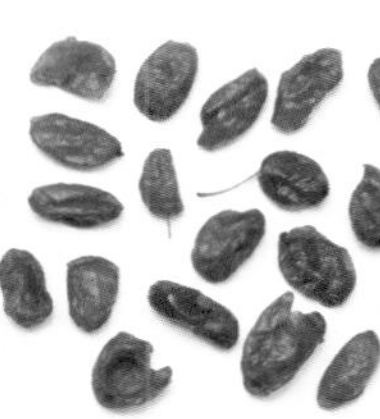

# 연

학명: Nelumbo nuciferag
이명: 연자육, 연실, 우실, 연자국, Nelumbinis semen



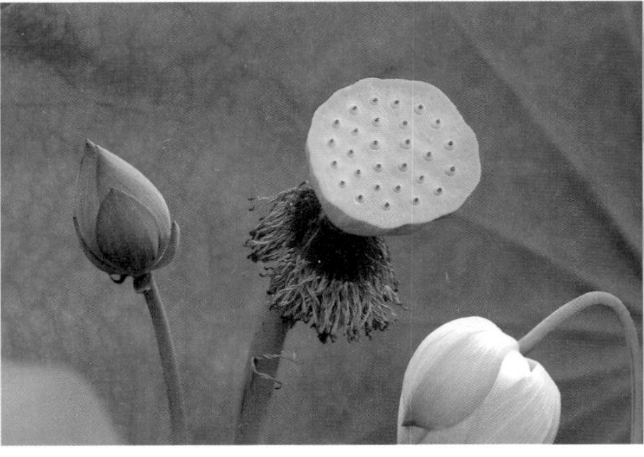
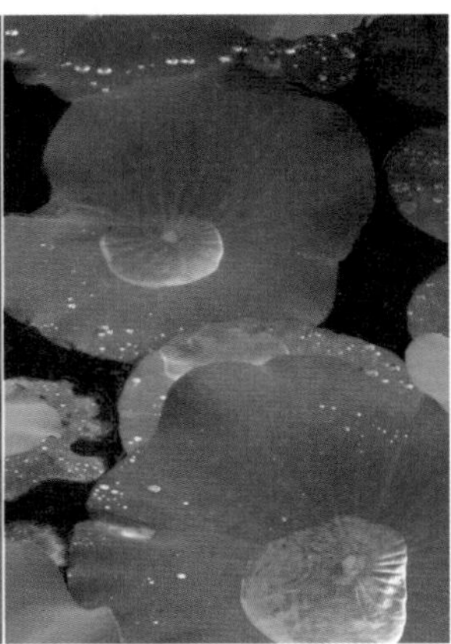

약초의 효능
비장을 보하고 설사를 멈추게 한다. 신장을 보하고 정액을 고섭한다. 심장을 돕고 신경을 안정시킨다. 주로 만성설사, 만성이질, 유정, 요실금, 심장이 뛰고 가슴이 두근거림, 불면증 등을 치료한다.

생태와 특징 연자심과 같음

약용부위 씨앗



채취시기 9~10월에 연방을 따서 씨앗을 채취한다. 신선할 때 껍질을 제거하고 햇볕에 말린다.

약초의 성질 맛은 달고 떫다. 약성은 평하다. 비경, 신경, 심경에 속한다.

사용방법 말린 약제 10~15g에 물 800ml를 넣고 약한 불에서 반으로 줄 때까지 달여 하루 2~3회로 나누어 마신다. (씨앗속의 싹을 빼낸 다음 부수어사용한다)

기가 허하여 설사하는 것을 치료한다.
**삼령연출산** 인삼, 백출, 백복령, 산약,연씨, 진피 각각 4g, 사인, 곽향, 가자, 육두구, 건강(싸서 구운 것), 감초(볶은 것) 각각 2g. 위의 약들을 썰어서 1첩으로 하여 오매 1개, 등심초 2g과 함께 물에 달여 먹는다[회춘].
**유정(정액이 무의식적으로 나오는 증)일 때** 연자육 30g, 주사 4g을 각각 따로 가루 내어 잘 섞어서 한번에 4~6g씩 하루 2~3번 끼니 사이에 더운물에 타서 먹는다.

**Point** 약선요리

**신체의 노화방지, 자양강장에 효과적인 연실죽**
연실 10~15g, 백미 50g
연실을 물에 끓여서 부드럽게 한 다음 으깨어 두었다가 백미 죽이 되기 직전에 넣어 두 세 차례 보글보글 끓이면 된다. 아침저녁의 식간에 복용하며 가능한 따뜻해야 좋다.

**비만인의 혈압과 혈중지방을 동시에 체중을 줄여주는 다이어트 식품 연엽죽**
연엽 1장, 백미 약간
생연잎은 구하기 어려워 여름에 잘 씻어 음지에서 말렸다가 겨울에 사용하며, 그물로 된 주머니에 보관한다. 잎이 크고 색이 진하며 잎에 반점이 없는 것이 좋다. 끓일 때는 잘게 썰어서 한다. 연잎을 잘 씻어서 물로 끓이고 그 끓인 물로 죽을 순다. 여름에는 묽게 죽을 쑤어 차대신 마시면 좋다. 보통 때는 식간의 간식으로 먹는다.

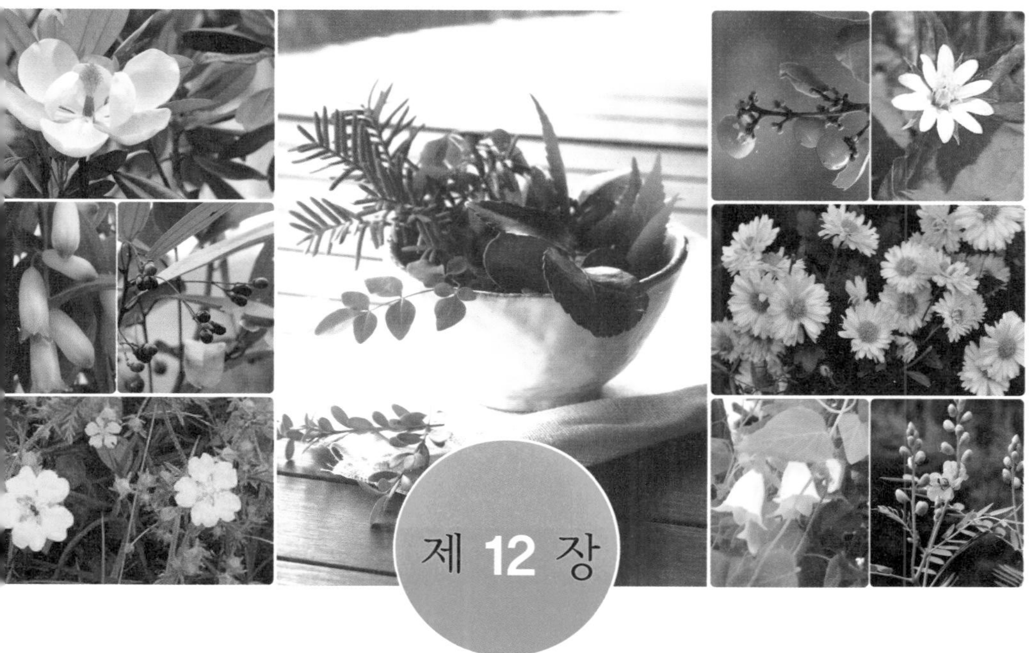

제 12 장

# 체내의 한기를 풀어주어 몸을 따뜻하게 해주는 약초 약재

- 체내의 한기를 풀어주어 몸을 따뜻이 해주는 약초

# 목서나무

생약명: 계화



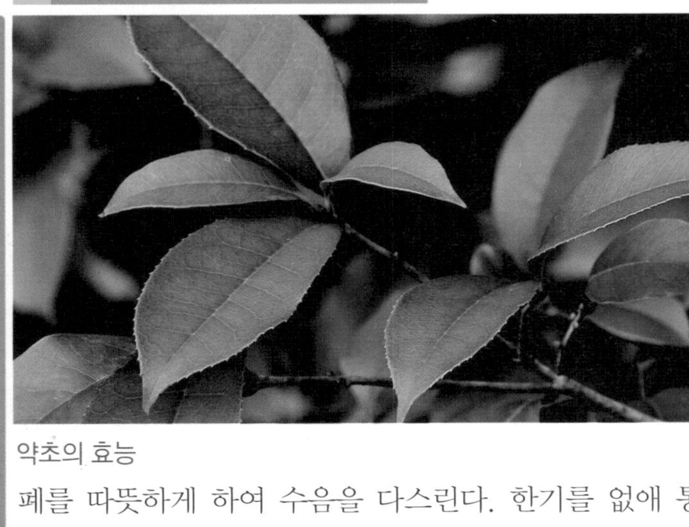

약초의 효능

폐를 따뜻하게 하여 수음을 다스린다. 한기를 없애 통증을 제거한다. 주로 담음 기침, 복부가 차가운 복통, 이질성혈변, 생리통과 폐경, 치통 구취 등을 치료한다.

생태와 특징

상록 교목 혹은 관목이고 높이는 18m 까지 자란다. 껍질이 회갈색이고 작은 가지는 황갈색이며 털이 없다. 잎은 대생엽이다. 개화기는 9~10월이고 결실기는 다음 해 3월이다.

약용부위

꽃

채취시기

9~10월에 꽃이 필 때 채취하고 이물을 제거한다. 그 다음에 그늘에 말린 후에 밀봉하여 보관한다.

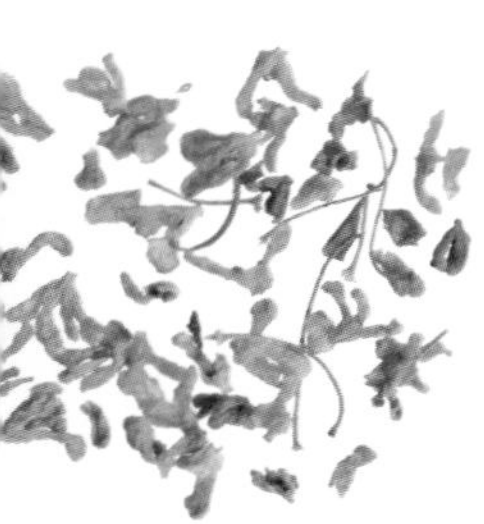

약초의 성질

맛은 맵고 따뜻한 성질이 있다. 폐경, 비경, 신경에 속한다.

# 오수유

학명: Evodia officinalis, E. rutaecarpa
이명: 오수, 좌력, Evodia fructus



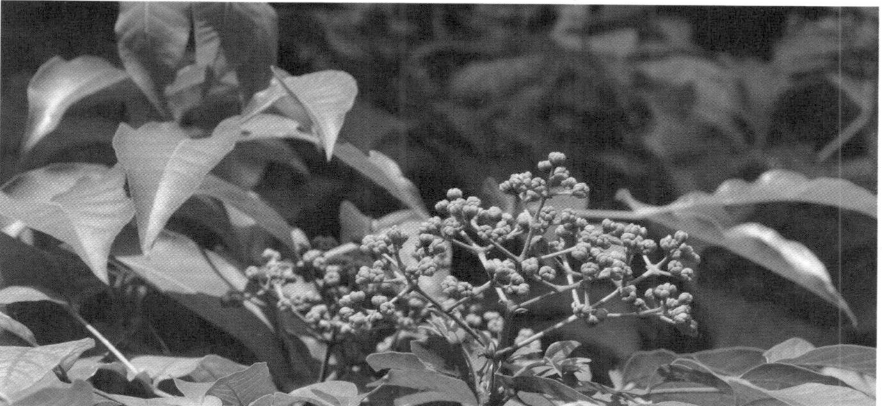

약초의 효능

한기를 풀어주어 통증을 제거한다. 기를 강하시켜 구역을 멈추게 한다. 양기를 도와 설사를 멎게 한다. 주로 복통, 고혈압 등을 치료한다.

생태와 특징

상록 관목 혹은 작은 교목이며 높이는 3~10cm이다. 껍질은 청회갈색이고, 어린 가지는 자주갈색이다.

약용부위 열매

채취시기 열매가 벌어지기 전 열매 맺은 가지를 잘라 햇볕에 말리거나 저온에 건조시킨다. 가지, 잎, 과실 가지 등 이물을 제거한다.

약초의 성질 맛은 맵고 쓰다. 뜨거운 성질이 있다. 약간 독이 있다. 간경, 비경, 위경, 신경에 속한다.

사용방법 말린 약제 1.5~5g에 물 700ml를 넣고 약한 불에서 반으로 줄 때까지 달여 하루 2~3회로 나누어 마신다.

손설과 수곡리를 치료한다.

**가감목향산** 목향, 양강, 승마, 빈랑, 인삼, 백출 각각 10g, 신국(볶은 것) 8g, 육두구(잿불에 묻어 구운 것), 오수유(끓는 물에 씻은 것), 건강(싸서 구운 것), 진피, 사인 각각 2g. 위의 약들을 거칠게 가루내어 한번에 20g씩 달여서 빈속에 먹는다. ● 또한 장풍과 손설도 치료한다[강목].

**헛배가 부를 때** 오수유 10~20g, 건강 7~8g을 같이 물에 달여 한번에 30~50ml씩 하루 3번 먹는다.

**흉통(가슴아픔)이 있을 때** 오수유 가루 내어 식초에 개어 아픈 곳에 붙여주거나 열매 8g을 200ml 되는 물에 달여 하루 3번에 나누어 먹는다.

**Point** 약선요리

**손발이 냉하고 요도염에 효과적인 오수유정향차**

오수유 50g, 정향 40g, 물 1000ml

오수유와 정향을 물에 깨끗이 씻은 후 물기를 제거한다. 차관에 재료를 넣어 물을 붓고 달인다. 물이 끓기 시작하면 약한 불로 은근하게 오랫동안 달인다. 건더기를 건져내고 달인 물을 시원하게해서 먹으면 된다.

# 산내

생약명: 산내





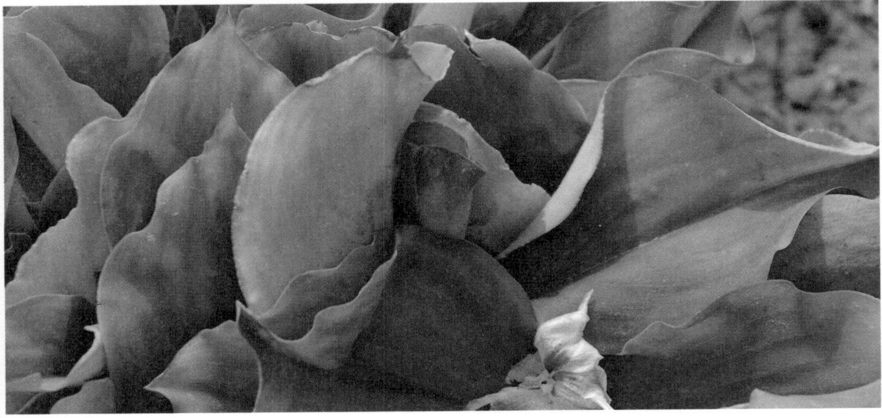

약초의 효능

기를 잘 흐르게 하고 배속을 따뜻하게 한다. 음식을 소화시킨다. 진통 작용을 한다. 주로 흉부가 가득 찬 팽만감, 복부가 냉한 통증, 소화불량 등을 치료한다.

생태와 특징

다년생 초본 식물. 근경은덩이뿌리로 한 개 또는 여러 개가 붙어있다. 녹백색이고 향기가 있다. 잎은 2~4개이고 첩지생장하며 근원형 또는 난형이다. 개화기는 8~9월이다.

약용부위

근경

채취시기

겨울에 채취하여 깨끗이 씻은 다음 얇게 썰어 햇볕에 말린다.

약초의 성질

맛은 맵고, 성질은 따뜻하다. 위경에 속한다.

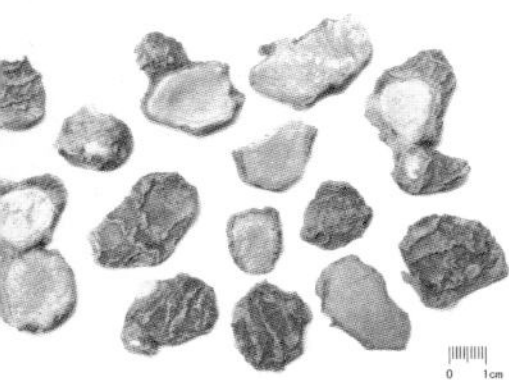

# 초피나무

학명: Zanthoxylum piperitum
이명: 산초, 천초, 화초, 제피나무, 조피나무, 좀피나무, Prickly ash



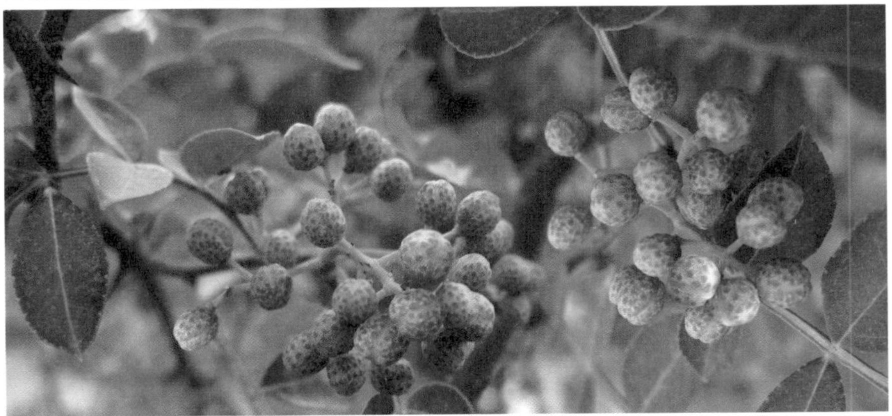

약초의 효능
배속을 따뜻하게 하여 통증을 제거한다. 습을 제거하여 설사를 멎게 한다. 살충과 가려움을 멎게 한다. 주로 비위가 허하고 차가운 통증, 습진, 피부 가려움증 등을 치료한다.

생태와 특징 낙엽 관목 혹은 작은 교목이고 향기가 있고 가볍고 부드러운 털이 있다. 줄기에 가시가 있다.

약용부위 열매껍질

채취시기 과실이 성숙하면 맑은 날씨에 과실 이삭을 채취한다.

약초의 성질 맛은 맵고, 성질은 따뜻하고, 약간 독이 있다. 비경, 위경, 신경에 속한다.

사용방법 말린 약제 2~5g에 물 800ml를 넣고 약한 불에서 반으로 줄 때까지 달여 하루 2~3회로 나누어 마신다.

**소화 장애와 헛배가 왔을 때** 엿기름 150g, 조피열매 30g, 건강 100g을 가루로 만들어 1회 7g씩 1일 3번 나눠 끼니 뒤에 미음에 타서 복용하면 효과가 있다.

**음낭이 붓고 허리와 무릎 통증이 있을 때** 볶은 초피나무열매 30g과 다시마 18g을 섞어 가루로 만들어 술에 반죽해 1알을 0.2g짜리 환으로 만들어 1회 8알씩 1일 3번 나눠 따뜻한 물로 10일간 복용하면 좋다.

**Tips** 산나물 만들어 먹는방법

어린잎으로 장아찌를 담그거나 향신료로 쓴다. 열매껍질 가루를 향신료로 사용한다.

**Point** 약선요리

**불면증, 냉증이 심하거나 피로할 때는 산초술**
산초의 가지, 잎, 꽃, 열매 적당량, 소주 준비한 재료의 3배
잔가지는 3cm정도로 자르고, 두꺼운 가지는 껍질을 벗겨서 껍질을 잘게 썬다.(두꺼운 가지가 약효가 더 크다) 꽃과 잎은 살짝 물에 헹구어 물기를 빼고, 열매는 그대로 사용한다. 재료를 용기에 넣고 그 양의 3배정도의 소주를 부어 밀봉한 다음 시원한 곳에 보관하면 된다. 3개월 정도가 지나면 특유의 향내가 강한 호박색의 약술이 완성된다. 알맹이는 그대로 두고 사용하는 것이 좋다.

# 회향

학명: Foeniculum vulgare
이명: 회향, 항자, 토회향, Foeniculi fructus



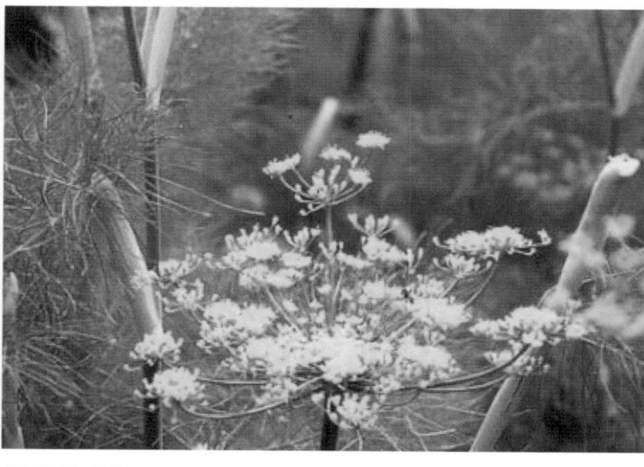

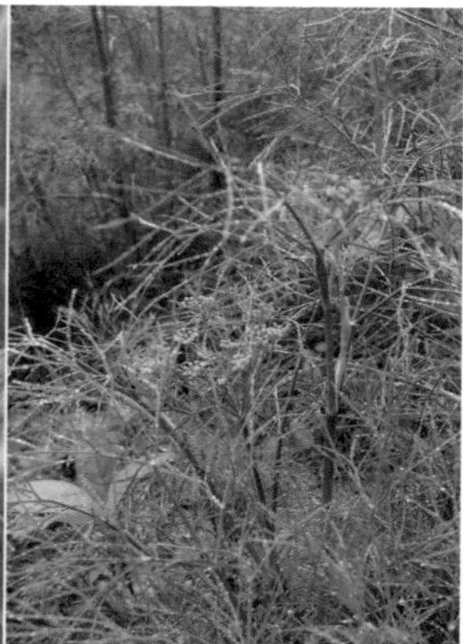

약초의 효능

한기를 풀어 통증을 없앤다. 기를 다스려 위를 편안하게 한다. 주로 한기성 복통, 고환이 내려앉은 것, 생리통 등을 치료한다.

생태와 특징

다년생 초본 식물이고 높이는 0.4~2m이다. 강렬한 향기가 있다. 줄기는 직립하며 털이 없고 회녹색이다. 개화기는 여름이고 결실기는 가을이다.

약용부위 열매

채취시기 가을에 열매가 성숙할 때 채취하고 햇볕에 말린다. 열매를 채취하고 이물을 제거한다.

약초의 성질 맛은 맵고 따뜻한 성질이 있다. 간경, 신경, 비경, 위경에 속한다.

사용방법 말린 약제 3~6g에 물 800ml를 넣고 약한 불에서 반으로 줄 때까지 달여 하루 2~3회로 나누어 마신다.

비기와 신기가 허하여 아침 저녁으로 묽은 설사를 하는 것을 치료한다. **조중건비환**
백출, 보골지(볶은 것), 가자(싸서 구운 것), 육두구(잿불에 묻어 구운 것) 각각 40g, 적복령, 진피 각각 32g, 황련(오수유 달인 물에 축여 볶은 것) 28g, 신국 24g, 목향, 후박, 회향(볶은 것), 사인, 산약,연씨 각각 20g. 위의 약들을 가루내어 죽에 반죽하여 벽오동씨만하게 알약을 만든다. 한번에 70알씩 빈속에 연씨를 달인 물로 먹는다[입문].

**급성위염으로 급성 염증이 생길 때(체기)**
회향 80g, 생강 160g을 함께 하룻밤 두었다가 약한 불에 누렇게 닦아서 가루낸다. 이것을 술로 반죽하여 0.2g되게 알약을 만든다. 한번에 30~40알씩 하루 3번 끼니 뒤에 먹는다.

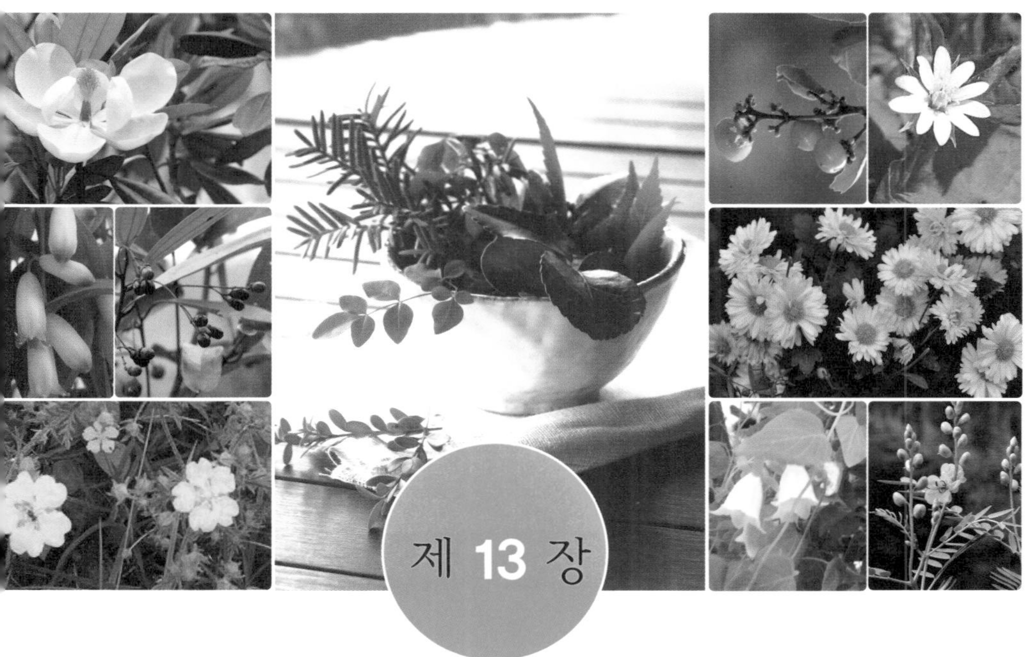


# 대변이 적체된 것을 잘 통하게 하는 약초 약재

- 차가운 기운으로 변비를 없애주는 강한 약초
- 윤활작용을 이용하여 변비를 없애주는 약초
- 독성을 이용하여 변비를 없애주는 약초

# 알로에

학명: Aloe vera, Aloe arborescens
이명: 노회, 상담, 눌회, 알로에, Aloe



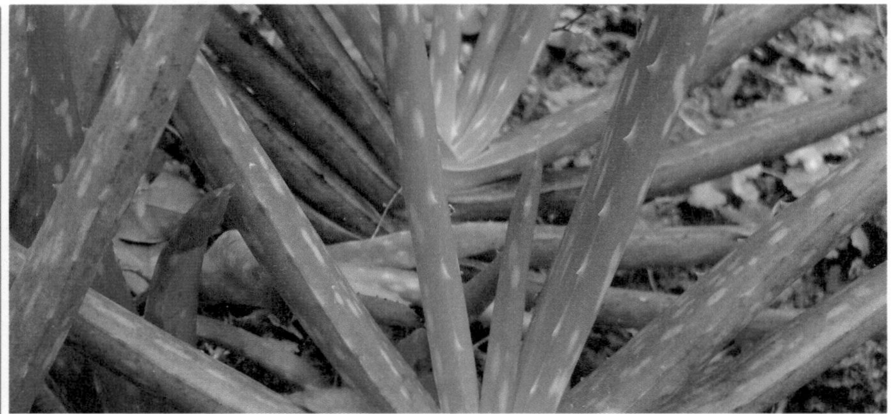

약초의 효능

대변을 잘 통하게 해주고 간을 맑게 해준다. 살충 효과도 있다. 주로 변비, 간기 왕성으로 인한 두통, 충혈된 눈 경풍, 기생충으로 인한 복통, 개선, 치질 등을 치료한다.

생태와 특징

쿠라소 알로에 줄기는 매우 짧고 잎은 줄기 밑 부분에 무더기로 자란다. 개화기는 2~3월이다. 개화기는 8~9월이다.

약용부위 잎의 즙액

채취시기 심은 지 2~3년 후에 바로 수확할 수 있다. 중부와 남부에서 잘 자라는 잎을 따서 용기에 넣어 즙액이 마르면 된다. 또 햇볕에 말리면 '노회'가 된다.

간에 실열이 있어서 옆구리가 아픈 것을 치료한다. **당귀용회환**
당귀, 용담초, 산치자, 황련, 황백, 황금 각각 40g, 대황, 노회, 청대 각각 20g, 목향 10g, 사향 2g. 위의 약들을 가루내서 봉밀에 반죽하여 팥알만하게 알약을 만든다. 한번에 20~30알씩 생강을 달인 물로 먹는다[강목].

**멀미가 날 때** 알로에잎을 5cm 가량 잘라 조금씩 씹는다.

**백일해(백날기침)** 알로에(노회) 10g을 물에 달여 찌꺼기를 짜버리고 설탕가루를 달달하게 타서 하루 3번 나누어 먹인다. 생즙을 짜서 작은찻숟가락으로 하나씩 먹어도 좋다.

약초의 성질 맛은 쓰고 차가운 성질이 있다. 간경과 대장경에 속한다.

사용방법 말린 약제 0.6~1.5g을 환제 또는 분말로 만들어 캡슐에 넣어 먹는다.

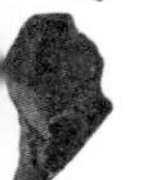
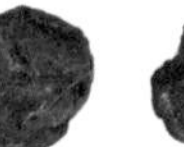

# 약용대황

학명: Rheum officinale, R. palmatum var. palmatum
이명: 대황, 황근, 약용대황, 장군풀, Rhei radixet rhizoma



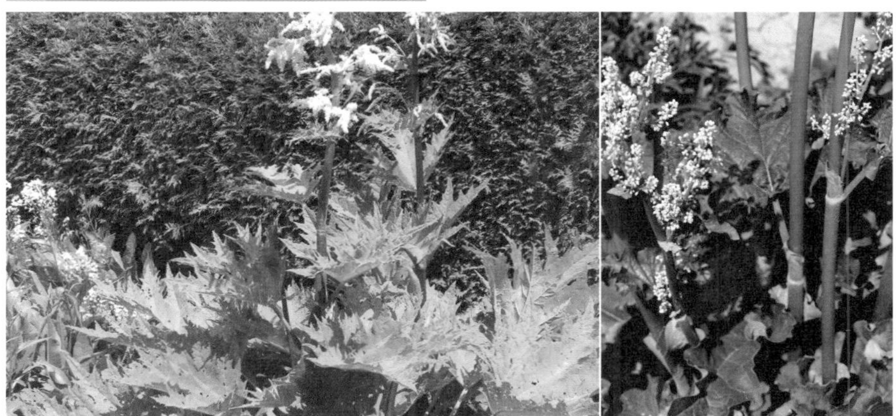

약초의 효능

적체된 것을 풀어주고, 습열을 내려준다. 열을 제거하고, 혈액을 차갑게 한다. 해독작용을 한다. 주로 변비, 가슴 답답함, 습열, 이질, 설사, 황달, 소변이 잘 나오지 않을 때, 눈 충혈, 복통, 복부에 뭉쳐 있는 것(혹, 물혹) 등을 치료한다.

생태와 특징 다년생 초본식물. 뿌리줄기는 굵고 줄기는 곧게 서고 높이 약2m이며 속이 비어있고 매끄러우며 털이 없다. 개화기는 6~7월이며 결실기는7~8월이다.

약용부위 뿌리줄기

채취시기 7월 결실이 성숙된 후 채취하여 흙을 제거하고 햇볕에 말린다. 건조 후 겉껍질을 제거하고 7~10cm로 잘라 다시 말린다.

약초의 성질 맛은 쓰고 성질은 차갑다. 위경, 대장경, 간경, 비경 에 속한다.

간이 실한 것을 치료한다. ● **세간산**
강활, 당귀, 박하, 방풍, 대황, 천궁, 산치자(볶은 것), 감초(볶은 것) 각각 4g. 위의 약들을 썰어서 물에 달여 먹는다. 용담초 4g을 넣어서 쓰면 더 좋다[해장].

**소아 구내염(입안염)이 있을 때** 대황 15~30g을 잘게 썰어 물 300~800ml를 붓고 150~300ml가 되게 달여 하루 4~5번씩 입 안을 가셔낸다. 1살 안팎의 어린이들은 달인 물에 약솜을 적셔 입 안을 자주 닦아준다.

**소아 변비일 때** 대황 4g, 당귀 6g을 각각 보드랍게 가루내서 고루 섞은 다음 한번에 1살 된 어린이에게는 0.7g씩 하루 3번 꿀물에 타서 먹인다. 설사를 시키고 대변이 잘 나가게 한다.

**구내염으로 잇몸, 혀, 입안점막 등의 염증이 있을 때** 대황 잘게 썬 것 40g에 물 300ml를 넣고 150ml되게 달여 하루에 4~5번씩 입 안을 가글하거나 약솜에 적셔 입 안을 자주 닦아준다.

사용방법 말린 약제5~10g에 물 800ml를 넣고 약한 불에서 반으로 줄 때까지 달여 하루 2~3회로 나누어 마신다.

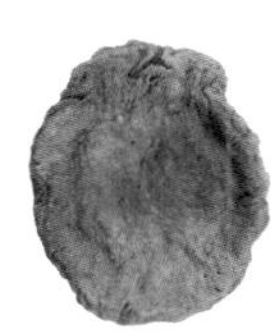
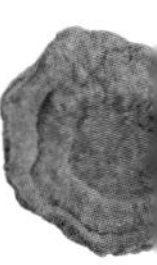

# 대마

학명: Cannabis sativa
이명: 마자인, 화마인, 대마인, Cannabis fructus

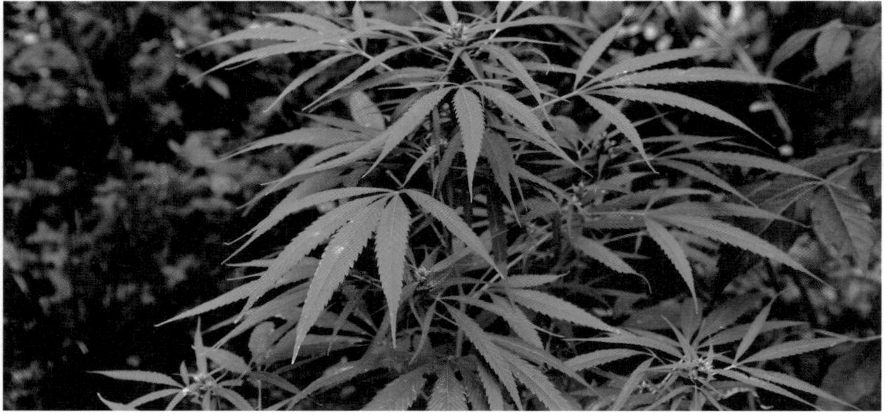

약초의 효능

대장을 부드럽게 해주고, 소변을 통하게 해준다. 그리고 혈액 순환을 촉진한다. 주로 대장이 건조해서 생긴 변비, 풍비, 소갈증, 임증, 이질, 월경 불순, 피부병, 단독 등을 치료한다.

생태와 특징

일년생 초본 식물이며 높이는 1~3m이다. 줄기는 직립하고 겉에 세로로 패인 줄이 있으며 짧고 가볍고 부드러운 털이 있다. 개화기는 5~6월이고 결실기는 7~8월이다.

**유즙부족(젖부족증)일 때** 역삼씨(대마인) 짓찧어서 물에 달여 한번에 10ml씩 하루 3번 먹는다. 또는 보드랍게 가루 내어 졸인 꿀로 반죽하여 알약을 만들어 한번에 3~4g씩 하루 2~3번 먹어도 된다. 역삼씨는 혈액순환을 좋게 하고 젖도 잘 나오게 한다.
**사마귀가 생겼을 때** 대마전초를 썰어 적당한 농도로 달여서 하루에 한 번씩 사마귀를 씻어준다. 1주일간만 반복하면 저절로 없어진다.

약용부위 씨앗

채취시기 10~11월에 열매가 대부분 성숙되었을 때 줄기를 잘라 햇볕에 말린 후에 탈곡하여 이물을 제거한다.

약초의 성질 맛은 달고 평한 성질이 있다. 비경, 위경, 대장경에 속한다.

사용방법

말린 약제 10~15g을 빻은 다음 물 800ml를 넣고 약한 불에서 반으로 줄 때까지 달여 하루 2~3회로 나누어 마신다.

# 앵도

학명: Prunus nakii, P. humilis
이명: 욱리인, 이스라지씨, Pruni japonicae semen

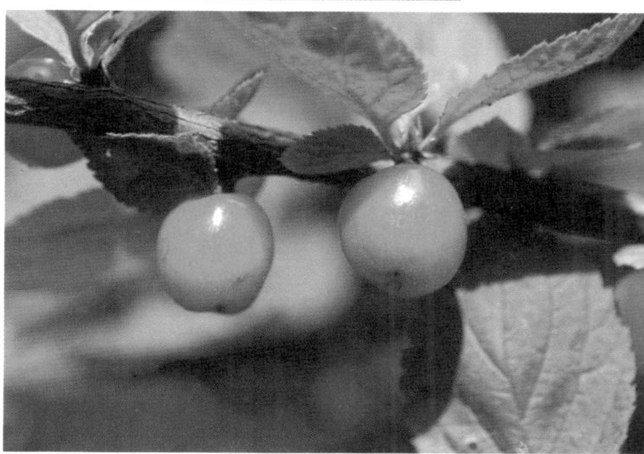

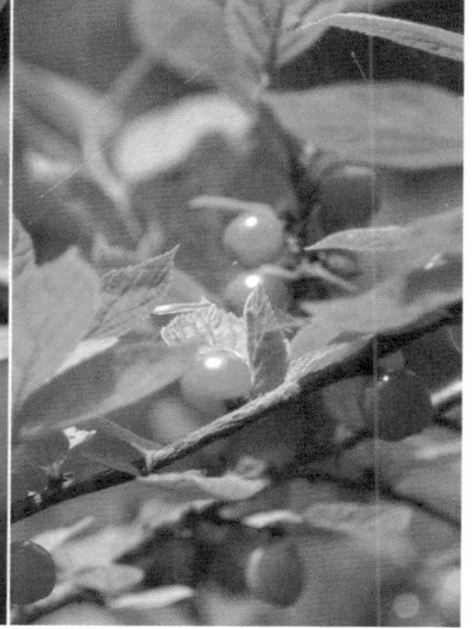

약초의 효능

장을 윤택 하게 하여 장을 매끄럽게 한다. 기를 내려주어 소변을 잘 보게 한다. 주로 대장의 기가 막혔을 때, 변비, 각기, 소변이 잘나오지 않을 때 등을 치료한다.

**진액이 부족하여 생긴 변비와 몸푼 뒤에 생긴 변비를 치료**한다. 일명 자장오인환(滋腸五仁丸)이라고도 한다.
**오인환** 귤홍 160g(따로 가루낸다), 도인, 행인 각각 40g, 백자인 20g, 이스라치씨(욱리인, 볶은 것) 8g, 잣씨(송자인) 5g. 위의 약들을 각각 따로 가루내어 봉밀에 반죽한 다음 벽오동씨만하게 알약을 만든다. 한번에 50-70알씩 빈속에 미음으로 먹는다[득효].

생태와 특징 낙엽관목, 높이1~1.5m나무껍질 회갈색, 어린가지는 황종 색이며 매끄럽다.

약용부위 씨

채취시기 5중순~6월 초순 과실이 선홍색일 때 채취하여 음지에 보관하여 과육이 부패하면 핵을 분리해 햇볕에 약간 말린 후 겉껍질을 제거해 속 씨앗을 얻는다.

약초의 성질 맛은 맵고, 쓰고, 달다. 성질은 평하다. 비경, 대장경, 소장경에 속한다.

사용방법 말린 약제5~10g에 물 800ml를 넣고 약한 불에서 반으로 줄 때까지 달여 하루 2~3회로 나누어 마신다.

**Point** 약선요리

**갱년기장애**
복숭아씨(도인), 잣(해송자), 이스라치씨(욱리인) 각각 4g을 짓쪄서 즙을 짠다. 여기에 쌀가루를 조금 넣고 죽을 쑤어 먹는다.

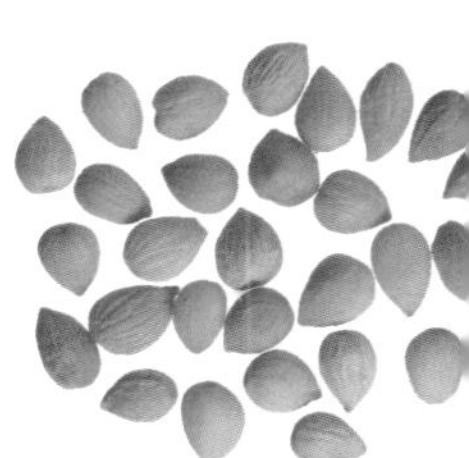

# 나팔꽃

학명: Pharbitis nil, P. purpurea
이명: 견우자, 견우, 나팔꽃씨, Pharbitidis semen



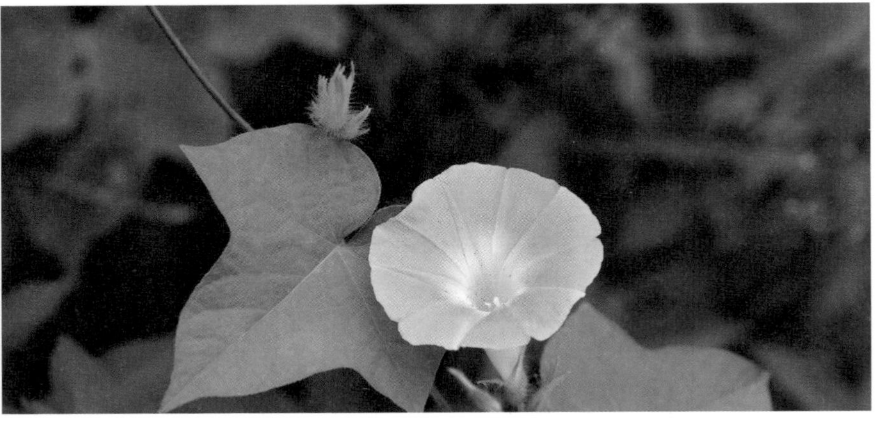

약초의 효능

변을 잘 보게 해주고, 가래를 없애주고, 살충 효과도 있다. 주로 수종, 복수, 각기, 가래로 인한 기침, 변비, 식체, 요통, 음낭 수종, 독창 등을 치료한다.

생태와 특징 일년생 덩굴 초본 식물이다. 식물에 짧은 가볍고 부드러운 털과 단단한 털이 있다. 잎은 대생엽이다. .

약용부위 씨앗

채취시기 가을에 열매가 성숙되면 아직 터지기 직전에 덩굴을 채취하여 햇볕에 말린다.

약초의 성질 맛은 쓰고 맵다. 차가운 성질이 있고 독이 있다. 폐경, 신경, 대장경에 속한다.

기운이 잘 오르내리지 못하여 변비가 생기고 벌겋고 누런 오줌이 나오는 것을 치료한다.
**추기환** 견우자(맏물가루 낸 것), 대황, 빈랑, 지실, 진피, 황금 각각 같은 양. 위의 약들을 가루 내어 생강즙을 두고 쑨 풀에 반죽해서 벽오동 씨만하게 알약을 만든다. 한번에 30~50알씩 연하게 달인 생강물로 먹는다[득효].
**가래(담, 담음)가 있을 때** 나팔꽃씨 160g(절반은 닦은 것), 소젖에 축여 볶은 주염열매 80g을 가루 내어 생강즙으로 쑨 풀로 반죽해서 0.15g 되게 알약을 만든다. 이것을 한번에 20알씩 하루 2~3번 형개 달인 물로 먹는다.
**간경변증으로 간 기능이 장애되고 배에 물이 차는 상태일 때** 감수, 나팔꽃씨(견우자) 2 : 3의 비로 보드랍게 가루 내어 한번에 0.5~1g씩 하루 3번 끼니 뒤에 먹는다. 또는 감수 2g, 나팔꽃씨 4g을 물에 달여 하루 3번에 나누어 먹기도 한다.



사용방법 말린 약제 3~10g에 물 800ml를 넣고 약한 불에서 반으로 줄 때까지 달여 하루 3회로 나누어 마신다.

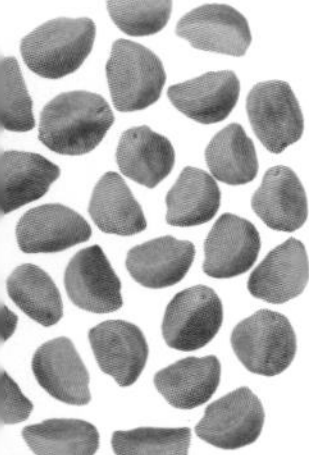

# 버들옻

학명: Euphorbia pekinensis, E. esula
이명: 하마선, 버들옷, 공거, Euphorbiae pekinensis radix



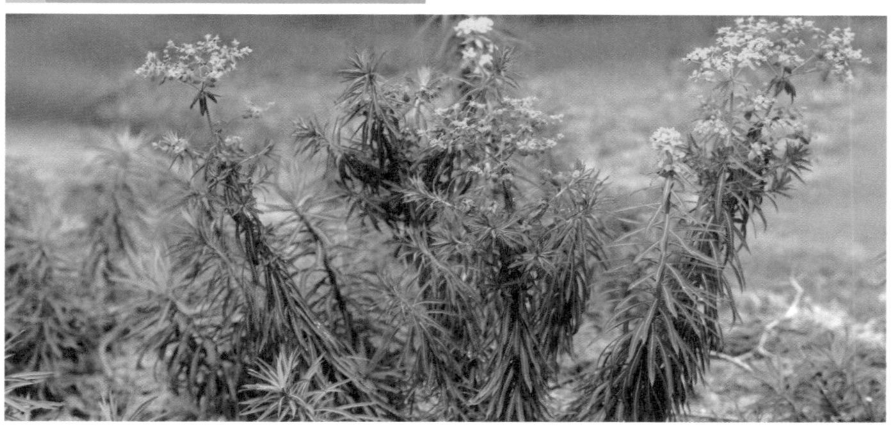

약초의 효능

이뇨작용도 한다. 대변을 잘 보게 해준다. 부기를 가라앉히고 뭉친 것을 풀어준다. 주로 수종, 가슴과 배의복수, 가래가 쌓여 있을 때, 대변과 소변이 잘 나오지 않을 때, 종기 등을 치료한다.

**간경변증으로 간 기능이 장애되고 배에 물이 차는 상태일 때** 버들옻(대극) 보드랍게 가루 내어 약한 불에 볶아서 갖풀갑에 넣어 한 번에 0.6~0.8g을 2일 또는 3일에 한번씩 7~8번 먹은 다음 1주일 동안 끊고 증상을 보아 가면서 다시 먹는다.

**급성콩팥염, 급성신염일 때** 버들옻(대극) 뿌리를 캐어 깨끗이 씻어 겉껍질을 긁어버리고 잘게 썬 것 500g에 소금 15g을 넣고 고루 섞은 다음 약한 불에 볶아 보드랍게 가루낸 것을 한 번에 1~1.5g씩 하루 2번 갖풀갑에 넣어 먹고 하루 지나 또 먹는다. 이런 방법으로 6~9번 먹는다.

생태와 특징 다년생 초본 식물이고 높이는 30~90cm이다. 식물은 흰 즙액이 있고 털도 있다. 뿌리는 굵다. 줄기는 윗부분부터 가지가 생긴다.

약용부위 뿌리

채취시기 가을에 땅 위에 있는 부분이 시든 후부터 새싹이 나기 전까지 뿌리를 캐서 잔줄기와 잔뿌리를 제거한다. 다음에 흙을 깨끗이 씻어 얇게 자르거나 작게 잘라 햇볕에 말리거나 온돌에 말린다.

약초의 성질 맛은 쓰고 맵다. 차가운 성질이 있고 독이 있다. 폐경, 비경, 신경에 속한다.

사용방법 말린 약제1.5~3g에 물600ml를 넣고 약한 불에서 반으로 줄때까지 달여 하루2~3회로 나누어 마신다.

0 1cm

# 속수자

학명: Euphorbia lathyris
이명: 천금자, 천량금, 생약명: Euphorbiae semen



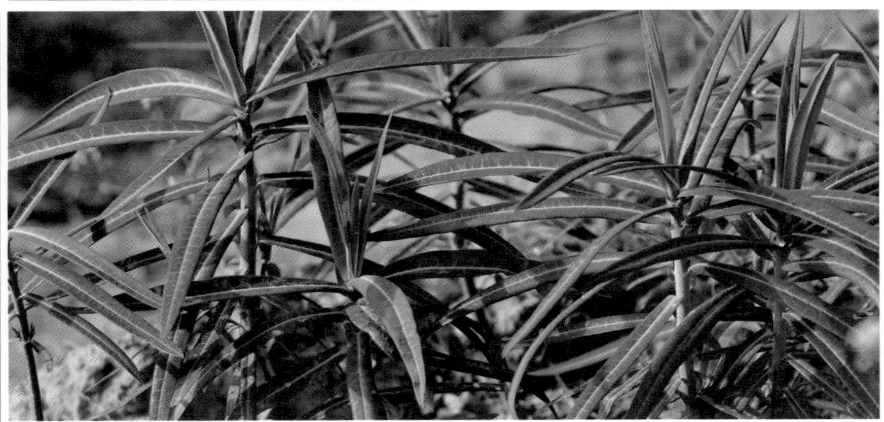

약초의 효능

붓기를 가라앉히고 징을 없애준다. 해독과 살충 효과가 있다. 주로 수종, 복수, 대변과 소변이 잘 통하지 않을 때, 폐경, 개선, 용종, 독사에 물림, 무사마귀 등을 치료한다.

**대소변이 잘 나가게 한다.** 가루내서 한번에 4~8g씩 미음에 타서 먹거나 알약을 만들어 먹어도 된다.[본초]

생태와 특징

이년생 초본 식물이고 높이는 1m까지 자란다. 식물은 흰 즙액이 있고, 줄기는 굵으며 가지가 많다. 잎은 단엽이며 대생엽이다.

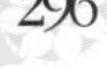


약용부위 씨앗

채취시기 남쪽에서는 7월 중순과 하순, 북쪽에서는 8~9월 상순에 열매가 흑갈색으로 변할 때에 딴다. 채취 후 햇볕에 말린 다음 탈곡하고 이물을 제거한다. 그 다음에 완전히 마를 때까지 말린다.

약초의 성질 맛은 맵고 따뜻한 성질이 있다. 독성이 있다. 간경, 신경, 대장경에 속한다.

사용방법 1일 0.5~1g을 환제로 만들어 3회로 나누어 먹는다.(반드시 독을 뺀 것을 사용한다) 외용은 적당량을 사용한다.

# 자리공

학명: *Phytolacca esculenta*
이명: 상륙, 당륙, 장류근, phytolaccae radix

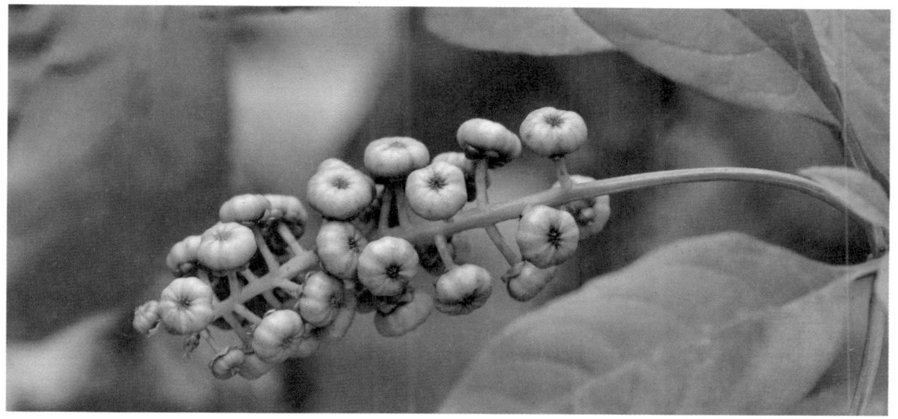

약초의 효능

붓기를 가라앉히고 대변과 소변을 통하게 해준다. 해독 효과도 있고 몸에 뭉친 것을 분산시킨다. 주로 수종, 더부룩함, 대변과 소변을 잘 보지 못할 때, 연주창, 독창 등을 치료한다.

생태와 특징 다년생 초본 식물이고 높이는 1.5m이다. 식물에는 털이 없고 매끄러우며 뿌리는 굵다. 줄기는 붉은 자주색이며, 가지가 많다.

약용부위 뿌리

채취시기 파종한 것은 2~3년이 되면 수확하고, 모종으로 심은 것은 1~2년이 되면 수확한다. 겨울에 캐서 줄기를 제거하고 뿌리를 깨끗이 씻은 다음에 1cm씩으로 자르고 햇볕에 말리거나 온돌에 말린다.

약초의 성질 맛은 쓰고 차가운 성질이 있다. 독성이 있다. 폐경, 신경, 대장경에 속한다.

사용방법 말린 약제 3~10g에 물 800ml를 넣고 약한 불에서 반으로 줄 때까지 달여 하루2~3회로 나누어 마신다.

**대소변이 잘 나가게 하여 10가지 수종을 낫게 한다.** 흰빛이 나는 것을 캐서 가루 내어 먹거나 알약을 만들어 먹으면 더 좋다.[본초]

**뾰루지(종처)가 났을 때** 자리공(상륙) 잎을 비벼서 아픈 부위에 붙인다. 여러 가지 균을 죽이는 작용이 있어 염증을 잘 낫게 한다. 그러나 하루에 2~3g 이상을 먹으면 설사를 일으키기 때문에 주의하여야 한다.

**관절염일 때** 자리공잎을 짓찧어 붙이면 10분 후에 아픈 것이 멎는다. 2~3일간 계속 한다.

**요폐증(오줌을 누지 못하는 것)일 때** 자리공 4g과 쇠고기 100g을 함께 끓여 하루 3번에 나누어 먹는다.

**Tips** 산나물 만들어 먹는방법

독성이 있지만 어릴 때 연한 잎을 채취하여 먹는다.

# 팥꽃나무

학명: Daphnegenkwa Siebold
이명: 거수, 패화, 적화, Genkwa flos

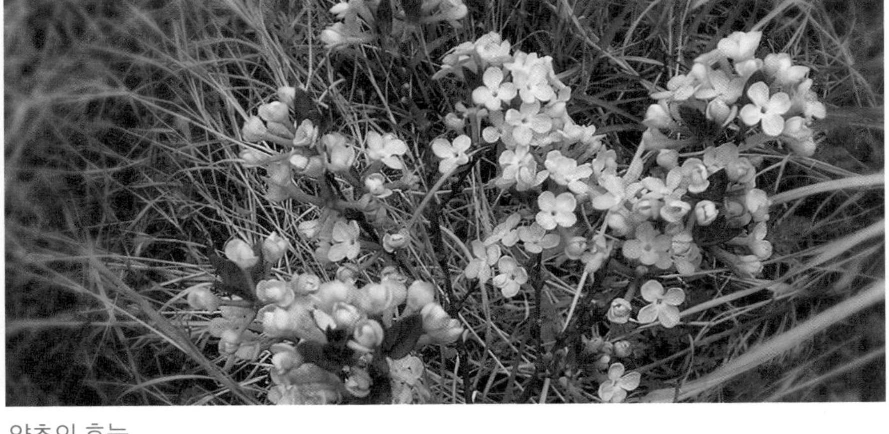

약초의 효능
소변을 잘 보게 해주고 가래를 없애주고, 기침을 멎게 해준다. 해독과 살충 효과가 있다. 주로 수종, 복부 팽만증, 가슴에 물고임, 기침, 종기, 피부병 등을 치료한다.

생태와 특징 직립 낙엽 관목이며 높이는 1m이다. 뿌리는 10cm가 될 수 있으며 주요한 뿌리에는 가지가 있다.

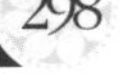


약용부위 꽃망울

채취시기 봄에 꽃이 피기 전에 따서 이물을 제거하고 햇볕에 말리거나 온돌에 말린다.

약초의 성질 맛은 맵고 쓰다. 따뜻한 성질이 있고 독성이 있다. 폐경, 비경, 신경에 속한다.

사용방법 말린 약제 1.5~3g에 물 800ml를 넣고 약한 불에서 반으로 줄 때까지 달여 하루 2~3회로 나누어 마신다. 분말은 0.5~1g을 복용한다.(식초를 조금 넣고 달이거나 볶으면 독성이 줄어든다)

노채를 치료한다. **연심산**
당귀, 황기, 감초, 별갑(식초를 발라 구운 것), 전호, 시호, 독활, 강활, 방풍, 방기, 복령, 반하, 황금, 진피, 아교주, 육계, 작약, 마황(뿌리와 마디를 버리지 않은 것), 행인, 연화예, 천남성, 천궁, 지각 각각 2g, 원화(식초에 축여 까맣게 되도록 볶은 것). 위의 약들을 썰어서 1첩으로 하여 생강 3쪽, 대추 2알과 함께 물에 달여 먹은 다음 토하는 것을 기다렸다가 이상한 것이 나오면 원화의 양을 점차 줄여야 한다. 원화는 감초와 상반되는데 충을 죽인다. 원화는 볶아서 써야 열을 내리고 찬 기운을 없앤다. 이것이 묘리이다[단심].

**치조농루증(너리증)일 때** 팥꽃나무꽃(원화) 6g을 물 500ml에 달여 150ml되게 졸인 것을 한 번에 15ml씩 하루 3번 끼니 뒤에 입에 물고 1분 정도씩 있다가 뱉아버린다.

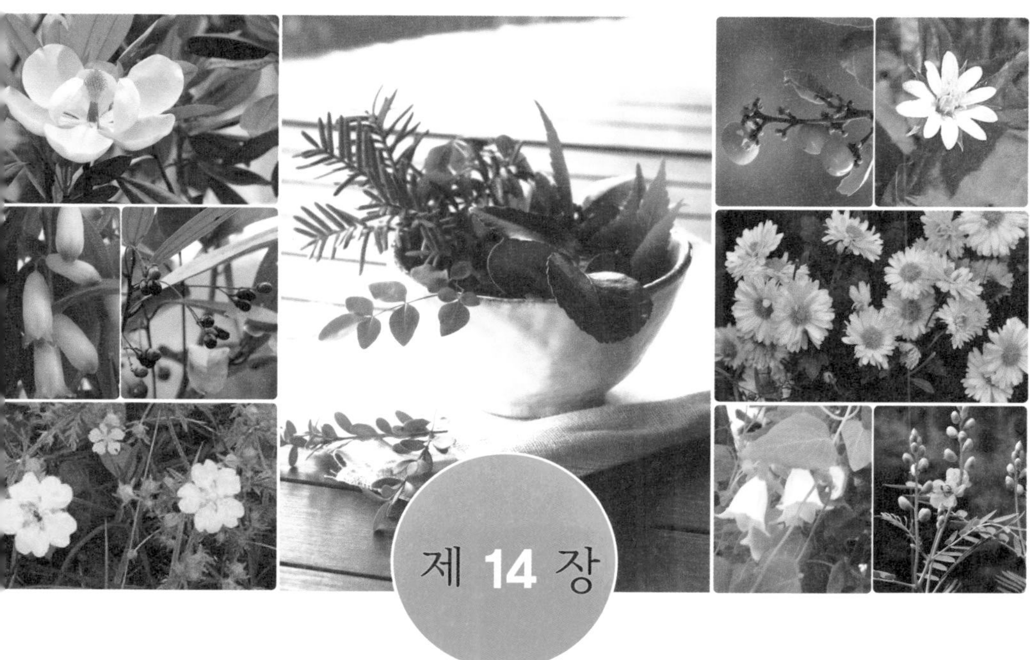

제 14 장

# 이뇨작용과 체내 습을 배설시키는 약초 약재

- 이뇨 작용으로 수종을 빼주는 약초
- 소변이 잘 나오게 하는 약초
- 이뇨와 습을 배설시키고 황달을 빼내는 약초

# 동아

학명: Benincasa hispide
이명: 동과자, 과자, 동과인, 동아, Benincasae semen



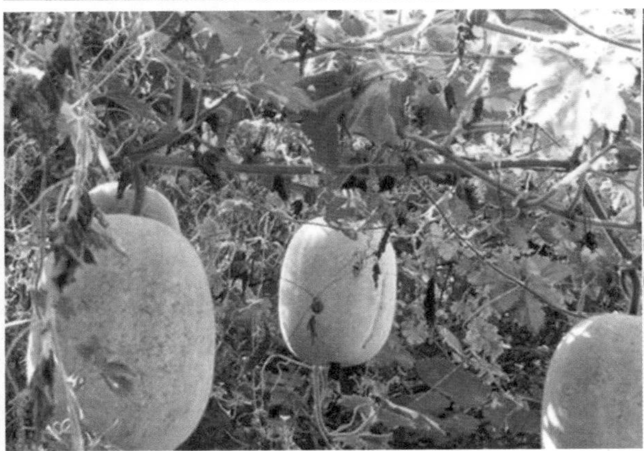

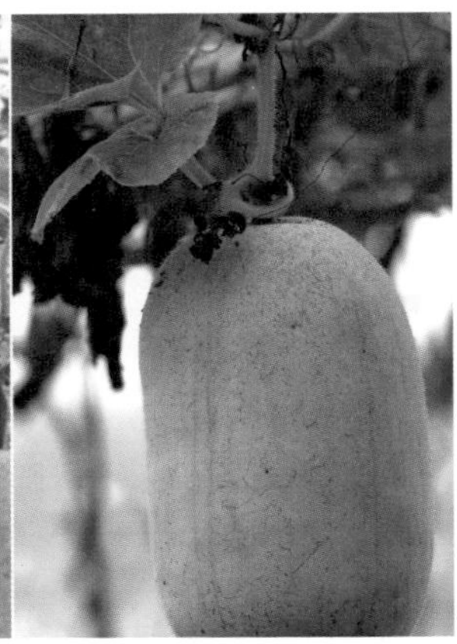

약초의 효능

열을 내려주고 소변을 잘 보게 한다. 부기를 빼준다. 주로 소변이 잘 나오지 않을 때, 설사, 염증 등을 치료한다.

생태와 특징

일년생 만생 식물이다. 줄기에는 황갈색 딱딱한 털이 있다. 잎은 단엽이며 대생엽이다.

약용부위 껍질

채취시기 동과를 먹을 때 껍질을 제거하고 햇볕에 말린다.

약초의 성질 맛은 달고 약간 차가운 성질이 있다. 폐경, 비경, 소장경에 속한다.

**당뇨병일 때** 동아는 이뇨를 촉진해서 부종을 치유하는 작용과 열을 내리는 작용을 한다. 물에다가 동아 말린 것과 맥문동을 각각 30~60g과 황련 9g을 넣어 달여서 복용하면 된다. 특히 오줌이 잦은 사람과 갈증을 느끼는 사람에게 효과가 있다.

**당뇨병일 때** 수박, 동아껍질, 천화분(괄루근) 수박껍질 15g, 동아껍질 15g, 천화분 12g을 함께 넣어 달여서 복용하면 효과가 좋다.

**주근깨가 생겼을 때** 잘 익은 동아씨를 냄비에 넣고 다 잠길 정도로 물을 붓고 끓인다. 동아씨가 물러지면 냄비를 내려놓고 천으로 찌꺼기를 받은 다음 다시 불에 올려놓고 졸인다. 이것을 잠잘 때에 얼굴에 바르고 다음 날 아침에 씻어 버린다. 끈기 있게 계속하면 점차 없어진다.

사용방법

말린 약제 10~30g에 물 800ml를 넣고 약한 불에서 반으로 줄 때까지 달여 하루 2~3회로 나누어 마신다.

# 보풀

학명: Alisma canaliculatum, A. orientale
이명: 수사, 급사, 택지



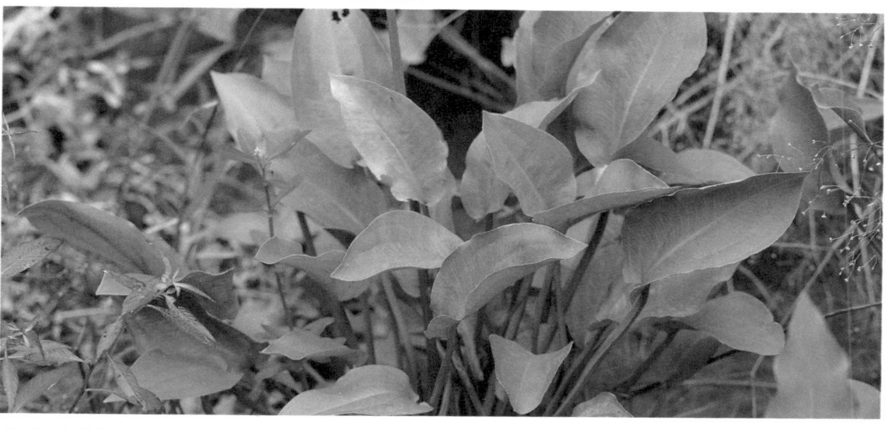

약초의 효능
습을 다스리고, 열을 내려 소변을 잘 보게 한다. 주로 소변 못 보는 것을 치료하고, 열이 있는 임증, 소변 볼 때 통증 등을 치료한다. 수종으로 배가 부른 증세, 설사, 담음으로 인한 어지러움, 유정 등을 치료한다.

생태와 특징 다년생 수생 식물이며 높이는 50~100cm이다. 덩이뿌리이며 껍질은 갈색이다.

냉림으로 오줌이 찔끔찔끔 나오고 몸이 찬 것을 치료한다. **목향탕**
목통, 목향, 당귀, 백작약, 청피, 회향, 빈랑, 택사, 진피, 감초 각각 2.8g, 육계 1.2g. 위의 약들을 썰어서 1첩으로 하여 생강 5쪽과 함께 달여서 빈속에 먹는다[직지].

**급성콩팥염, 급성신염일 때** 호박, 택사, 꿀(봉밀) 2~3kg 되는 잘 익은 호박을 꼭지를 도려내고 속을 파낸 다음 꿀 400~600g, 택사 15~20g을 같이 넣고 꼭지를 덮어서 시루에 쪄서 호박 안에 고인 꿀물을 한번에 80~100ml씩 마신다.

**부종(붓기)이 있을 때** 택사, 흰삽주(백출) 각각 12g을 물에 달여서 하루 3번에 나누어 먹는다. 또는 택사 한 가지를 8~12g을 물에 달여서 하루 3번 먹거나 가루 내어 한번에 4g씩 하루 2~3번 끼니 뒤에 먹어도 된다.

약용부위 덩이뿌리

채취시기 옮겨 심은 그 해의 12월 하순에 대부분 잎이 시들었을 때 수확한다. 덩이뿌리를 캐서 흙과 줄기, 잎 등을 제거하고 중간에 있는 작은 잎을 남고 말린다.

약초의 성질 맛은 달고 담백하다. 차가운 성질이 있다. 간경과 방광경에 속한다.

사용방법 말린 약제 5~10g에 물 800ml를 넣고 약한 불에서 반으로 줄 때까지 달여 하루 2~3회로 나누어 마신다.



**Point** 약선요리

**택사차**
택사 6~15g을 물 600ml에 넣고 끓기 시작하면 약불로 줄여 30분 정도 달인 후 1일 2~3잔 음용한다.

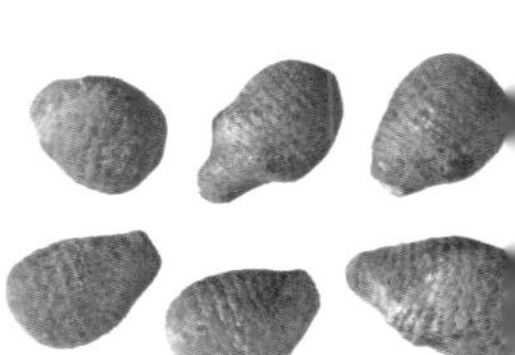

# 복령

학명: Poria cocos
이명: 복토, 복령, 운령, 복면, Poria

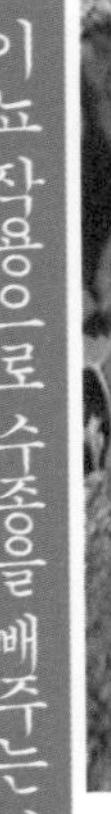
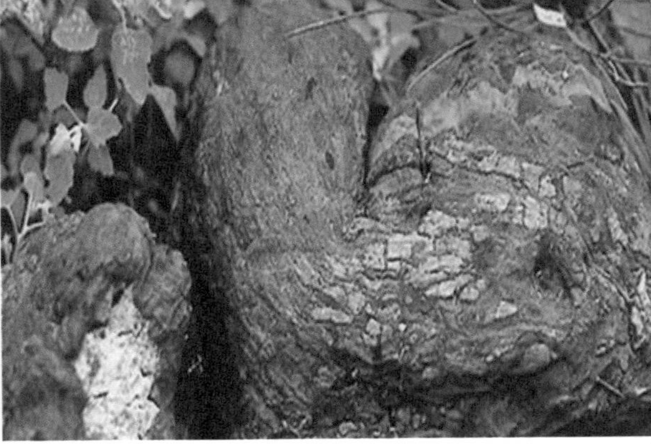
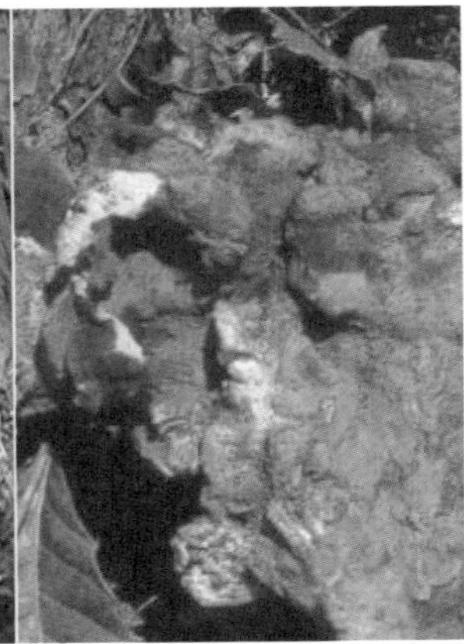

약초의 효능
습을 제거하고, 소변을 잘 보게 한다. 비위를 튼튼하게 한다. 주로 소변을 잘 못 보거나, 수종으로 배가 부르거나, 담음으로 기침하거나, 구토, 비가 허한 설사, 심리불안, 불면증, 건망증 유정 등을 치료한다.

생태와 특징 세균핵이고 공 모양, 알 모양, 타원형 등 불규칙한 모양이다. 껍질이 짙은 갈색이고, 속은 흰색이나 담분홍색이다.



약용부위 세균 핵

채취시기 심은 지 8~10개월이 되면 수확할 수 있다. 맑은 날씨에 캐서 흙을 제거하여 실내에 쌓고 볏짚으로 덮어 땀이 나게 한다.

약초의 성질 맛은 달고 담백하다. 약성은 평하다. 심경, 비경, 폐경, 신경에 속한다.

사용방법 말린 약제 10~15g에 물 800ml를 넣고 약한 불에서 반으로 줄 때까지 달여 하루 2~3회로 나누어 마신다.

여러 가지 임병으로 아랫배가 몹시 불러 오르고 켕기는 것을 치료한다. **사신탕**
대황(썰어서 물에 담가 하룻밤 꼭 덮어 두었던 것) 8g, 자석(부스러뜨린 것) 6.4g, 석창포, 생지황 각각 4g, 현삼, 세신 각각 3.2g, 망초, 적복령, 황금 각각 2.4g, 감초 1.6g. 위의 약들을 썰어서 물 2잔에 넣고 1잔 반이 되게 달인 다음 대황을 넣고 다시 7분이 되게 달여 찌꺼기를 버린다. 다음 망초를 넣고 고루 저어서 빈속에 먹는다 [입문].

**비만증일 때** 둥굴레 20g, 흰솔뿌리혹 5g, 마 2g을 물에 달여 하루 3번에 나누어 끼니 사이에 먹는다.

**식은땀이 날 때** 백복령 30g, 애엽 40g을 물 500ml에 달여서 하루에 3번으로 나누어 빈속에 먹는다.

**Point** 약선요리

**노인성부종, 비만증, 배뇨곤란, 만성설사에 백복령죽**
백복령의 분말 15~60g, 백미(적당한 분량)
백미로 먼저 죽을 순 다음 백복령 분말을 넣어 잘 섞은 다음에 약한 불로 더 끓이면 된다.

# 붉은팥

학명: Phaseolus calcaratus, P. angularis
이명: 홍소두, 주소두, 팥, Phaseoli semen



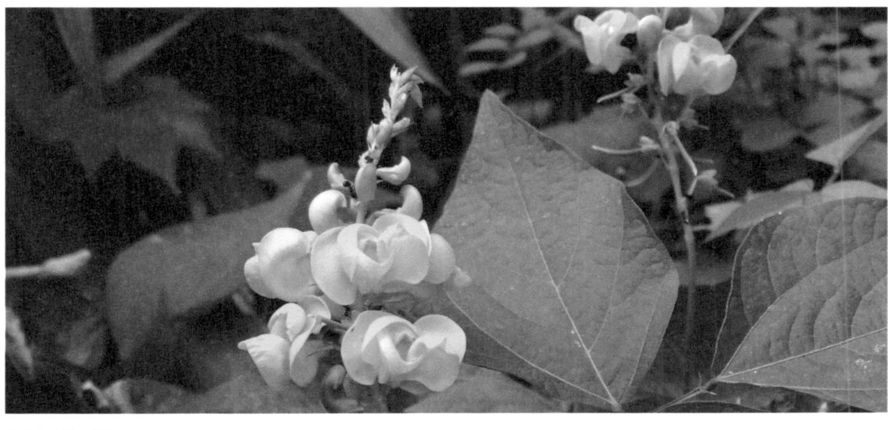

약초의 효능

소변을 잘 보게 하고, 수종을 빼주며 황달을 없애준다. 열을 내려주고 해독작용하며 용종을 없애준다. 주로 수종, 각기, 황달, 임병, 혈변, 종기, 무좀 등을 치료한다.

생태와 특징 일년생 덩굴 초본 식물이다. 줄기는 1.8m이 될 수 있다. 개화기는 5~8월이고 결실기는 8~9월이다.

약용부위 씨앗

채취시기 가을에 팥이 성숙되고 꼬투리가 벌어지기 전 수확한다.

약초의 성질 맛은 달고 시다. 약간 차가운 성질이 있다. 심경, 고장경, 비경에 속한다.

사용방법 말린 약제 10~30g에 물 800ml를 넣고 약한 불에서 반으로 줄 때까지 달여 하루 2~3회로 나누어 마신다.

먼저 피가 나온 다음에 대변이 나오는 것을 치료한다. **적소두당귀산**
붉은팥(물에 담가 싹을 내서 햇볕에 말린 것) 200g, 당귀 40g. 위의 약들을 가루를 내어 신좁쌀죽웃물에 개서 한번에 8g씩 하루 세번 먹는다[중경].

**식중독에 걸렸을 때** 참외꼭지와 팥을 각각 같은 양 가루 내어 하루 2g씩 한번에 먹는다.

**유뇨증(자기도 모르게 오줌이 나오는 것)일 때** 붉은팥잎을 장독에 묻어 두었다가 먹거나, 삶아서 나물로 먹기도 하며, 물에 달여서 수시로 그 물을 먹기도 한다.

**주근깨가 생겼을 때** 여름에 핀 팥꽃을 꺾어 손으로 비비면 즙이 나오는데 그것을 얼굴에 바른다. 녹두꽃도 쓸 수 있다. 얼굴과 손등에 자주 바르면 검은 색소는 연해지면서 주근깨가 없어진다.

**Point** 약선요리

**노인성 비만, 각종 부종 등에 효과가 좋은 팥죽**
소두(팥)적당한 분량, 백미 적당한 분량
팥을 반나절 물에 담가 부드럽게 한 다음에 백미와 함께 죽을 쑨다. 되도록 따뜻할 때 먹는 것이 효과적이다. 수척하게 마른 사람이나 속이 냉한 사람은 장기간 복용을 삼가야 한다.

# 옥수수

학명: Zea mays
이명: 옥미수, 옥촉서예, 옥수수수염, Maydis stigmata

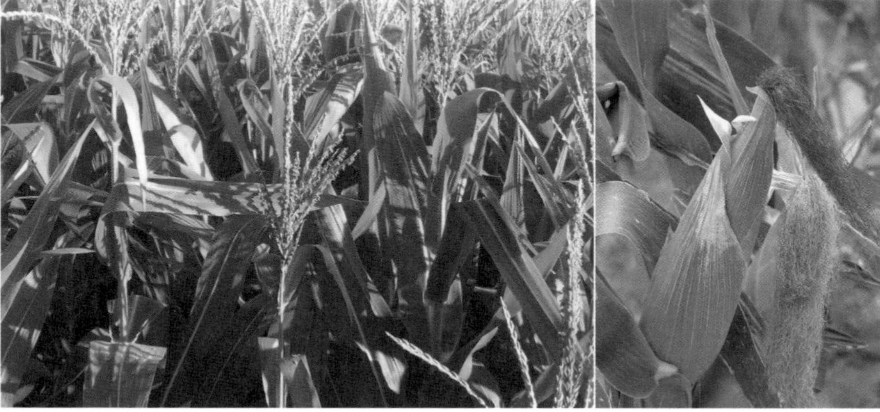

약초의 효능 소변을 잘나오게 하여 부기를 빼준다. 간열을 내려주고 담을 잘 다스린다. 주로 수종, 소변이 잘 나오지 않을 때, 황달, 담낭염, 담결석, 고혈압, 당뇨병, 젖이 잘 나오지 않을 때 등을 치료한다.

생태와 특징 일년생 식물이다. 줄기는 굵고 직립하며 높이는 1~4m이 된다.

약용부위 화주(수염)

채취시기 옥수수가 성숙할 때 화주를 따서 햇볕에 말린다.

약초의 성질 맛은 달고 담백하다. 약성은 평하다. 신경, 위경, 간경, 담경에 속한다.

사용방법 말린 약제 15~30g에 물 800ml를 넣고 약한 불에서 반으로 줄 때까지 달여 하루 2~3회로 나누어 마신다.

**축농증(상악동염)일 때** 옥수수로 물엿을 만들어서 한번에 30g씩 하루에 세 번 밥 먹고 30분 후에 먹는 것을 계속한다.

**오줌이 나오지 않는 소변불통일 때** 말린 옥수수수염 100g에 물 1l를 넣고 달여서 찌꺼기는 짜 버리고, 그 물에 붉은팥 300g을 삶아서 물과 함께 팥을 하루에 두세 번으로 나누어 빈속에 먹는다.

**오줌이 나오지 않는 소변불통일 때** 느릅나무껍질과 옥수수수염을 각각 한 줌씩 섞은 데다 물을 두 사발 정도 넣고 달여서 찌꺼기는 짜 버리고 그 물을 마신다. 어른은 한번에 50~200ml씩 하루에 5~10회, 어린아이는 한번에 30~50ml씩 하루에 3~5회 먹는다.

**Point** 약선요리

**장수와 노인성 질환이나 암을 예방하는 옥수수죽**
옥수수 분말 50g, 백미 50g
백미로 죽을 쑨 다음, 옥수수의 분말을 뜨거운 물에 녹여 반죽한 것을 조금씩 떠서 넣는다. 죽을 쑬 때 물을 약간 많다할 정도로 해두면 좋다. 식사대용이나 식탁에 올려서 먹으면 된다.

# 원추리

생약명: 금침채



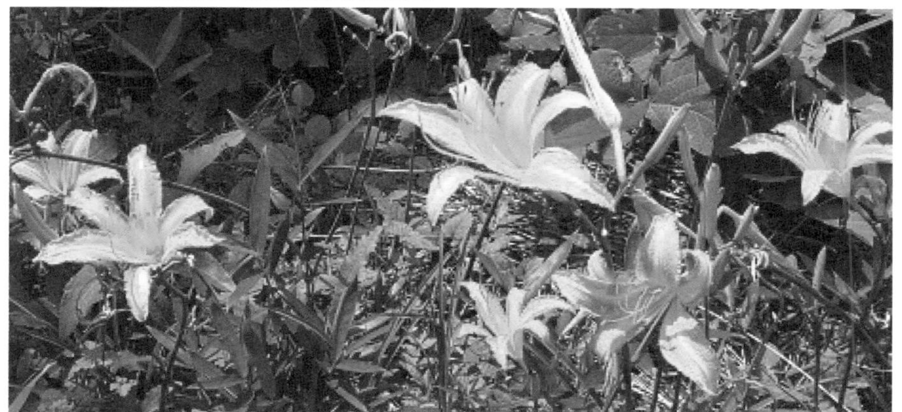

약초의 효능

열을 내려주고 습을 다스린다. 가슴이 답답함을 풀어준다. 피를 차갑게 하고 해독작용이 있다. 주로 붉은 소변, 황달, 가슴이 답답함, 불면증, 치질, 변혈, 용종 등을 치료한다.

생태와 특징 다년생 초본 식물이다. 줄기는 짧고 덩이뿌리는 다육하다. 잎은 막대 모양이다. 개화기와 결실기는 모두 5~9월이다.

약용부위 꽃망울

채취시기 5~8월에 꽃이 피려고 할 때 수확하고 찜통에 찐 다음 햇볕에 말린다.

약초의 성질

맛은 달고 차가운 성질이 있다.

심풍(건망증이 많고 놀라기를 잘한다)으로 건망증이 생긴 것을 치료한다. **인신귀사단** 천남성(우담으로 법제한 것) 80g, 주사40g, 부자(동변에 담갔다가 싸서 구운 것) 28g. 위의 약들을 가루를 내어 돼지 염통피에 풀을 섞은 것으로 반죽한 다음 벽오동씨만하게 알약을 만든다. 한번에 50알씩 원추리뿌리(훤초근)를 달인 물로 먹는다[입문].

**폐결핵일 때** 원추리(훤초) 뿌리 10~15g을 물에 달여 하루 3번에 나누어 끼니 뒤에 먹는다. 또는 원추리 40g, 감초 4g을 물에 달여 하루 3번에 나누어 끼니 전에 먹어도 된다.

### Tips 산나물 만들어 먹는방법

봄철에 어린순을 나물로 하거나 국에 넣어 먹는다. 연한 맛이 나므로 가볍게 데쳐 물기를 짜낸 다음 그대로 간을 맞추면 된다. 특히 고깃국에 넣으면 맛이 훌륭하다.

### Point 약선요리

**혈액순환에 좋은 원추리차**

원추리의 어린잎 한줌, 물

원추리의 어린잎을 따서 깨끗이 씻은 다음 말린다. 말린 것을 끓는 물에 넣고 불을 줄여 뭉근하게 달여서 마시면 된다. 또 말린 원추리를 꿀에 발라 보관해두었다가 달여 마시기도 하며, 원추리 꽃을 따서 깨끗이 씻어 말린 다음에 꿀과 함께 재워두었다가 끓은 물에 타서 마시기도 한다.

# 율무

학명: Coix lacryma-jobi var. mayuen, C. lacryma-jobi
이명: 의이인, 의인, 율무쌀, 율미, 울미, Coicis semen

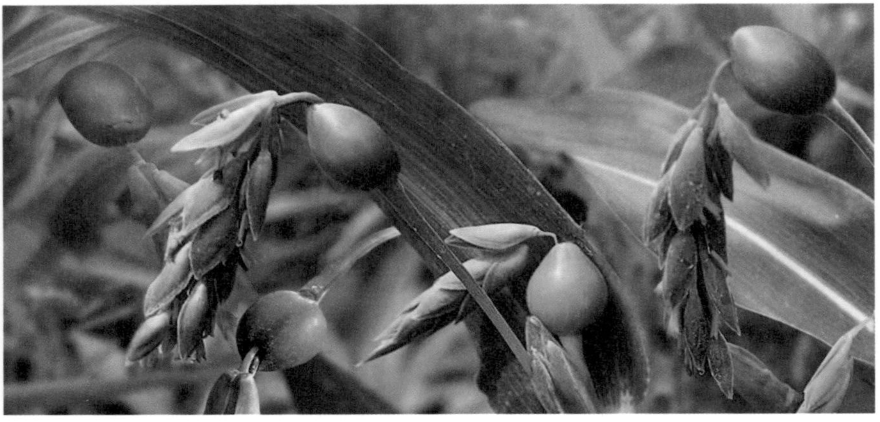

약초의 효능

습을 다스리고 비장을 튼튼하게 한다. 근육을 풀어주어 막힌 것을 풀어준다. 주로 수종, 각기, 소변 막힌 것, 습온병, 설사, 대하, 풍습병, 폐옹, 장옹 물 사마귀 등을 치료한다.

생태와 특징 일 년 혹은 다년생 초본 식물이고 높이는 1~1.5m이다.

약용부위 씨앗

채취시기 9~10월에 줄기와 잎이 시들고 열매가 갈색으로 변하면 수확한다.

약초의 성질 맛은 달고 담백하다 약간 차가운 성질이 있다. 비경, 위경, 폐경에 속한다.

사용방법 말린 약제 10~30g에 물 800ml를 넣고 약한 불에서 반으로 줄 때까지 달여 하루 2~3회로 나누어 마신다.

물을 쏟듯이 설사하는 것을 치료한다. **위생탕** ● 인삼, 백출, 백복령, 산약, 진피, 의이인, 택사 각각 4g, 황련, 감초 각각 2g. 위의 약들을 썰어서 1첩으로 하여 물에 달여 빈속에 먹는다[입문].

**폐결핵일 때** 너삼(고삼), 율무쌀(의이인) 2:1의 비로 섞어서 보드랍게 가루 내어 한번에 4~6g씩 하루 3번 끼니 뒤에 먹는다.

**폐농양**(폐에 고름집이 생긴 것)일 때 율무쌀(의이인) 보드랍게 가루낸 것 50g으로 죽을 쑤어 먹는다.

**비타민B1 부족한 각기병일 때** 율무쌀 80g, 인동덩굴과 뿌리 160g을 닭 속에 넣어 푹 고아 닭과 율무를 먹는다.

**Point** 약선요리

**항암에 좋은 효과를 볼 수 있는 율무쌀죽**

의이인 30~60g, 백미 60g

처음부터 의이인과 백미를 함께 섞어 죽을 만든다. 아침저녁으로 따뜻하게 하여 먹는다. 주의: 수척하거나 피부가 건조하고, 변비증세가 있는 사람은 피해야 한다.

**Tips** 산나물 만들어 먹는방법

**다이어트나 비만에 특효인 율무차**

율무 15~25g, 물 600cc

의이인은 가루로 만들어 물에 타먹는 방법과 끓여서 마시는 방법 등 두 가지가 있다. 말린 율무의 잡티를 없앤 다음 잘 씻어 체에 밭쳐 물기를 빼 둡니다. 이렇게 잘 건조된 율무 15~25g을 프라이팬에 올려놓고 노릇노릇하게 볶은 후에 식힌다. 식힌 율무를 용기에 담아 물 600cc를 붓고 절반정도가 될 때까지 졸인 후에, 찌꺼기를 제거하고 하루 3회 정도 나누어 마시면 좋다.

# 저령

학명: Polyporus umbellatus
이명: 지오도, 야저령, 야저뇨, 주령, Polyporus



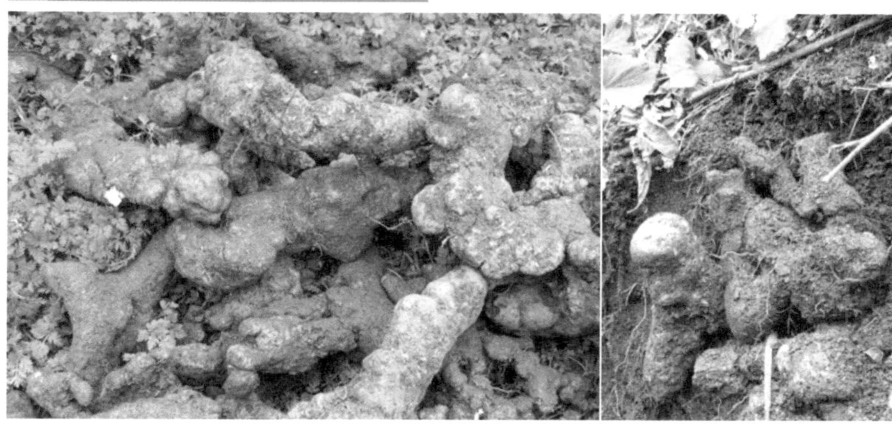

약초의 효능

습을 제거하고 소변을 잘나오게 한다. 주로 소변을 못 볼 때 수종으로 인해 배가 부를 때, 설사 소변이 탁하고 잘나오지 않을 때, 대하 등을 치료한다.

습설과 물 같은 설사를 많이 하면서도 배는 아프지 않으나 배에서 꾸룩꾸룩 소리가 나고 맥이 세한 것을 치료한다.
**만병오령산** 적복령, 백출, 저령, 택사, 산약, 진피, 창출, 사인(볶은 것), 육두구(잿불에 묻어 구운 것), 가자(잿불에 묻어 구운 것) 각각 3.2g, 계피, 감초 각각 2g. 위의 약들을 썰어서 1첩으로 하여 생강 2쪽, 오매 1개, 등심초 2g과 함께 물에 달여 빈속에 먹는다[회춘].

생태와 특징

세균핵의 모양은 규칙적인 것이 아니다. 겉은 자흑색이고 속은 흰색이다. 나무뿌리 옆의 땅이나 썩은 나무에 자란다.

약용부위 세균핵

채취시기 심은 지 4~5년에 수확한다. 검은 색으로 된 단단한 것을 캐서 햇볕에 말린다.

약초의 성질

맛은 달고 담백하며. 약성은 평하다. 비경, 신경, 방광경에 속한다.

사용방법

말린 약제 5~10g에 물 800ml를 넣고 약한 불에서 반으로 줄 때까지 달여 하루 2~3회로 나누어 마신다.

# 조롱박

생약명: 진호각



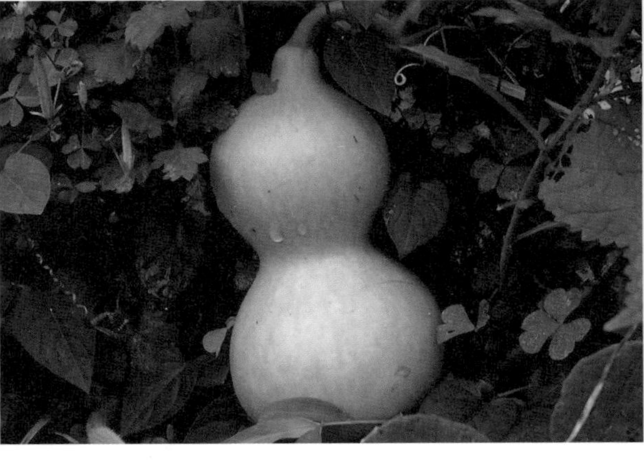

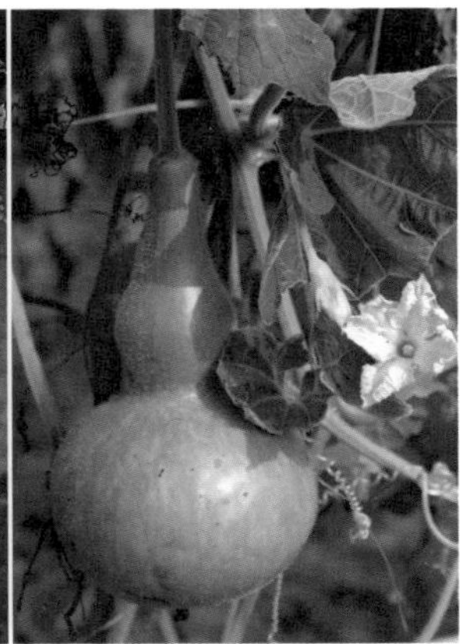

약초의 효능

소변을 잘 다스리고, 수종을 없애준다. 주로 수종과 복수를 치료한다.

생태와 특징

일년생 덩굴 초본 식물이다. 줄기와 가지에는 가볍고 부드러운 털이 있다. 개화기는 7~8월이고 결실기는 8~9월이다.

약용부위 과실



채취시기

늦가을부터 초겨울에 딴다. 씨앗을 제거하여 과실을 부수고 햇볕에 말린다.

약초의 성질

맛은 달고 담백하다. 약성은 평하다.

사용방법

말린 약제 15~30g에 물 800ml를 넣고 약한 불에서 반으로 줄 때까지 달여 하루 2~3회로 나누어 마신다.

**복막염일 때** 조롱박을 씨와 함께 통째로 숯처럼 태워 (그릇에 넣고 뚜껑을 닫은 채 태운다) 가루를 내어 끼니 10분 전에 차숟가락으로 하나씩 먹는다.

- 오래된 조롱박을 부수어 술에 3일간 담갔다 꺼내 말려 태운 후 가루 내어 따뜻한 술로 한번에 12g씩 매일 3번 끼니 사이에 먹는다.

### Tips 산나물 만들어 먹는방법

어린 열매는 나물, 전 등의 음식으로 만들어 먹고 늙은 열매는 과육을 떡, 범벅, 죽 등으로 만들어 먹는다. 지역에 따라서는 호박잎을 쪄서 쌈을 싸서 먹기도 하며 씨를 먹기도 한다.

여물지 않은 박의 과육을 긴 끈처럼 오려서 말린 반찬거리로 박오가리라고도 한다.

# 골풀

학명: Juncus effusus var. decipiens
이명: 등심초, 등초, 골풀속살, 등심, Junci medulla



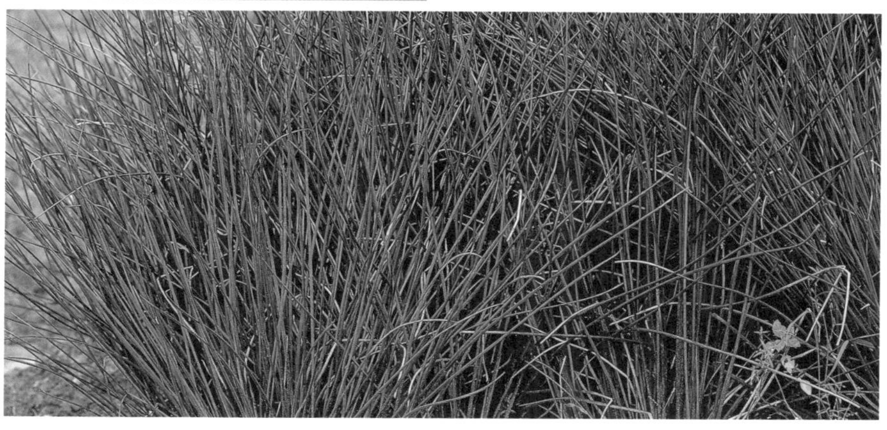

약초의 효능

소병을 잘 보게 하고, 심장의 열을 내려준다. 주로 임질, 수종, 소변을 잘 못 볼 때, 황달, 불면증, 어린아이가 밤에 보채고 울 때, 목구멍이 막히고, 입안염증 등을 치료한다.

7정이 몰리고 막힌 것을 치료한다. 대변을 잘 나가게 하고 오줌을 맑게 하면서 시원히 나가게 한다.

**분심기음** 자소엽 4.8g 감초(볶은 것) 2.8g 반하(법제한 것), 지각 각각 2.4g, 청피, 진피, 목통, 대복피, 상백피, 목향, 적복령, 빈랑, 봉출, 맥문동, 길경, 계피, 향부자, 곽향 각각 2g. 위의 약들을 썰어서 생강 3쪽, 대추 2개, 등심초 10줄기와 함께 넣고 달여 먹는다[직지].

**오줌이 나오지 않는 소변불통일 때** 골풀속대 생것 300~400g 정도를 잘게 썰어서 물을 적당히 넣고 달여 하루에 서너 번씩 마신다. 골풀속대 한 줌, 질경이씨 10g, 옥수수수염 한 줌을 한데 섞은 다음, 물 한 사발을 넣고 달여서 찌꺼기는 짜 버리고 하루에 세 번씩 끼니 전에 먹는다.

**신장결석(콩팥결석)일 때** 골풀속살 한줌, 길짱구씨 10g을 물에 달여 하루 2번에 갈라 끼니 뒤에 먹는다.

생태와 특징

다년생 초본식물이고 높이는 40~100이다. 뿌리는 옆으로 뻗어 잔뿌리는 많다. 줄기는 직립하고 안에는 흰색이다.

약용부위 줄기

채취시기 가을에 전초를 캐서 햇볕에 말린다. 혹은 가을에 줄기를 채취하여 속을 빼내어 햇볕에 말린다.

약초의 성질 맛은 달고 담백하다. 약간 차가운 성질이 있다. 심경, 폐경, 소장경, 방광경에 속한다.

사용방법 말린 약제 1~3g에 물 600ml를 넣고 약한 불에서 반으로 줄 때까지 달여 하루 2~3회로 나누어 마신다.

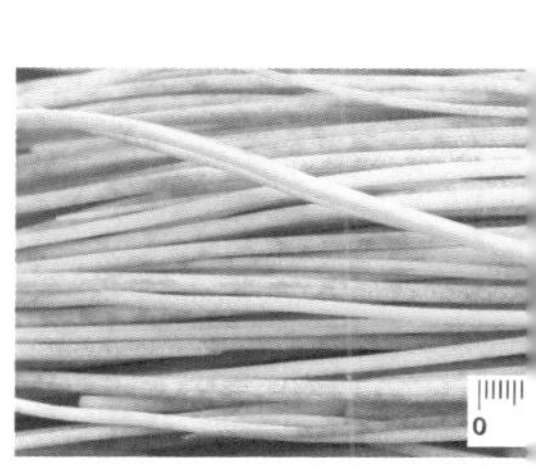

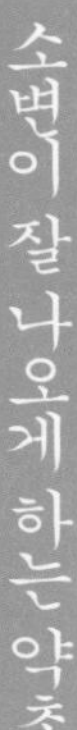


# 까마중

생약명: 고뉴채, 용계

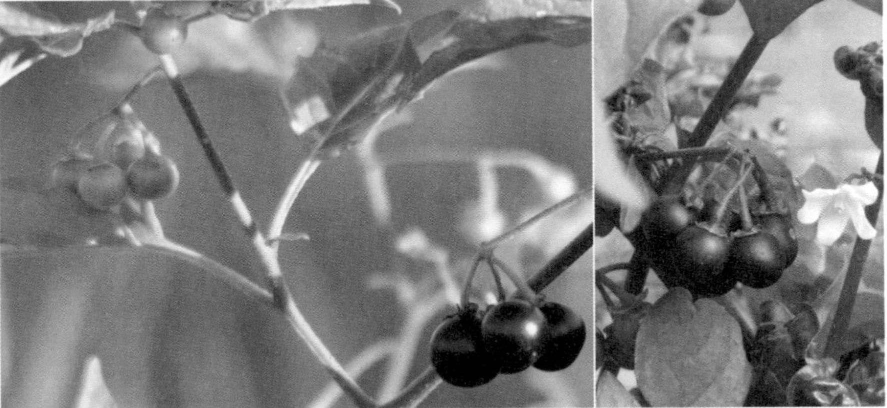

약초의 효능

습기를 제거하고 붓기를 빼준다. 열을 내려주고 해독작용을 한다. 주로 이질, 열성 임증, 고혈압, 눈충혈, 인후가 붓고 통증이 있을 때, 종기 등을 치료한다.

생태와 특징 일년생 직립 초본 식물이고 높이는 1m이다. 줄기에는 털이 없다. 잎은 대생엽이다.



약용부위

전초

채취시기

봄, 여름, 가을에 채취하고 신선하게 사용하거나 햇볕에 말린다.

약초의 성질

맛은 약간 쓰고 차가운 성질이 있다.

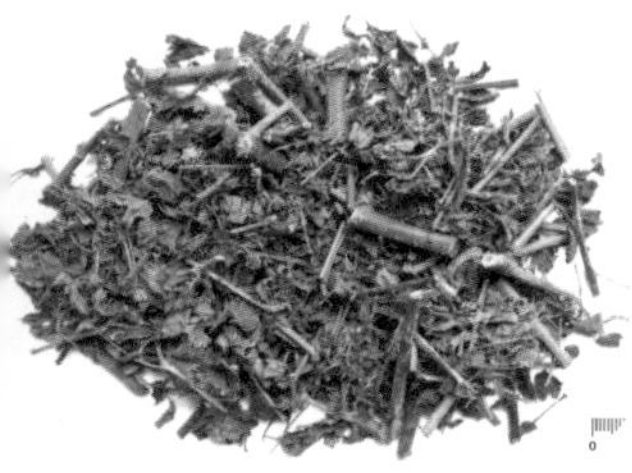

# 댑싸리

학명: *Kochia scoparia*
이명: 지부자, 천두자, 낙추자, *Kochia fructus*



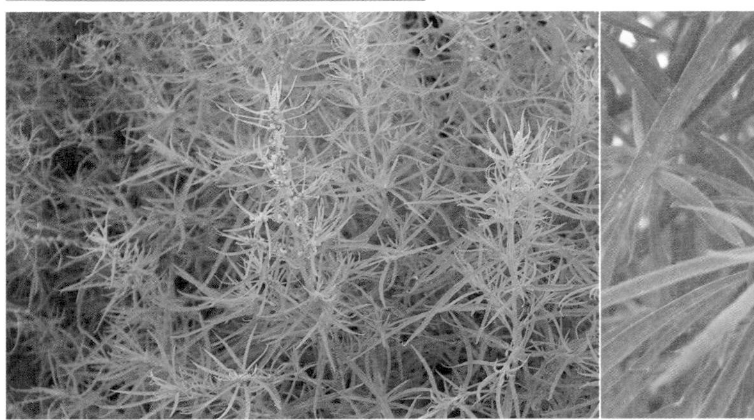

약초의 효능

열을 내려주고 습을 다스린다. 풍을 제거하여 가려움증을 없애준다. 주로 소변을 잘 못 보거나, 혼탁한 소변을 보거나 대하증, 이질, 풍진, 습진, 무좀, 피부 가려움증, 창독 등을 치료한다.

생태와 특징 일년생 초본 식물이며 높이는 50~150이다. 줄기는 직립하며 옅은 녹색이나 옅은 붉은색이다. 개화기는 6~9월이고 결실기는 8~10월이다. 논 기슭, 길가에 자란다.

약용부위 열매

채취시기 가을에 전초를 캐서 햇볕에 말린 다음 열매를 채취한다. 그 다음 이물을 제거하여 보관한다.

약초의 성질 맛은 쓰고 차가운 성질이 있다. 신경과 방광경에 속한다.

사용방법 말린 약제 10~15g에 물 800ml를 넣고 약한 불에서 반으로 줄 때까지 달여 하루 2~3회로 나누어 마신다.

**방광에 열이 있는 것을 치료**하는데 오줌을 잘 나오게 한다. 물에 달여서 먹거나 가루를 내어 먹는다[본초].

**트리코모나스성 질염일 때** 백선피, 댑싸리씨 각각 100g, 뱀도랏열매 50g을 물 1.5l에 넣고 1l가 되게 달인 것으로 질 안을 씻는다.

**두드러기(담마진)가 일어날 때** 보드랍게 가루낸 것을 하루에 5~6번 한 숟가락씩 술에 타서 먹는다. 독을 풀어주고 오줌을 잘 나가게 하는 작용이 있다. 음식을 먹고 두드러기가 날 때 먹으면 좋다.

**만성신장염(만성콩팥염, 만성신염)일 때** 강냉이수염 10g, 댑싸리씨, 길짱구씨 각각15g을 물에 달여 하루 3번에 나누어 끼니 사이에 먹는다.

Tips 산나물 만들어 먹는방법

늦봄에 어린잎을 나물로 해먹거나 국거리로 한다. 쓴맛이 거의 없으므로 살짝 데쳐서 찬물로 한 번 헹구기만 하면 조리할 수 있다. 명아주처럼 부드럽고 맛이 담백하다.

# 분꽃

생약명: 자말리

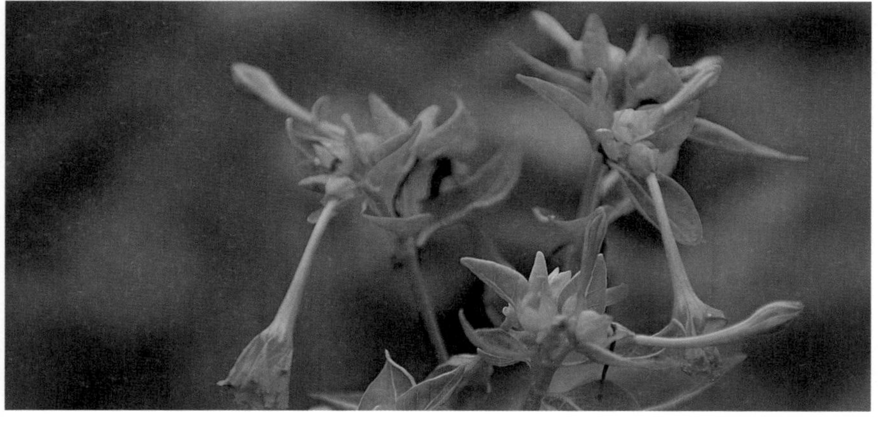

약초의 효능

열을 내려주고 습을 제거한다. 해독과 혈액순행작용이 있다. 주로 열성 임증, 소변이 쌀 뜬 물처럼 탁할 때, 붉거나 흰색의 대하증, 관절의 붓고 아픈 증세, 종기, 유방 종기, 염좌 등을 치료한다.

**만성신장염(만성콩팥염, 만성신염)일 때** 분꽃 신선한 풀 120g을 물 300ml에 달여 하루 3번에 나누어 먹는다.
**기미가 있을 때** 잘 여문 분꽃씨 10알을 보드랍게 가루 내어 소젖 3숟갈에 섞어 자기 전에 기미에 바른다. 기미가 없어질 때까지 계속 발라야 한다.

생태와 특징

일년생 혹은 다년생 초본 식물이고 높이는 50~100cm이다. 뿌리는 굵고 원추형이며 겉에는 황갈색이고 속에는 흰색이다. 줄기는 직립하고 잎은 대생엽이다. 개화기는 7~9월이고 결실기는 9~10월이다.

약용부위 뿌리

채취시기 심은 그 해의 10~11월에 수확한다. 뿌리를 캐서 흙을 제거하고 신선하게 사용한다. 잔뿌리와 거친 껍질을 제거하고 얇게 썰어 바로 햇볕에 말리거나 온돌에 말린다.

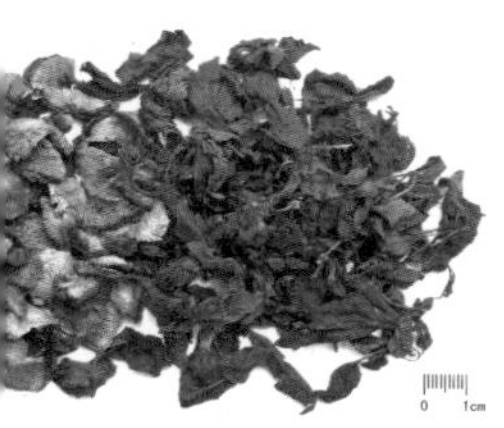

약초의 성질

맛은 달고 담백하다. 약간 차가운 성질이 있다.

# 삼백초

학명: Saururus chinensis
이명: 수목통, 삼점백, Saururi herba seu rhizoma



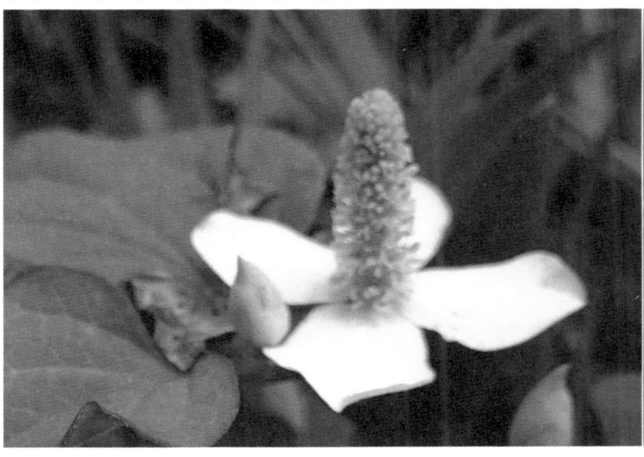
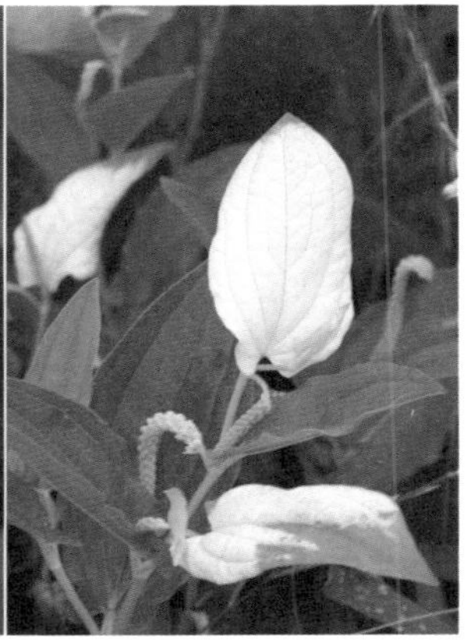

약초의 효능

열을 내려주고, 소변을 잘 보게 한다. 해독하며, 수종을 없애준다. 주로 열성, 혈성 소변 잘 나오지 않을 때, 수종, 각기, 황달, 이질, 대하, 종기, 습진, 뱀 물린데 등을 치료한다.

생태와 특징 다년생 습생 식물이며 높이는 1m이 된다. 지하줄기는 잔뿌리가 있다. 줄기는 직립하고 굵다. 잎은 단생이며 대생엽이다.

약용부위 지상부분

채취시기 일년 내내 채취할 수 있으며, 여름과 가을은 가장 좋다. 지상부분을 채취하여 깨끗이 씻어 햇볕에 말린다.

약초의 성질

맛은 달고 맵다. 차가운 성질이 있다. 비경, 신경, 담경, 방광경에 속한다.

**종기가 났을 때** 홍문주위에 종기가 생겨 앉을 수 없을 경우에는 삼백초를 쓴다. 삼백초잎 40~50매를 젖은 종이에 싸서 재속에 묻고 위에 불을 땐다. 재속을 헤치고 삼백초를 들어 내여 끈적끈적한 액을 짜서 헝겊에 묻혀 종기에 붙인다.

**성병에 걸렸을 때** 삼백초, 산귀래, 토복령 각각 11.3g, 감초 1.9g을 540㎖의 물로 360㎖ 되게 달여서 하루 2~3번에 나누어 복용한다. 이 약은 적어도 2~3개월간 계속 먹어야 한다.

**매독의 성병에 걸렸을 때** 쑥 10g, 삼백초 15g을 함께 진하게 달여 하루 3번 마신다.

삼백초뿌리 15g을 술 180㎖로 절반 되게 달여 짜서 하루 3번에 나누어 마신다.

**임질에 거렸을 때** 하고초, 삼백초, 산귀래 각각 3.8g을 540㎖의 물로 360㎖되게 달여 하루 3번에 나누어 먹는다.

**Point** 약선요리

**세균성 설사, 이뇨작용, 변비와 부종해소에 삼백초차**

삼백초 10~15g

물 600㎖ 에 삼백초를 넣고 은근한 불로 물의 양이 절반으로 졸아들 때까지 달인 후 하루에 4~5회로 복용합니다. 변비가 심할 때는 삼백초의 양을 늘리면 된다.

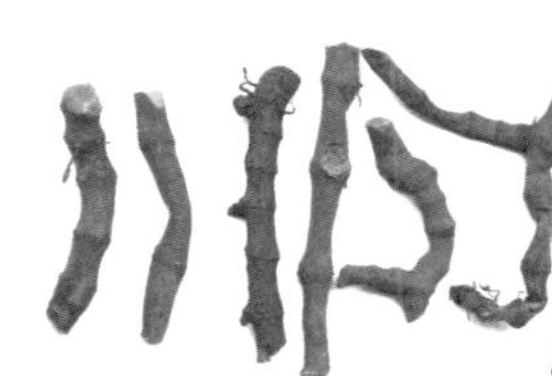

# 석위

학명: Pyrrosia lingua, P. petiolosa
이명: 석사, 석피, 금성초, Pyrrosiae folium



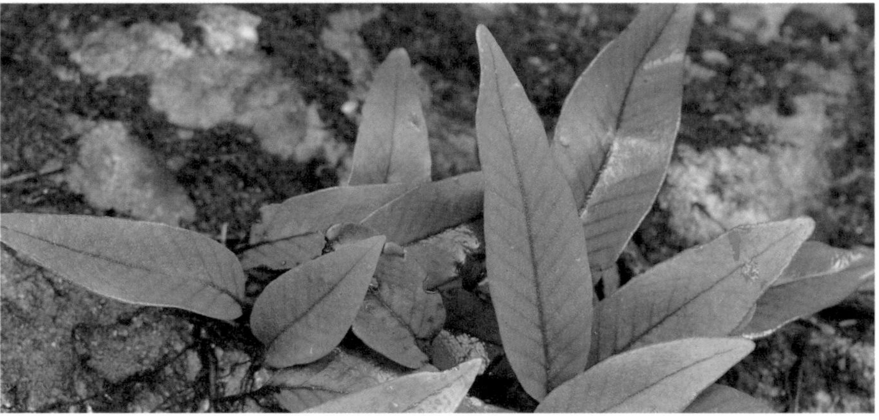

약초의 효능

소변을 잘 보게 한다. 열을 내려주고 지혈작용을 한다. 주로열성, 혈뇨성, 결석성 임증, 소변을 못 볼 때, 소변시 잘 나오지 않고 아플 때, 토혈, 비혈, 뇨혈, 하혈, 폐열성 천식기침 등을 치료한다.

여러 가지 임병을 치료한다. 석위산
활석 8g, 백출, 구맥,작약, 동규자,석위, 목통 각각 4g, 당귀, 장구채(왕불류행), 감초 각각 2g. 위의 약들을 가루내어 한번에 8g씩 빈속에 밀을 달인 물에 타 먹는다[국방].

생태와 특징 식물의 높이는 10~30cm이다. 뿌리줄기는 가늘고 옆으로 뻗어있다. 잎자루는 짙은 갈색이다. 숲속의 나무와 냇가의 돌에서 기생한다.



약용부위 잎

채취시기 연중 채취할 수 있다. 줄기와 뿌리를 제거하여 햇볕에 말리거나 그늘에 말린다.

약초의 성질

맛은 달고 쓰다. 차가운 성질이 있다. 폐경과 방광경에 속한다.

사용방법

말린 약제 5~10g에 물 800ml를 넣고 약한 불에서 반으로 줄 때까지 달여 하루 2~3회로 나누어 마신다.

# 수양버들

학명: Salix integra, S. purpurea var. multinervis
이명: 버드나무, 수양버들, Salicis ramulus



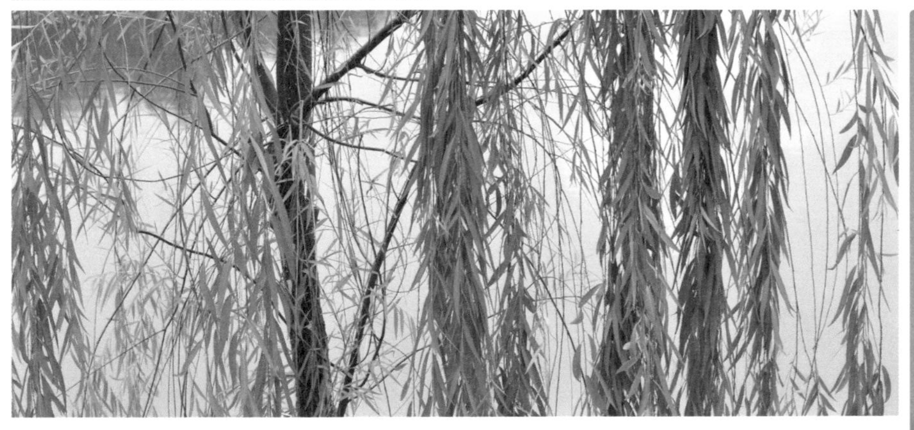

약초의 효능

습과 풍을 제거한다. 해독하고 부기를 빼준다. 주로 류머티즘, 소변이 탁한 것, 황달, 피부가려움증, 종기단독, 치아우식증, 잇몸 부은데 등을 치료한다.

**가슴에 담열이 있을 때 토**하게 한다. 약으로 달여 쓴다.[본초]
**뱀에 물렸을 때(사교창)** 뱀에게 물린 자리의 주위를 침으로 찔러서 피를 뽑고 수양버들의 연한 가지나 잎을 걸게 달인 물에 담그면 뱀독이 곧바로 빠진다. 그런 다음 물린 자리를 짜서 독액을 빼내거나 깨끗한 작은 칼로 절개하거나 부황을 붙여 독액을 빼내야 한다. 동여맨 끈은 10~15분마다 한번씩 치료를 받을 때까지 늦추곤 해야 한다.

생태와 특징

교목이고 높이는 18m이다. 껍질이 회흑색이다. 가지는 가늘고 늘어진다. 개화기는 3~4월이고 결실기는 4~5월이다.

약용부위

나뭇가지

채취시기 봄에 연한 나뭇가지를 채취하고 신선하게 사용하거나 햇볕에 말린다.

약초의 성질

맛은 쓰고 차가운 성질이 있다. 위경과 간경에 속한다.

사용방법

말린 약제 5~10g을 사용한다.

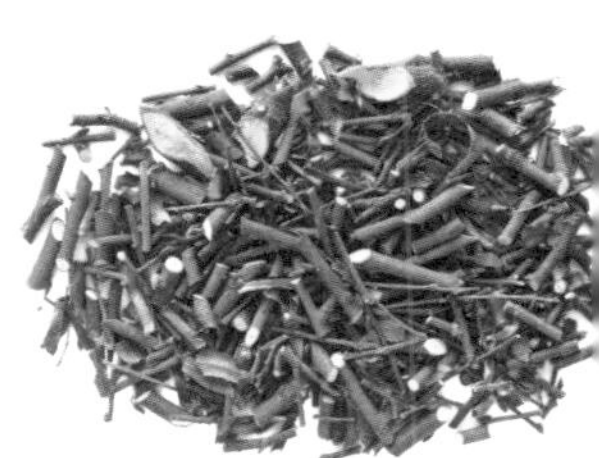

# 신궐

생약명: 신궐



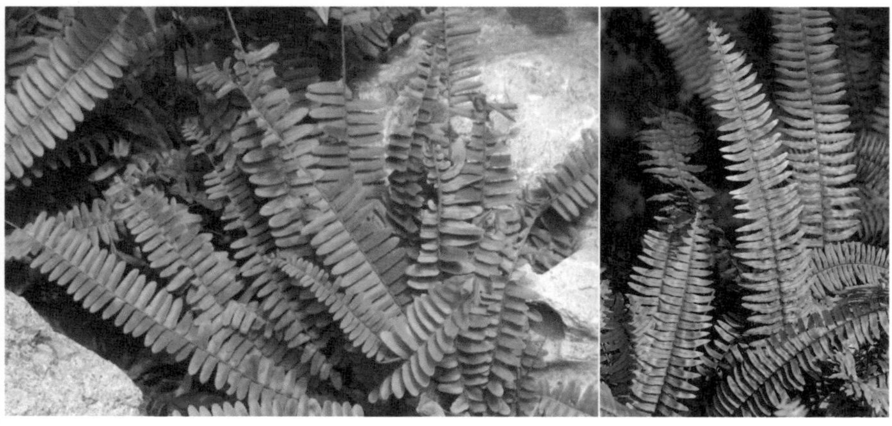

약초의 효능

열을 내려주고 습을 제거한다. 임증을 제거하고 기침을 그치게 한다. 붓기를 내려주고 해독작용을 한다. 주로 감기열, 폐열 기침, 황달, 임증, 소변 볼 때 통증, 설사, 이질, 대하, 유방종기, 외상, 임파 결핵, 무좀, 고환염 등을 치료한다.

생태와 특징



높이70cm, 뿌리줄기는 직립, 직립의 주축을 중심으로 사면으로 자란다. 포복줄기이다. 포복줄기의 짧은 가지위에 원형 육질덩이줄기가 나 있다. 주축과 근경위에 피침 형 비늘 편이 달려 있다.

약용부위 전초

채취시기

연중 채취하여 비늘 편을 제거하고 깨끗이 씻어 햇볕에 말린다. 또는, 가을 겨울에 잎이나 전초를 채취하여 햇볕에 말린다.

약초의 성질

맛은 달고 담백하며 약간 떫다. 성질은 차갑다. 간경, 신경, 위경, 소장경 에 속한다.

사용방법

말린 약제 5~10g을 사용한다.

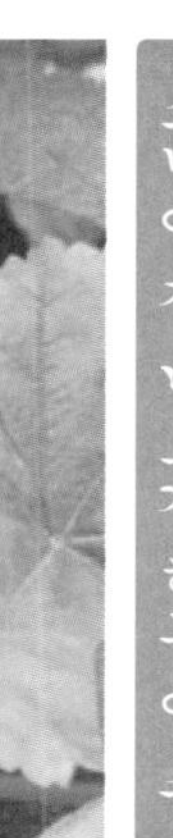

# 아욱

학명: *Malva verticillata*
이명: 동규자, 규채자, 규자, Malvae semen

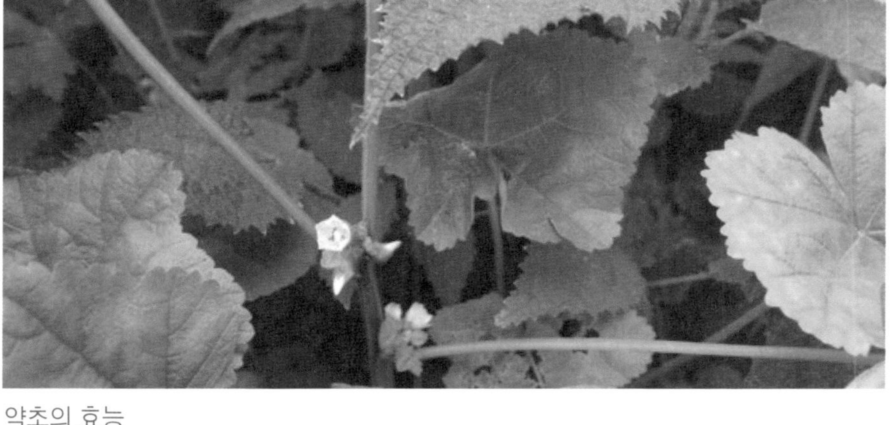

약초의 효능

열을 없애주고 습을 다스린다. 해독과 열리게 하는 작용을 한다. 주로 이질, 중이염 이명이농, 고환염, 화농성 편도체염, 종기, 종독을 치료한다.

**5가지 임병을 치료**하는데 오줌을 잘 나오게 한다. 뿌리로도 역시 임병을 치료하는데 오줌을 잘 나오게 한다. 모두 물에 달여서 빈속에 먹는다.[본초]
**당뇨병일 때** 아욱뿌리 갈증이 심하여 물을 많이 마시지만 오줌은 안나오는 증세에 아욱의 뿌리가 좋다. 아욱을 물에 넣어 푹 삶은 후 그 국물을 마시면 효과를 볼 수가 있다.
**산후부종(산후붓기)가 있을 때** 아욱씨 보드랍게 가루 내어 25% 술 한 병에 20~40g을 타서 한번에 50ml씩 먹는다. 아욱 잎과 줄기로 국을 끓여 먹어도 좋다.
**소아 신우신장염(어린이 신우콩팥염)일 때** 아욱씨(동규자), 패랭이꽃(구맥) 2:1의 비로 섞어서 가루 내어 하루 8g씩 물에 달여 3번에 나누어 끼니 뒤에 먹인다.

생태와 특징

일년생 관목 모양의 초본 식물이고 높이는 1~2m이다. 줄기에 가볍고 부드러운 털이 있다. 잎은 대생엽이다. 개화기는 7~8월이다.

약용부위 씨앗

채취시기 여름에 채취하여 신선하게 사용하거나 햇볕에 말린다.

약초의 성질 맛은 쓰고 약성은 평하다. 대장경, 소장경, 간경, 폐경, 위경, 방광경에 속한다.

사용방법

말린 약제 5~15g에 물 700ml를 넣고 약한 불에서 반으로 줄 때까지 달여 하루 2~3회로 나누어 마신다.

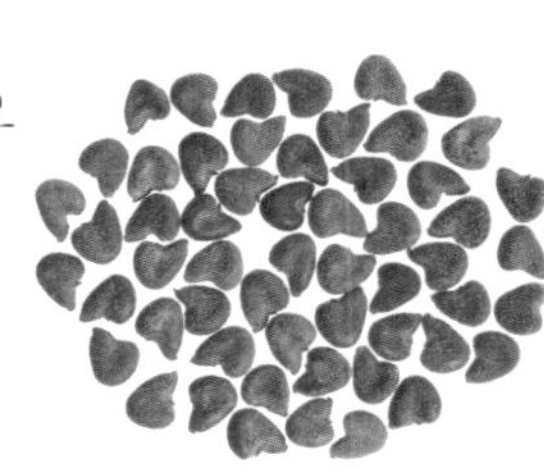

# 으름덩굴

학명: Akebia quinate, Akebia quinate var. polyphylla
이명: 목통, 만년등, 통초, Akebiae caulis



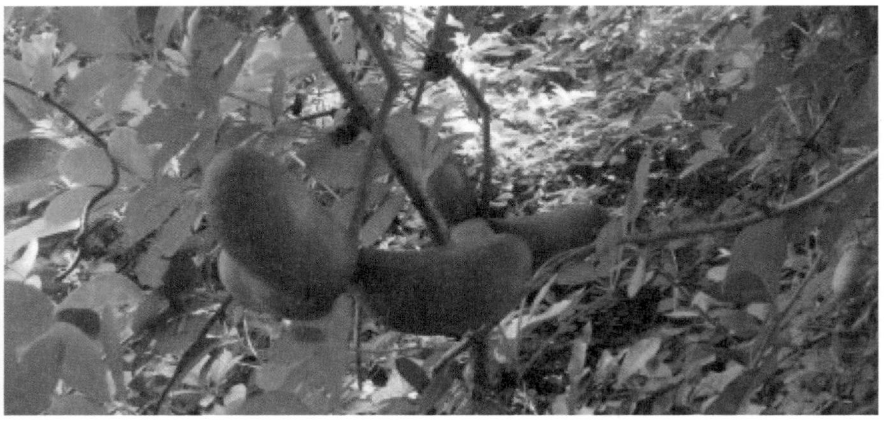

약초의 효능
열을 내려주고 소변을 잘 나오게 한다. 혈과 맥을 잘 통하게 한다. 주로 소변이 붉고 잘 나오지 않고, 인후통증, 혀와 입속의 염증, 류머티즘, 젖이 나오지 않을 때, 폐경, 생리통 등을 치료한다.
생태와 특징 낙엽 덩굴 식물이며 길이는 3~15m이다. 털이 없다. 잎은 복엽이다. 작은 줄기는 회녹색이다.



약용부위 줄기
채취시기 심은 지 5~6년부터 열매를 맺는다. 가을이나 겨울에 묵은 덩굴을 베서 햇볕에 말리거나 온돌에 말린다.
약초의 성질 맛은 쓰고 차가운 성질이 있다. 심경, 소장경, 방광경에 속한다.
사용방법 말린 약제 2~5g에 물 800ml를 넣고 약한 불에서 반으로 줄 때까지 달여 하루 2~3회로 나누어 마신다.

혈림으로 오줌이 잘 나오지 않으면서 아픈 것을 치료한다. **증미도적산**
생건지황, 목통, 황금, 차전자, 산치자, 천궁, 작약, 감초 각각 4g. 위의 약들을 썰어서 1첩으로 하여 생강 3쪽, 죽엽 10잎과 함께 물에 달여 빈속에 먹는다[직지].
**당뇨병일 때** 으름덩굴과 감초 물 1홉에 으름덩굴 2돈과 감초 5돈을 넣어서 물로 반쯤 되게 달여서 이것을 하루 분으로 정해서 몇 번을 나누어 복용하면 당뇨에 특효이다.
**여러가지 암 예방과 치료** 으름덩굴은 동물실험에서 줄기의 암세포 억제율 90%, 열매 50% 라는 결과가 나왔다. 1일 줄기 20~40g을 달여 먹거나 열매로 발효액을 담가 마신다. 씨앗을 가루 내어 1일 3~5g을 먹어도 된다.

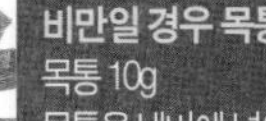

**Point** 약선요리

**비만일 경우 목통차**
목통 10g
목통을 냄비에 넣어 물을 붓고 달이면 된다. 물이 끓으면 약한 불로 은근하게 5분정도 더 달인다. 완성되면 식힌 후 냉장고에 보관한다. 물대신 수시로 마시면 된다.

**Tips** 산나물 만들어 먹는방법

열매를 먹는데 씨를 감싸고 있는 흰 살이 달다. 어린순은 좋은 국거리가 되며 어린잎을 볶아 말려서 차의 대용으로 한다. 때로는 어린순을 나물로 해먹기도 한다.

# 패랭이꽃(석죽)

학명: Dianthus chinensis, D. superbus var. longicalycinus
이명: 구맥, 술패랭이꽃, 산구맥, Dianthi herba



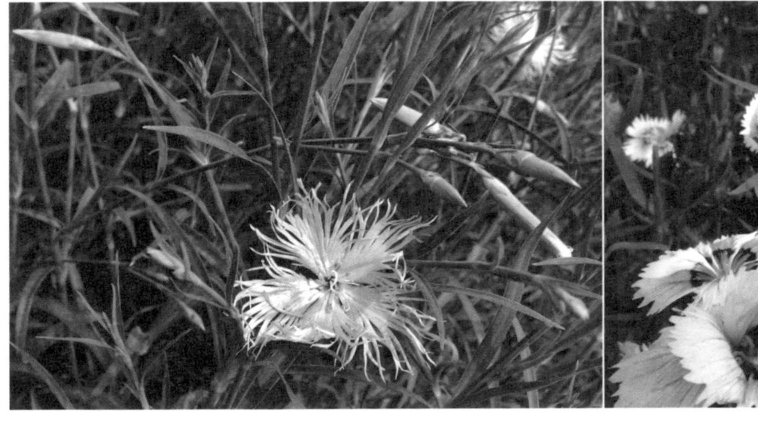

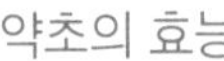

약초의 효능

소변을 잘 보게 한다. 월경을 잘되게 한다. 주로 각종 임증, 소변불통, 소변 볼 때 통증, 폐경 등을 치료한다.

오줌에 피가 섞여 나오면서 오줌길이 저리고 아픈 것을 치료한다. **금황탕** 울금, 구맥,생건지황, 차전자, 활석, 망초 각각 20g. 위의 약들을 거칠게 가루내어 한번에 20g씩 물에 달여 빈속에 먹는다[유취].

**요도염일 때** 구맥, 활석, 차전자, 동규자 각각 15g을 물로 달여서 하루에 2번 먹는다.

**오줌이 나오지 않는 소변불통일 때** 패랭이꽃의 이삭이나 잎(이삭이 더 좋다), 또는 풀 전체, 도라지씨와 대싸리씨 각각 한 줌에 물을 적당히 넣고 달여서 두 번에 나누어 아침저녁 빈속에 먹는다.

**신우신장염(어린이 신우콩팥염)일 때** 범싱아, 패랭이꽃(구맥), 마디풀 각각 같은 양으로 가루 내어 1살 된 어린이는 하루에 8g씩 물에 달여 3번에 나누어 끼니 뒤에 먹인다.

생태와 특징 다년생초본, 높이1m 줄기는 직립하고 털이 없고 마디가 뚜렷하다. 잎은 마주나기 하며 긴 피침 형이며 끝이 뾰쪽하고 양면에 털이 없다. 개화기는4~8월이고, 결실기는 5~9월이다.

약용부위 지상부분

채취시기 여름, 가을 개화기와 결실기에 채취하여 말린다.

약초의 성질 맛은 쓰고, 성질은 차갑다. 심경, 소장경에 속한다.

사용방법

말린 약제10~15g에 물 800ml를 넣고 약한 불에서 반으로 줄 때까지 달여 하루 2~3회로 나누어 마신다.

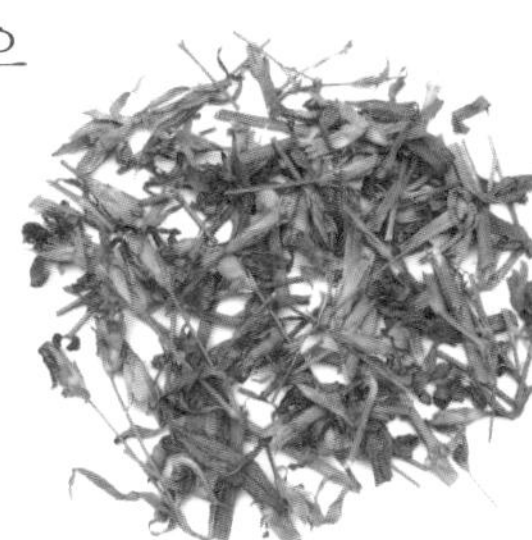

# 홍배산마간

생약명: 홍배엽

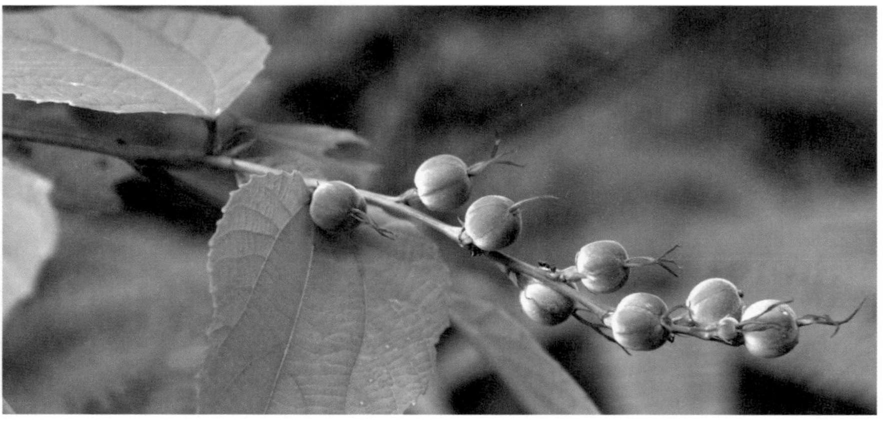

약초의 효능

열을 내려주고, 습을 제거한다. 피를 차갑게 하고 해독 작용을 한다. 살충작용 과 가려움을 제거한다. 주로 이질, 임증, 혈뇨, 대하, 하혈, 풍진, 습진, 무좀, 치통, 욕창 등을 치료한다.

생태와 특징

관목 또는 소교목 어린 가지에 털이 나 있다. 잎은 어긋난다. 잎자루는 7cm이고 오래되면 자홍색으로 변한다. 잎 모양은 난원형 또는 긴 하트형이고 잎 끝은 뾰족하다. 개화기와 결실기는 3~6월이다.

약용부위

잎

채취시기

봄에서 여름까지 채취한다.

약초의 성질

맛은 달고, 성질은 약간 차갑다. 폐경, 간경, 신경 에 속한다.

사용방법

말린 약제 5~10g을 사용한다.

# 계황초

생약명: 계황초

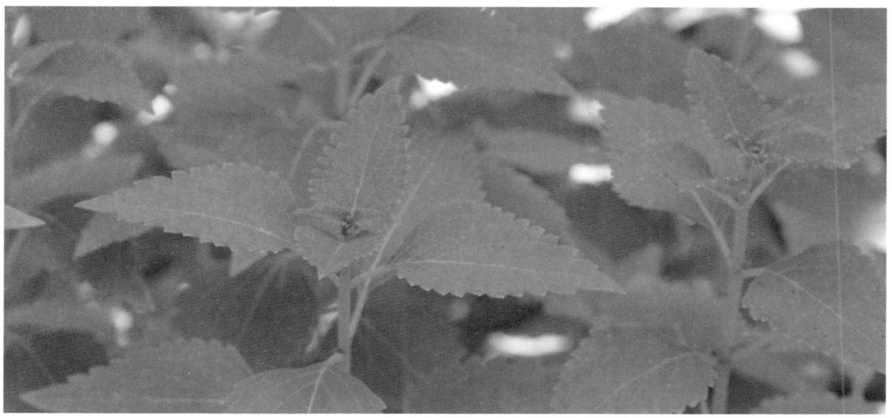



약초의 효능

열을 내려주고 해독작용을 한다. 습열과 황달을 제거한다. 어혈을 풀고 붓기를 내려준다. 주로 황달, 담낭염, 설사, 이질, 부스럼, 염좌 통증 등을 치료한다.

생태와 특징

다년생초본 식물. 높이1.5~2m. 근경에 아래를 향한 수염뿌리가 많이 나 있다. 줄기는 사각형이고, 자색이 있으며 부드러운 털이 나있고 윗부분은 가지가 많다. 잎은 마주나며, 난형이고, 가장자리는 톱니이다. 개화기와, 결실기는8~10월이다.



약용부위

전초

채취시기

연중 2~3회 채취하며 햇볕에 말린다.

약초의 성질

맛은 쓰고 성질은 차갑다. 간경, 담경, 대장경에 속한다.

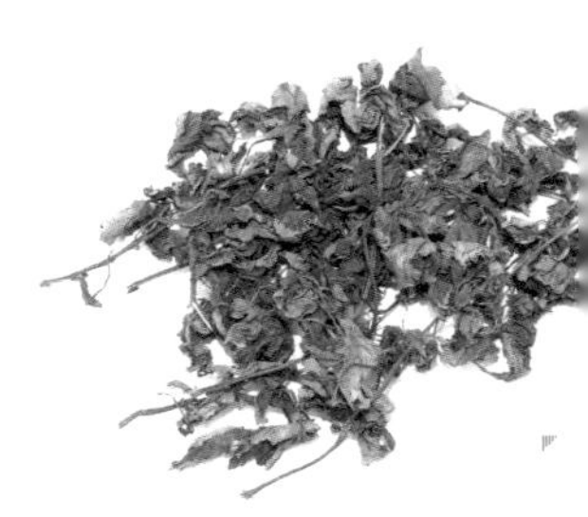

사용방법

말린 약제 5~10g을 사용한다.

# 금전초

생약명: 강소금전초



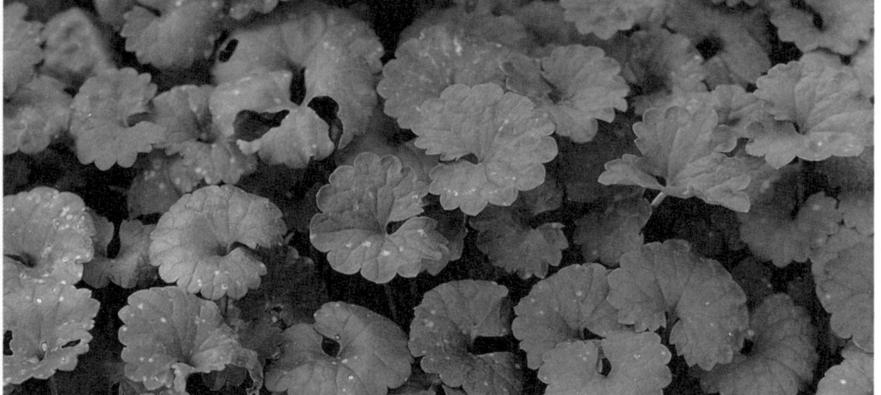

약초의 효능

습열을 제거하고 소변을 잘 나오게 한다. 붓기를 빼주고, 가려움증을 없애준다. 주로 소변시 통증, 황달, 소변 붉은 것, 종기, 독사 물린데, 간담결석, 요로결석, 피부습진 등을 치료한다.

생태와 특징

다년생 초본 식물이다. 연한 부분에는 가볍고 부드러운 털이 있다. 줄기는 옆으로 뻗어 있고 줄기는 위로 올라간다. 잎은 대생엽이다. 개화기는 4~5월이고 결실기는 5~6월이다. 그늘이 있는 습한 곳에 자란다.

약용부위 전초

채취시기

여름과 가을에 채취하고 이물을 제거하여 햇볕에 말린다.

약초의 성질

맛은 달고 짜다. 약간 차가운 성질이 있다. 간경, 담경, 신경, 방광경에 속한다.

사용방법

말린 약제 15~30g에 물 800ml를 넣고 약한 불에서 반으로 줄 때까지 달여 하루 2~3회로 나누어 마신다.

# 돈나물

생약명: 수분초

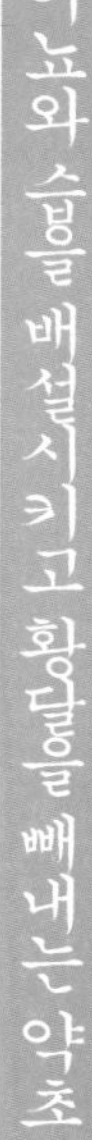


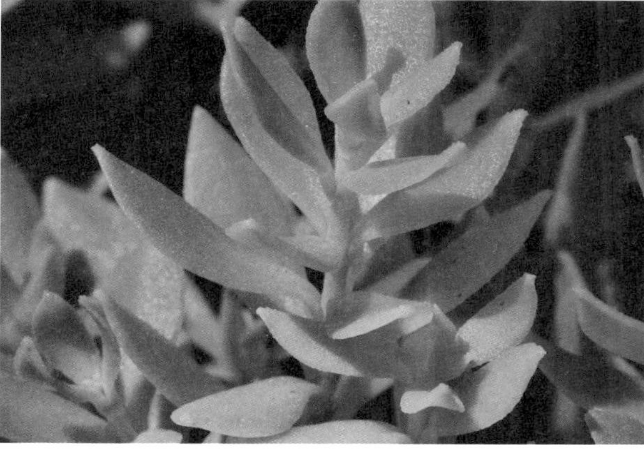

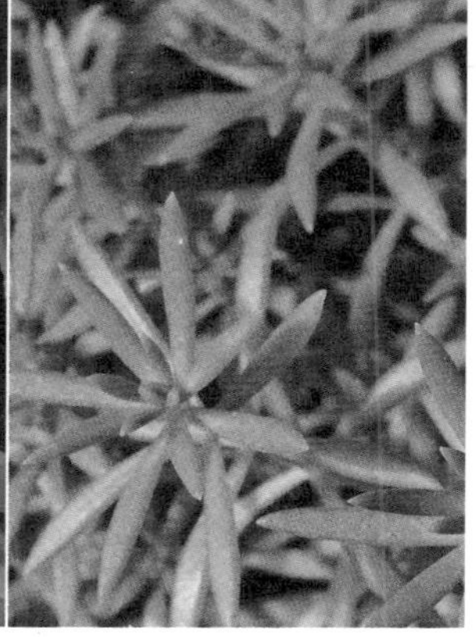



약초의 효능

습열을 제거하고 해독작용을 한다. 주로 황달, 소변이 잘나오지 않을 때, 종기 급만성간염 등을 치료한다.

**인후두염(인두염, 후두염)일 때** 돌나물 풀 20~40g을 물에 달여서 하루 3번에 나누어 끼니 뒤에 먹는다.
**피부암일 때** 신선한 돌나물 40g을 짓찧어서 즙을 내어 먹고 찌꺼기를 피부 부위에 붙인다.

생태와 특징

다년생 다육질 초본 식물이고 털이 없다. 잎은 세 개씩 돌려나기한다. 개화기는 5~7월이고 결실기는 7~8월이다.

약용부위 전초

채취시기 여름과 가을에 캘 수 있다. 캐서 이물을 제거하여 신선하게 사용하거나 건조시킨다.

약초의 성질 맛은 달고 담백하며 성질은 차갑다. 간경, 담경, 소장경에 속한다.

사용방법 말린 약제 1~30g에 물 800ml를 넣고 약한 불에서 반으로 줄 때까지 달여 하루 2~3회로 나누어 마신다. (생것은 50~100g)

Tips 산나물 만들어 먹는방법

어린 줄기와 잎은 김치를 담가 먹는데 향미가 있다. 연한순은 나물로 한다.

Point 약선요리

**돌나물김치**
돌나물 350g, 쪽파 5줄기, 미나리 100g, 밀가루 1큰 술, 소금 3큰 술, 생강 10g, 마늘 1통, 고춧가루 1큰 술, 홍고추 2개, 물 10컵
냄비에 물을 붓고 밀가루를 풀어서 풀국을 만든 다음 식혀둔다. 손질한 돌나물을 씻어 소금으로 절인다음 건져 물로 헹군 다음 소쿠리에 올려 물기를 뺀다. 생강과 마늘은 다지고, 파와 미나리를 다듬어 3cm크기로 썬다. 소금 3큰 술과 넣고 고춧가루를 넣는다. 홍고추를 다져 넣으면 된다.

# 애기고추나물

생약명: 지이초



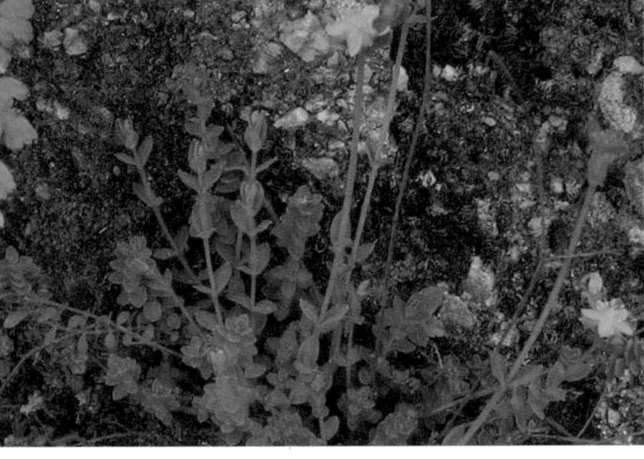
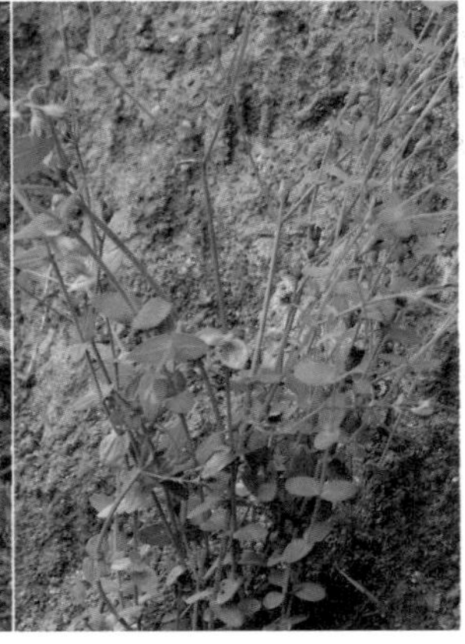

약초의 효능

열을 내려주고 습을 다스린다. 해독작용을 한다. 어혈을 제거하고 붓기를 내리게 한다. 통증을 없앤다. 주로 황달, 설사, 이질, 장, 폐용종, 구내염, 충혈하고 붓고 아픈 눈, 독사 물린데, 염좌 등을 치료한다.

생태와 특징

일년생 작은 초본 식물이며 높이는 10~40cm이다. 식물에는 털이 없고 잔뿌리가 있다. 줄기는 무성하며 직립한다. 잎은 대생엽이다. 개화기는 여름이고 결실기는 가을이다. 습한 들에 자란다.

**코피가 날 때** 고추나물 줄기와 잎 40~80g을 물에 달여 하루 3번에 나누어 먹는다.
**구내염으로 잇몸, 혀, 입안점막 등의 염증이 있을 때** 고추나물 10g을 물 200ml에 달여서 한번에 20ml씩 하루 3~4번 먹는다. 또한 신선한 것을 즙을 내어 입 안에 바르거나 입가심한다.

약용부위 전초

채취시기

봄과 여름에 꽃이 필 때 전초를 캐서 햇볕에 말리거나 신선하게 사용한다.

약초의 성질

맛은 달고 약간 쓰다. 차가운 성질이 있다. 간경, 담경, 대장경에 속한다.

# 인진쑥

학명: Artemisia capillaris
이명: 인진, 면인진, 더위지기, Artemisiae capillaris herba

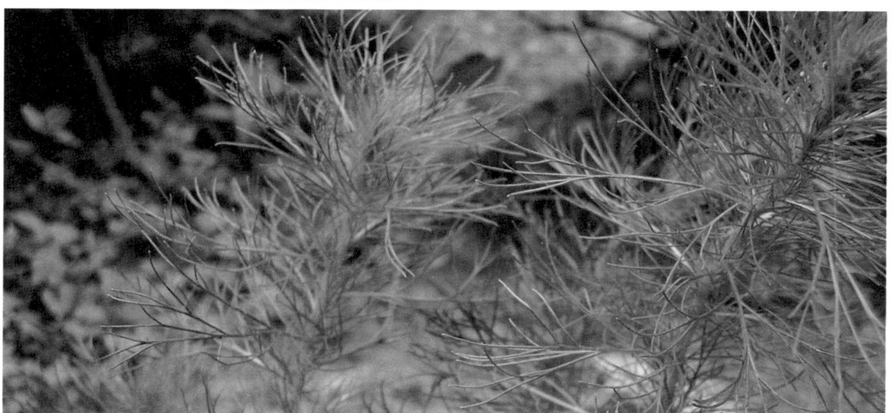

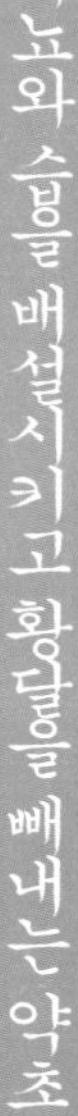


약초의 효능

습열을 내려주고, 황달을 없애준다. 주로 황달과 소변 량이 적은 것, 습창궤양, 전염성 황달간염 등을 치료한다.

생태와 특징 반관목 다년생 초본 식물이다. 뿌리에는 가지가 있다. 어린 포기에는 회백색 부드러운 털이 있고, 자라면 높이는 45~100cm이 된다.

약용부위 지상부분

채취시기 심은 지 2년이 된 3~4월에 바로 연한 가지를 채취한다. 3~4년 연속으로 채취할 수 있다.

약초의 성질 맛은 쓰고 약간 맵다. 약간 차가운 성질이 있다. 비경, 위경, 간경, 담경에 속한다.

사용방법 말린 약제 10~15g에 물 800ml를 넣고 약한 불에서 반으로 줄 때까지 달여 하루 2~3회로 나누어 마신다.

**황달로 온몸이 누렇게 되고 소변이 벌건 것을 치료**한다. 진하게 달여서 먹는데 생것으로 먹어도 역시 좋다.[본초]

**주달 때**에는 인진호 40g을 청주에 달여서 먹는데 이것을 주자인진탕이라고 한다.[의감]

**황달일 때** 더위지기(인진) 거칠게 가루 내어 한번에 10~16g씩 하루 2~3번 물에 달여 끼니 사이에 먹는다.

**더위를 먹었을 때** 더위를 먹고 구토 설사하는 데는 곽향, 향유, 인진 각각 10g을 물로 달여서 하루에 2번 먹는다.

**두드러기(담마진)가 일어날 때** 미나리(수근), 생당쑥(인진) 각각 같은 양을 물에 넣고 달인다. 두드러기가 생길 때마다 한 컵씩 먹는다.

**Tips** 산나물 만들어 먹는방법

어린순은 떡에 넣어서 먹거나 된장국을 끓여 먹는다.

**Point** 약선요리

**혈압을 내리고 간 기능을 보호하는 인진호차**

인진호 15g

물 600ml을 넣고 끓기 시작하면 약불로 줄여 30분 정도 달인 후 1일 2~3잔 기호에 따라 꿀이나 설탕을 가미해서 마시면 된다.

# 조장초

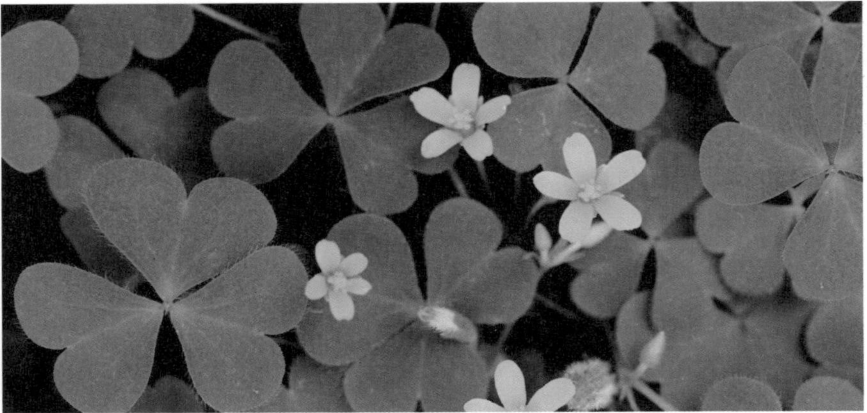

약초의 효능

열을 내려주고, 습을 제거한다. 피를 차갑게 해주고 어혈을 풀어준다. 해독작용하며 붓기를 빼준다. 주로 설사, 이질, 황달, 임증, 대하, 토혈, 비 출혈, 혈뇨, 월경불순, 염좌, 인후통증, 종기, 단독, 습진, 무좀, 치질, 마진, 화상, 뱀이나 벌레 물린데 등을 치료한다.

생태와 특징

다년생 초본 식물. 근경은 가늘고 길다. 항상 녹색이며, 땅에 도복되거나 비스듬히 서 있다. 다분지 하며 털이 나 있다. 잎은 소엽 3장이며 하트 모양이고, 잎 선단이 오목하게 들어갔다. 개화기는 5~8월이고, 결실기는 6~9월이다.

약용부위

전초

채취시기

연중 채취 가능하나 여름, 가을이 가장 좋다. 햇볕에 말린다.

약초의 성질

맛은 시고, 성질은 차갑다. 간경, 폐경, 방광경에 속한다.

사용방법

말린 약제 5~10g을 사용한다.

# 질경이

학명: Plantago asiatiea, P. depressa, P. major var japonica
이명: 차전자, 차전실, 하마의자, Plantaginis semen

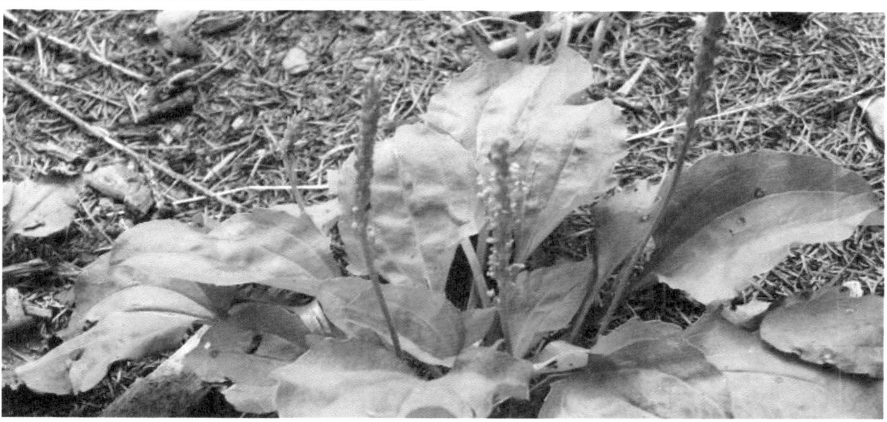

약초의 효능

열을 내려주고 이뇨작용 한다. 습을 제거하고 소변을 잘 보게 한다. 눈을 맑게 한다. 주로 수종 복수, 소변이 잘 나오지 않고 통증이 있을 때, 더위 설사, 눈이 충혈 되고 붓고 아프고, 가래 기침을 치료한다.

생태와 특징 다년생 초본 식물이고 줄기와 꽃의 줄기의 높이는 50cm이다. 잔뿌리가 있다.

약용부위 씨앗

채취시기 여름과 가을에 씨앗이 성숙할 때 이삭을 채취하여 햇볕에 말린다.

약초의 성질 맛은 달고 약간 차가운 성질이 있다. 간경, 신경, 폐경, 소장경에 속한다.

사용방법 말린 약제 5~10g에 물 800ml를 넣고 약한 불에서 반으로 줄 때까지 달여 하루 2~3회로 나누어 마신다.

방광에 열이 몰려서 오줌이 나오지 않는 것을 치료한다. **저령탕**
저령, 목통, 택사, 활석, 지각, 황백(술에 담갔다 낸 것), 우슬, 맥문동, 구맥,마디풀, 차전자 각각 2.8g, 감초 1.2g. 위의 약들을 썰어서 1첩으로 하여 등심초 4g과 함께 물에 달여 빈속에 먹는 대[회춘].

**오줌이 나오지 않는 소변불통일 때** 골풀속대 한 줌, 질경이씨 10g, 옥수수수염 한 줌을 한데 섞은 다음, 물 한 사발을 넣고 달여서 찌꺼기는 짜 버리고 하루에 세 번씩 끼니 전에 먹는다.

**구토가 날 때** 열이 나면서 설사가 있을 때는 산딸기나무 잎과 뿌리 한 줌에 질경이 뿌리 한 줌을 깨끗이 씻어서 함께 짓찧어 성긴 천에 짜 물을 한 번에 반 공기쯤 먹는데, 하루에 세 번씩 며칠 동안 계속 먹으면 낫는다. 어린아이들은 여기에 설탕을 약간 넣어서 하루에 여러 번 숟가락을 떠먹인다.

### Tips 산나물 만들어 먹는방법

질경이를 비롯한 잡초들은 나물로 먹거나 녹즙으로 갈아먹으면 좋다. 좀 질겨지면 삶아서 말려 두었다가 나중에 먹을 때 물에 불려 조리한다. 기름에 볶아 먹기도 한다.

### Point 약선요리

**만성기관지염, 방광염, 고혈압, 기미에 질경이죽**
차전자 15~30g, 백미 60g
차전자를 무명베주머니에 넣고 물에 담가 끓인다. 끓기 시작하여 5~7분쯤 지난 다음에 그 주머니를 들어내고, 백미를 넣어 죽을 쑨다. 즉 차전자를 우려낸 물로 죽을 쑨다.

# 피막이풀

생약명: 천호유

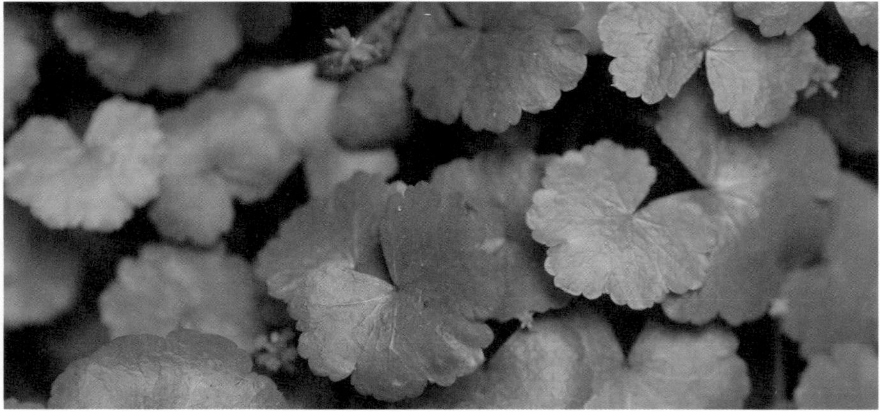

약초의 효능

열을 내려주고 습을 제거해준다. 해독하며 붓기를 제거한다. 주로 이질, 수종, 목 부운데 종기, 대상포진, 염좌 등을 치료한다.

생태와 특징

다년생 초본 식물이고 특이한 냄새가 있다. 줄기는 가늘고 옆으로 뻗어 있다. 잎은 대생엽이다. 개화기와 결실기는 모두 4~9월이다. 습한 길가, 숲속 등에 자란다.

약용부위

전초

채취시기

여름과 가을에 전초를 채취하고 깨끗이 씻어 신선하게 사용하거나 햇볕에 말린다.

약초의 성질

맛은 맵고 약간 쓰다. 차가운 성질이 있다.

사용방법

말린 약제~g에 물 800ml를 넣고 약한 불에서 반으로 줄 때까지 달여 하루 2~3회로 나누어 마신다.

# 호장

학명: Polygonum cuspidatum, Reynoutria japonica, R, sachalinensis
이명: 반장, 호장, 범상아뿌리, Polygoni cuspiodati rhizoma



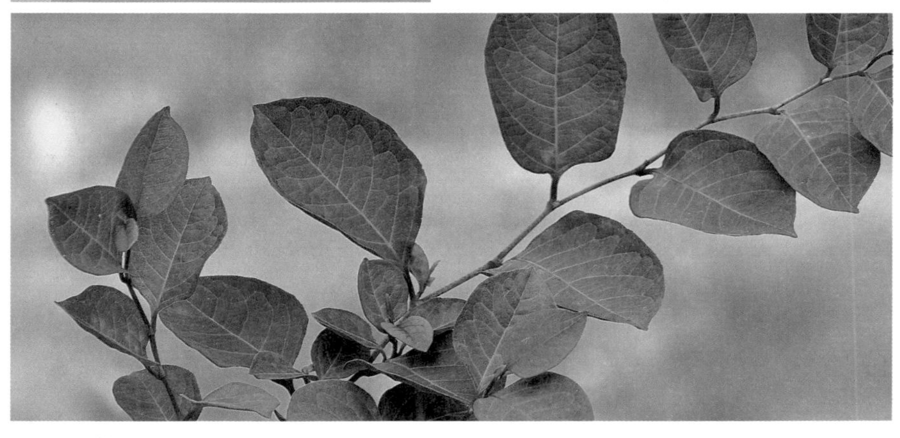

약초의 효능

풍과 습을 제거한다. 어혈을 풀어주고 통증을 없앤다. 기침을 멋게 하고 담을 없앤다. 주로 관절통, 황달, 폐경, 화상, 염좌, 종기, 기침 가래 등을 치료한다.

생태와 특징

다년생 관목 모양의 초본 식물이고 높이는 1m이상 된다. 뿌리줄기가 지하에 옆으로 뻗어 있으며 황갈색이다. 줄기는 직립이고 털이 없다.



**5가지 임병을 낫게 하는데 오줌을 잘 나오게 한다.** 40g을 물에 달인 다음 사향과 유향 가루를 조금씩 타서 빈속에 먹으면 곧 낫는다. 민간에서는 두우슬이라고 한다[본초].

**기관지 폐렴**일 때 범싱아(호장) 30~50g을 물에 달여 하루 3~4번에 나누어 끼니 뒤에 먹는다.

**방광염일 때** 범싱아뿌리(호장근) 잘게 썬 것 40g을 물에 달여 하루 3번 끼니 뒤에 먹는다.

**타박상을 입었을 때** 범싱아뿌리(호장근) 뿌리를 보드랍게 가루 내어 한번에 5g씩 하루 3번 술에 타서 먹거나 한번에 100g씩 물에 달여서 하루 3번에 나누어 끼니 전에 먹는다.

약용부위 뿌리와 줄기

채취시기 봄과 가을에 캐서 잔뿌리를 제거하여 깨끗이 씻어 짧게 썰어 햇볕에 말린다.

약초의 성질 맛은 약간 쓰고 차가운 성질이 있다. 간경, 담경, 폐경에 속한다.

사용방법

말린 약제 10~30g에 물 800ml를 넣고 약한 불에서 반으로 줄 때까지 달여 하루 2~3회로 나누어 마신다.

**Tips 산나물 만들어 먹는방법**

어린순을 나물로 하거나 생것을 먹기도 한다. 약간 미끈거리며 신맛이 나는 담백한 풀로 씹히는 느낌이 좋다. 데쳐서 나물로 하는 이외에 국거리나 기름으로 볶아 먹기도 한다.

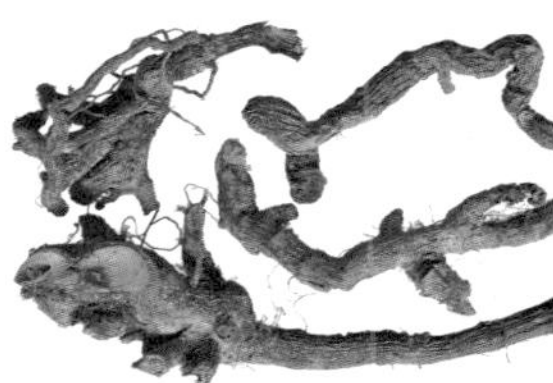

# 황우목

생약명: 황우차



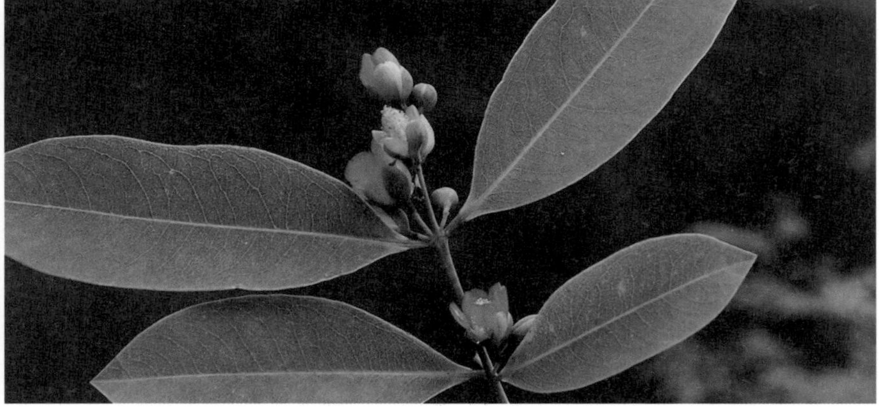

약초의 효능

열을 내려주고, 해독작용을 한다. 습을 제거하고 막힌 것을 풀어 준다. 어혈을 풀어주고 붓기를 빼준다. 주로 감기, 더위 먹은데, 설사, 황달, 염좌, 종기 등을 치료한다.

생태와 특징



관목 또는 소교목, 높이2~10m. 나무줄기 아래 가시가 나 있다. 가지는 마주나며, 어린 가지는 납작하고, 털이 없으며 담홍색이다. 잎은 단엽으로 마주나며 장원형이고 앞뒷면 모두 털이 없으며, 앞면은 녹색, 뒷면은 흰 녹색이다. 개화기와 결실기는5~11월이다.

약용부위

잎. 뿌리. 나무껍질.

채취시기

연중 채취 가능하며 깨끗이 정선하여 햇볕에 말린다.

약초의 성질

맛은 달고 약간 쓰다. 성질은 약간 차갑다. 폐경, 위경, 대장경에 속한다.

사용방법

말린 약제 5~10g을 사용한다.

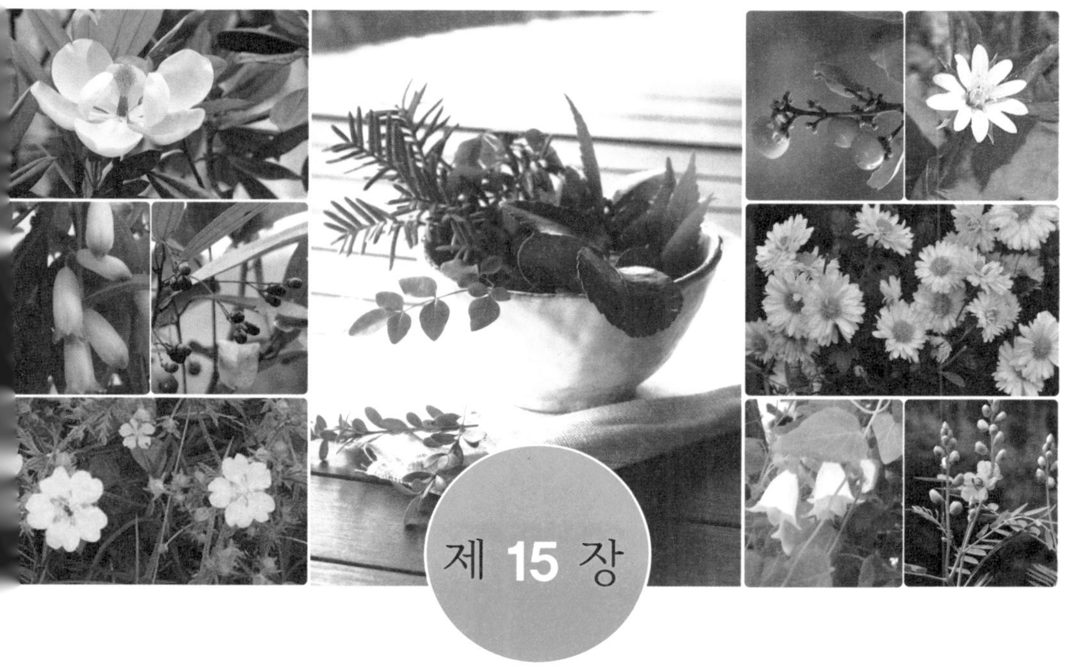

# 제 15 장

# 정신이 혼미한 것을 치료하는 약초 약재

• 정신이 혼미한 것을 치료하는 약초

# 석창포

학명: Acorus gramineus, A. gramineus var. variegatus
이명: 창포, 창본, 구절창포, Acorigraminei rhizoma

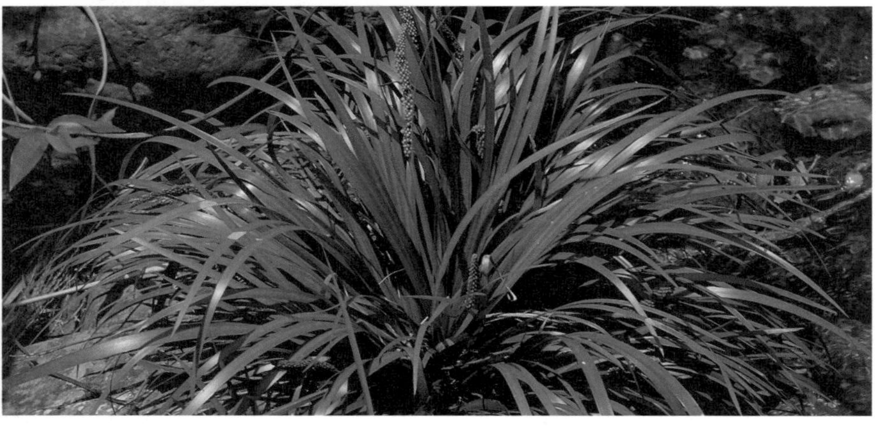

약초의 효능

습을 제거하여 입맛을 돕는다. 담을 녹여 신경을 잘 통하게 한다. 정신을 깨어나게 하고 기억을 돕는다. 주로 배가 더부룩하고, 배고픔을 못 느낄 때, 건망증, 귀가 어두워짐 등을 치료한다.

생태와 특징 다년생 초본 식물이다. 뿌리줄기는 옆으로 뻗으며 향기가 있다. 껍질은 황갈색이다. 뿌리는 육질이며 잔뿌리가 많다. 잎은 얇고 선형이다.



약용부위 뿌리줄기

채취시기 가을부터 겨울에 캐서 흙과 잔뿌리를 제거하고 햇볕에 말린다.

약초의 성질 맛은 맵고 쓰다. 따뜻한 성질이 있다. 심경과 위경에 속한다.

사용방법 말린 약제 5~10g에 물 800ml를 넣고 약한 불에서 반으로 줄 때까지 달여 하루 2~3회로 나누어 마신다.

(생것은 10~25g)

여러 가지로 허약해서 생긴 건망증을 치료한다. **가감보심탕** 진피, 백복령, 당귀, 백작약, 생지황, 원지(법제한 것), 맥문동, 산조인(볶은 것), 황백, 지모(모두 술로 축여 볶은 것) 각각 20g, 인삼, 백출, 석창포, 감초 각각 12g. 위의 약들을 썰어서 2첩으로 나누어 물에 달여 먹는다[의감].

**감기가 걸렸을 때** 석창포 하루 2~6g을 달임약으로 먹는다. 감기에는 석창포 뿌리 말린 것을 3~5g을 하루 3번 밥 먹고 나서 먹는다.

**건망증으로 기억력이 낮아져 잘 잊어먹을 때** 인삼 75g, 석창포 50g을 가루 내어 한번에 4~6g씩 하루 3번 끼니 사이에 먹는다.

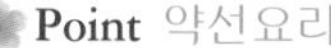

Point 약선요리

**혈압강하작용, 진경작용을 하는 창포차(석창포차)**
창포 1.5~5g
물 600ml을 넣고 끓기 시작하면 약불로 줄여 30분 정도 달인 후 1일 2~3잔 기호에 따라 꿀이나 설탕을 가미해서 음용한다.(다량으로 사용하지 않는다)

# 창포

생약명: 수창포

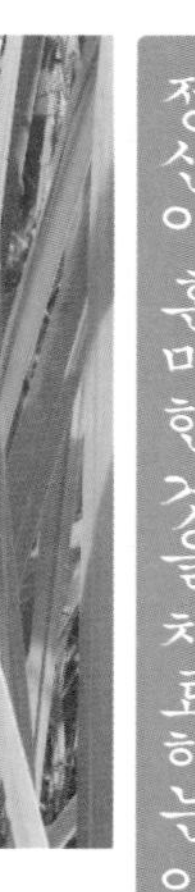




약초의 효능

가래를 녹이고 혼미한 것을 풀어준다. 습을 제거하여 위를 튼튼히 한다. 살충하고 가려움을 제거한다. 주로 담으로 인한 혼미증상, 중풍, 간질, 심장이 뛰고 가슴이 두근거림, 건망증, 이명, 이농, 복통, 이질 설사, 류머티즘, 습진, 옴 등을 치료한다.

**건망증으로 기억력이 낮아져 잘 잊어먹을 때** 창포 보드랍게 가루 내어 12g을 술에 타서 취하지 않게 마신다.
**늑막염일 때** 차전초근 4g, 창포뿌리 4g을 물로 달여서 한번에 다 먹는다. 하루에 2번 달여 먹는다.

생태와 특징

다년생초본, 뿌리줄기는 옆으로 뻗으며, 굵고 마디가 많으며 마디에서 뿌리가 내린다. 잎은 근경 끝에서 나오며 길이는 70cm 너비는 1~2cm이다. 향기가 좋다.

약용부위 뿌리줄기

채취시기 8~9월에 채취한 후에 깨끗이 씻은 다음 잔뿌리를 제거하고 햇볕에 말린다.

약초의 성질 맛은 맵고 쓰다. 성질은 따뜻하다. 심경, 간경, 위경에 속한다.

사용방법 말린 약제 5~10g에 물 800ml를 넣고 약한 불에서 반으로 줄 때까지 달여 하루 2~3회로 나누어 마신다.

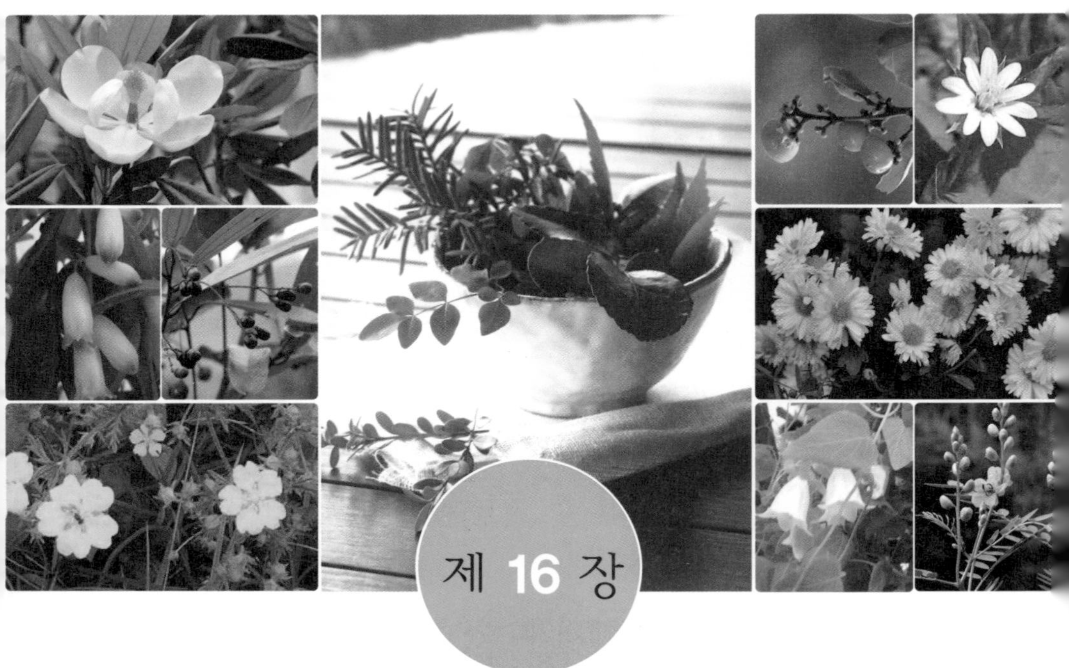

# 제 16 장

# 음식물을 소화시키는 약초 약재

- 음식물을 소화시키는 약초

# 계시등

생약명: 계시등



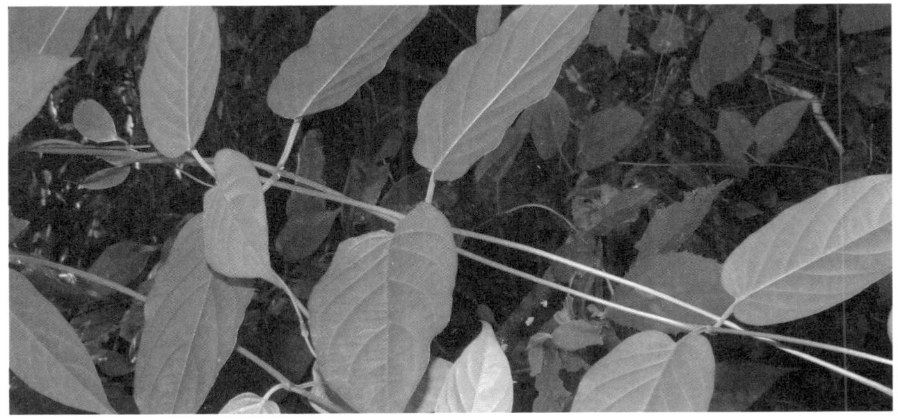

약초의 효능

음식을 소화하고, 위를 튼튼히 한다. 가래를 풀어주고, 기침을 멎게 한다. 열을 내려주고 해독 작용을 한다. 진통작용을 한다. 주로 음식이 쌓여 배가 더부룩할 때, 소아가 먹지 않아 여윈 때, 설사, 더위 먹었을 때, 황달, 간염, 간장 비장이 부어 있을 때, 기침, 용종, 종기, 피부염, 습진, 염좌 등을 치료한다.



생태와 특징

다년생 초질 덩굴식물. 길이3~5m 기부는 목질이며 다분지 한다. 잎은 마주나기하며 잎자루는1.5~7cm이고 난형이며 끝이 뾰족하고 양면에 털이 없거나 뒷면에 짧고 부드러운 털이 있다. 개화기는 7~8월이고 결실기는 9~10월이다.

약용부위 전초, 또는 뿌리

채취시기 여름엔 지상부분, 가을엔 뿌리를 채취한다.

약초의 성질

맛은 달고 쓰다. 성질은 약간 차갑다. 비경, 위경, 간경, 폐경에 속한다.

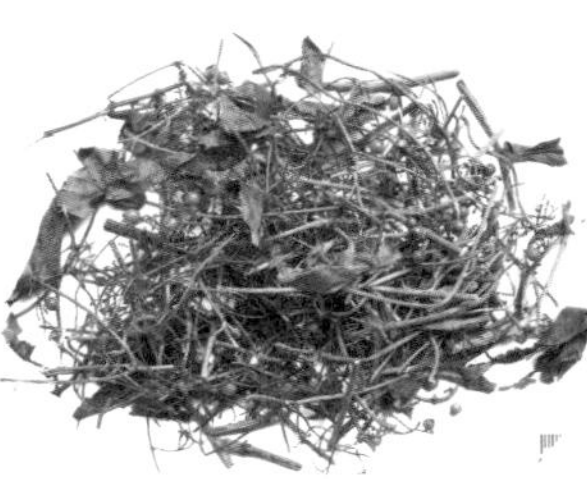

사용방법

말린 약제 5~10g을 사용한다.

# 나삭

생약명: 구립이



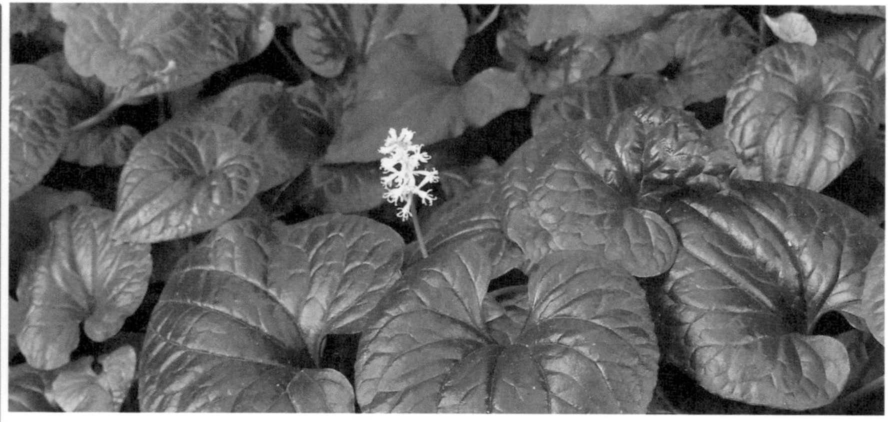

약초의 효능

소화 작용, 이뇨, 피를 잘 통하게 하며, 해독 작용을 한다. 주로 음식이 쌓여 배가 부를 때, 이질, 설사, 수종, 소변이 잘나오지 않을 때, 대하, 염좌, 부스럼, 지네에 물렸을 때 등을 치료한다.

생태와 특징



만생 초본식물. 털이 없고 비린내가 난다. 줄기는 원주형이고 마디가 있으며 마디에서 뿌리가 나온다. 잎은 어긋나며, 지질이고, 편원형이다. 개화기는 4~11월이다.

약용부위

전초 또는 잎

채취시기 여름. 가을에 채취하여 깨끗이 씻어 햇볕에 말린다.

약초의 성질

맛은 맵고, 성질은 따뜻하다. 비경, 간경에 속한다.

사용방법

말린 약제 5~10g을 사용한다.

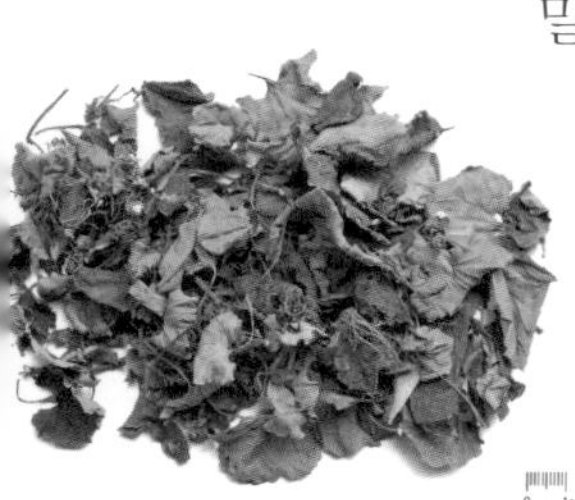

# 무

학명: Raphanus sativus
이명: 내복자, 나복자, Raphani semen

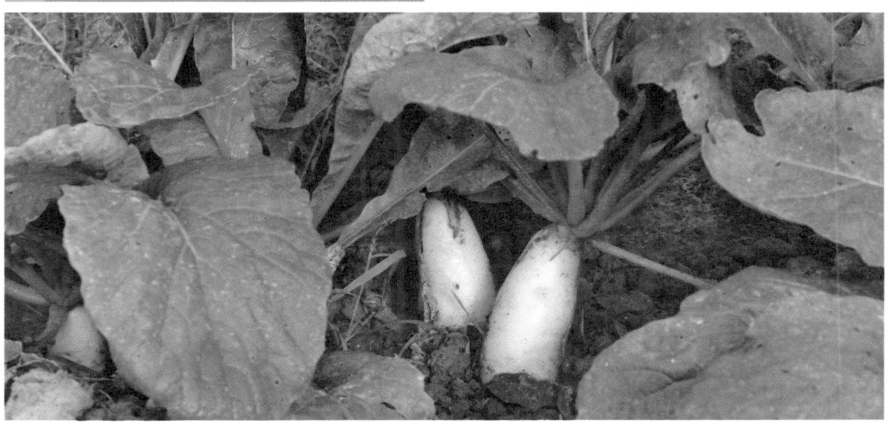

약초의 효능

음식 소화와 더부룩함을 제거한다. 기를 가라앉게 해주고 담을 풀어준다. 주로 식체와 기가 막힌 것, 배가 더부룩한 복부 팽만감, 설사, 기침가래, 천식 등을 치료한다.

생태와 특징

이년생 혹은 일년생 초본식물이다. 뿌리는 직근이고 다육하며 타원형, 원형 혹은 원추형이다. 껍질은 녹색, 흰색 혹은 붉은색이다. 줄기는 가지가 있고 털이 없다.

약용부위 씨앗

채취시기 여름에 채취하여 햇볕에 말린다. 생으로 사용하거나 볶은 후에 사용한다.

약초의 성질 맛은 맵고 달다. 약성은 평하다. 비경, 위경, 폐경에 속한다.

사용방법 말린 약제 5~10g에 물 800ml를 넣고 약한 불에서 반으로 줄 때까지 달여 하루 2~3회로 나누어 마신다.

가슴 속의 열을 내리고 가름막 위에 있는 담을 삭인다. **황금이격환**
황금(생것), 황금(볶은 것) 각각 40g, 반하(법제한 것), 황련, 택사 각각 20g, 천남성(싸서 구운 것), 지각, 진피 각각 12g, 백출 8g, 백반 4g. 위의 약에 나복자(볶은 것) 20g, 조협 4g을 넣어 가루낸 다음 증병에 반죽하여 벽오동씨만하게 알약을 만든다. 한번에 50알씩 끓인 물로 먹는다[정전].

**기관지 확장증일 때** 차조기씨(자소자), 무씨(나복자), 겨자 각각 8~10g을 약한 불에서 약간 볶아서 거칠게 가루 내어 물에 달여서 하루 3번에 나누어 끼니 뒤에 먹는다.

**산후기침이 있을 때** 무씨(나복자) 보드랍게 가루 내어 한번에 10~20g씩 하루 2~3번 설탕물 또는 꿀물로 끼니 전에 먹는다.

**천식일 때** 무씨(나복자) 가루 내어 한번에 10~20g씩 하루 2~3번 설탕물 또는 꿀물로 먹는다.

# 벼

생약명: 곡아

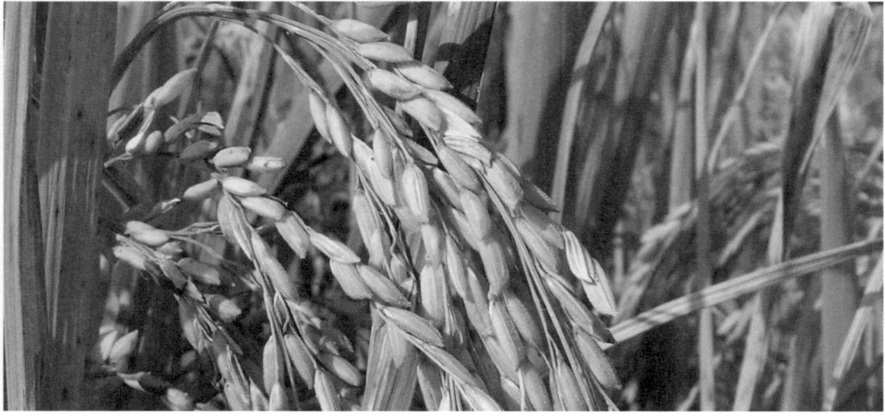

약초의 효능

음식을 소화시키고 적체되어 있는 것을 풀어준다. 비장을 튼튼하게 해주며 입맛을 돕는다. 주로 체했을 때, 배가 더부룩하고, 설사할 때, 비가 허해 음식을 적게 먹을 때, 각기부종 등을 치료한다.

생태와 특징 일년생 재배 식물이다. 줄기는 직립하고 약 1m 된다. 개화기와 결실기는 6~10월이다.



약용부위 벼싹

채취시기 봄과 가을에 깨끗한 벼를 채취하고 물에 담가 싹이 3.3~7mm 정도 될 때 꺼내서 햇볕에 말린다.

약초의 성질

맛은 달고 약성은 평하다. 비경과 위경에 속한다.

사용방법

말린 약제 10~15g에 물 800ml를 넣고 약한 불에서 반으로 줄 때까지 달여 하루 2~3회로 나누어 마신다.

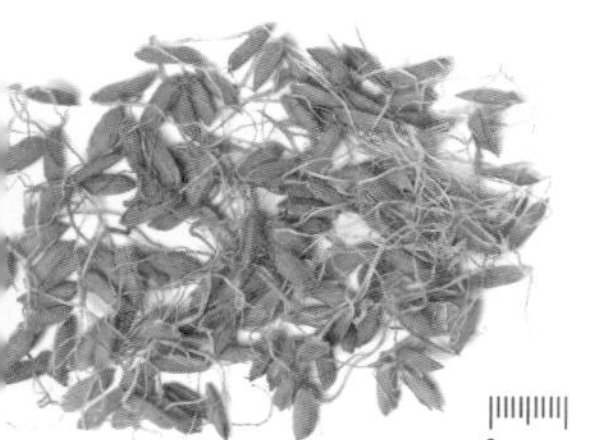

**Point** 약선요리

**곡아차**

곡아 6~15g과 물 600ml을 넣고 끓기 시작하면 약불로 줄여 30분 정도 달인 후 1일 2~3회 기호에 따라 꿀이나 설탕을 가미해서 음용한다.

# 산사

학명: Crataegus pinnatifida, C. p. var.psilosa, C. p. var.major
이명: 산사, 아가위, 찔광이, 당구자, Crataegi fructus



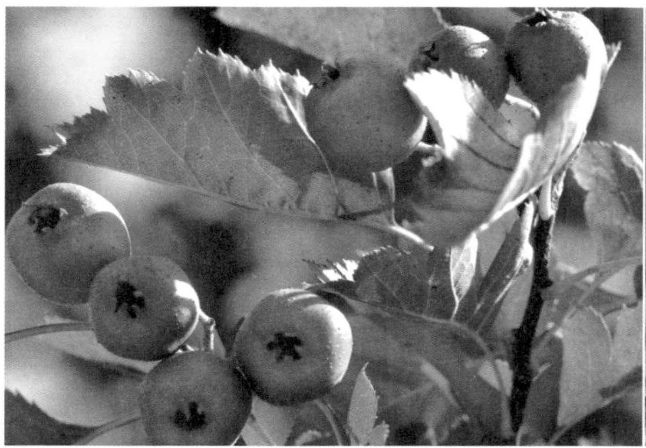

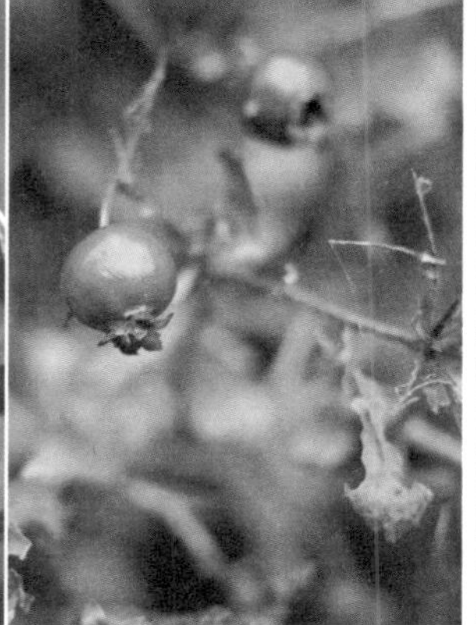

약초의 효능

소화를 돕고 위를 튼튼하게 한다. 어혈을 제거하여 기를 잘 통하게 한다.

생태와 특징 산리홍 낙엽 교목이고 높이는 6m이다. 가지에 있는 가시는 1~2cm이 거나 혹은 가시가 없다. 잎은 단엽이고 대생엽이다. 산리홍과 매우 비슷하며 단지 열매가 작다. 개화기는 5~6월이고 결실기는 8~10월이다.

약용부위 열매

채취시기 가을에 열매가 성숙할 때 채취하여 건조시킨다.

약초의 성질 맛은 시고 달다. 약간 따뜻한 성질이 있다. 비경, 위경, 간경에 속한다.

사용방법 말린 약제 5~10g에 물 800ml를 넣고 약한 불에서 반으로 줄 때까지 달여 하루 2~3회로 나누어 마신다.



식적담을 치료한다. **황과루환**
과루인, 반하국, 산사, 신국(볶은 것) 각각 같은 양. 위의 약들을 가루내서 하늘타리즙에 반죽하여 벽오동씨만하게 알약을 만든다. 한번에 30-50알씩 생강을 달인 물이나 죽력으로 먹는다[입문].

**술중독일 때** 술을 마시고 탈이 난 데 산사 19g, 곶감 6g, 건강 10g, 계피 10g을 물에 달여서 사탕가루를 타서 먹는다.

**식욕부진이 왔을 때** 찔광이(산사) 20~30g을 물에 달여 하루 2~3번에 나누어 끼니 사이에 먹는다.

**심계항진(가슴두근거리기, 동계)일 때** 찔광이(산사) 30g에 물 400ml를 두고 달여 하루 3번에 나누어 끼니 사이에 먹는다.

## Tips 산사차 만들어 먹는방법

**요통에 효과적인 산사자차**

산사자 10~20g

물 600㎖에 재료를 넣고 가열하는데, 처음엔 불을 세게 하다가 끓기 시작하면 불을 줄여 30~40분 정도를 더 끓인다. 체로 건더기를 걸러 내고 따뜻하게 데워 마시거나 차게 해서 꿀을 타 마시면 된다. 1일 4~5회로 나눠 마시는 것이 적당하다.

## Point 약선요리

**먹으면서 하는 다이어트 영양식 산사 죽**

산사 40g, 멥쌀 80g

멥쌀을 미리 물에 넣어 충분하게 불려둔다. 산사를 물에 깨끗이 씻은 후 물기를 제거한다. 멥쌀을 믹서에 넣어 곱게 간다. 여기에 산사를 함께 질그릇냄비에 넣어 30분가량 쑤면 완성된다. 산사 건더기를 건져내고 먹으면 된다.

# 연미

생약명: 연미



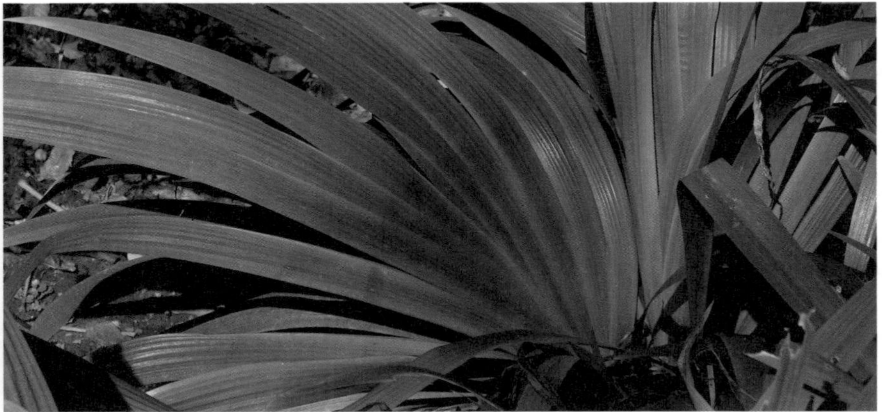

약초의 효능

적체된 음식을 소화시킨다. 살충작용을 한다. 어혈을 제거한다. 해독작용을 한다. 주로 음식이 쌓여 배가 부를 때, 회충복통, 뱃속의혹, 인후통증, 염좌, 부스럼 등을 치료한다.

생태와 특징

다년생 초본식물. 높이35~80cm 식물 기부는 죽은 잎과 줄기의 섬유질로 감싸져 있다. 근경은 짧고 굵은 다육질이다. 잎은 기생 잎이며 칼같은 모양으로 끝이 뾰족하다. 개화기는 4~5월이고 결실기는 6~7월이다.



약용부위

뿌리

채취시기

여름, 가을에 채취하여 깨끗이 씻어 신선하게 사용한다.

약초의 성질

맛은 맵고 쓰며, 성질은 차갑다. 독성이 있다.

사용방법

말린 약제 5~10g을 사용한다.

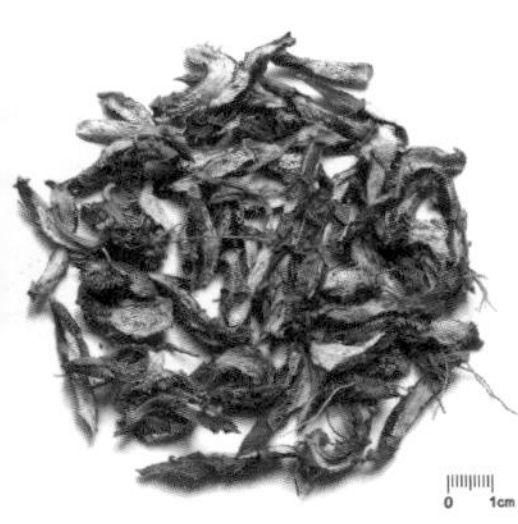

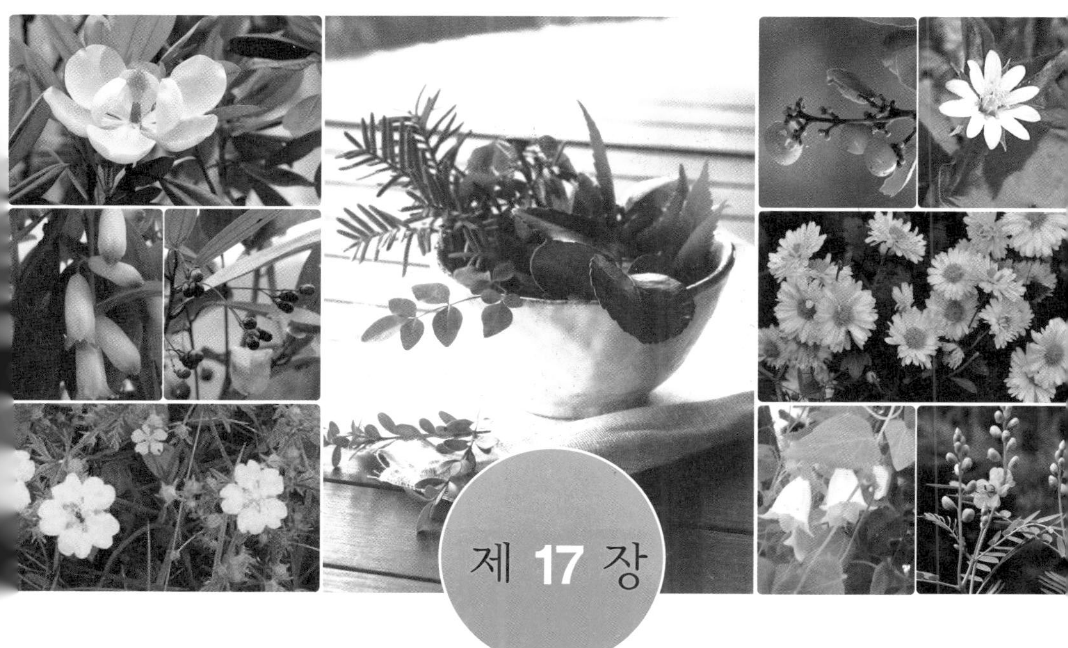

제 17 장

# 구충제로 사용하는 약초 약재

• 구충제로 사용하는 약초

# 먹구슬나무

학명: Melia azedarach var. haponica, M. toosendan
이명: 고련피, 연근목피, Meliae cortex



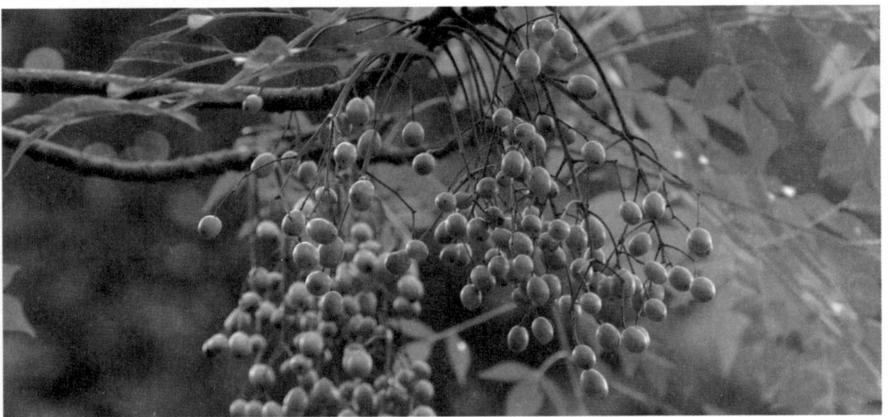

약초의 효능
살충과 무좀에 효과가 있다. 주로 회충, 요충, 음도적충, 무좀 등을 치료한다.

생태와 특징 낙엽 교목이고 높이는 15~20이다. 껍질은 어두운 갈색이다. 잎은 우상복엽이다. 개화기는 4~5월이고 결실기는 10~11월이다.

약용부위 나무껍질 혹은 뿌리껍질

채취시기 일 년 내내 채취할 수 있으나 주로 봄과 가을에 채취한다. 껍질을 벗겨 흙을 제거하여 햇볕에 말린다.

촌백충을 치료한다. **벽금산**
고련근 40g, 담배풀열매(학슬), 빈랑, 사군자육, 청대 각각 20g, 사향 10g. 위의 약들을 가루를 내어 한번에 어른은 8g씩, 어린이는 2g씩 빈속에 돼지고기 국물에 타서 먹는다[득효].
**십이지장충(십이지장충증, 채독)일 때** 고련피 잘게 썬 것 600g을 물 3l에 넣고 1l로 줄게 졸여서 한번에 10ml씩 하루 3번 끼니 뒤에 먹는다. 3일 동안 쓴다.
**촌백충증일 때** 멀구슬나무껍질(고련피) 하루 20~30g씩 물에 달여 2~3번에 나누어 먹는다.

약초의 성질 맛은 쓰고 차가운 성질이 있다. 약간 독이 있다. 간경, 비경, 위경에 속한다.

사용방법 말린 약제 10~15g에 물 800ml를 넣고 약한 불에서 반으로 줄 때까지 달여 하루 2~3회로 나누어 마신다.

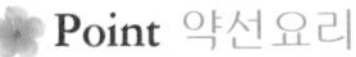

**Point** 약선요리

**천련자차/멀구슬나무열매차**
천련자 5~12g과 물 600ml을 넣고 끓기 시작하면 약불로 줄여 30분 정도 달인후 1일 2~3잔 기호에 따라 꿀이나 설탕을 가미해서 음용한다.
○다량으로 사용해서는 안된다.

# 사군자

생약명: 사군자



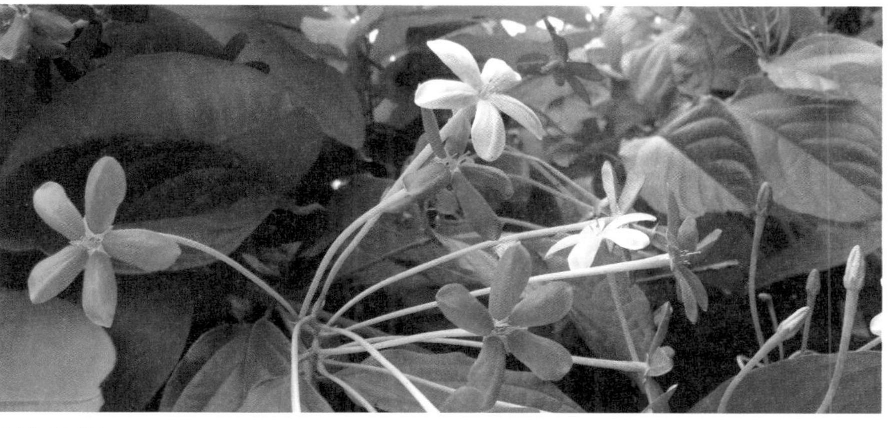

약초의 효능

구충과 쌓인 것을 풀어준다. 주로 기생충으로 인한 복통, 젓 먹고 체 했을 때, 아이가 비장 위장이 좋지 않아 마를 때, 배가 가득차고, 이질 설사 등을 치료한다.

**기생충을 죽이는데 어린이의 회충을 치료**한다. 아주 좋다. 한번에 7개를 잿불에 묻어 구워 껍질을 버리고 빈속에 씹어서 끓인 물로 넘기면 기생충이 다 나온다[회춘].

**요충이 있을 때** 백부, 사군자 백부 15g을 물 100ml에 달여서 관장한다. 이와 함께 사군자가루를 낮 2시와 저녁 8시에 각각 한번씩 3~6일 동안 먹인다.

**회충(회충증, 거위증)이 있을 때** 사군자 보드랍게 가루 내어 한번에 2~3g씩 하루 2번 빈속에 먹는다.

생태와 특징

상록 관목 또는 소 교목. 높이8m, 수피 갈색 또는 회 흑색 으로 거칠다. 가지는 홍색 또는 회흑색, 잎 흔적이 뚜렷하다. 잎은 보통 가지끝 부분에 모여 난다. 잎자루가 없거나 아주 짧다. 잎은 두껍고 육질이며, 녹색이다.

약용부위 성숙된 열매

채취시기 9~10월 열매가 자흑색으로 변할 때 채취한다.

약초의 성질 맛은 달고, 성질은 따뜻하다. 비경, 위경에 속한다.

사용방법 말린 약제6~10g에 물 800ml를 넣고 약한 불에서 반으로 줄 때까지 달여 하루 2~3회로 나누어 마신다.

# 짚신나물

학명: Agrimonia pilosa
이명: 선학초, 용아초, 낭아초, 낭자, Agrimoniae herba



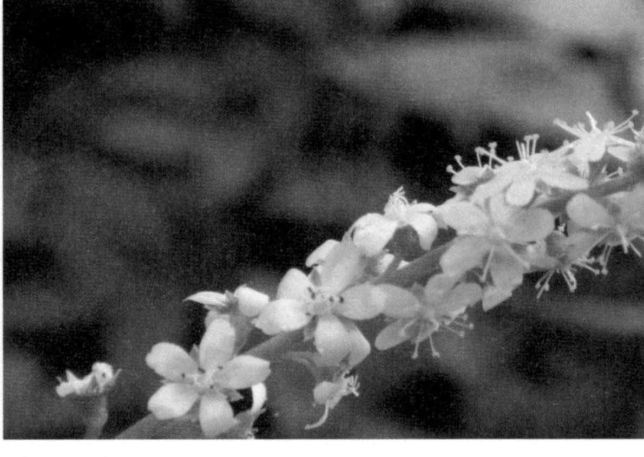

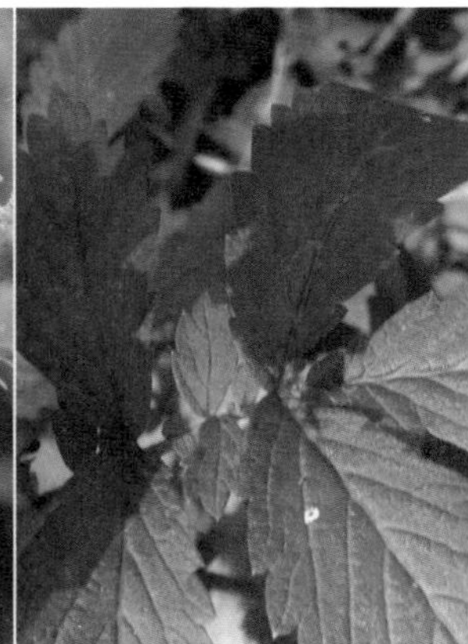

약초의 효능
구충, 해독, 붓기를 빼준다. 주로 조충병, 음도적충병, 무좀, 이질 등을 치료한다.

생태와 특징
다년생 초본 식물이다. 뿌리줄기는 짧다. 잎은 우상복엽이며 대생엽이다. 개화기와 결실기는 5~12월이다.

**회충(회충증, 거위증)이 있을 때** 짚신나물(용아초) 15~20g을 물에 달여 하루 2번에 갈라 빈속에 먹는다.
**객혈로 피가 가래와 함께 나올 때** 짚신나물(용아초) 10~15g을 물 200ml에 달여 하루 3번에 나누어 먹는다.

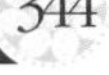


약용부위 싹

**Tips 산나물 만들어 먹는방법**
이른 봄에 어린 싹을 나물로 먹는다. 쓴맛이 강하므로 데쳐서 우려낸 다음 양념해서 먹고 종자를 찧어 가루로 하여 국수를 만들어 양식으로 대용한다.

채취시기
겨울과 봄에 새로운 포기가 생기기 전에 뿌리줄기를 캐서 늙은 뿌리와 황갈색 털을 제거한다. 싹을 햇볕에 말린 후에 가루로 만들어 사용한다.

약초의 성질 맛은 쓰고 떫다. 차가운 성질이 있다. 간경, 소장경, 대장경에 속한다.

사용방법 말린 약제 30g에 물 900ml를 넣고 약한 불에서 반으로 줄 때까지 달여 하루 2~3회로 나누어 마신다.

0 1cm

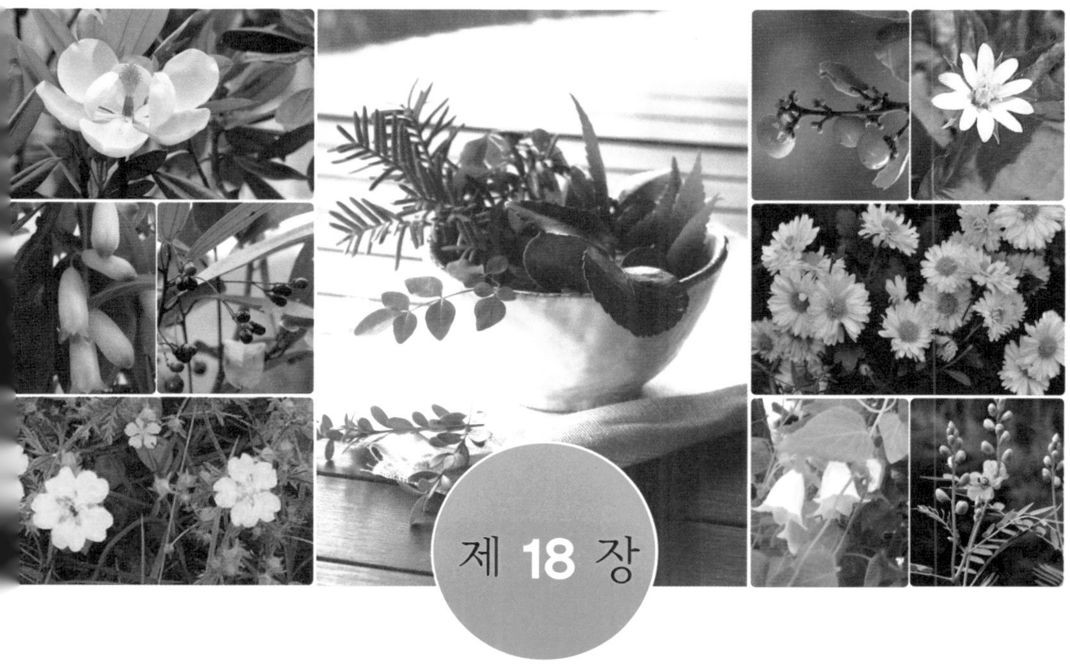

# 제 18 장

# 피를 멈추게 하는 지열 약초 약재

- 혈액을 차갑게 하여 지혈시키는 약초
- 어혈을 풀어주어 지혈 시키는 약초
- 수렴(오그라들게)하여 지혈 시키는 약초
- 자궁을 따뜻하게 하여 지혈 시키는 약초

# 냉이

학명: Lepidium apetalum, Draba nemorosa var. hebecarpa
이명: 정력자, 대실, 정력, 꽃다지씨, Lepidii semen



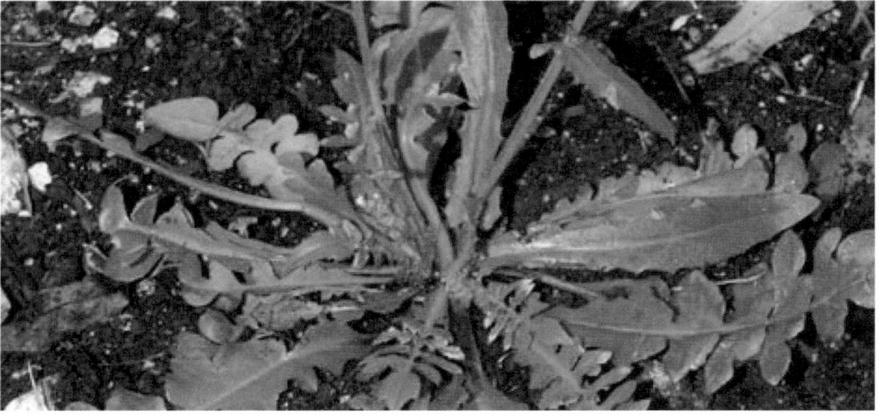

약초의 효능

간을 차갑게 하고 지혈작용 한다. 눈을 맑게 한다. 열을 내리고 습을 제거한다. 주로 토혈, 비출혈, 각혈, 혈뇨, 하열, 입이 붉은 통증, 눈출혈, 고혈압, 이질, 신장염 수종, 쌀 뜬 물과 같은 소변 등을 치료한다.

생태와 특징

일년생 혹은 이년생 초본 식물이고 높이는 20~50cm이다. 줄기는 직립하고 가지가 있다. 잎은 우상 기생엽이다.

약용부위 전초

채취시기 3~5월에 채취하고 이물을 제거하여 깨끗이 씻어 햇볕에 말린다.

약초의 성질

맛은 달고 담백하다. 차가운 성질이 있다. 간경, 비경, 방광경에 속한다.

**적백이질을 주로 치료**한다. 뿌리와 잎을 따서 불에 태워 가루 내어 미음에 타서 먹으면 매우 좋다.[본초]

**갓난아이 배꼽질병** 냉이(제채) 신선한 것 10~20g을 짓찧어서 즙을 내어 먹고 그 찌꺼기를 상처에 붙인다.

**기관지염일 때** 냉이(제채) 냉이의 뿌리를 캐어 잘 씻어서 햇볕에 말린 것을 불에 태워 보드랍게 가루낸다. 이것을 한번에 3~5g씩 하루 3번 끼니 뒤에 먹는다.

**복막염일 때** 마른 냉이 뿌리와 잎 그리고 같은 양의 불에 볶은 냉이 씨를 함께 가루 내어 꿀에 개어 은행알 크기만큼 알약을 만들어 한번에 2알씩 매일 아침저녁에 결명자 달인 물로 먹는다.

**Point** 약선요리

**자양보강 눈의 동통에 좋은 냉이죽**
신선한 냉이 약 500g(건조한 것은 90g), 백미 60g.
먼저 잘 씻은 냉이를 잘게 썰어서 백미와 함께 죽을 쑨다. 식사대용이나 새참으로 먹으면 된다.

**Tips** 산나물 만들어 먹는방법

봄에 어린잎과 줄기를 삶아 나물로 먹거나 국을 끓여 먹는다.

# 동백

생약명: 산다화

약초의 효능

혈액을 차갑게 하고 지혈효과가 있다. 어혈을 제거하고 붓기를 제거한다. 주로 토혈, 각혈, 변혈, 치질출혈, 이질, 혈뇨, 하혈, 대하, 화상, 염좌 등을 치료한다.

**중풍(뇌졸증, 뇌출혈)** 동백나무 열매 40~80g을 물에 달여 하루 3번에 나누어 먹인다.

생태와 특징

상록 관목 혹은 작은 교목이고 높이는 10m이다. 껍질은 회갈색이고 어린 가지는 갈색이다. 잎은 단엽이고 대생엽이다. 개화기는 4~5월이고 결실기는 9~10월이다.

약용부위 꽃

채취시기

4~5월에 꽃이 필 때 나누어 채취하고 햇볕에 말리거나 온돌에 말린다. 건조시키는 과정에서 부수어지는 것을 피하기 위하여 많이 뒤젓지 않는다.

약초의 성질

맛은 달고 쓰고 맵다. 간경, 폐경, 대장경에 속한다.

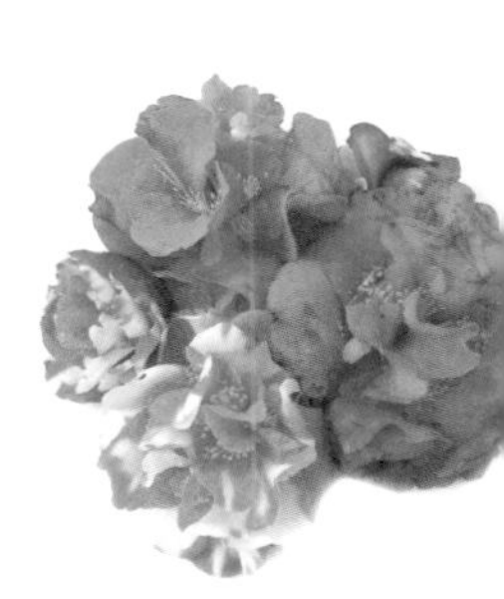

# 띠

학명: Imperata cylindrica var koenigii
이명: 백모근, 백화모근, 삐비, 띠, Imperatae rhizoma



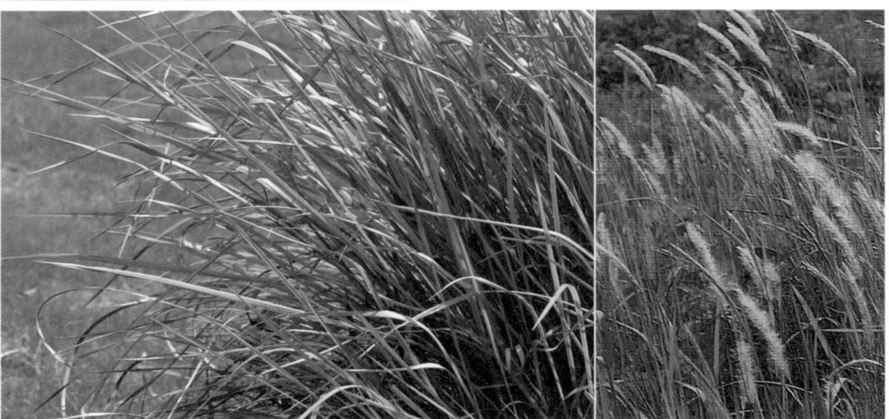

약초의 효능
피를 차갑게 하며 지혈작용이 있다. 열을 내려주고 이뇨작용을 한다. 주로 토혈, 비출혈, 혈뇨, 열병갈증, 황달, 수종, 소변시 통증, 급성 신장염 수종 등을 치료한다.

생태와 특징 다년생 초본 식물이고 높이는 20~100cm이다. 뿌리줄기는 흰색이고 옆으로 뻗어 있다. 줄기는 직립하고 털이 없다.



약용부위 뿌리줄기

채취시기 봄과 가을에 캐서 깨끗이 씻어 햇볕에 말린다. 잔뿌리와 엽초를 제거하여 작은 다발로 묶는다.

약초의 성질 맛은 달고 차가운 성질이 있다. 폐경, 위경, 방광경에 속한다.

사용방법 말린 약제 15~30g에 물 800ml를 넣고 약한 불에서 반으로 줄 때까지 달여 하루 2~3회로 나누어 마신다.

생것은30~60g 생것이 약효가 좋으며 즙을 내서 먹으면 좋다.

**피를 멎게 하는데 피를 토하는 것, 코피가 나오는 것, 피똥이나 피오줌을 누는 것 등 여러 가지 피나는 증을 치료**한다. 띠뿌리를 물에 달여 먹는다. 띠 꽃도 효과가 같다.

**코피가 날 때** 띠뿌리(모근) 20~30g을 물에 달여서 하루에 3번 나누어 먹는다.

**혀궤양일 때** 참대잎(죽엽), 띠뿌리(모근) 각각 한 줌을 물에 달여서 하루 2번에 나누어 먹는다.

**혈뇨(피오줌)가 나올 때** 띠뿌리(모근) 30g을 물에 달여 하루 2~3번에 나누어 먹는다.

**Point** 약선요리

**노인성 수종이나 배뇨곤란에 사용되는 모근소두죽**
건조된 백모근 50g, 팥 50g, 백미 200g
팥을 푹 삶아서 부드럽게 하고, 그 속에 모근을 깨끗이 씻어 넣는다. 그것을 30분쯤 끓인 다음 무명베 등으로 걸러서 찌꺼기는 버리고, 그 즙으로 죽을 쑨다. 또는 모근을 별도로 삶아 거르고 나서, 그 걸러낸 즙에 팥을 삶아서 냄비에 넣어도 좋다. 하루에 몇 번이라고 정하지 말고, 차 대신에 마시면 되는데, 멀겋게 하는 편이 좋을 것이다.

# 모시

학명: *Boehmeria frutescens*
이명: 저마근, 저근, 저마, *Boehmeriae radix*



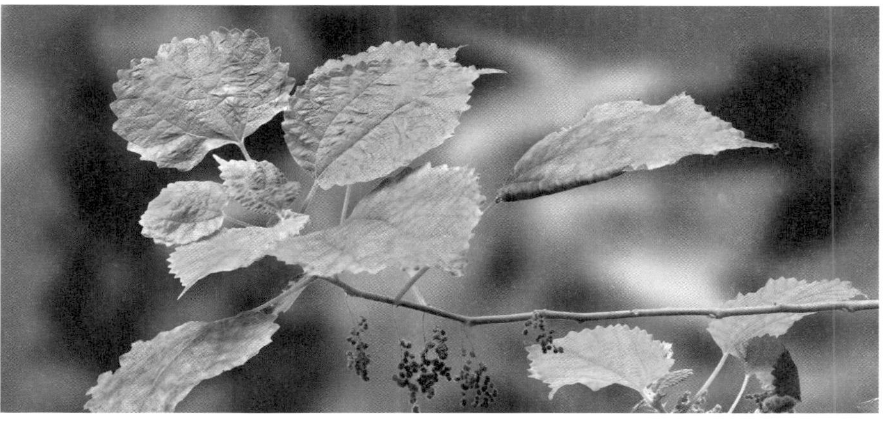

약초의 효능

피를 차갑게 하고 지혈작용이 있다. 태기를 안정시키고 열을 내려주고, 해독작용을 한다. 주로 각혈, 비출혈, 토혈, 혈뇨, 하혈, 변혈 태동불안, 태루하혈, 소변이 잘 나오지 않거나, 용종 종기, 벌레나 뱀에 물린 것을 치료한다.

**효천을 치료**한다. 모시뿌리를 사탕과 함께 푹 달여서 때때로 씹어 먹으면 병의 뿌리가 완전히 없어진다.[정전]

생태와 특징

다년생 반 관목이고 높이는 1~2m이다. 줄기는 직립하여 둥근 모양이다. 가지가 많고 청갈색이다. 잎은 대생엽이다. 개화기는 9월이고 결실기는 10월이다.



약용부위

뿌리와 뿌리줄기

채취시기 겨울과 봄에 캐서 햇볕에 말린다. 얇게 썰어 사용한다.

약초의 성질

맛은 달고 차가운 성질이 있다. 심경, 간경, 방광경에 속한다.

사용방법

말린 약제 10~30g에 물 800ml를 넣고 약한 불에서 반으로 줄 때까지 달여 하루 2~3회로 나누어 마신다.

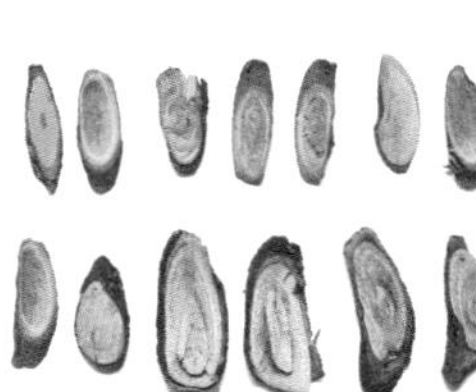

# 부들

학명: Typha latifolia, T. angustata, T. orientalis
이명: 포황, 감통, 향포, 부들꽃가루, Typhae pollen



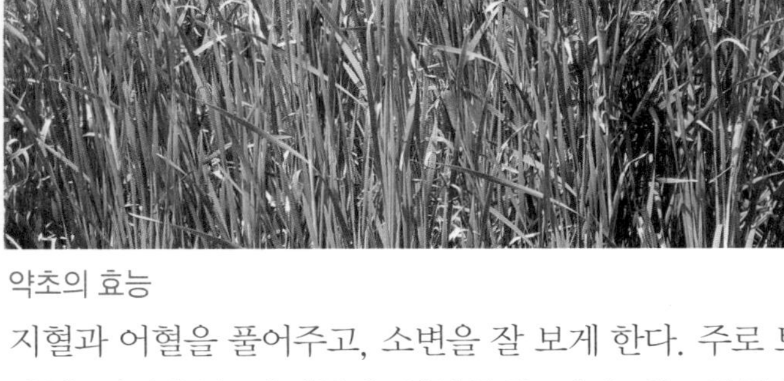

약초의 효능

지혈과 어혈을 풀어주고, 소변을 잘 보게 한다. 주로 토혈, 비출혈, 각혈, 하혈, 외상출혈, 폐경통증, 복부통증, 염좌, 혈뇨통증 등을 치료한다.

생태와 특징

동방향포 다년생 초본 식물이고 높이는 1.5~3m이다. 뿌리줄기는 옆으로 뻗고 잔뿌리는 많다. 잎은 막대모양이다.

약용부위 꽃가루

채취시기 여름에 윗부분의 노란 수컷 꽃대를 채취하여 말린 후에 빻아서 꽃가루를 채취하고 햇볕에 말린다.

약초의 성질 맛은 달고 약성은 평하다. 간경, 심경, 비경에 속한다.

**전포증으로 오줌이 잘 나오지 않는 것을 치료한다. 포황산**
포황, 활석 각각 같은 양. 위의 약들을 가루내어 한번에 8g씩 달걀 흰자위에 타서 먹는다[총록].

**객혈로 피가 가래와 함께 나올 때** 부들꽃가루(포황), 박하 각각 같은 양을 보드랍게 가루내어 한번에 4g씩 하루 3번 먹는다. 뽕나무껍질 달인 물에 타서 먹으면 더욱 좋다.

**난소결핵으로 결핵균이 난소에 감염되어 생길 때** 부들꽃가루(포황) 한번에 2~3g씩 하루 3번 끼니 뒤에 먹는다. 난소결핵 때 쓴다.

**산후출혈이 있을 때** 부들꽃가루(포황) 한번에 3g씩 물에 타서 먹되 하루 3번 3일 동안 계속 먹는다.

**월경과다증일 때** 부들꽃가루(포황) 거멓게 볶아서 가루 내어 한번에 6~8g씩 하루 3번 끼니 뒤에 먹는다.

사용방법

말린 약제 5~10g에 물 800ml를 넣고 약한 불에서 반으로 줄 때까지 달여 하루 2~3회로 나누어 마신다.

# 삼칠초

학명: Cirsium maachii, C. pendulum, C. rhinoceros
이명: 대계, 마계, 산우계, Cirsii japonici herba



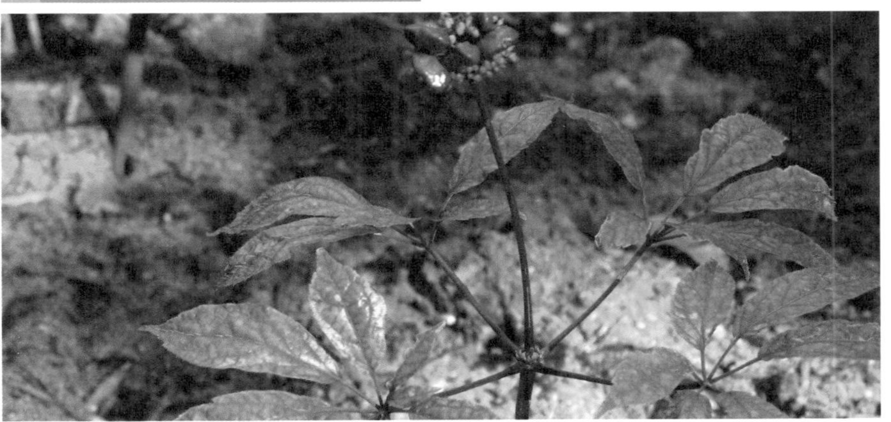

약초의 효능

지혈과 어혈을 풀어주는 작용을 한다. 붓기와 통증을 풀어준다. 주로 각종 출혈증, 가슴통증, 어혈성폐경, 생리통, 산후어혈성복통, 용종 통증 등을 치료한다.

생태와 특징 다년생 직립 초본 식물이고 높이는 20~60cm이다. 뿌리는 굵고 원추형이며 둥근 모양이고다육질이며, 일반적으로 돌기의 가지가 있다. 잎은 손 모양의 대생엽이다.



약용부위 뿌리

채취시기 파종 후 4년에 수확한다. 8~9월에 수확하면 품질이 가장 좋다. 뿌리를 캐서 흙을 깨끗이 씻어 햇볕에 말리거나 온돌에 말린다.

약초의 성질 맛은 달고 약간 쓰다. 따뜻한 성질이 있다. 간경, 위경, 심경, 폐경, 대장경에 속한다.

사용방법 말린 약제 1~3g을 가루 내어 복용한다.

**피를 토하는 것과 코피가 나오는 것이 멎지 않는 것을 치료**한다. **우즙산**
생연뿌리즙, 생지황즙, 대계즙 각각 3홉. 위의 약들을 섞은 다음 생봉밀 반 숟가락을 타서 한 번에 작은 종지로 하나씩 먹는다[제생].
**자궁부정출혈이 있을 때** 엉겅퀴(대계) 신선한 것을 하루 20~30g씩 물에 달여 2~3번에 나누어 먹는다.
**토혈이 있을 때** 엉겅퀴 신선한 것 40g에 물 500ml를 붓고 절반이 되게 달여 하루 3번에 나누어 먹는다. 짓찧어낸 즙을 먹어도 효과가 있다.

**Tips** 산나물 만들어 먹는방법

어린잎이나 부드러운 줄기와 뿌리, 줄기를 식재로 이용한다. 어린잎은 봄에 따서 싱싱한 상태로 데쳐서 무쳐먹거나 튀김으로 조리할 수 있다.

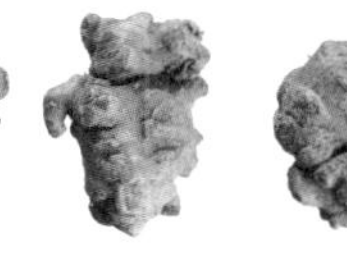

# 엉겅퀴

학명: Sanguisorba officinalis S. hakusanensis, S. sitchensis
이명: 지유, 백지유, 지유근, Sanguisorbae radix



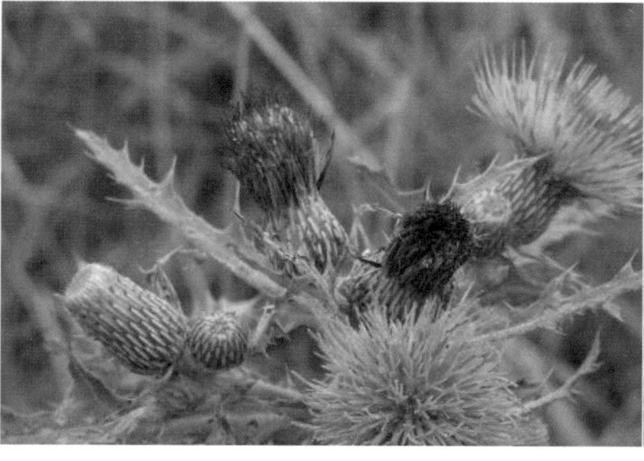

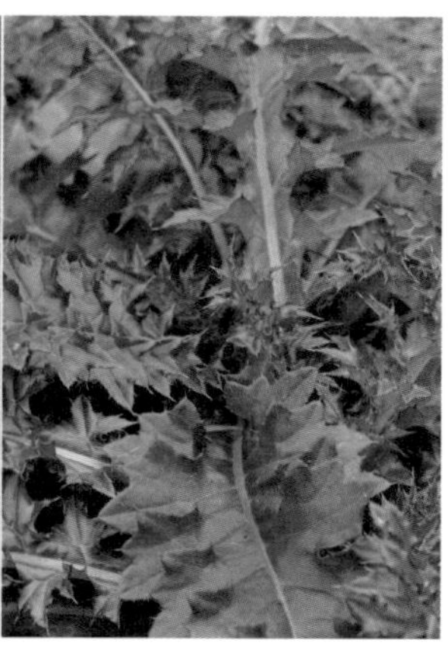

약초의 효능
피를 차갑게 하고 지혈 작용을 한다. 어혈을 풀어주고 붓기를 내려준다. 주로 토혈, 각혈, 비출혈, 변혈, 혈뇨, 하혈, 외상출혈, 궤양통증, 습진, 간염, 신염 등을 치료한다.

생태와 특징 다년생 초본 식물이다. 덩이뿌리는 원추형이거나 혹은 무 모양이다. 줄기에 패인골이 있고 긴 털이 있다.



약용부위 지상부분 혹은 뿌리

채취시기 여름과 가을에 꽃이 필 때 지상부분을 채취하거나 늦가을에 뿌리를 캔다. 햇볕에 말린다.

약초의 성질 맛은 쓰고 달다. 차가운 성질이 있다. 심경과 간경에 속한다.

사용방법 말린 약제 10~15g에 물 800ml를 넣고 약한 불에서 반으로 줄 때까지 달여 하루 2~3회로 나누어 마신다.

**음이 몰려 있어서 피똥이 나오는 것을 치료한다. 평위지유탕**
창출, 승마, 부자(싸서 구운 것) 각각 4g, 지유 2.8g, 갈근, 후박, 백출, 진피, 적복령 각각 2g, 건강, 당귀, 신국(볶은 것), 백작약, 익지인, 인삼, 감초(볶은 것) 각각 1.2g. 위의 약들을 썰어서 1첩으로 하여 생강 3쪽, 대추 2알과 함께 물에 달여 먹는다[보감].

**혈뇨(피오줌)가 나올 때** 생지황 20g, 오이풀 15g을 물에 달여 하루 2~3번에 나누어 먹는다.

**대하(이슬)가 있을 때** 오이풀뿌리(치유) 120g을 식초 1l에 넣고 10여 번 끓여서 끼니 전에 50ml씩 먹는다.

**만성대장염일 때** 황경피나무껍질(황백피), 함박꽃뿌리(작약), 오이풀뿌리(지유) 각각 같은 양을 보드랍게 가루 내어 한번에 3~4g씩 하루 3번 끼니 뒤에 먹는다.

**Tips 산나물 만들어 먹는방법**
이른 봄에 어린잎을 나물로 먹기도 하고 뿌리를 잘게 썰어 쌀과 섞어 밥을 짓기도 한다. 쓴맛이 강하므로 데쳐서 잘 우려낸 다음 조리를 하는 것이 좋다. 잎과 꽃은 차로 달여 마시기도 한다.

# 오이풀

학명: Cephalonoplos segetum
이명: 소계, 청자계, 건침초, Cephalonoplosi herba

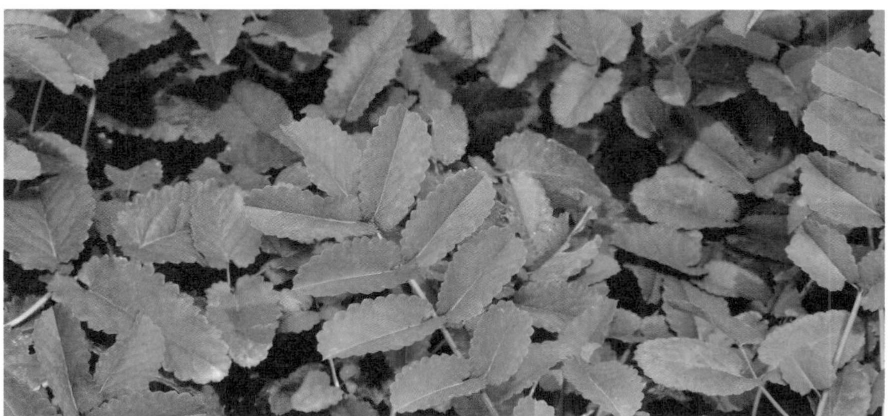





약초의 효능

피를 차갑게 하고, 지혈작용 한다. 해독과 종기를 없애주는 작용을 한다. 주로 변혈, 치질출혈, 이질 변혈, 하혈, 화상, 종기 등을 치료한다.

생태와 특징 다년생 초본 식물이다. 뿌리는 대부분 원추형이고 겉색깔은 황갈색 혹은 자갈색이다.

약용부위 뿌리

채취시기 봄에 싹이 나려고 할 때 혹은 가을에 식물이 시들었을 때에 캐서 잔뿌리를 제거하여 깨끗이 씻어 건조시키거나 신선할 때 얇게 썰어 건조시킨다.

약초의 성질 맛은 쓰고 시면서 떫다. 약간 차가운 성질이 있다. 간경과 대장경에 속한다.

사용방법 말린 약제 10~15g에 물 800ml를 넣고 약한 불에서 반으로 줄 때까지 달여 하루 2~3회로 나누어 마신다. 지혈은 볶은 것을 사용한다.

**소계산** 백초상, 소계, 향부자, 포황(볶은 것) 각각 20g. 위의 약들을 가루를 내어 늘 이빨을 문지르면 피가 멎는다[득효].

**빈혈이 있을 때** 삼지구엽초, 조뱅이(소계) 각각 1kg을 잘게 썰어 물을 적당히 붓고 달여서 거른다. 거른 액을 다시 1l 되게 졸인 다음 탕도 60% 되게 설탕가루를 넣고 거른다. 이것을 한번에 60ml씩 하루 3번 끼니 뒤에 먹는다.

**원형탈모증일 때** 조뱅이(소계) 가루 내어 밀가루와 5:1의 비로 섞어 알약을 만들어 한번에 8~10g씩 하루 3번 끼니 뒤에 먹는다.

**자궁경관염일 때** 쇠무릎(우슬), 조뱅이(소계) 각각 150g을 물에 달여 찌꺼기를 짜버리고 걸쭉해질 정도로 다시 약한 불에 졸여서 병에 넣어두고 10일에 나누어 먹는다.

**Tips** 산나물 만들어 먹는방법

봄에 어린순을 나물로 해먹거나 국을 끓여 먹을 수 있다. 전혀 쓴맛이 없어 먹을 만하다. 데쳐서 기름으로 볶아 조리하는 방법도 있다.

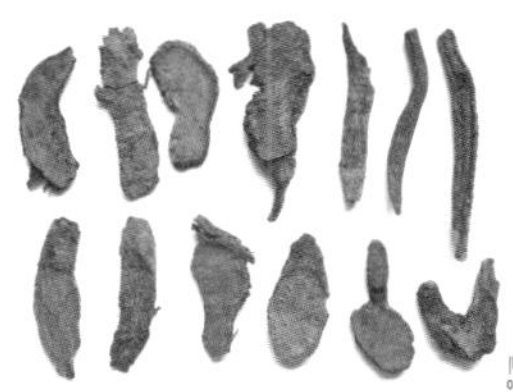

# 자아채

생약명: 소계

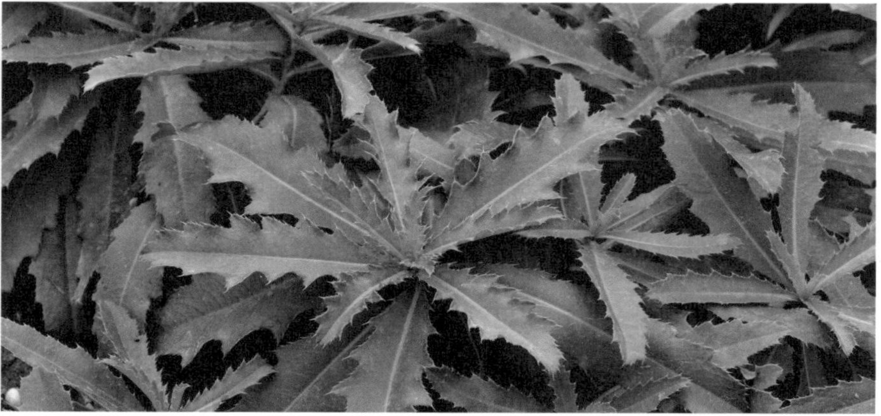

약초의 효능

피를 차갑게 하고 지혈작용을 한다. 어혈을 풀고 해독 작용하며 붓기를 빼준다. 주로 위출혈, 혈변, 치질, 치질출혈, 담낭염, 담석증, 이질, 습열 설사, 대하, 소변 볼때 통증, 인후 통, 습진, 용종, 잇몸미란, 뱀 물린데 등을 치료한다.

생태와 특징

다년생 초본 식물. 줄기는 직립하고, 높이30~80cm, 털이 없거나 거미상 털이 있다. 기생 잎 은 개화기에 말라버린다. 개화기는 5~6월이고, 결실기는 5~7월이다.

약용부위 지상부분

채취시기

여름과 가을, 꽃이 피었을 때 채취하여, 햇볕에 말린다.

약초의 성질

맛은 쓰고 달다. 성질은 차갑다. 심경, 간경에 속한다.

사용방법

말린 약제10~15g에 물 800ml를 넣고 약한 불에서 반으로 줄 때까지 달여 하루 2~3회로 나누어 마신다.

# 자현

생약명: 자현채

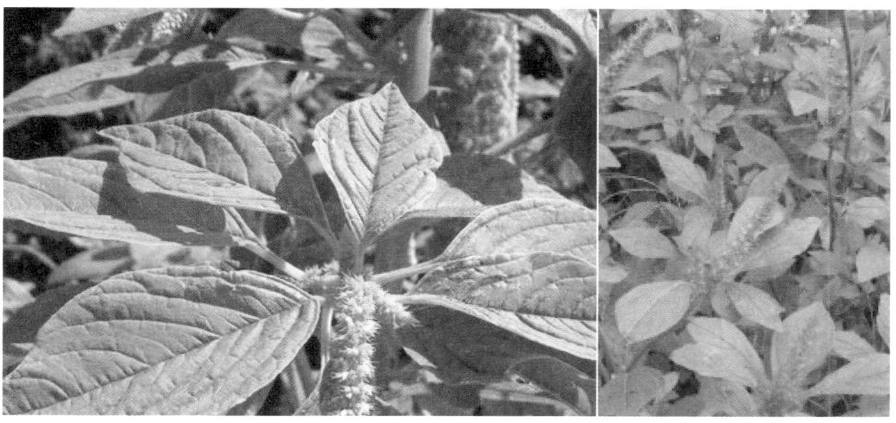

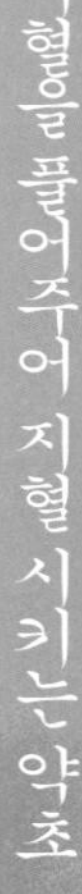




약초의 효능

피를 차갑게 하고, 지혈 작용을 한다. 습열을 내려준다. 해독작용과 용종을 풀어준다. 주로 위출혈, 혈변, 치질, 치질출혈, 담낭염, 담석증, 이질, 습열 설사, 대하, 소변 볼 때 통증, 인후 통, 습진, 용종, 잇몸미란, 뱀 물린데 등을 치료한다.

생태와 특징

다년생 직립 초본식물. 높이0.3~1m, 가지가 많으며 줄기는 홍색이고, 아랫부분은 매끄러우며, 윗부분은 털이 있다. 잎은 어긋나며 잎자루는 털이 없고, 잎은 난상 피침 형이고 잎 끝은 둥글다. 개화기는 5~9월이고, 결실기는 8~11월이다.

약용부위

전초

채취시기

봄, 여름, 가을에 채취해 깨끗이 씻어 햇볕에 말린다.

약초의 성질

맛은 달고, 성질은 약간 차갑다.

사용방법

말린 약제 5~10g을 사용한다.

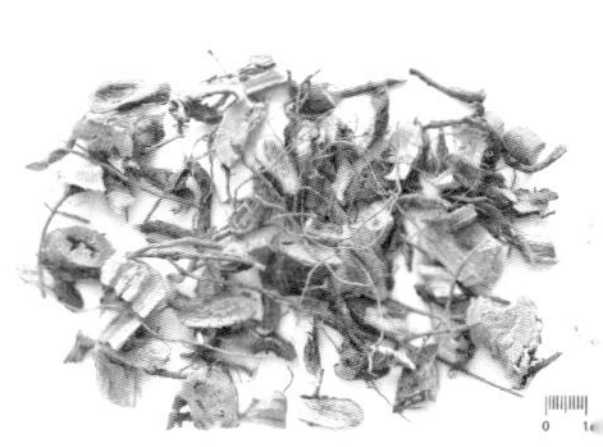

# 측백엽

학명: Biota orientalis, Thuja orientalis, T. occidentalis
이명: 백엽, 총백엽, 편백, 측백나무잎, Biotae cacumen



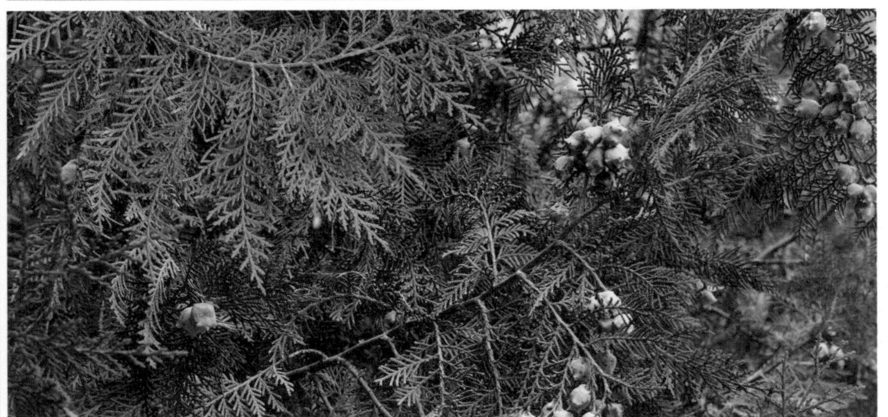

약초의 효능

피를 차갑게 하고 지혈작용을 한다. 머리카락을 나게 하고 검게 한다. 주로 토혈, 비출혈, 각혈, 변혈, 하혈, 탈모, 흰 머리 등을 치료한다.

생태와 특징

상록 교목이고 높이는 20m이다. 껍질은 얇고 옅은 회갈색이다. 잎은 비늘 모양이며 대생엽이다.

약용부위 가지 및 잎

채취시기 여름과 가을에 채취하여 그늘에 말린다.

약초의 성질 맛은 쓰고 떫다. 약간 차가운 성질이 있다. 폐경, 간경, 대장경에 속한다.

사용방법 말린 약제 10~15g에 물 800ml를 넣고 약한 불에서 반으로 줄 때까지 달여 하루 2~3회로 나누어 마신다.

**피똥을 누는 것을 치료**한다. **청장탕**
생지황 4g, 당귀(술에 씻은 것), 지유 각각 3.2g, 황금, 산치자(눋도록 볶은 것), 황백(볶은 것) 각각 2.8g, 백작약, 황련, 측백잎, 아교주 각각 2.4g, 천궁, 괴실(볶은 것) 각각 2g. 위의 약들을 썰어서 1첩으로 하여 물에 달여 먹는다[회춘].

**자궁부정출혈이 있을 때** 형개이삭, 부들꽃가루, 측백잎, 갖풀 형개이삭, 부들꽃가루, 측백잎, 갖풀을 각각 같은 양으로 하여 한번에 15~20g을 물에 달여 3번에 나누어 먹기도 한다.

**탈모증일 때** 측백나무 잎 25~30g을 잘게 썰어 60% 알콜 100ml에 7일 동안 담가 둔 다음 밭아서 약솜에 적셔 머리카락이 빠진 곳에 하루 2~3번 문지르면서 바른다. 털이 나오기 시작하면 문지르지 말고 바르기만 한다.

**Point** 약선요리

**뜨거운 피를 식히고 출혈을 멈추게 하는 측백잎차**
측백엽 3~18g
물 600ml을 넣고 끓기 시작하면 약불로 줄여 30분 정도 달인 후 1일 2~3잔 기호에 따라 꿀이나 설탕을 가미해서 마시면 된다.

**Tips** 산나물 만들어 먹는방법

**정신을 안정시키는 백자인차(측백나무씨차)**
백자인 6~9g
물 600ml을 넣고 끓기 시작하면 약불로 줄여 30분 정도 달인 후 1일 2~3잔 기호에 따라 꿀이나 설탕을 가미해서 마시면 된다.

# 호박

생약명: 난과자



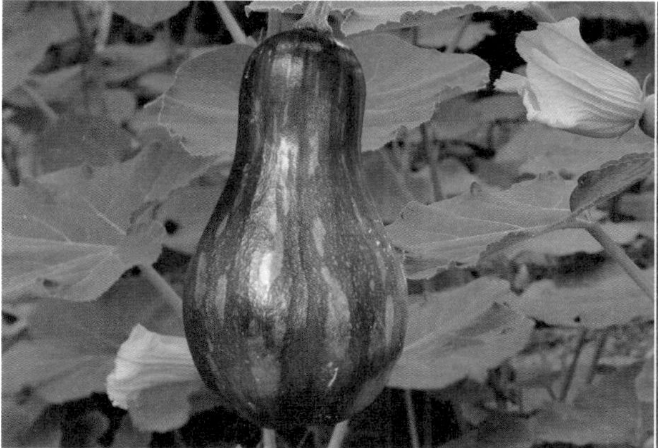

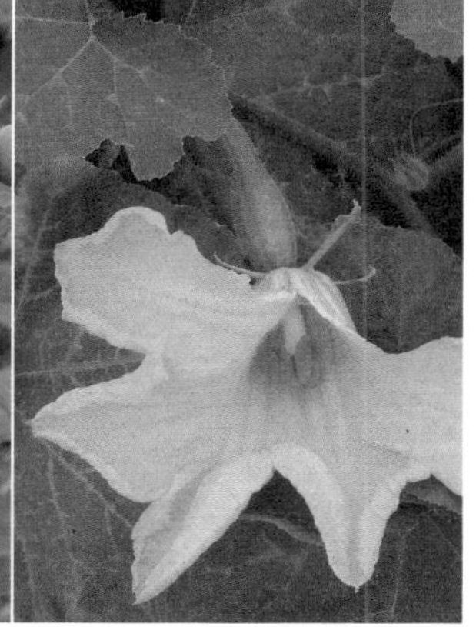

약초의 효능

살충 작용을 한다. 주로 조충, 회충, 흡혈충, 구충, 요충 등을 치료한다.

생태와 특징

호박은 1년생 초본으로, 덩굴이 길게 자란다. 자웅동주이고 보통 760g 정도부터 8kg 이상의 대형 과일까지 열린다.

약용부위 씨앗

채취시기 여름과 가을에 호박이 성숙하였을 때 채취한다.

약초의 성질

맛은 달고 약성은 평하다. 위경과 대장경에 속한다.

**태독일 때** 호박속을 태독이 생긴 곳에 붙여주면 좋다. 호박덩굴 달인 물로 태독이 생긴 곳을 씻어주어도 좋다.

**회충(회충증, 거위증)이 있을 때** 호박씨 잘 볶아서 하루 80~100g씩 빈속에 먹는다.

**급성콩팥염, 급성신염일 때** 호박, 택사, 꿀(봉밀) 2~3kg 되는 잘 익은 호박을 꼭지를 도려내고 속을 파낸 다음 꿀 400~600g, 택사 15~20g을 같이 넣고 꼭지를 덮어서 시루에 쪄서 호박 안에 고인 꿀물을 한번에 80~100ml씩 마신다.

사용방법

말린 약제 30~60g에 물 800ml를 넣고 약한 불에서 반으로 줄 때까지 달여 하루 2~3회로 나누어 마신다.

Tips 산나물 만들어 먹는방법

어린 호박은 나물, 부침 같은 음식으로 만들어 먹고, 늙은 호박은 과육으로 떡, 범벅, 죽, 조림을 만들어 먹거나, 쪼개 말려 가루를 만들어 먹는다.

Point 약선요리

**산후 부기제거와 소화불량에 효과적인 호박죽**

호박 1kg, 삶은 통팥 300g, 백미 200g

백미를 물에 넣어 충분하게 불려둔다. 솥에 호박을 넣어 물을 붓고 푹 삶는다. 백미를 믹서에 넣어 곱게 간다. 삶은 호박을 으깬 다음 믹서에 간 백미를 첨가해 5분가량 더 쑤면 완성된다. 소금으로 간을 맞춰 먹으면 된다.

# 회화나무

학명: Sophora japonica
이명: 회화나무, 괴화, 괴미, 괴화미, 홰나무꽃, Sophorae Flos

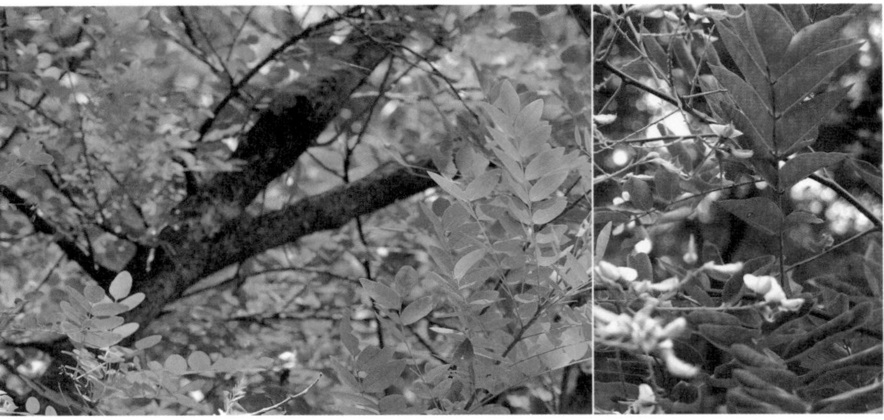

약초의 효능

피를 차갑게 하고 지혈작용이 있다. 간열을 내려 눈에 화기를 빼준다. 주로 변혈, 치질출혈, 이질혈변, 하혈, 토혈, 비출혈, 간열과 눈충혈, 두통과 어지러움 등을 치료한다.

생태와 특징

낙엽 교목이며 높이는 8~20m이다. 껍질은 회갈색이고 속은 노란색이며 악취가 난다. 잎은 우상복엽이며 대생엽이다.

약용부위 꽃과 꽃망울

채취시기 여름에 꽃이 필 때 혹은 꽃망울이 나올 때 따서 건조시키고 가지와 줄기 등 이물을 제거한다.

약초의 성질 맛은 쓰고 약간 차가운 성질이 있다. 간경과 대장경에 속한다.

피똥을 누는 것을 치료하는데 장풍도 낫게 한다. **가감사물탕**

측백잎, 생지황, 당귀, 천궁 각각 4g, 지각, 형개, 괴화(볶은 것), 감초(볶은 것) 각각 2g. 위의 약들을 썰어서 1첩으로 하여 생강 3쪽, 오매 1개와 함께 달여 먹는다[득효].

**중풍으로 전신 또는 신체 일부가 마비된 데**는 회화나무가지를 잘게 썰어 푹 삶은 물에 술을 타서 마신다. 마시는 양은 차잔 하나씩 공복에 마신다. 몸이 굳은 데는 회화나무껍질을 잘게 썰어 짓찧어 술로 달인 물을 수시로 마시고 또 그 물을 환부에 바른다.

**코피가 날 때** 회화나무꽃이나 열매 두가지를 말렸다가 코피가 날 때 10g 정도를 물 3컵을 붓고 하루 3회로 나누어 마셔도 좋은 효과가 있다.

사용방법 말린 약제 10~15g에 물 800ml를 넣고 약한 불에서 반으로 줄 때까지 달여 하루 2~3회로 나누어 마신다. 지혈은 볶아서 사용한다.

# 맨드라미

학명: Celosia cristata
이명: 맨드라미, 계관, 계두, Celosiae flus



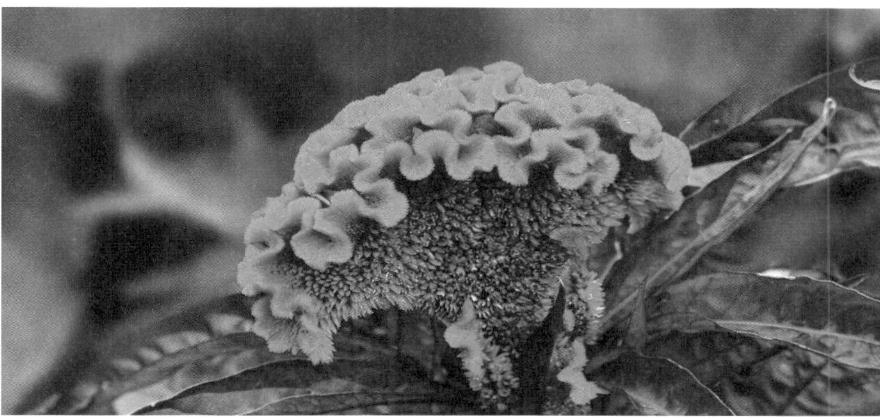

약초의 효능

지혈작용과 대하증, 이질을 멈추게 하는 작용이 있다. 주로 토혈, 하혈, 혈변, 대하증이질 등을 치료한다.

**혈치를 치료**한다. 꽃을 따서 적당한 양을 진하게 달여 빈속에 1잔씩 마신다.[강목]
**트리코모나스성 질염일 때** 흰맨드라미꽃(백계관화) 꽃을 말려 가루낸 것 8g을 더운 술에 타서 한번에 먹는다.
**월경과다증일 때** 맨드라미(계관화) 꽃이삭을 햇볕에 잘 말린 다음 가루 내어 한번에 6g씩 하루 2번 끼니 전에 술에 타서 먹는다.

생태와 특징

일년생 직립 초본 식물이다. 털이 없고 줄기는 굵다. 가지는 적고 녹색 혹은 약간 붉은 색이 있다. 잎은 단엽이며 대생엽이다. 개화기는 5~8월이고 결실기는 8~11월이다.

약용부위 꽃차례

채취시기 8~9월에 채취한다. 꽃차례와 줄기의 일부분을 자르고 작은 다발로 묶고 햇볕에 말리거나 그늘에 말린다. 말린 후에 줄기를 제거한다.

약초의 성질

맛은 달고 떫다. 차가운 성질이 있다. 간경과 대장경에 속한다.

사용방법 말린 약제 5~10g을 사용한다.



**Point** 약선요리

**계관화/맨드라미꽃차**
계관화 9~15g과 물 600ml을 넣고 끓기 시작하면 약불로 줄여 30분 정도 달인 후 1일 2~3잔 기호에 따라 꿀이나 설탕을 가미해서 음용한다.

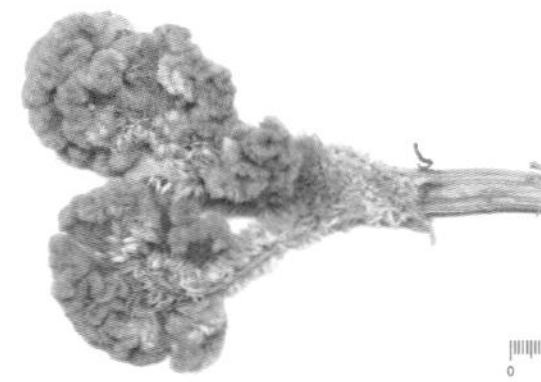

# 자란

학명: Bletilla striata
이명: 백급, 감근, 자혜근, Bletilae rhizoma



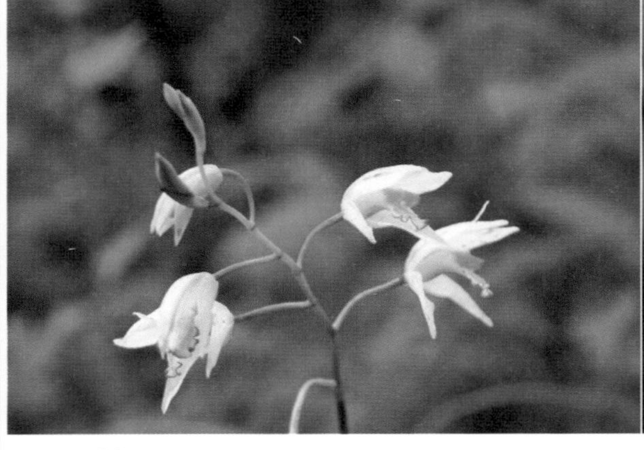

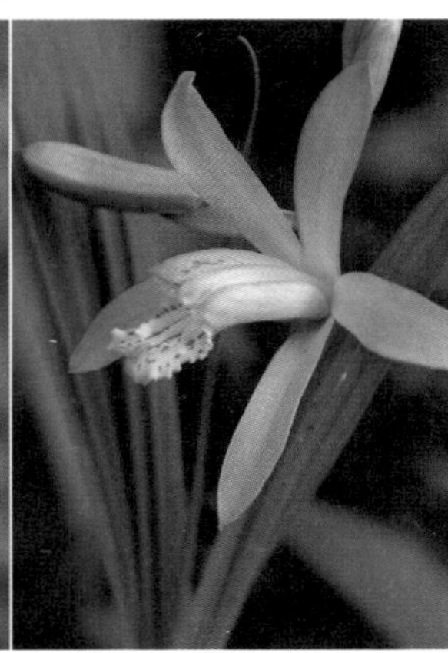

약초의 효능 지혈작용이 있다. 붓기를 내려주고 근육을 생기게 한다. 주로 각혈, 외상출혈, 궤양종독, 피부 갈라짐, 폐결핵각혈, 궤양병출혈 등을 치료한다.

생태와 특징 다년생 초본 식물이고 높이는 15~70cm이다. 뿌리줄기는 삼각 편구면 혹은 무규칙 능형이다. 줄기는 직립하고 잎은 피침형이다.

약용부위 덩이줄기



채취시기 여름과 가을에 캐서 잔뿌리를 제거하고 깨끗이 씻어, 겉 부분을 말린 후에 껍질을 제거하고 다시 햇볕에 말린다.

약초의 성질 맛은 쓰고 달고 떫다. 약간 차가운 성질이 있다. 폐경과 위경에 속한다.

사용방법 말린 약제 3~10g에 물 800ml를 넣고 약한 불에서 반으로 줄 때까지 달여 하루 2~3회로 나누어 마신다.

**폐결핵일 때** 백급 가루 내어 한번에 2g씩 하루 3번 끼니 뒤에 먹는다.
**외과적·창상을 당했을 때** 백급 겉껍질을 벗겨버린 신선한 백급을 생리적 소금물로 깨끗이 씻고 10배양의 멸균증류수에 하룻밤 담가두었다가 그 이튿날에 달여서 찌꺼기를 짜버리고 30분 동안 고압증기로 멸균하여 거충약으로 쓴다. 먼저 생리적 소금물로 상처면을 깨끗이 씻은 다음 이것을 바르고 그 위에 바셀린약천을 덮은 다음 몇 겹의 약천으로 싸맨다. 이 약을 1~2번만 바르면 대체로 상처가 아문다.
**코피가 날 때** 삼칠 20g, 백급 30g에 물 1l를 넣고 달여서 하루 3번에 나누어 먹는다.

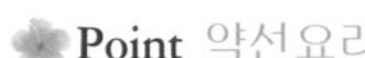
**Point** 약선요리

**백급차/자란차**
백급 6~10g과 물 600ml을 넣고 끓기 시작하면 약불로 줄여 30분 정도 달인 후 1일 2~3잔 기호에 따라 꿀이나 설탕을 가미해서 음용한다.

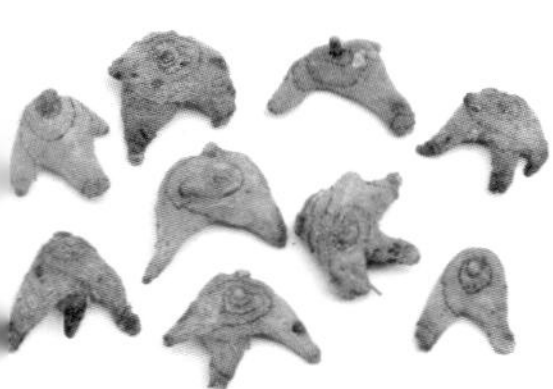

# 자주

생약명: 자주



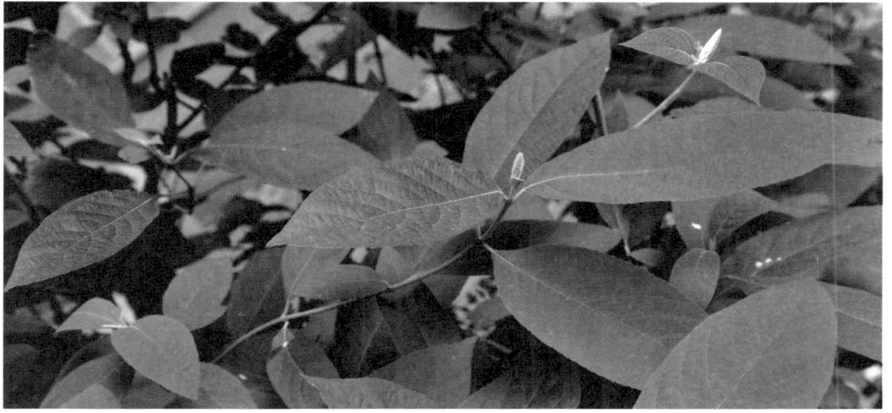

약초의 효능

지혈작용이 있고, 열을 내려주고 해독작용을 한다. 주로 각혈, 토혈, 잇몸출혈, 혈뇨, 혈변, 하혈, 피부 멍 든 데, 외상출혈, 용종독사 물린 데, 화상 등을 치료한다.

생태와 특징

관목이고 높이는 1~3이다. 작은 가지, 잎자루, 꽃차례 등에 모두 회황색 별 모양의 털이 있다. 잎은 단엽이며 대생엽이다. 개화기는 5~7월이고 결실기는 8~11월이다. 산비탈, 물가의 숲에서 자란다.

약용부위 잎

채취시기 여름과 가을에 수집하고 햇볕에 말린다. 신선하게 하용하거나 혹은 가루로 만든 후에 사용한다.

약초의 성질 맛은 맵고 쓰다. 약성은 평하다.

사용방법

말린 약제 15~30g에 물 800ml를 넣고 약한 불에서 반으로 줄 때까지 달여 하루 2~3회로 나누어 마신다.(가루는 1회 2~5g)



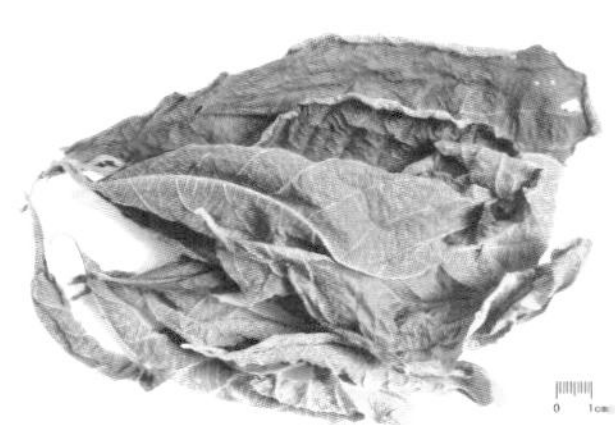

# 짚신나물

학명: Agrimonia pilosa
이명: 선학초, 용아초, 낭아초, 낭자, Agrimoniae herba



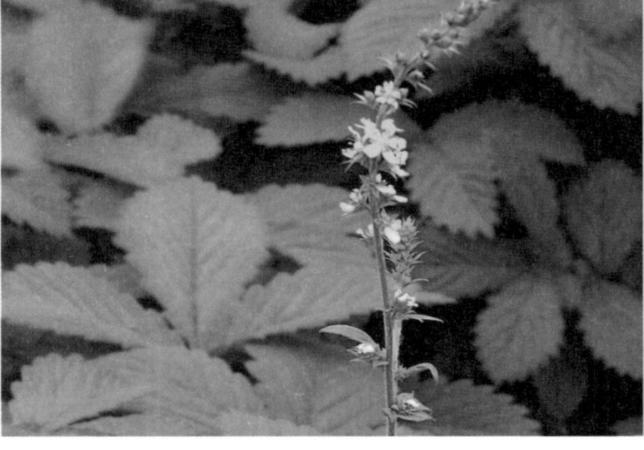
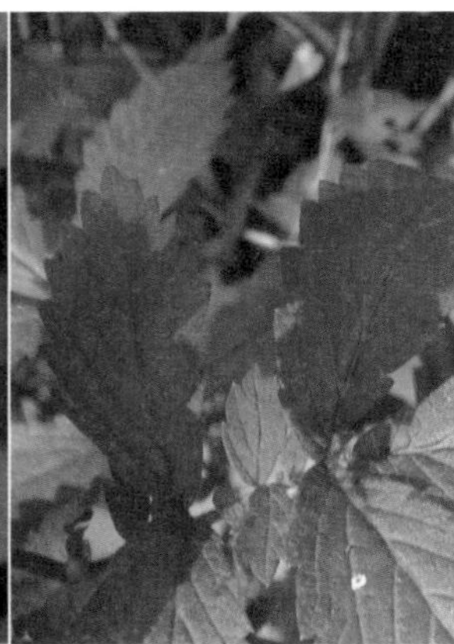

약초의 효능

지혈작용, 이질을 멎게 하고, 살충작용이 있다. 주로 각혈, 토혈, 토혈, 혈뇨, 혈변, 하혈, 외상출혈, 설사, 이질학질, 질염 등을 치료한다.

생태와 특징 다년생 초본 식물이고 높이는 30~120cm이다. 뿌리줄기는 짧다. 잎은 우상복엽이며 대생엽이다.

약용부위 전초

채취시기 심은 그 해 혹은 다음 해 꽃이 피기 전에 캔다. 지상부분을 캐서 한 도막 한 도막으로 썰어 햇볕에 말리거나 신선하게 사용한다.

약초의 성질

맛은 쓰고 떫다. 약성은 평하다. 폐경, 비경, 간경에 속한다.

사용방법

말린 약제 10~15g에 물 800ml를 넣고 약한 불에서 반으로 줄 때까지 달여 하루 2~3회로 나누어 마신다.

**회충(회충증, 거위증)이 있을 때** 짚신나물(용아초) 15~20g을 물에 달여 하루 2번에 갈라 빈속에 먹는다.
**방광암일 때** 짚신나물(용이초) 10~15g을 물에 달여 하루 3번에 나누어 끼니 전에 먹는다.
**빈혈이 있을 때** 짚신나물(용아초), 대추 짚신나물 30~40g, 대추 10개를 물에 달여 하루 2~3번에 나누어 끼니 뒤에 먹는다.

**Tips** 산나물 만들어 먹는방법

이른 봄에 어린 싹을 나물로 먹는다. 쓴맛이 강하므로 데쳐서 우려낸 다음 양념해서 먹고 종자를 찧어 가루로 하여 국수를 만들어 양식으로 대용한다.

# 생강

학명: Zingiber officinale
이명: 건생강, 백강, 균강, Zingiberis rhizoma

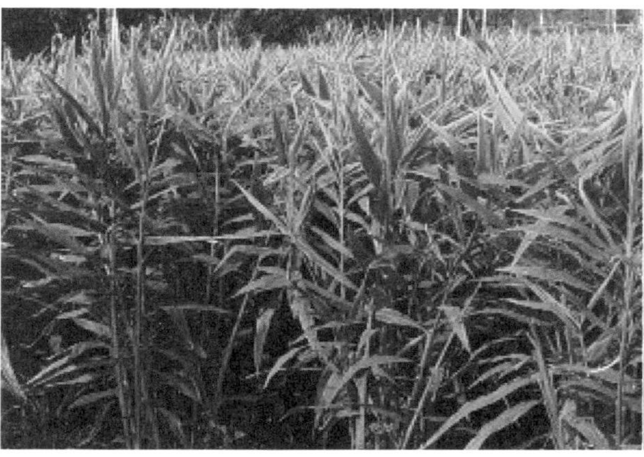
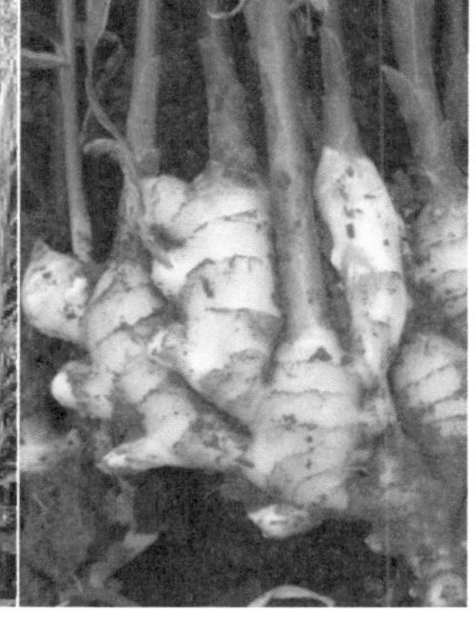

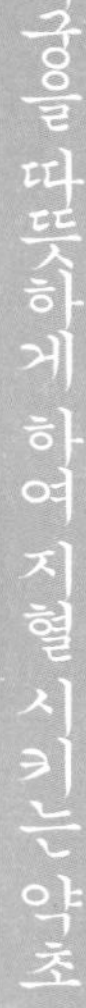

약초의 효능

속을 따뜻하게 하고 설사를 멈추게 한다. 아랫배를 따뜻하게 하여 지혈시키는 작용을 한다. 주로 허하고 차가운 성질의 복통, 구토, 토혈, 변혈, 하혈 등을 치료한다.

생태와 특징

뿌리줄기는 옆으로 자라고 다육질이며 덩어리 모양이고 황색이다.

약용부위 뿌리줄기

채취시기 가을에 채취한다.

약초의 성질 맛은 쓰고 맵다. 따뜻한 성질이 있다. 비경, 위경, 간경에 속한다.

사용방법 말린 약제 3~10g에 물 800ml를 넣고 약한 불에서 반으로 줄 때까지 달여 하루 2~3회로 나누어 마신다.

**사마귀가 생겼을 때** 생강즙, 식초 생강즙에 좋은 식초를 타서 자주 바르면 3일내에 뿌리가 빠진다.

**소아 급성 기관지염(어린이 급성 기관지염)일 때** 엿 160g을 녹인 다음 마른생강가루 4g을 넣고 잘 섞어서 굳혔다가 숟가락으로 뜯어서 먹인다.

허약한 사람에게 담음이 몰려서 정충증이 생긴 것을 치료 **강출탕**

건강, 백출(생것), 적복령, 반하국 각각 20g, 계피, 감초 각각 10g. 위의 약들을 썰어서 한번에 20g씩 생강 3쪽과 대추 2개를 함께 물에 넣고 달여 먹는다[득효].

**식욕부진이 왔을 때** 생강 짓찧어서 즙을 짜내어 한번에 4~5ml씩 하루 1~2번 끼니 사이에 먹는다.

**신물이 넘어오는 신트림일 때** 오수유 10~20g을 생강 7~8g과 함께 물에 달여 끼니 뒤에 먹는다.

**위산과다와 딸꾹질**에 무즙과 생강즙을 반반 섞어서 한번에 한 컵씩 3번 식후에 먹는다.

### Tips 생강차 만들어 먹는방법

건강 3~9g을 물 600ml에 넣고, 끓기 시작하면 약불로 줄여 30분 정도 달인 후 1일 2~3잔 기호에 따라 꿀이나 설탕을 가미해서 음용한다.

### Point 약선요리

**노인성 위, 비장 기능저하와 설사에 효과적인 생강죽**

생강 3~5g, 백미 50~100g, 대추 2개

감기에 걸렸을 때는 대추 2개를 넣지 않고 그 대신 파의 하얀 부분 2쪽을 잘게 썰어서 넣는다.

겨울철 추운 날 아침에 뜨겁게 해서 먹는다.

# 쑥

학명: Artemisia argyi, A. princeps Var. orientlis, A. montana
이명: 의초, 첨애, 애, 약쑥, 참쑥, Artemisiae argi folium

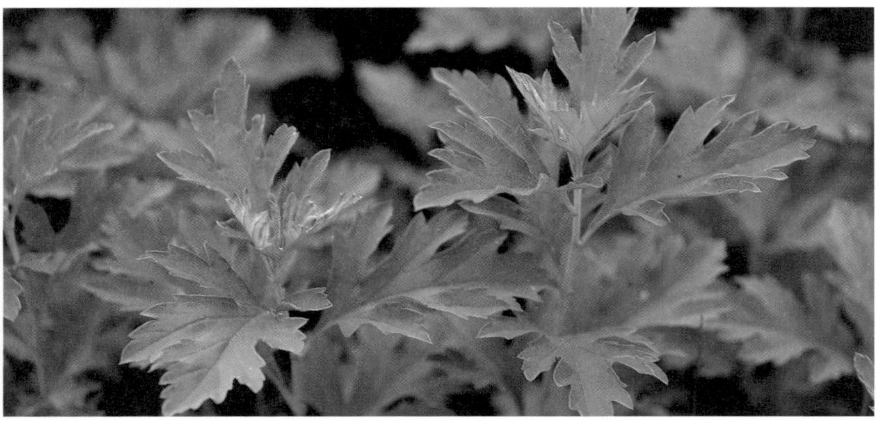

약초의 효능
차가운 것을 없애 통증을 제거한다. 아랫배를 따뜻하게 하여 지혈을 한다. 주로 아랫배 냉한 통증, 냉한 생리불순, 자궁이 냉한 불임, 토혈, 비출혈, 하혈, 임신하혈, 피부 가려움, 허한 출혈 등을 치료한다.

생태와 특징 다년생 초본 식물이고 높이는 50~120cm이다. 가볍고 부드러운 흰 털이 있다.



약용부위 잎

채취시기 여름에 꽃이 피기 전에 따서 이물을 제거하여 햇볕에 말린다.

약초의 성질 맛은 맵고 쓰다. 따뜻한 성질이 있으며 약간 독이 있다. 간경, 비경, 신경에 속한다.

사용방법 말린 약제 3~10g에 물 800ml를 넣고 약한 불에서 반으로 줄 때까지 달여 하루 2~3회로 나누어 마신다.

**식은땀이 날 때** 백복령 30g, 애엽 40g을 물 500ml에 달여서 하루에 3번으로 나누어 빈속에 먹는다.
**월경과다증일 때** 약쑥(애엽) 10g을 물에 달여 하루 2번에 갈라 먹는다.
**월경통(월경곤란증)일 때** 약쑥(애엽) 5~6월경에 뜯어 그늘에 말렸다가 쓴다. 또는 30g을 한번 양으로 하여 물에 달여 찌꺼기를 짜버린 다음 달걀 흰자위 한 개를 풀어 넣고 잘 섞어 하루 3번 끼니 전에 먹는다.

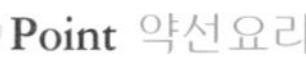

Point 약선요리

**혈압을 내리고 신경통에 좋은 애엽차**
쑥 10g, 물 600ml
쑥을 한줌 넣고 끓는 물을 붓고 5~10분정도 지나 엑기스를 우려낸 다음에 마시면 된다. 하루 1~2회 마시는 것이 지장 적당하다. 또 복통, 건위, 감기, 설사, 냉증에는 매일 쑥 10g씩을 달여 마시며, 허리통증에는 쑥 4~5g에 끓는 물을 부어 식힌 후 곧바로 마시면 된다.

Tips 산나물 만들어 먹는방법

봄에 어린 풀을 뜯어다가 나물로 해서 먹는다. 쓴맛이 있으므로 데쳐서 여러 차례 물을 갈아가며 잘 우려낸 다음 조리한다. 쓴맛을 우려낸 것을 잘게 썰어 쌀과 섞어서 쑥떡을 만들어 먹기도 한다.

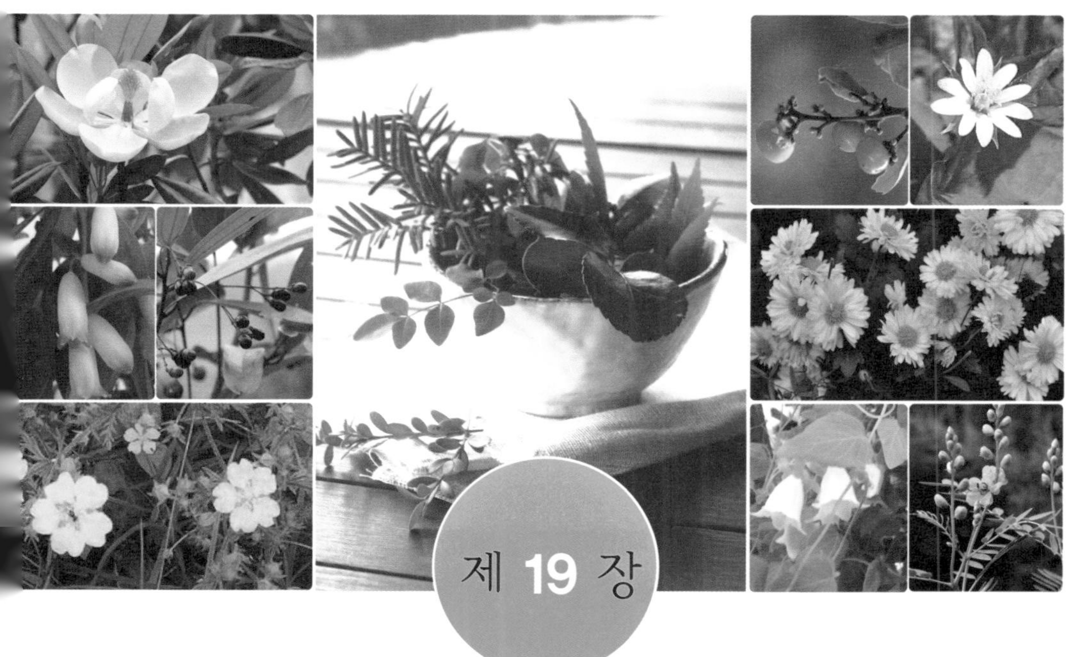

# 제 19 장

# 눈과 귀를 맑게하는 약초 약재

• 눈과 귀를 맑게 하는 약초

# 석창포

학명: Acorus gramineus, A. gramineus var. variegatus
이명: 창포, 창본, 구절창포, Acorigraminei rhizoma



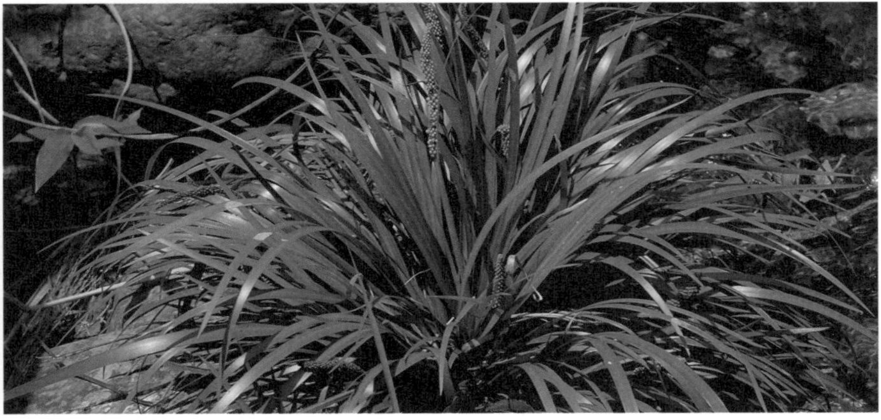

약초의 효능

습을 제거하여 입맛을 돕는다. 담을 녹여 신경을 잘 통하게 한다. 정신을 깨어나게 하고 기억을 돕는다. 주로 배가 더부룩하고, 배고픔을 못 느낄 때, 건망증, 귀가 어두워짐 등을 치료한다.

생태와 특징 다년생 초본 식물이다. 뿌리줄기는 옆으로 뻗으며 향기가 있다. 껍질은 황갈색이다. 뿌리는 육질이며 잔뿌리가 많다.

약용부위 뿌리줄기

채취시기 가을부터 겨울에 캐서 흙과 잔뿌리를 제거하고 햇볕에 말린다.

약초의 성질 맛은 맵고 쓰다. 따뜻한 성질이 있다. 심경과 위경에 속한다.

사용방법 말린 약제 5~10g에 물 800ml를 넣고 약한 불에서 반으로 줄 때까지 달여 하루 2~3회로 나누어 마신다.

건망증을 치료한다. **주자독서환**
복신, 원지(생강즙으로 법제한 것) 각각 40g, 인삼, 진피 각각 28g, 석창포, 당귀 각각 20g, 감초 10g. 위의 약들을 가루를 내어 밀가루풀로 반죽한 다음 녹두알만하게 알약을 만들어 겉에 주사를 입힌다. 한번에 50-70알씩 잠잘 무렵에 등심초을 달인 물로 먹는다[입문].

**중풍으로 말을 못하는 데**는 석창포 5g, 단삼 10g, 길경 7.5g, 감초 5g을 물로 달여서 하루에 2번 먹는다.

**감기가 걸렸을 때** 석창포 하루 2~6g을 달임약으로 먹는다. 감기에는 석창포 뿌리 말린 것을 3~5g을 하루 3번 밥 먹고 나서 먹는다.

**건망증으로 기억력이 낮아져 잘 잊어먹을 때** 인삼 75g, 석창포 50g을 가루 내어 한번에 4~6g씩 하루 3번 끼니 사이에 먹는다.

**Point** 약선요리

**혈압강하작용, 진경작용을 하는 창포차(석창포차)**
창포 1.5~5g
물 600ml을 넣고 끓기 시작하면 약불로 줄여 30분 정도 달인 후 1일 2~3잔 기호에 따라 꿀이나 설탕을 가미해서 음용한다.(다량으로 사용하지 않는다)

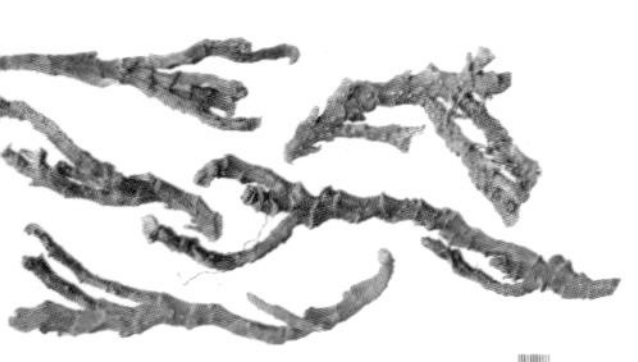

# 안식향

학명: Styrax benzoin, S. tonkinensis
이명: 안실향, 안식향지, Benzoinum

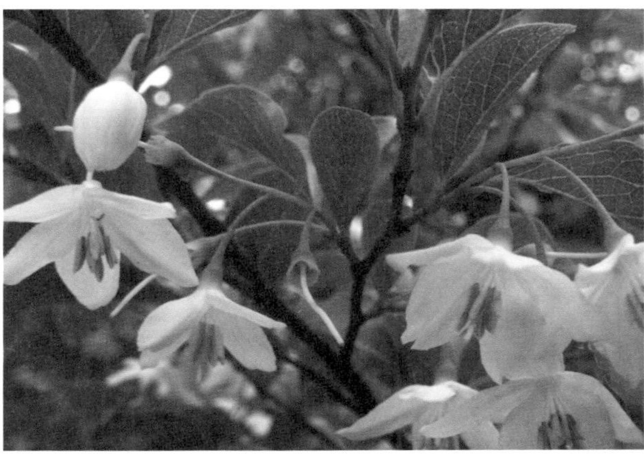
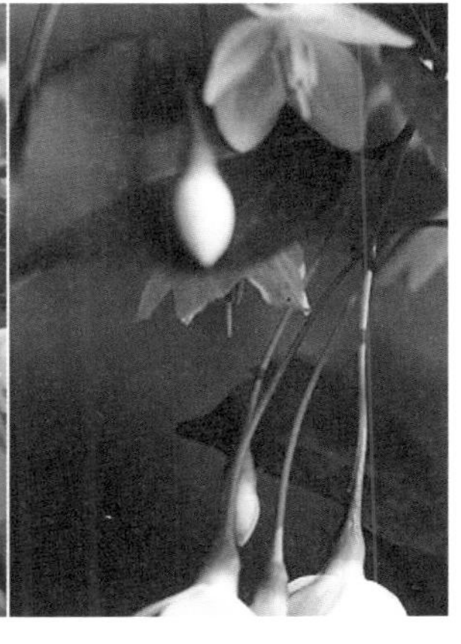



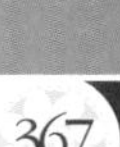


약초의 효능

막힌 것을 소통시켜 주며 담을 제거하는 작용이 있어서 열병으로 인해 의식이 혼미하고 가래가 많이 끓는 증상, 중풍으로 인해 가래가 끓는 증상 등에 효과를 나타낸다. 또한 기혈의 순환을 촉진하는 작용이 있어서 기가 소통되지 않아 가슴과 배가 아픈 증상에도 효과가 있으며, 창상이나 궤양 등에도 이용된다.

일체 기병과 중기, 상기, 기역, 기울, 기로 생긴 통증 등을 치료한다. **소합향원**
백출, 목향, 침향, 사향, 정향, 안식향, 백단향, 주사, 서각, 가자피, 향부자, 필발 각각 80g, 소합유(안식향고에 넣는다), 유향, 용뇌 각각 40g. 위의 약들을 가루를 내어 안식향고를 섞은 졸인 봉밀로 반죽한 다음 천여 번 짓찧어서 40g으로 40알을 만든다. 한번에 2~3알씩 깨끗한 물이나 따뜻한 물 또는 데운 술, 생강을 달인 물에 풀어 먹는다[국방].

생태와 특징 약간 편평한 구상 과립 또는 덩어리의 형태로 되어 있으며, 과립 한 개의 지름은 1-5cm, 두께 1cm로 투명하지 않다.

약용부위 뿌리줄기

채취시기 여름과 가을에 수령 5~10년생 안식향 나무에 삼각형의 상처를 만들고, 1주일간 여기서 나오는 백색의 수지를 채취하여 건조하여 이용한다.

약초의 성질 맛은 맵고 쓰며 성질은 어느 한 쪽으로 치우치지 않고 평하며 심장과 비장에 작용한다.

사용방법 하루에 0.6-1.5g을 복용하며 알약으로 만들어 복용할 때는 좀 더 많이 복용해야 한다.

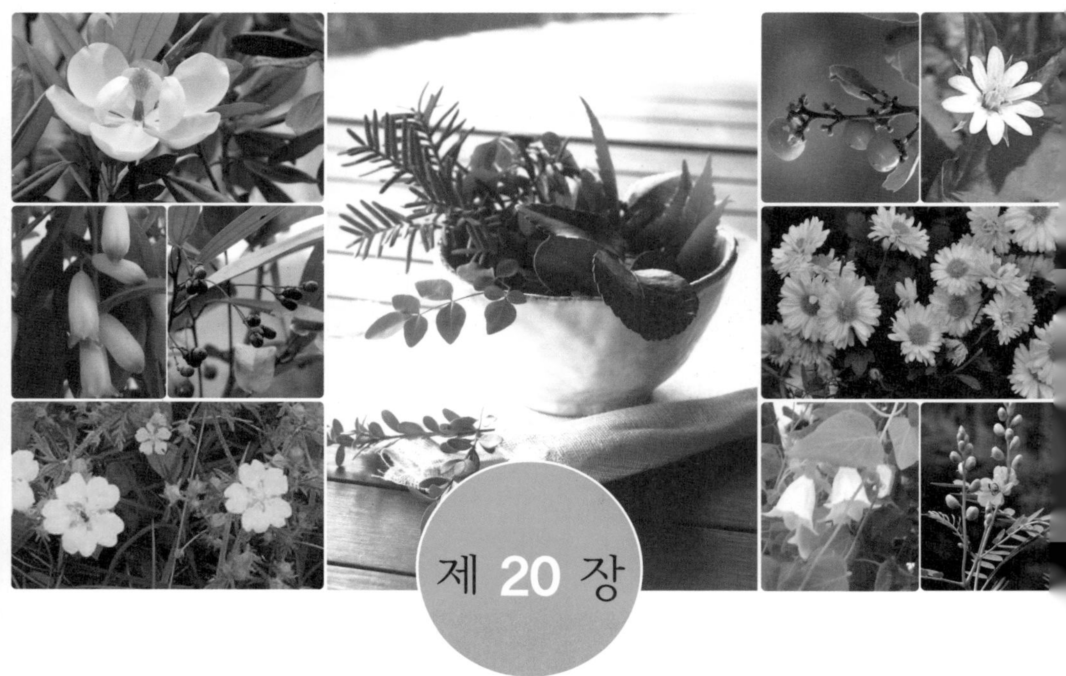

# 제 20 장

# 토하게 하는 약초 약재

• 토하게 하는 약초

# 창산

생약명: 창산



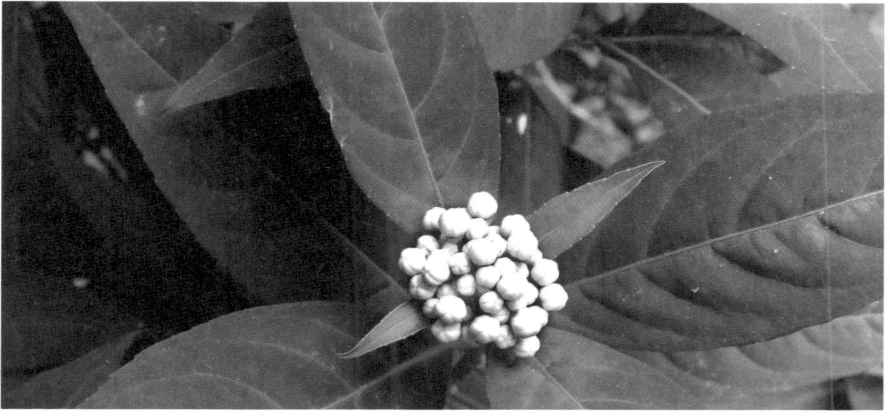

약초의 효능

학질을 없앤다. 가래를 제거한다. 주로 학질, 가슴에 담음이 적체된 것 등을 치료한다.

생태와 특징

관목, 높이1~2m. 작은가지는 녹색이며 항상 자색이 같이 있으며, 털이 없거나 약간의 부드러운 털이 있다. 잎은 마주나며 모양은 변화가 크다. 보통 타원형 장원형, 난상 타원형, 피침형이고 끝은 뾰족하며 가장자리는 톱니가 있다. 개화기는 6~7월이고, 결실기는 8~10월이다.

약용부위

뿌리

채취시기

가을에 채취하여 깨끗이 씻고 잔뿌리를 다듬어 햇볕에 말린다.

약초의 성질

맛은 쓰고, 맵다. 성질은 차갑고, 약간 독이 있다. 간경, 비경에 속한다.

사용방법

말린 약제5~10g에 물 800ml를 넣고 약한 불에서 반으로 줄 때까지 달여 하루 2~3회로 나누어 마신다.

# 소금

생약명: 식염



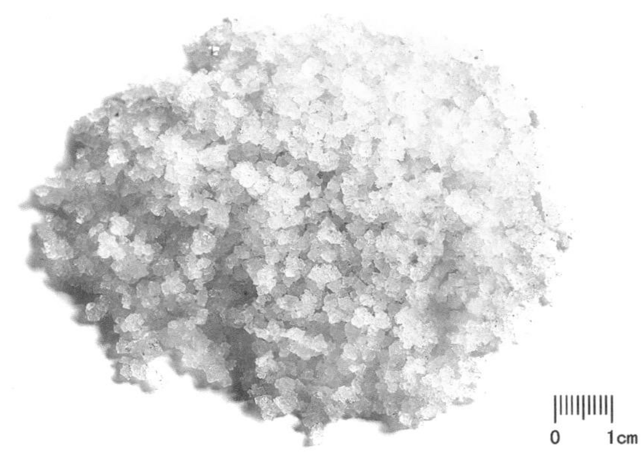


약초의 효능

구토를 많이 나오게 한다. 열을 내린다. 피를 차갑게 한다. 해독한다. 단단한 것을 부드럽게 한다. 살충작용, 가려움증을 그치게 하는 등의 작용을 한다. 주로 체했을 때, 심장과 배가 부른 통증, 가슴에 가래가 쌓여있는 것, 소대변이 잘 통하지 않을 때, 잇몸출혈, 인후통, 치통, 백내장, 종기, 독충에 쏘였을 때 등을 치료한다.

**건곽란을 치료**한다. 소금을 큰 숟가락으로 하나씩 누렇게 되도록 닦아 물 1되에 풀어서 먹어 토하고 설사하면 곧 낫는다.[본초]

**감기가 걸렸을 때** 매실즙, 소금 매실즙에 소금을 약간 타서 마신다.

파, 생강 각각 25g, 소금 5g을 함께 짓찧어 약천에 싸서 앞가슴, 잔등, 발바닥, 손바닥 등을 문지른다.

● 선인장은 대체로 뼈마디가 부으면서 아플 때 쓰면 좋다. 선인장에 소금을 10:1의 비례로 넣고 즙이 나오게 짓찧어 아픈 곳에 붙인다. 하루에 서너 번 정도 갈아 붙인다.

원광물

염화나트륨(Na)

약용부위

결정체

약초의 성질

맛은 짜고 차가운 성질이 있다. 위경, 신경, 대장경, 소장경에 속한다.



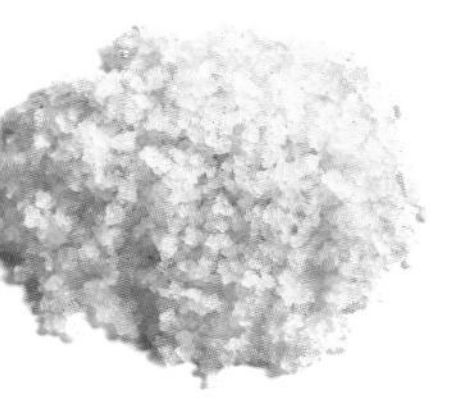

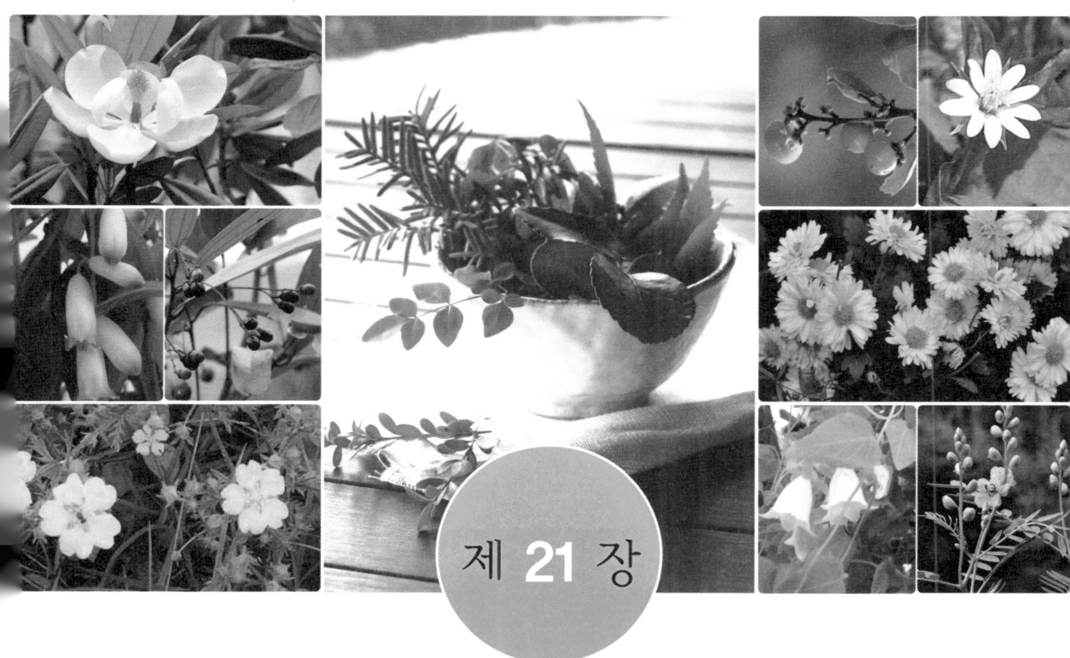

# 제 21 장

# 해독, 살충, 습을 말리고 가려움을 치료하는 약초 약재

• 해독, 살충, 습을 말리고 가려움을 치료하는 약초

# 무궁화

학명: Hibiscus syriacus
이명: 목근피, 근피, 천근피, Hibisci cortex



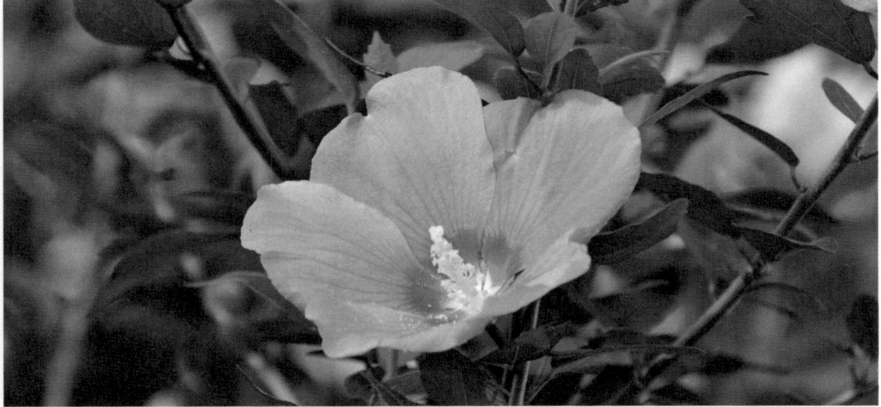

약초의 효능

열을 내려주고 습을 다스린다. 살충작용과 가려움을 그치게 한다. 주로 습열성 이질 설사, 혈변, 탈항, 치질부스럼, 대하, 음도적충, 접촉성 피부염, 음낭 습진 등을 치료한다.

생태와 특징

낙엽관목히고 높이는 3~4m이다. 작은 가지에는 부드러운 노란 털이 있다. 기는 7~10월이다.

약용부위 줄기껍질 혹은 뿌리껍질

채취시기 줄기껍질은 4~5월에 채취하고 햇볕에 말린다. 뿌리껍질은 늦가을에 채취하고 햇볕에 말린다.

약초의 성질 맛은 달고 쓰다. 약간 차가운 성질이 있다. 대장경, 간경, 비경에 속한다.

사용방법 말린 약제 3~10g에 물 800ml를 넣고 약한 불에서 반으로 줄 때까지 달여 하루 2~3회로 나누어 마신다. 외용은 적당량을 사용한다.

- 달여서 먹으면 잠이 온다.[본초]

**이질에 걸렸을 때** 목근피(무궁화나무뿌리껍질) 4~10g씩 물에 달여 먹는다. 또는 가루 내어 미음에 타서 먹거나 밀가루를 섞어 떡을 만들어 먹는다.

**탈항일 때** 무궁화나무 껍질 또는 잎을 달이면서 김을 항문에 쏘이고 달인 물로 자주 씻는다. 그리고 백반가루나 붉나무벌레집을 가루 내어 바른다.

**각화증으로 피부에 붉은 꽃과 쌀겨 모양의 비듬이 생길 때** 무궁화나무껍질(목근피) 50g을 술 150ml에 24시간 담가두었다가 걸러서 국소에 바른다.

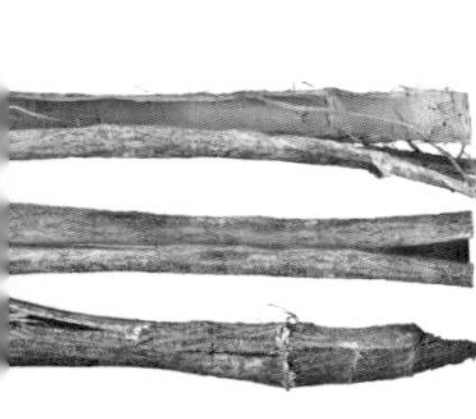

# 마늘

학명: Allium sativum
이명: 대산, 호산, 독산, 독두산, Allii bulbus



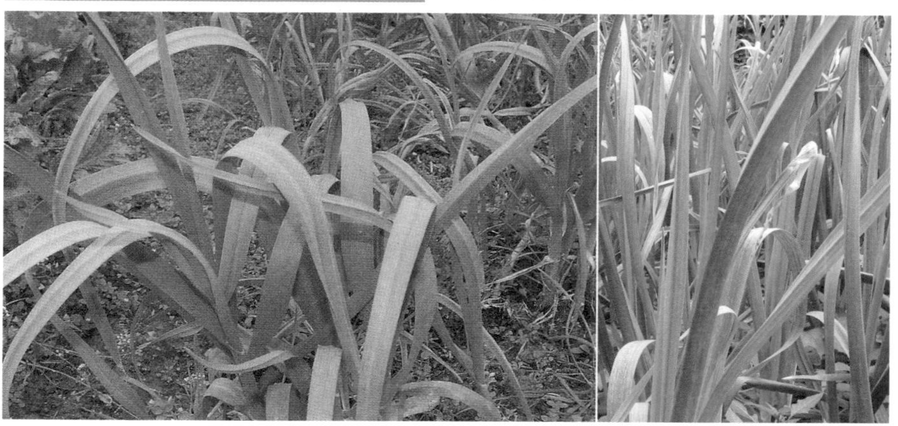

약초의 효능

속을 따뜻하게 하고 막힌 것을 통하게 한다. 해독과 살충작용 한다. 주로 복부 냉통, 이질, 설사, 폐결핵, 백일해, 감기, 종기, 장용종, 무좀, 뱀벌래 물린데, 십이지장충, 요충병, 대하, 음부 가려움증, 학질, 인후병, 수종 등을 치료한다.

생태와 특징 월동하는 초본 식물이며 강렬한 악취가 있다. 비늘줄기는 구상에서 편구상으로 된다.



**간경변증으로 간 기능이 장애되고 배에 물이 차는 상태일 때** 수박의 속을 파내고 그 안에 마늘 10~15g을 넣은 다음 불에 묻어 구워 익혀서 먹는다.

**감기가 걸렸을 때** 마늘 한번에 2~3g씩 하루 2~4번 끼니 뒤에 먹는다. 큰 배 한 알에 구멍을 10개 뚫고 여기에 껍질을 벗긴 마늘을 하나씩 넣은 다음 물에 적신 종이로 잘 싸서 구워 먹는다.

**고혈압일 때** 마늘은 아침저녁으로 머리가 무겁고 어지러우며 가슴이 두근거리는 데 쓰인다. 먹는 방법은 재래종 마늘 50g에 참기름 150 ㎖를 넣고 마늘이 녹을 정도로 달여서 세 번에 나누어 식후 30분 있다가 복용하면 된다.

약용부위 비늘줄기

채취시기

마늘종을 채취한 후에 바로 마늘을 캘 수 있다. 줄기와 흙을 제거하고 바람이 잘 통한 곳에 건조시킨다.

약초의 성질

맛은 맵고 따듯한 성질이 있다. 비경, 위경, 폐경에 속한다.

**Point** 약선요리

**소염, 살균, 지사, 이뇨, 거담 등에 효과적인 마늘죽**

마늘 30g, 백미 60g

우선 마늘껍질을 벗기고 펄펄 끓는 물에 1분간 삶아 마늘을 꺼낸다. 마늘 삶은 물에 백미를 넣고 죽을 쑤면 된다. 다 끓었을 무렵에 앞서 꺼내둔 마늘을 죽에 넣고 소금 또는 간장으로 맛을 내면 된다.

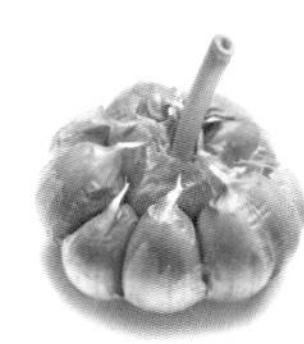

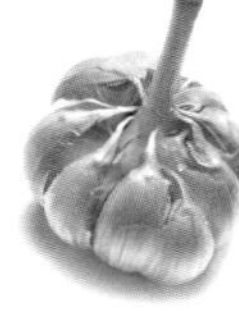

# 백반수

생약명: 백반수





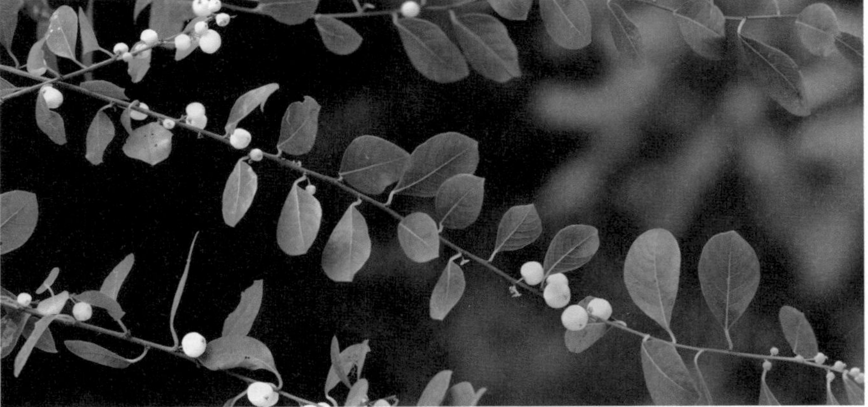

약초의 효능

풍과 습을 제거한다. 해열 해독작용을 한다. 살충작용과 가려움을 제거한다. 주로 류머티즘, 상처에 농이 생겼을 때, 습진 가려움 등을 치료한다.

생태와 특징

낙엽관목, 높이1~4m. 식물에 털이 없다. 줄기는 어릴 땐 녹색이고, 오래되면, 홍갈색이다. 잎은 단엽으로 어긋나며, 긴원모양 계란형 또는 타원형이다. 개화기는 3~8월이고, 결실기는 7~12월이다.

약용부위 잎

채취시기

연중 채취하며 보통 생것을 많이 사용한다.

약초의 성질

맛은 쓰고, 약간 떫다. 성질은 약간 차갑다. 약간의 독성이 있다.

사용방법

말린 약제 5~10g을 사용한다.

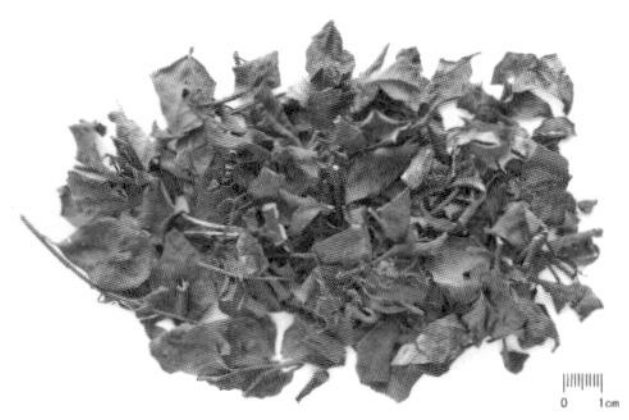

# 사상자

학명: Cnidium monnieri
이명: 사미, 사주, 사상인, 승독, 조극, Cnidii fructus

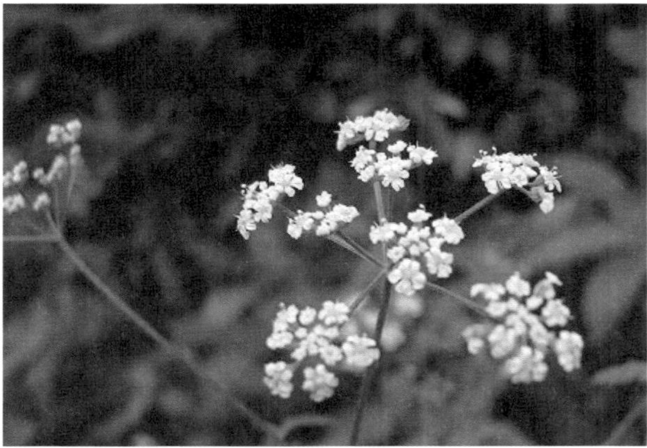

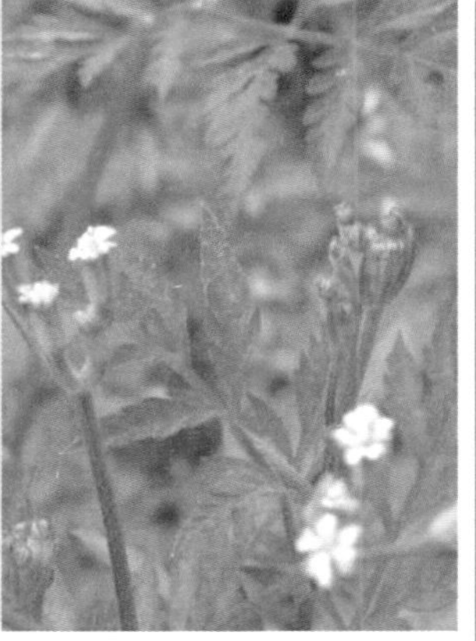

약초의 효능

신장을 따듯하게 하고, 양기를 튼튼히 한다. 습을 말려준다. 풍을 제거한다. 주로 발기부전, 자궁이 냉한 것, 요통 등을 치료한다. 외용으론 외음부습진, 음부가려움증, 적충성음도염(트리코모나스증) 등을 치료한다.

생태와 특징 일년생 초본 식물이고 높이는 20~80cm이다. 뿌리는 가늘고 길며 원추형이다. 줄기는 직립이며 둥근모양이다.

약용부위 열매

채취시기 여름과 가을에 열매가 성숙되었을 때 채취하고 이물을 제거한 다음 햇볕에 말린다.

약초의 성질 맛은 맵고 쓰다. 따뜻한 성질이 있고 약간 독이 있다.

사용방법 말린 약제 3~10g에 물 800ml를 넣고 약한 불에서 반으로 줄 때까지 달여 하루 2~3회로 나누어 마신다.

**음부를 덥게 하는 데 쓰는 주약**이다. 이 약을 달인 물로 남자나 여자가 음부를 씻으면 풍랭이 없어지고 성욕이 세지며 음부에서 땀이 나는 것이 멎는다. 또는 가루 내어 쌀가루와 섞어 솜에 싸서 음부 속에 밀어 넣으면 음부가 더워진다.[본초]

**대하(이슬)가 있을 때** 뱀도랏열매(사상자) 50~60g에 물 1l를 넣고 30분 동안 끓여서 찌꺼기를 짜버린 다음 그 물로 질강을 자주 씻는다.

**습진이 있을 때** 뱀도랏열매(사상자) 30g에 물 200ml를 넣고 끓이면서 그 김을 국소에 쏘이고 그 물로 습진이 생긴 곳을 씻는다. 또는 보드랍게 가루 내어 바셀린(돼지기름)에 개어서 발라도 좋다.

**Point** 약선요리

**냉습증, 냉대하, 음부소양증 등에 쓰이는 사상자차**
사상자 30g
물 500ml에 재료를 넣고 달인 후 3~5번에 나누어 복용하면 된다. 조성이 있어 피부가 건조하거나 마른사람은 장기간 복용하는 것이 바람직하지 않다.

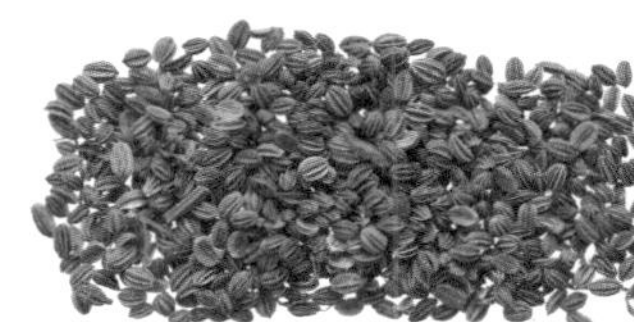

# 아담자

학명: *Brucea javanica*
이명: 고삼자, 노아담, 압담자, *Fructus bruceae*

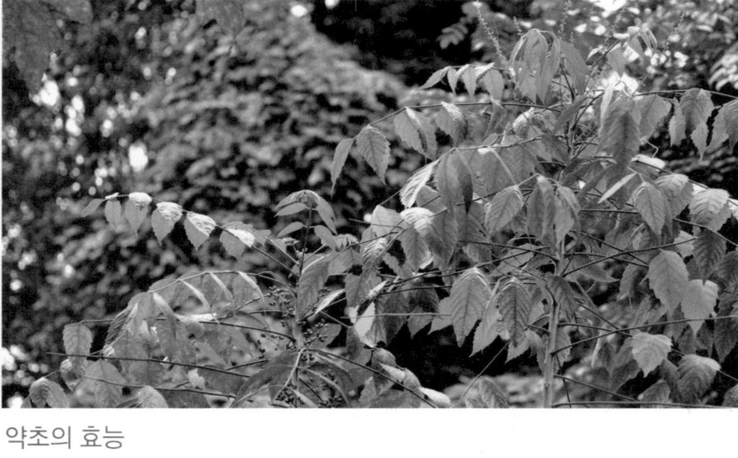

약초의 효능

해열 해독 작용을 한다. 학질을 방지한다. 이질을 그치게 한다. 물 사마귀를 없앤다. 주로 이질, 학질 등을 치료한다. 외용으론, 물 사마귀, 티눈 등을 치료한다.

생태와 특징

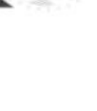


상록관목 또는 소 교목. 높이1.5~3m모든 부분에 황색의 부드러운 털이 있다. 작은 가지엔 황백색 껍질구멍이 있다. 날개모양의 복엽이 서로난다. 소엽은 난상 피침 형, 가장자리는 삼각형의 톱니가 있다. 개화기는 4~6월이고, 결실기는 8~10월이다.

약용부위

열매

채취시기

가을에 열매가 성숙되면 채취하여 햇볕에 말린다. 겉껍질과 이물을 제거한다.

약초의 성질

맛은, 쓰고, 성질은 차갑다. 약간의 독이 있다. 대장경, 간경에 속한다.

# 아주까리

학명: Ricinus communis, R. dicoccus
이명: 대마자, 홍대마자, 아주까리, 피마주, Ricini semen



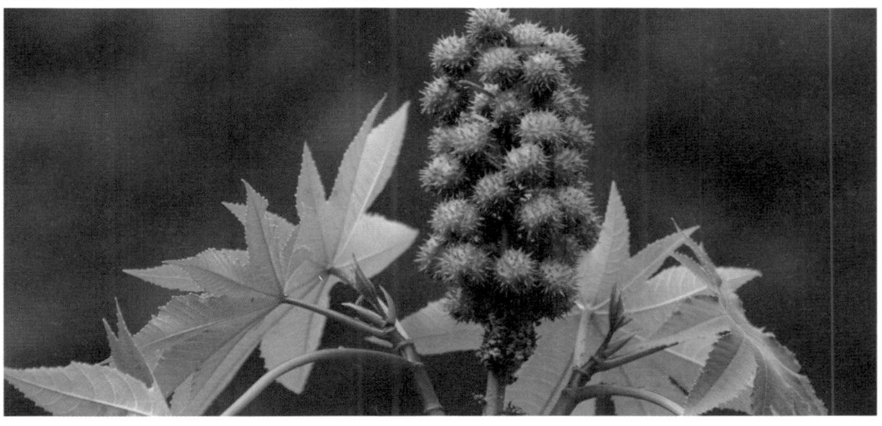

약초의 효능

부종과 독을 빼준다. 설사를 하게 하여 막힌 것을 뚫어진다. 경락을 잘 통하게 한다. 주로 종기부스럼, 연주창, 유방부스럼, 인후병, 접촉성 피부염, 화상, 수종변비, 구안와사, 염좌 등을 치료한다.

생태와 특징 일년생 혹은 다년생 관목 혹은 작은 교목이다. 어린 연한 부분은 흰 가루가 있으며 털이 없다.

약용부위 씨

채취시기 8~11월에 열매가 갈색으로 변하고 아직 벌어지지 않았을 때 따서 햇볕에 말린다. 그 다음에 탈곡하고 깨끗이 보관한다.

**중풍으로 입과 눈이 비뚤어진 것을 치료**한다. 아주까리씨(피마자)를 껍질을 벗기고 잘 짓찧어 쓰는데 오른쪽이 비뚤어졌으면 왼쪽에 바르고 왼쪽이 비뚤어졌으면 오른쪽에 바른다. 또 한 가지 처방은 다음과 같다. 잘 갈아서 손바닥에 놓은 다음 뜨거운 물을 담은 쟁반을 그 위에 올려놓으면 입과 눈이 제대로 돌아선다. 그러면 빨리 씻어 버린다. 왼쪽이 비뚤어졌는가, 오른쪽이 비뚤어졌는가에 따라 위에서와 같이 왼쪽이나 오른쪽 손바닥에 한다.[본초] 일명 어풍고라고도 한다.

**복막염일 때** 천남성, 아주까리씨(피마자) 각각 같은 양을 짓찧어서 2~3시간 발바닥에 붙인다.

약초의 성질

맛은 달고 맵다. 약성은 평하고 약간 독이 있다. 간경, 비경, 폐경, 대장경에 속한다.

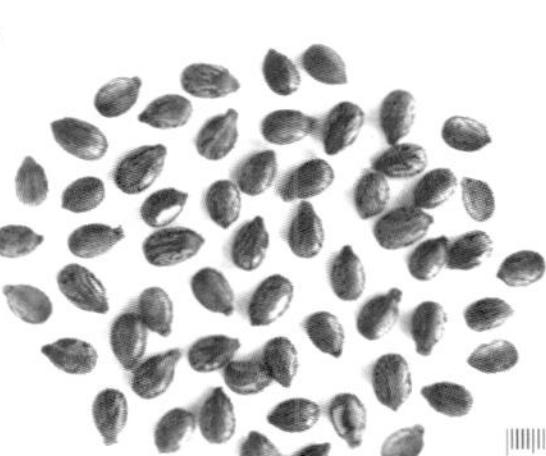

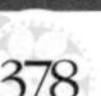


# 유황

생약명: 유황

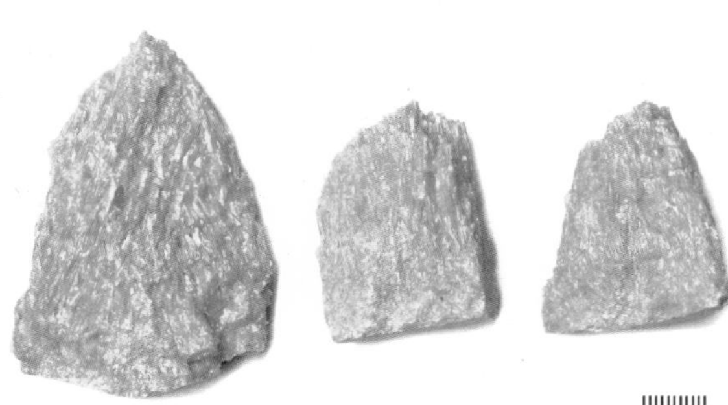

약초의 효능

열을 보하고 양기를 튼튼히 한다. 비장을 따뜻하게 하고 대변을 잘 보게 한다. 살충과 가려움증을 그치게 한다. 주로 발기부전, 유정, 소변 자주 보는 것, 대하, 한성 천식, 심복부의 냉한통증, 만성 이질 설사, 변비, 접촉성 피부염, 탈모증, 수포성 피부염, 종기, 악창 등을 치료한다.

찬 기운이 성하여 설사가 멎지 않고 배가 끓으면서 아프며 손발이 싸늘하고 맥이 미약한 것을 치료한다.
**조진단** 유황(생것을 간 것) 120g, 백반(태운 것) 30g. 위의 약들을 가루내어 물에 불린 증병에 반죽한 다음 벽오동씨만하게 알약을 만든다. 다음 알약에 주사 12g을 입혀서 한번에 30알씩 미음으로 먹는다[국방].

약용부위

결정체

약초의 성질

맛은 시고 뜨거운 성질이 있다. 독이 있다. 신경, 비경, 대장경에 속한다.

사용방법

적당량(외용), 1일 1.5~3g을 환제나 가루를 2~3회로 나누어 복용한다(내복).

# 이두첨

생약명: 이두첨



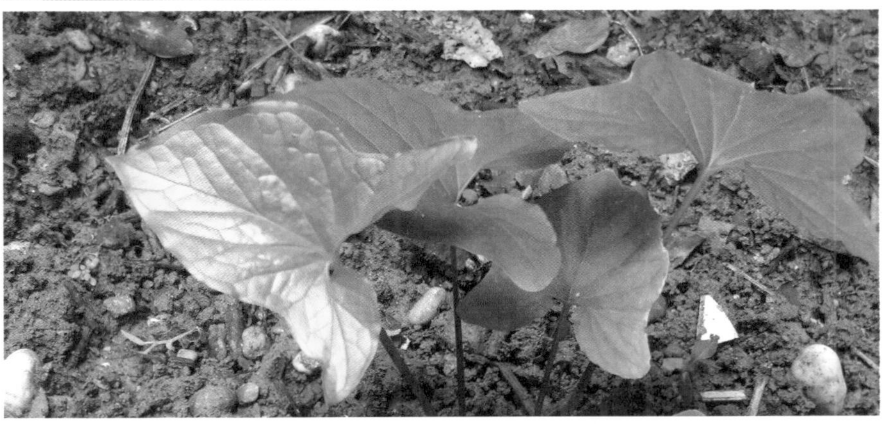

약초의 효능

해독작용하며 붓기를 내려준다. 어혈을 풀어주고, 지혈작용을 한다. 주로 부스럼, 종기, 연주창, 혈관류, 개선, 독사에 물렸을 때, 벌에 쏘였을 때, 염좌, 외상출혈 등을 치료한다.

생태와 특징

다년생 초본. 덩이줄기 구형, 타원형, 갈색, 마디가 있고, 마디 중간은 황색뿌리가 있고, 마디부분은 수염뿌리 가 있다. 사마귀 모양으로 볼록하게 튀어나온 싹눈이 있다. 어린식물은1~2장의 잎이 있다. 잎은 심형 또는 난상 심형이고, 다년생 식물은 4~8장의 잎이 있고 극상 삼각형이다. 개화기는 5~7월이다.

약용부위

덩이줄기, 전초.

채취시기

가을에 채취하여 햇볕에 말린다.

약초의 성질

맛은, 쓰고 맵다. 아리다(마비 감), 독성이 있다. 간경, 비경에 속한다.

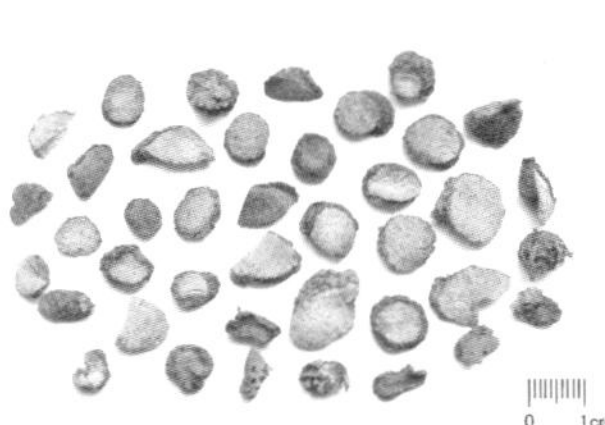

# 정가

생약명: 토형개

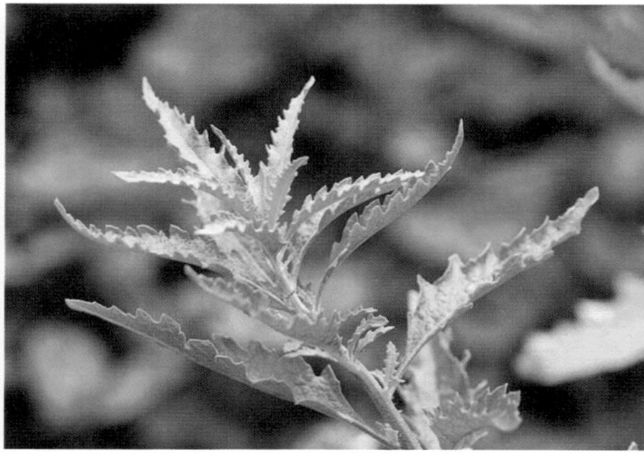

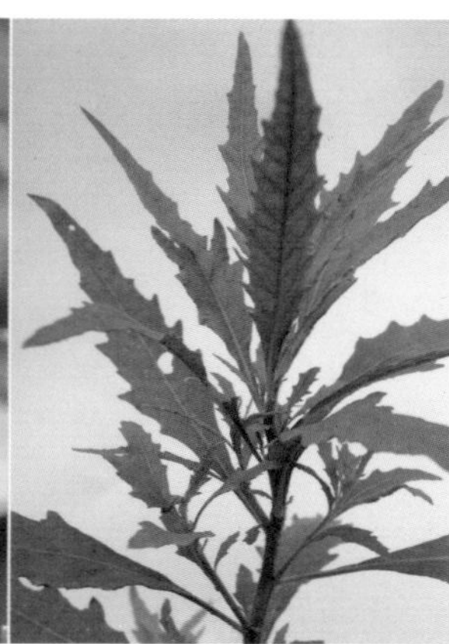

약초의 효능

풍과 습을 제거한다. 살충과 가려움을 없앤다. 혈액을 잘 통하게 하고, 붓기를 빼준다. 주로 십이지장충, 회충, 요충병, 머릿니, 피부습진, 접속성피부염, 류머티즘, 폐경, 생리통, 구내염, 인후통증, 염좌, 뱀 벌레에 물렸을 때 등을 치료한다.

생태와 특징

일년생 혹은 다년생 직립 초본 식물이며 높이는 50~80cm이다. 강렬한 냄새가 있다. 줄기는 직립하며 능각이 있고 가지가 많다. 잎은 단엽이며 대생엽이다. 짧은 잎자루가 있다. 개화기는 8~9월이고 결실기는 9~11월이다. 길가나 물가에 자란다.

약용부위 전초

채취시기

8월 하순~9월 하순에 수확하고 바람이 잘 통한 곳에 말린다. 비에 젖고 햇볕에 색이 변하는 것을 피해야 한다.

약초의 성질

맛은 맵고 쓰다. 약간 따뜻한 성질이 있다. 매우 독성이 강하다. 비경에 속한다.

# 쥐엄나무

학명: Gleditsia sinensis
이명: 조자, 조각침, 주염나무가시, Gleditsiae spina



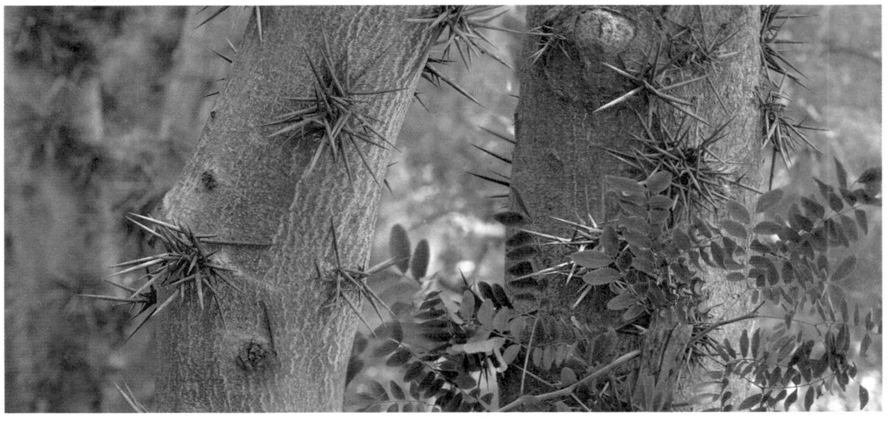

약초의 효능

붓기를 빼주고 독을 빼준다. 농을 배출시킨다. 살충작용을 한다. 주로 부스럼초기 또는 농이 더 이상 곪아 헐지 않게 치료한다. 외용으론 개선 마풍 등을 치료한다.

**옹저를 치료**하는데 아픈 곳까지 약기운을 이끌어 가며 독기를 헤친다. 약성이 남게 태워서 한번에 4g씩 도수가 낮은 술에 타 먹는다.
**경련(풍, 경풍)으로 온몸의 오그라들 때** 조각자, 백강잠 각각 15g을 물에 달여 하루 2~3번에 나누어 먹는다.
**기관지 천식일 때** 무씨(쪄 익힌것), 주염나무가시(거멓게 태운 것) 각각 같은 양을 보드랍게 가루낸 다음 생강즙고 졸인 꿀을 반죽해서 알약을 만들어 한 번에 5~6g씩 하루 3번 식후에 먹는다.
**비염(코염)일 때** 석창포, 주염나무가시(조각자)각각 같은 양을 가루 내어 4g 정도 천에 싸서 콧구멍 안에 넣고 40분~1시간 정도 반듯하게 누워 있다.

생태와 특징

교목이고 높이는 15m이다. 가지는 굵고 가시가 있다. 가지의 길이는 16cm이고 둥근모양이다. 작은 가지에는 털이 없다. 잎은 우상복엽이다. 개화기는 4~5월이고 결실기는 9~10월이다.

약용부위 가시

채취시기 연중 모두 채취할 수 있다. 그냥 건조시키거나 혹은 얇게 썰어 건조시킨다.

약초의 성질 맛은 맵고 따뜻한 성질이 있다. 간경과 위경에 속한다.

사용방법

1일량 1~1.5g을 분말 또는 환제로 만들어 2~3회로 나누어 복용한다.

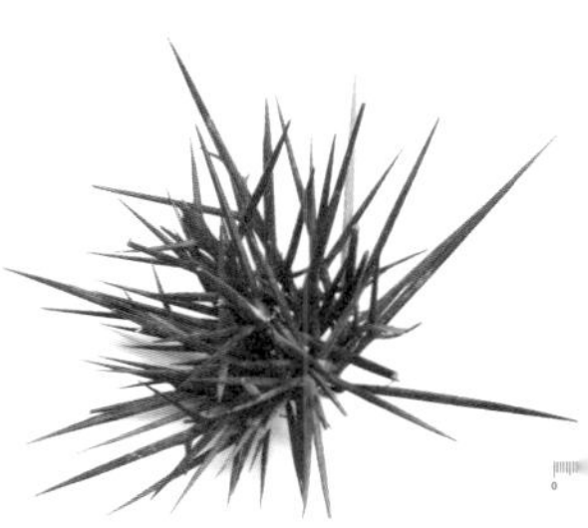

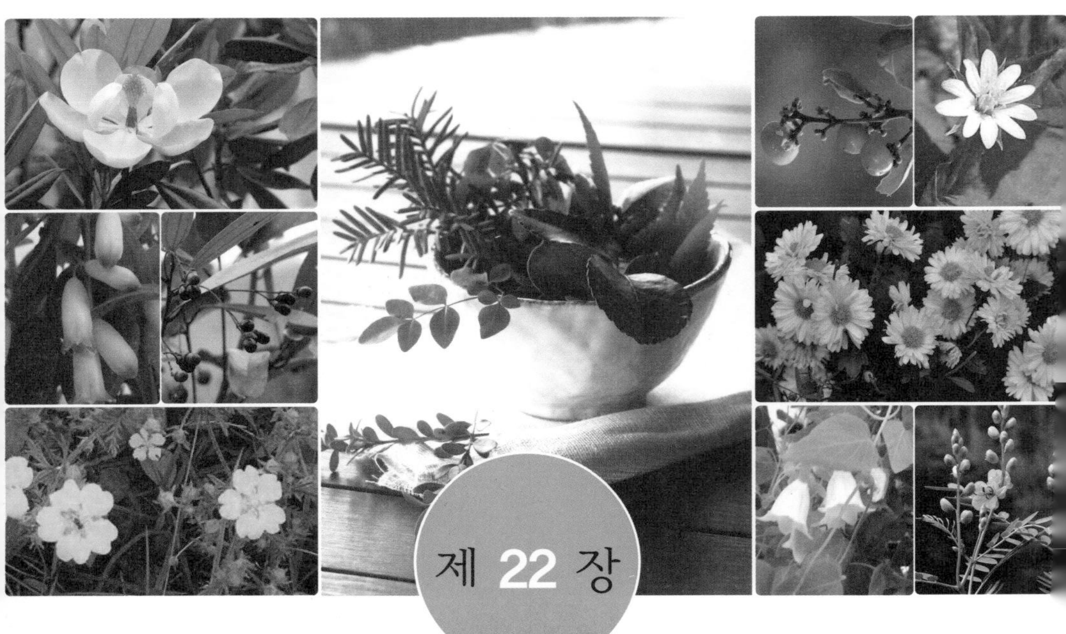

제 22 장

# 기타 약초 약재

• 기타 약초

# 가죽도엽

생약명: 가죽도엽



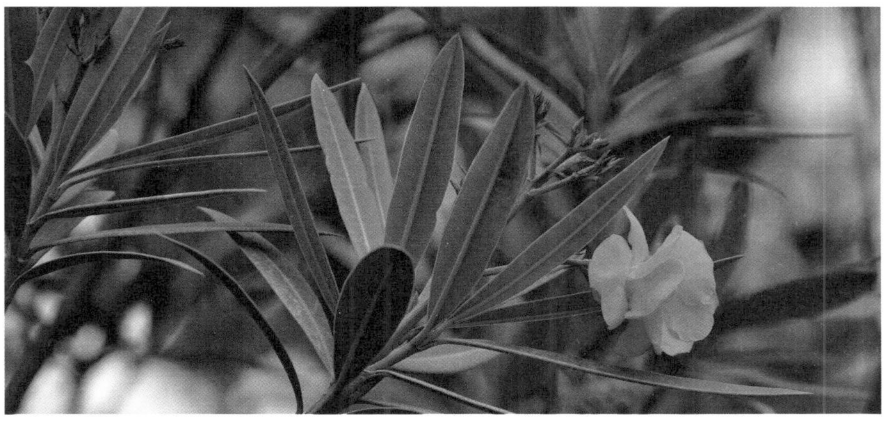

약초의 효능

심장을 튼튼하게 하고 이뇨작용을 한다. 가래를 제거하고, 천식을 안정시킨다. 진통 작용을 한다. 주로 심장병천식, 발작, 염좌, 어혈 폐경 등을 치료한다.

생태와 특징

상록 직립 대 관목, 높이5m. 모든 부분에 수액이 있으며, 털이 없고, 가지는 회갈색이다. 잎은3~4장이 돌려나며, 가지 아래는 마주나고, 잎자루는 납작하며, 잎 모양은 좁은 피침 형이고 끝이 뾰족하다. 개화기는 연중이며 결실기는 일반적으로 겨울~봄이다.



약용부위 잎, 줄기껍질

채취시기 2~3년 이상 된 나무의 잎이나 가지를 채취하여 햇볕에 말린다.

약초의 성질

맛은 쓰고, 성질은 차갑다. 강한 독성이 있다. 심경에 속한다.

사용방법

말린 약제5~10g에 물 800ml를 넣고 약한 불에서 반으로 줄 때까지 달여 하루 2~3회로 나누어 마신다.

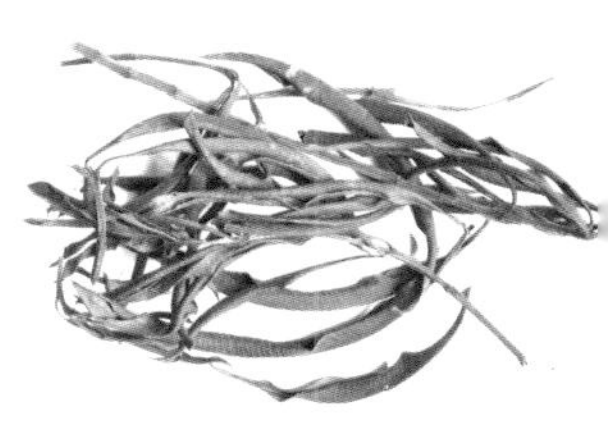

# 와송(바위솔)

생약명: 와송

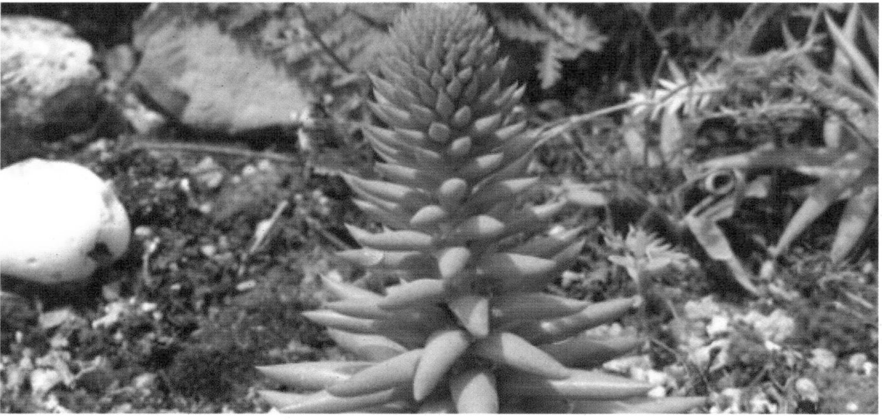

약초의 효능

해열, 지혈, 소종, 이습 등의 효능이 있다. 적용질환은 학질과 간염, 습진, 이질설사, 치질, 악성종기, 화상 등의 치료에 쓴다. 종기에 붙이면 고름을 빨아내는 효과가 크다. 근래에 각종 암 치료에도 효과가 있다는 소식이 전해지고 있다.

생태와 특징 다년생 초본으로 햇볕이 잘 드는 바위나 집 주변의 기와에서 자란다. 키는 20~40cm가량이고, 잎은 원줄기에 많이 붙어 있다.



약용부위 꽃을 포함한 모든 부분을 약재로 쓴다.

채취시기 여름부터 가을 사이에 채취하여 뿌리를 잘라버리고 햇볕에 말린다. 쓰기에 앞서서 잘게 썬다.

사용방법

내과적인 증세에는 말린 약재를 1회에 5~10g씩 200cc의 물로 달여서 복용한다. 때로는 생즙을 내서 복용하기도 한다. 외과적인 질환일 경우에는 생잎을 찧어서 환부에 붙이거나 또는 불에 볶아 숯으로 만들어 가루로 빻은 것을 환부에 뿌리거나 기름에 개어 바른다.

**Point** 약선요리

**와송(바위솔) 차**

와송 3~11g과 물 600ml을 넣고 끓기 시작하면 약불로 줄여 30분 정도 달인 후 1일 2~3잔 기호에 따라 꿀이나 설탕을 가미해서 음용한다.

# 장춘화

생약명: 장춘화

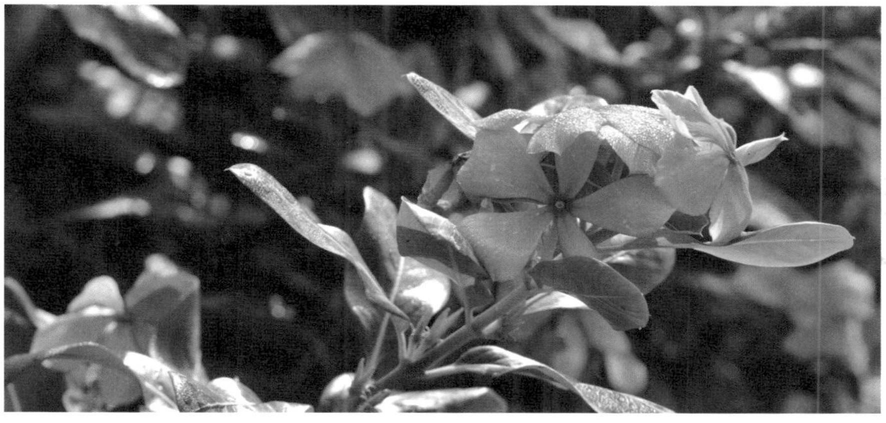



약초의 효능

해독 작용하며, 항암작용을 한다. 열을 내려주고, 간을 편안하게 한다. 주로 각종 암, 고혈압, 종기, 화상 등을 치료한다.

생태와 특징

반 관목 또는 다년생초본, 높이60cm, 줄기는 방형이고, 골 졌으며 마디가 뚜렷하다. 잎은 마주나며, 막질이고, 계란 모양의 긴 원형이고 끝은 둥글고 짧은 뾰족이 튀어나온 것이 있다. 개화기 결실기는 연중이다.



약용부위

전초

채취시기

9월 하순~10월 상순에 채취하여 썰어 햇볕에 말린다.

약초의 성질

맛은 쓰고, 성질은 차갑다. 독성이 있다. 간경, 신경에 속한다.

사용방법

말린 약제 5~10g을 사용한다.

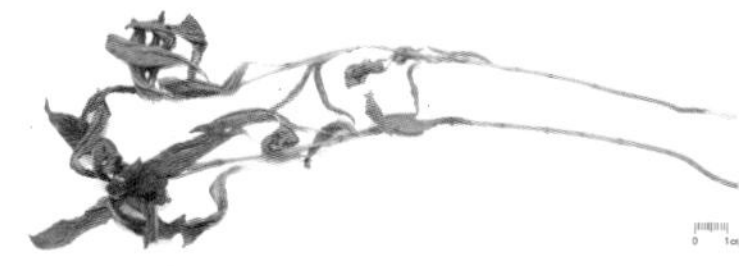

# 관중

학명: *Dryopteris crassirhizoma*
이명: 면마, 관중, *Crassirhizomae rhizoma*

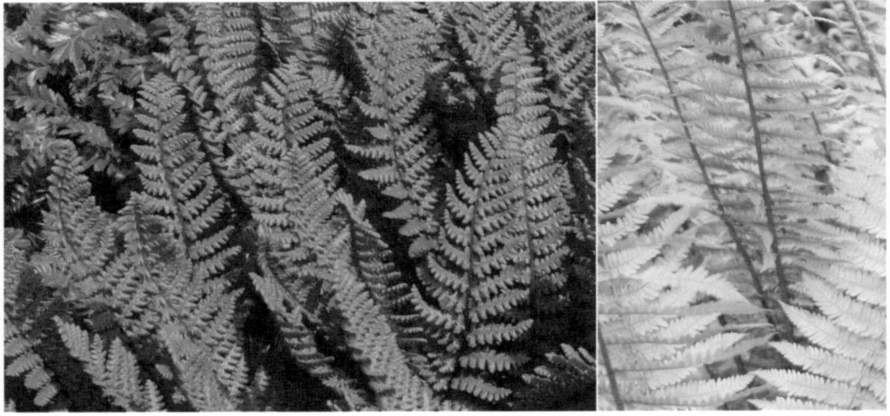

약초의 효능

구충작용이 있고 출혈증상 즉 코피, 피 토하는 것, 대소변에 피가 나오는 것을 다스린다.

생태와 특징 긴 원추형으로 둔원형이며 아래 부분은 약간 뾰족하며 약간 구부러져 있으며 길이 10-20cm, 지름 5-8cm정도로 표면은 황갈색 또는 흑갈색이며 질은 단단하고 횡단면은 약간 평탄하고 갈색이며 유관속이 5-7개로 황백색의 점상을 이루고 둥근 원을 형성하면서 배열되어 있다.

여러 가지 충을 잘 죽인다. **웅사환**
관중, 산석류피 각각 20g, 담배풀열매, 참느릅(무이), 건칠, 백강잠 각각 12g, 주사, 웅황,뇌환, 감수 각각 6g. 위의 약들을 가루를 내어 쌀가루풀에 반죽하여 삼씨만하게 알약을 만든다. 한번에 10알씩 미음에 풀어서 새벽(4-5시)에 먹는다. 사향을 조금 넣으면 더 좋다[입문].

약용부위 뿌리

채취시기 봄, 가을에 채취하여 말려서 사용한다.

약초의 성질 쓰고 서늘한 성질이며 약간 독이 있으며 간과 위에 작용한다.

사용방법 5-12g을 복용한다.

진액이 부족하면서 열이 있는 사람과 임신부는 피해야 한다.

# 과체(참외)

학명: Cucumis melo
이명: 과체, 첨과체, 향과체, Melonis calyx



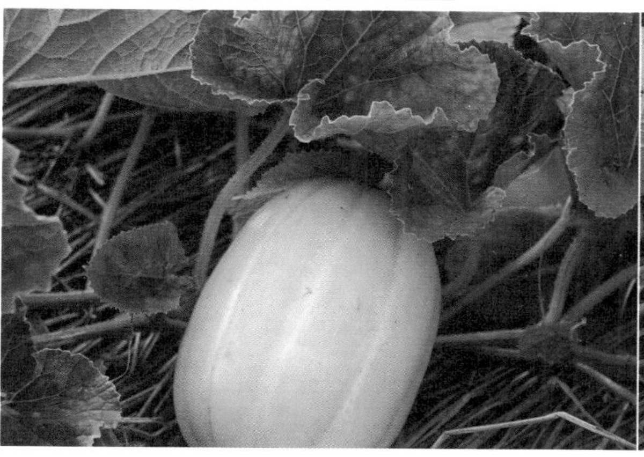
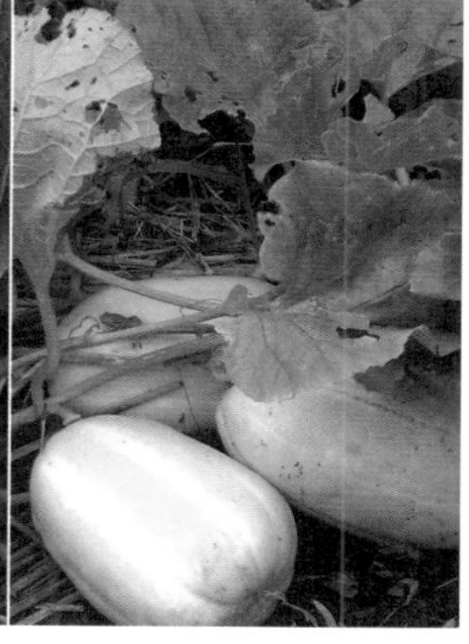

약초의 효능

과체는 위장으로 들어가서 담이 체한 것을 토하게 만들고 갈아서 코에 불어넣으면 습열(탁하고 열이 있는 병증)을 제거한다. 잘 쓰지 않는 약제이지만 식체나 경련증에서 구토를 시켜 정신을 차리게 하기 위해 사용된다.

생태와 특징 약간은 구부러져 있고 쭈그러져 있으며 과실과 붙어 있는 쪽에 자국이 있고, 표면은 황갈색이다.

약용부위 참외의 열매꼭지

채취시기 익은 열매의 껍질의 꼭지를 연결되어 있는 열매껍질의 일부와 함께 도려내어 햇볕에 말린다.

약초의 성질 맛은 쓰고 성질은 차며 독이 있으며 비와 위에 작용한다.

사용방법 가루 내어 0.5-1.2g정도 복용하는데 최대로 복용할 수 있는 양은 한번에 1g, 하루 2g이다. 가루를 내어 코에 불어넣는 방법으로 사용할 수 있다.

갑자기 전광증이 생겨서 멎지 않거나 풍담이 갑자기 생겨서 기운이 막혀 정신을 잃고 넘어지는 것을 치료한다. **통설산**
과체(가루를 낸 것) 12g, 경분1g. 위의 약들을 물 반홉에 고루 타서 떠넣으면 한참 있다가 담연이 절로 나온다. 만약 나오지 않으면 사탕 한 덩어리를 입에 넣으면 목으로 넘어가 담연이 곧 나온다[단심].

**식중독에 걸렸을 때** 참외꼭지와 팥을 각각 같은 양 가루 내어 하루 2g씩 한번에 먹는다.

**유행성간염(돌림간염)일 때** 참외꼭지(과체) 누렇게 볶아서 보드랍게 가루 내어 하루 0.1g을 3번에 나누어 아침 끼니 뒤에 양쪽 콧구멍을 깨끗이 닦고 40분 간격으로 3번 불어 넣는다. 그러면 코 안에서 누런 물이 나온다. 7~10일 지나서 다시 0.1g을 불어 넣는다.

**코 폴리프(비용종)일 때** 참외꼭지(과체) 보드랍게 가루 내어 솜에 묻혀 군살에 바르거나 가루를 하루에 2번 정도 코 안에 불어 넣는다.

# 약초 찾아보기

# 약초 찾아보기

## 가